黄帝内經灵枢

白话解

第2版

主　编　王洪图　贺　娟

副主编　翟双庆　王长宇

编　委　（按姓氏笔画排序）

王智瑜　甘贤兵　李　岩　李　菲　杨风珍

陈子杰　徐江雁

刘忠第　汤巧玲　张　轩　费占洋

协　编

郝　宇　秦田雨

人民卫生出版社

图书在版编目（CIP）数据

黄帝内经灵枢白话解/王洪图，贺娟主编. —2 版.
—北京：人民卫生出版社，2014

ISBN 978-7-117-18322-2

Ⅰ.①黄…　Ⅱ.①王…②贺…　Ⅲ.①《灵枢经》-注释
②《灵枢经》-译文　Ⅳ.①R221.2

中国版本图书馆 CIP 数据核字（2014）第 026663 号

人卫智网　www.ipmph.com	医学教育、学术、考试、健康，
	购书智慧智能综合服务平台
人卫官网　www.pmph.com	人卫官方资讯发布平台

黄帝内经灵枢白话解

第 2 版

主　　编：王洪图　贺　娟
出版发行：人民卫生出版社（中继线 010-59780011）
地　　址：北京市朝阳区潘家园南里 19 号
邮　　编：100021
E - mail：pmph @ pmph.com
购书热线：010-59787592　010-59787584　010-65264830
印　　刷：河北博文科技印务有限公司
经　　销：新华书店
开　　本：710×1000　1/16　　印张：20
字　　数：381 千字
版　　次：2004 年 4 月第 1 版　　2014 年 3 月第 2 版
　　　　　2025 年 1 月第 2 版第 17 次印刷（总第 27 次印刷）
标准书号：ISBN 978-7-117-18322-2
定　　价：32.00 元

打击盗版举报电话：010-59787491　E-mail：WQ @ pmph.com
（凡属印装质量问题请与本社市场营销中心联系退换）

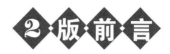

②·版·前·言

　　《内经》全名《黄帝内经》,与《黄帝外经》、《扁鹊内经》、《扁鹊外经》、《白氏内经》、《白氏外经》、《旁篇》等六部著作同是秦汉时期医经学派的代表作,但由于《内经》之外的其余六部书籍均已失传,因此,《内经》是我国现存最早的一部医学典籍。

　　传说黄帝是远古时代一个部落联盟的首领,姓公孙,名轩辕,是一个极仁德和有才能的人,领导黄帝氏族种植五谷,建盖房屋,创造文字,改变游牧生活,在黄河流域定居下来。黄帝氏族先是打败了前来进犯的炎帝族,并与炎帝氏族合并,称为黄炎部落或炎黄部落,由黄帝担任首领。接着炎黄部落又在中原地带(即现在的河北涿鹿)大战前来侵犯的九黎族,打败了九黎族的首领蚩尤,定居在中原地区,成为中华民族的最早雏形,也是中国人自称为炎黄子孙的原因。由于黄帝是中华民族的始祖,所以后人对他极为尊崇,把著作托为黄帝以示珍重,这几乎是古代的时尚。同样,《内经》的书名虽然冠以《黄帝内经》,并且书中的体裁表现为黄帝与其臣子的问答,但其作者并不是黄帝。从该书所呈现的不同的学术主张、不同的文字特点、不同的文体形式来看,《内经》非一时一人所作,而是数百年间众多医家经验、理论观点的总结和汇编。

　　关于《内经》的成书年代,后世学者一直观点不一,有认为是远古即三代之前成书者,有认为是春秋战国成书者,但如从文献记载和学术思想两方面进行考证,其最晚成书年代应在西汉中后期。

　　《内经》包括《素问》和《灵枢》两部分,各9卷81篇,合为18卷162篇,约14万字。《素问》的内容侧重于基本理论与原则,《灵枢》的内容侧重于针灸、经络等。《素问》之名最早见于东汉张仲景的《伤寒杂病论》,后世医家对其书名的含义有不同的解释,马莳、张介宾等认为"素问"之义即"平素问答之书";胡澍认为"素"即"法"之意,"黄帝问治病之法于岐伯,故名素问";还有人认为"天降素女,以治人疾,帝问之,作《素问》"。但宋代林亿在《新校正》所作的解释最切合经旨,他据《周易·乾凿度》中,古人根据未见气、气之始、形之始、质之始的不同,把天地的形成划分为四个阶段,即太易、太初、太始、太素,太素即质之始,因此认为"气形质俱,而疴瘵由是萌生……《素问》之名,义或由此"。《素问》在成书后,历经辗转传抄,特别是经历了魏晋时期战乱频繁,到了唐代,不仅第七卷已经遗失,其他部分也已经非常混乱,使人难以读懂。唐宝应年间,太仆令王冰面对残缺不全的八卷《素问》世传本,对照从其老师张公处得到的秘传本,进行了补亡、迁移、别目、加字和削繁等大量整理工作,使《素问》恢复了八十一篇的数目。王冰并对经文做了认真的注释,重以二十四卷本行于世,为《素问》的流传与研究做了巨大的贡献。也有人认为,《素问》的运气七篇和"六节藏象论"中有关运气的内容,是王冰补入的,因其文体与其他篇章差别较大。至宋代仁宗嘉祐年间,高保衡、林亿等人,奉朝廷之命,校勘医籍,对已是"文注纷错,义理混淆"的王冰注本再行考证,并定名为《增广补注黄帝内经素问》,即今所见的《素问》。

《灵枢》最早称为《九卷》,至魏晋间,皇甫谧称为《针经》,唐代王冰整理《内经》时称为《灵枢》。《灵枢》流传至宋代时,世传版本不仅已经残缺不全,而且也鲜能见到,在南宋绍兴二十五年(公元1155年),四川成都人史崧,参照家藏旧本,对《灵枢》进行了整理、校勘等工作,分为十二卷、八十一篇,卷数与王冰注本《素问》相同。经史崧校正《灵枢经》,后人未再改动,成为后世研究的蓝本。

《内经》的成书,明确了中医学的基本理论,构建了中医理论体系的基本框架,包含了从阴阳五行、藏象、诊法、治疗、养生等中医学内容的各个方面,成为中医学发展的基石,从东汉张仲景"撰用《素问》、《九卷》、《八十一难》、《阴阳大论》、《胎胪药录》,并平脉辨证"而作《伤寒杂病论》,金元时期刘完素、张从正、李杲、朱震亨各自发挥《内经》有关理论而形成四大医学流派,到清代叶天士、吴瑭创立温病治疗思想,中医学史上每一次理论上的飞跃和治疗技术的重大提高,都起源于《内经》理论的启示,闪烁着《内经》思想的光辉。

但由于《内经》成书于两千多年以前,有些篇章甚至产生于春秋战国时期,文字古奥,语句艰深,使中医初学者较难轻松读懂,给中医学的继承和弘扬带来一定的障碍。虽然人民卫生出版社自20世纪50年代起便有白话本问世,如1958年由周凤梧等主编的《黄帝内经素问白话解》、1963年陈璧琉等编著的《灵枢经白话解》等,均是极好的白话文本,也有其他出版社出版过"语译"、"白话"等读本,这些均为《内经》、《难经》的普及做出了极大贡献。但由于这些白话本距今已有多年,其间的语言习惯、对经文的理解,均发生了一定的变化,因此,应人民卫生出版社之约,参照以上诸版本,我们对《内经》的白话本进行了重新编写,力求在原来的基础上,使文句更加流畅、反映原旨更加准确。本书的编写内容包括【原文】、【提要】、【注释】、【白话解】、【按语】五部分。【原文】部分,主要以1956年人民卫生出版社出版的《黄帝内经素问》、《灵枢经》影印本为蓝本,用简体字排版,对于原文有明显错误者,根据《黄帝内经太素》、《针灸甲乙经》等进行校改,并以注释的形式加以说明。【提要】部分,简明扼要地概括了每段的中心内容,以便读者对其主要内容有基本的了解。【注释】部分,对难解的字及有深刻内涵的经文,进行字义、读音以及经文含义的解释,目的是使读者读通原文。【白话解】部分,以直译为主,如原文上下文含义不能较好地衔接者,则采用意译的方法。在整体上既力求文字简洁,晓畅易懂,又能说理透彻,完整地反映原文意旨。【按语】部分,主要是针对一些原文对后世中医理论的影响较为深远,或有较大的临床指导意义,或对后世医家存在争议的部分加以说明,但考虑到本书为初学中医的普及本,此部分内容较为简要。以求有详有略,重点突出,给初学者尽可能大的帮助。

这次再版,我们在一版的基础上,又进行了以下工作:一是对一版白话译文、注释部分存在讹误之处进行修订,以尽可能减少文本的不准确;二是对一版白话文不尽简明通晓者,进一步通畅文字,不仅力求中医初学者能够看懂,也希望一般的中医爱好者能够读懂;二是版式变化,由原来的大 32 开本,变为小 16 开本,并加大行间距与字体,便于阅读。

其实,《内经》并不仅仅是医学典籍,它还包含有古代哲学、天文、历法、地理、气象、物候、社会、风俗等丰厚的文化底蕴,因此,从古至今,众多其他学科专家、文人雅士都研读此书,体会其文义,汲取其精华。尤其在文化大为普及的今天,将会吸引更多的人来阅读它,从而更多地了解中华民族的源头,了解中华民族在认识客观世界的同时是如何认识人类自身的问题,了解中华民族包容宇宙的胸襟、谦恭礼让的品格、积极进取与勇往直前的精神。这一切正是民族文化大背景下产生并历经数千年培养、锤炼而成的。我们阅读《内经》对领悟此等重大问题,将大有裨益,并从中提高我们的文化素养与品位。

《内经》、《难经》白话解编委会

2013 年 12 月于北京

《黄帝内经·灵枢经》叙

【原文】 昔黄帝作《内经》十八卷,《灵枢》九卷,《素问》九卷,乃其数焉,世所奉行唯《素问》耳。越人得其一二而述《难经》,皇甫谧次而为《甲乙》,诸家之说悉自此始。其间或有得失,未可为后世法。则谓如《南阳活人书》称:咳逆者,哕也。谨按《灵枢经》曰:新谷气入于胃,与故寒气相争,故曰哕。举而并之,则理可断矣。又如《难经》第六十五篇,是越人标指《灵枢·本输》之大略,世或以为流注。谨按《灵枢经》曰:所言节者,神气之所游行出入也,非皮肉筋骨也。又曰:神气者,正气也。神气之所游行出入者,流注也,井荥输经合者,本输也,举而并之,则知相去不啻天壤之异。但恨《灵枢》不传久矣,世莫能究。夫为医者,在读医书耳,读而不能为医者有矣,未有不读而能为医者也。不读医书,又非世业,杀人尤毒于梃刃。是故古人有言曰:为人子而不读医书,犹为不孝也。仆本庸昧,自髫迄壮,潜心斯道,颇涉其理。辄不自揣,参对诸书,再行校正家藏旧本《灵枢》九卷,共八十一篇,增修音释,附于卷末,勒为二十四卷[1]。庶使好生之人,开卷易明,了无差别。除已具状经所属申明外,准使府指挥依条申转运司选官详定,具书送秘书省国子监。今崧专访请名医,更乞参详,免误将来,利益无穷,功实有自。

时宋绍兴乙亥仲夏望日。锦官史崧题。

【注释】 [1]二十四卷:按龙伯坚的《黄帝内经概论》:"《灵枢》原为九卷,南宋时代,史崧改编为二十四卷,元代胡氏古林书堂刻书的时候,又合并为十二卷。"本次《灵枢》选用蓝本,疑为元代胡氏古林书堂合并后的版本,故十二卷。

【白话解】 很久以前,黄帝著成《内经》十八卷。其中含《灵枢》九卷,《素问》九卷,合起来恰好是十八卷。但历代所流传的却只有《素问》这一部书。秦越人选取其中很少的一部分内容,而著述了《难经》一书。后来,皇甫谧又集合了几部古书的文字,编写成《甲乙经》。后世诸家的学说,都由此而萌生。但在这中间,尚有一些说法存在错误,不应被后世医家所效法。比如《南阳活人书》中说:"咳逆的病证,就叫做哕。"可是按照《灵枢经》的说法来说:"新谷气入于胃中,与原来胃中的寒气互相交争,造成胃气上逆,这才称为哕。"将这两种说法一并举出来作对比,其中的是非就很容易判明了。再比如,《难经》第六十五篇的内容是秦越人阐明《灵枢经·本输》篇含义的理论大要,一般人都认为是关于流注方面的论述。但严格按照《灵枢经》所说:"所谓节的含义,是指神气所游行出入的地方,而不是指皮肉筋骨。"又说:"神气,就是指人体的正气;而神气游行出入的运动,就是流注。井、荥、输、经、合,是人体的输穴。"把这两种说法一并提出,加以比较,就会知道理论的差异真有天壤之别了。然而,令人遗憾的是,《灵枢经》已经失传很久了,即或后人的理论观点有了偏误,也难以对照《灵枢经》的原文加以查究了。

对于一个从医的人来说,至关重要的是阅读医书。有读了医学书籍而仍不能成为称职医生的人,但从来没有不读医书而能胜任医师工作的人。不认真阅读医书,又不是祖传世医的人,如果从医,那么,他们毁伤人命比起操刀执杖的歹徒就更为厉害。所以古人曾有这样的说法:做晚辈的,如果不认真地读些医书,那就如同不孝的行为。

我本平庸愚昧,可是从幼时起,直到壮年,都一直潜心研究医学这门学问,尽管对于其中的理论,涉猎了许多,但我不敢妄自猜测,总要在参考查核各种有关书籍之后,才对家藏旧本《灵枢经》九卷共八十一篇文字,进行校正,并对一些难读的字,增添了音释,附在每卷的末尾。同时把原来的九卷拆开,重新订为二十四卷。期望这样做能使那些有志于爱护生命的人,在读这部古书的时候,更容易明白其中的道理,而且不至于出现任何偏差错误。这项工作完成后,我除了撰写成文状向主管部门做出说明之外,还打算恳请府指挥依据条例向转运司申请,选定官员,详细审定,呈上公文送到秘书省和国子监。现在,我专门访求名医,征求意见,并希望进一步详细审阅,以免出现疏漏,贻误后世。我觉得这样做将会给医学事业带来无穷的好处,而我自己也算做出了应有的贡献。

宋绍兴乙亥年五月十五日

锦官城史崧题记

目录

目 录

九针十二原第一

【题解】 九针,是指古代针刺治疗所用的九种不同形状的针具;十二原,是指脏腑真气输注于体表的处所,也是治疗脏腑疾患的十二个要穴。本篇详细明确地介绍了九针的名称、形状以及不同的用途;介绍了十二原穴的名称及其各自所对应的脏腑,并说明了五脏六腑有病,可以分别取用相应的十二原穴来进行治疗的道理。所以本篇名为"九针十二原"。

【原文】 黄帝问于岐伯曰:余子万民,养百姓而收其租税。余哀其不给,而属有疾病。余欲勿使被毒药[1],无用砭石,欲以微针通其经脉,调其血气,营其逆顺出入之会。令可传于后世,必明为之法。令终而不灭,久而不绝,易用难忘,为之经纪。异其章,别其表里,为之终始。令各有形,先立针经。愿闻其情。

【提要】 本段讲撰写针经的目的。

【注释】 [1] 毒药:古人将一般可以治疗疾病的药石通称为毒药。

【白话解】 黄帝对岐伯说:我将百姓视为自己的子女,养育他们,并征收他们的钱粮赋税。我怜悯他们时常不能生产自给,还接连不断地生病。对于疾病的治疗,我想使他们避免遭受药物、砭石的伤害,而仅用微小的针,刺入肌肤,就可以疏通经脉,调和气血,使气血在经脉中逆顺运行、出入离合循行无阻,从而治愈疾病。同时,为了把这种疗法流传到后世去,就必须明确地制定出使用法则,而使它永远不会湮没,历久而不失传;并且这个法则还应该是容易运用而不容易忘记的。要做到这一点,就必须使其有纲有纪,清楚地分出章节,辨明表里关系,确定气血终而复始的循行规律。而所用的针具也都要交待出具体的形状。为此,我想综合以上的问题先著一部针经。现在,我想听听你对于这个问题的意见。

【原文】 岐伯答曰:臣请推而次之,令有纲纪,始于一,终于九焉。请言其道。小针[1]之要,易陈而难入。粗守形,上守神。神乎神,客在门,未睹其疾,恶知其原。刺之微,在速迟,粗守关,上守机,机之动,不离其空[2],空中之机,清静而微,其来不可逢,其往不可追。知机之道者,不可挂以发,不知机道,叩之不发,知其往来,要与之期,粗之暗乎,妙哉工独有之。往者为逆,来者为顺,明知逆顺,正行无问。逆而夺之,恶得无虚,追而济之,恶得无实,迎之随之,以意和之,针道毕矣。

【提要】 本段叙述诊察气机运行变化的重要性及相应的运用。

【注释】 [1]小针:亦称微针,即现代所用的毫针。

[2]空:即孔穴,也就是穴位。

【白话解】 岐伯回答说:让我尽我所能依次陈述,使它条理清楚,就像万物起于一而终于九的规律一样清楚明白。现在让我首先来谈一谈关于用针治病的一般道理。

运用小针治病的要领,说起来比较容易,可是要达到精妙的境界就不容易了。一般技术粗浅的医生,只是拘泥于观察病人的形体,单从外表上辨别病情;而技术高明的医生则更注重病人的精神活动以及气血盛衰的情况。高明的医生可以辨别神气的盛衰,并且还能了解客居在人体内的外邪往来出入的门户所在。要知道,没有看出疾病的性质,怎么能知道疾病的来源,而给以适当的治疗呢?

至于针刺的微妙作用,关键在于正确使用疾徐的不同手法。在这方面,粗率的医生,仅仅会依据症状而取用关节附近的若干与症状相对应的穴位来进行治疗;惟有高明的医生,才会根据病人经络中气机的变化,而选取相应的穴位来进行治疗。人体经络气机的变化是离不开穴位空窍的。在这些空窍中,所反映出的气血虚实盛衰的变化,是至清至静而微妙的。当邪势正盛的时候,切不可迎其势而用补法;而当邪气已去时,则不宜再用泻法去追泻邪气。知道气机变化之理的医工,谨守着气的往来之际,及时运用补泻之法,不能差之毫发;不懂得气机运行之理的人,到了应该补泻的时候而不能及时地运用手法,就好像是箭扣在弦上,应当发射而不发射一样。用针的人必须知道气机的往来运行变化,并相应地严格由气机运行来把握针刺的时间,只有这样才能取得良好的疗效。粗率的医生对这一点,阐然不能明了;惟有高明的医生,才能体察到其中的妙用。

至于气的逆顺,气已去的,脉气虚而小,为逆;气已来的,脉气平而和,为顺。清楚地了解气的往来逆顺变化,就可以毫无疑问地及时施行针法。根据经气的循行方向,朝着经气来的方向进针,和它的来势相逆,用泻法夺其有余,邪气怎么会不由实而虚呢?相应地,随着经气的去路进针,和它的去势相顺,用补法济其不足,正气怎么会不由虚转实呢?然而,迎而夺之的泻法,或是随而济之的补法,都应当在用心体察气机变化后,再灵活运用才能调和虚实。掌握了这个关键,针法的主要道理,就尽在其中了。

【原文】 凡用针者,虚则实之,满则泄之,宛陈[1]则除之,邪胜则虚之。《大

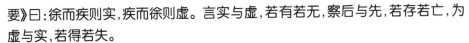

要》曰：徐而疾则实，疾而徐则虚。言实与虚，若有若无，察后与先，若存若亡，为虚与实，若得若失。

【提要】　本段讲用针补泻的一般原则。

【注释】　[1]宛陈：宛，同"郁"。宛陈，即血郁积日久的意思。

【白话解】　一般针法的运用原则是：属于虚证的，当用补法，使正气充实；属于满实证候的，当用泻法，以疏泄病邪；对于因血郁积日久而引起症状的，应当采用泻血法，以排除壅滞的病邪；对于病邪亢进，邪胜于正的，也应当采用泻法，以使邪气外泄，由实而虚。古经中的《大要》篇曾说：徐缓进针而疾速出针，则能使正气充实，不致外泄，这属于补法；疾速进针而徐缓出针，则能使邪气随针外泄，由盛而虚，这属于泻法。所谓实与虚，是在针下得气之后所感觉到的，针下有气为实，针下无气为虚，不过得气的时候，气的来去迅速飘疾，必须细心体察才能感觉到。根据针刺后得气的或后或先，也可以体会出正气的虚实、邪气的存在或消亡，而予以相应的治疗。运用补泻的时候，一般而言，对于正气虚的，要补之令其实，使他好像若有所得一样；对于邪气盛的，要泻之令其虚，使他好像若有所失一样。

【原文】　虚实之要，九针最妙，补泻之时，以针为之。泻曰：必持内之[1]，放而出之，排阳得针[2]，邪气得泄。按而引针，是谓内温[3]，血不得散，气不得出也。补曰随之，随之意若妄之，若行若按，如蚊虻止，如留如还，去如弦绝，令左属右[4]，其气故止，外门已闭，中气乃实，必无留血，急取诛之。

【提要】　本段叙述了补泻手法的操作方法及注意事项。

【注释】　[1]必持内之：内，作"纳"字解。

[2]排阳得针：阳，指皮肤的浅表部。即摇大针孔，以利邪气泄出。

[3]内温：指气血蕴蓄于内。

[4]令左属右：即右手出针，左手随即按压针孔的意思。

【白话解】　调和虚实的主要方法，以运用九种不同的针具和手法最为理想。虽然补泻各有它合适的时机，但都可以利用针刺与其时气的开合来去相配合。所谓泻的手法，必须很快地持针刺入，而得气后要徐徐地出针，并摇大针孔，这样做主要是为了在属阳的体表部位，通过针刺打开一条出路，使邪气得以随针外泄。如果病证当用泻法，而反用按住针孔后出针的手法，就会使血气怫郁在内，这就是一般所说的内温。内温会造成郁血不得泄散，邪气不得外出的后果。所谓补的手法，主要是随着经气将去的方向而进针，以补其气。像这样在气去之后随之行针，医者的意念、手法可轻松随意。而在行针导气和按穴下针时，又要非常轻巧，如同蚊子用尖锐的嘴叮在皮肤上一样，似有似无。在留针与出针时，更要像蚊子叮完皮肤后，悄然飞去，而感觉上好像它仍旧停留在那里那样的轻妙。出针时，又要同箭离开了弓弦那样干脆与迅疾。当右手施行出针手法时，左手应当随即按闭针孔，借以阻止中气外出，这就好像把在外面的门户关闭起来一

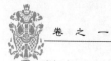

样,如此,则中气自然就充实了。这种补正祛邪的疗法,应当防止留滞恶血之弊;假使在络脉上留有恶血,应当尽快采取刺络放血法将它除掉。

【原文】 持针之道,坚者为宝,正指直刺,无针左右,神在秋毫,属意病者,审视血脉者,刺之无殆。方刺之时,必在悬阳[1],及与两卫[2],神属勿去,知病存亡。血脉者,在腧横居,视之独澄,切之独坚。

【提要】 本段讲进针时的注意事项。

【注释】 [1] 悬阳:卫气居表而属阳,固护于外,如太阳之悬挂在天,故称悬阳。

[2] 两卫:脾所主之肌肉为脏腑的外卫,卫气循行皮肤之中为表之外卫,二者合称两卫。

【白话解】 持针的要领,以坚定有力最为可贵。进针时用右手拇、食、中三指夹持针具,要直针而下,切不可偏左或偏右。在操作过程中,必须聚精会神于针下的感觉,明察秋毫。同时还要凝神注意病者神态的变化,并细心观察病人血脉的虚实,惟有这样去进行针刺,才不致发生不良的后果。刚开始针刺的时候,必先刺到表阳所主的卫分,然后再刺到脾阴所主的肌肉;而由此体察病者的神气及其各脏腑的气是否有散失,则可知道病的存在或消失。至于血脉横结在经穴之间的病证,尤其容易看得清楚,而用手去按切时,由于外邪的结聚,有病的部位必然显得特别坚实。

【原文】 九针之名,各不同形:一曰镵针[1],长一寸六分;二曰员针,长一寸六分;三曰锃针[2],长三寸半;四曰锋针,长一寸六分;五曰铍针[3],长四寸,广二分半;六曰员利针,长一寸六分;七曰毫针,长三寸六分;八曰长针,长七寸;九曰大针,长四寸。镵针者,头大末锐,去泻阳气。员针者,针如卵形,揩摩分间,不得伤肌肉,以泻分气。锃针者,锋如黍粟之锐,主按脉勿陷,以致其气。锋针者,刃三隅,以发痼疾。铍针者,末如剑锋,以取大脓。员利针者,大如氂[4],且员且锐,中身微大,以取暴气。毫针者,尖如蚊虻喙,静以徐往,微以久留之而养,以取痛痹。长针者,锋利身薄,可以取远痹。大针者,尖如梃[5],其锋微员,以泻机关之水也。九针毕矣。

【提要】 本段描述了九针的名称、形态及功用。

【注释】 [1] 镵针:镵,chán,音缠,锐也。即针尖非常尖锐的针。

[2] 锃针:锃,dí,音敌,同"镝"。谓针尖如箭头。

[3] 铍针:铍,pī,音劈。即剑形针具。

[4] 大如氂:氂,máo,音毛,指长毛,牦牛尾之毛。

[5] 尖如梃:梃,tǐng,音艇,作杖解。

【白话解】 九针的名称和形状都各不相同:第一种叫镵针,长一寸六分;第二种叫员针,长一寸六分;第三种叫锃针,长三寸半;第四种叫锋针,长一寸六分;第五种叫铍针,长四寸,宽二分半;第六种叫员利针,长一寸六分;第七种叫毫针,长三寸六分;第八种叫长针,长七寸;第九种叫大针,长四寸。

九针的功用:镵针,针头大而针尖锐利,适用于浅刺,以泻除皮肤肌表的邪

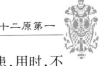

热。员针,针尖椭圆如卵形,可作按摩之用,主治邪在分肉之间的疾患,用时,不致损伤肌肉,而得以疏泄分肉之间的气血。鍉针,针尖像黍粟一样圆而微尖,不致刺入皮肤,主要是用作按摩经脉、流通气血,但用时不宜陷入肌肉,否则,反会损伤正气。锋针,针锋锐利,三面有锋棱,适用于热毒痈疡或经络久痹的顽固性疾患。铍针,针尖如剑锋,适用于痈疡等疾患,可作刺破排脓之用。员利针,针尖大如牦尾,圆且锐利,针身略粗,能用于治疗急性病。毫针,针尖纤细如蚊虻之喙,可用于静候气的徐缓到来;而其针身微细,适宜于持久留针,以扶养真气;同时还适宜于治疗痛痹。长针,针尖锋利而针身细薄,可以治疗日久不愈的痹证。大针,针体如杖,粗而且巨,针尖略圆,可用来治疗水气停留于关节而致浮肿的疾患,作为泻水之用。九针的名称、形状与主治作用,都尽在于此了。

【原文】 夫气之在脉也,邪气在上,浊气在中,清气在下。故针陷脉[1]则邪气出,针中脉则浊气出,针太深则邪气反沉,病益。故曰:皮肉筋脉各有所处,病各有所宜,各不同形,各以任其所宜。无实无虚。损不足而益有余,是谓甚病,病益甚。取五脉者死,取三脉者恇[2];夺阴者死,夺阳者狂,针害毕矣。

【提要】 本段讲不同邪气侵入人体的不同治法以及误用针刺补泻的害处。

【注释】 [1] 陷脉:指孔穴在筋骨陷中而言。

[2] 取三脉者恇:恇,kuāng,音筐,即形体衰败的意思。此言泻手足三阳脉,必致形气虚弱。

【白话解】 说到邪气侵犯经脉引起疾病的情况,一般是这样的:贼风邪气,常常由头部侵入,所以说邪气在上;由饮食不节所致的浊气,往往滞留在肠胃,所以说浊气在中;清冷寒湿之邪,大多从足部侵入,所以说清气在下。在针刺的时候,上部取筋骨陷中的各经腧穴,则能使贼风邪气随针而出。针刺中土的经脉(指足阳明胃经),就可以排除滞留在肠胃中的浊气。凡是病在浅表的,都不宜深刺;如果刺得过深,邪气反而会随之深入,而加重病情。所以说:皮、肉、筋、脉各有自己一定的部位,而每种病也各有与之相适应的治疗方法。九针之形状各不相同,各有其适应的病证,要根据病情适当选用。实证不可以用补法,虚证不可以用泻法。如果正气不足的反用了泻法,或是邪气有余的反用了补法,就会使病情更趋严重,这就是所谓的病上加病。在病重的时候,如果误泻了五脏阴经的经气,就会造成死亡;而如果误泻了六腑阳经的经气,就使病人形体衰败,难以恢复。误泻阴经,使脏气耗竭,就会导致死亡;误泻阳经,损耗阳气,就会使人发狂。这些都是误用补泻的害处。

【原文】 刺之而气不至,无问其数。刺之而气至,乃去之,勿复针。针各有所宜,各不同形,各任其所为。刺之要,气至而有效,效之信,若风之吹云,明乎若见苍天,刺之道毕矣。

【提要】 本段讲“气至”的重要性。

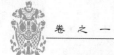
【白话解】 进针之后，如果没有得气的感觉，就说明"气"还没有"至"，应当继续施行手法，而不须拘泥于手法的次数，总以达到"气至"为度。如进针之后，有了得气的感觉(即"气至")，就可以出针，不须再行针刺和留针了。九针各有它的适应证，因而针的形状也各不相同，要根据病情选用，才能适合需要。

针刺的要领，就在于达到气至，有了"气至"的感觉就表明有了疗效。疗效确切的，就好像风吹云散，立刻明朗地看到了青天一样。针刺的主要道理，就完全包括在这里了。

【原文】 黄帝曰：愿闻五脏六腑所出之处。岐伯曰：五脏五腧，五五二十五腧；六腑六腧，六六三十六腧，经脉十二，络脉十五，凡二十七气，以上下，所出为井，所溜为荥，所注为腧，所行为经，所入为合，二十七气所行，皆在五腧也。节之交，三百六十五会，知其要者，一言而终，不知其要，流散无穷。所言节者，神气[1]之所游行出入也，非皮肉筋骨也。

【提要】 本段讲五输穴的名称和作用，以及腧穴的本质。

【注释】 ［1］神气：指真气。

【白话解】 黄帝说：我想听你讲一讲五脏六腑的经气是从何处发出的。

岐伯说：五脏各有其自己的经脉，每条经脉各有井、荥、输、经、合五个腧穴，五条经脉各五个穴，共有二十五个腧穴。六腑也各有其自己的经脉，每条经脉各有井、荥、输、原、经、合六个腧穴，六条经脉各有六个穴，共有三十六个腧穴。人体共有十二条经脉、十五条络脉，合起来共有二十七条经络，从经络的脉气来讲，则总计共有二十七气。这二十七气在全身上下循行出入。

脉气所发出的地方，如同泉水的源头，称作井；脉气所流过的地方，像刚涌出泉眼的微小水流，称做荥；脉气所灌注的地方，像水流渐渐汇聚输注于深处一样，叫做输；脉气所行走的地方，像大的水流迅速流过一样，叫做经；脉气所进入的地方，如同百川的汇合入海，叫做合。十二经脉合十五络脉的二十七气所出入流注运行的地方，就是在这井、荥、输、经、合的五输穴之中。

周身关节空隙的交通之处，共有三百六十五个腧穴。如果掌握了它的特点，懂得了其中的要领，那么一句话就可以将它说得明白；如果不懂得其中的要领，就会感到散漫而没有体系，而对这么多腧穴也就无法完全了解。

必须说明的是，这里所说的关节空隙之处，指的是神气运行活动、出入内外的处所，着重于内部功能的反映，而并非指皮、肉、筋、骨的局部形态。

【原文】 睹其色，察其目，知其散复；一其形，听其动静，知其邪正。右主推之，左持而御之，气至而去之。

【提要】 本段叙述进针前后需注意的事项。

【白话解】 在进行针刺时，医者必须先观察病人的气色，注意病人的眼神，以了解病人的精神及正气是处于涣散状态还是有所恢复。然后要力求使所诊知的疾病内在变化与反映在形体上的病象一致;同时还要通过诊脉,从脉象的动静辨明邪正的盛衰情况。在进针时,右手持针,主要任务是进针;左手以两指夹持住针身,防止其倾斜和弯曲。针刺入后,等到针下有了得气的感觉,即可考虑出针。

【原文】 凡将用针,必先诊脉,视气之剧易,乃可以治也。五脏之气已绝于内,而用针者反实其外,是谓重竭,重竭必死,其死也静,治之者,辄反其气,取腋与膺;五脏之气已绝于外,而用针者反实其内,是谓逆厥,逆厥则必死,其死也躁,治之者,反取四末[1]。刺之害中而不去,则精泄;害中而去,则致气。精泄则病益甚而恇,致气则生为痈疡。

【提要】 本段讲误治导致“重竭”和“逆厥”的原因以及针刺治疗时太过和不及的害处。

【注释】 [1]四末:指四肢的末梢部位。

【白话解】 凡是将用针刺进行治疗之前,医者都必须首先诊察脉象,只有根据脉气所呈现出的病情轻重情况,才可以制定相应的治疗措施。如果病人在内的五脏之气已经虚绝,这本是阴虚证,而医生反用针去补在外的阳经,补阳则愈虚其阴,虚上加虚,叫做“重竭”。脏气重竭的病人必死。因为是五脏之气虚竭而死,所以临死前的表现是安静的。形成“重竭”的主要原因,是医者误治,违反了脏气阴虚理应补脏的原则,而误泻了腋下和胸前的脏气所出之腧穴,促使脏气愈趋虚竭所致。至于五脏之气已虚于外的病人,乃属阳虚,而医者反去补在内的阴经,助阴则阳气愈竭,这就形成了阴阳气不相顺接的病变,叫做“逆厥”。厥证的病人也必死。因为是五脏之气有余,所以病者在临死前的表现是烦躁的。这也是由于医者的误治,违反了阳气已虚理应补阳的原则,反而误泻四肢末梢的穴位,促使阳气愈趋虚竭所致。

凡针刺用泻法的,已刺中了病邪的要害,但仍然留针而不出的,就反而会使精气耗损;刺中了要害,但未经运用适当的针刺手法,就立即出针的,就会使邪气留滞,进而郁壅。如果出针太迟,损耗了精气,病情就会加重,甚至使形体衰败。如果出针太快,邪气留滞于气分,就会使肌肤上发生痈疡。

【原文】 五脏有六腑,六腑有十二原,十二原出于四关,四关主治五脏。五脏有疾,当取之十二原。十二原者,五脏之所以禀三百六十五节气味也。五脏有疾也,应出十二原。而原各有所出,明知其原,睹其应,而知五脏之害矣。阳中之少阴,肺也,其原出于太渊,太渊二。阳中之太阳,心也,其原出于大陵,大陵二。阴中之少阳,肝也,其原出于太冲,太冲二。阴中之至阴,脾也,其原出于太白,太白二。阴中之太阴,肾也,其原出于太溪,太溪二。膏之原,出于鸠尾,鸠尾一。肓之原,出于脖胦[1],脖胦一。凡此十二原者,主治五脏六腑之有疾者也。胀取三阳,飧泄[2]取三阴。

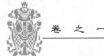

【提要】 本节叙述十二原穴的名称、所属及功用。

【注释】 [1]脖胦:bó yāng,音勃殃,是任脉气海穴的别名,在脐下一寸五分处。

[2]飧泄:飧,sūn,音孙,饭和水为飧。飧泄,即指泻下的大便清稀,完谷不化。

【白话解】 五脏有在外的六腑相应,互为表里,六腑与五脏之气表里相通。六腑与五脏之气相应的还有十二个原穴。十二个原穴的经气输注之源,多出自两肘两膝以下的四肢关节部位。这些在四肢关节以下部位的腧穴,都可以主用来治五脏的疾病。凡是五脏发生的病变,都应当取用十二个原穴来治疗。因为这十二个原穴,是全身三百六十五节禀受五脏的气化与营养而精气注于体表的部位。所以五脏有疾病时,其变化就会反映在十二个原穴的部位上。十二个原穴各有其相应的脏腑,由其各自穴位上所反映出的现象,就可以了解相应脏腑的受病情况了。五脏中的心肺二脏,位于胸膈以上,上为阳,其中又有阴阳的分别:阳中的少阴是肺脏,它的原穴是太渊,左右共有两穴;阳中的太阳是心脏,它的原穴是大陵穴,左右共有两穴。五脏中的肝、脾、肾三脏,都位于胸膈以下,下为阴,其中再分出阴阳:阴中的少阳是肝脏,它的原穴是太冲,左右共有两穴;阴中的至阴是脾脏,它的原穴是太白,左右共有两穴;阴中的太阴是肾脏,它的原穴是太溪,左右共有两穴。在胸腹部脏器附近,还有膏和肓的两个原穴。膏的原穴是鸠尾,属任脉,只有一穴;肓的原穴是气海,属任脉,也只有一穴。以上五脏共十穴,加上膏和肓的各一穴,合计共有十二穴。这十二个原穴,都是脏腑经络之气输注于体表的部位,可以用它们来主治五脏六腑的各种疾患。

凡患腹胀病的,当取用足三阳经,即取足太阳膀胱经、足阳明胃经、足少阳胆经的穴位进行治疗。凡患完谷不化的泄泻证的,当取用足三阴经,即在足太阴脾经、足少阴肾经、足厥阴肝经的穴位进行治疗。

【按语】 本节所指的十二原名称,是属于五脏的十穴和膏肓的各一穴,而并无六腑所属的原穴。在《灵枢·本输》篇中,则分别指出了六腑的原穴。后世所通称的十二原,就是将本节所指出的五脏原穴,和《灵枢·本输》篇中所指出的六腑的原穴,再加上心经的神门穴所组成的。

【原文】 今夫五脏之有疾也,譬犹刺也,犹污也,犹结也,犹闭也。刺虽久,犹可拔也;污虽久,犹可雪也;结虽久,犹可解也;闭虽久,犹可决也。或言久疾之不可取者,非其说也。夫善用针者,取其疾也,犹拔刺也,犹雪污也,犹解结也,犹决闭也。疾虽久,犹可毕也。言不可治者,未得其术也。

【提要】 本段强调久病也是可以治愈的。

【白话解】 现在来说一说五脏有病的情况。五脏有病,就好比人的皮肉中扎了刺,物体上有了污点,绳子上打了结扣,河道中发生了淤塞一样。刺扎得日子虽久,但仍可以拔掉它;沾染的污点日子虽久,但仍可以洗掉它;打上的结扣日子虽久,但仍可以解开它;河道淤塞的日子虽久,但仍可以疏通它。有些人认为久病是不能治疗的,这种说法是不对的。善于用针的医生,其治疗疾病就好像拔刺、洗污点、解绳结、疏通河道一样,无论患病的日子多么久,都是可以治愈的。说久病不能救治的人,那是因为他没有掌握好针灸的治疗技术。

【原文】 刺诸热者,如以手探汤;刺寒清者,如人不欲行。阴有阳疾[1]者,取之下陵三里[2],正往无殆,气下乃止,不下复始也。疾高而内者,取之阴之陵泉;疾高而外者,取之阳之陵泉也。

【提要】 本段讲针刺寒热病的不同手法及针刺阴分有热、脏腑属性不同的上部疾病等的取穴方法。

【注释】 [1]阴有阳疾:指热在阴分。

[2]下陵三里:即足三里穴。

【白话解】 针刺治疗各种热病,适宜用浅刺法,手法轻而且捷,就好像用手去试探沸腾的汤水一样,一触即还。针刺治疗寒性和肢体清冷的病证,适宜用深刺留针法,静待气至,就好像旅人留恋着家乡不愿出行一样。在内的阴分为阳邪侵入而有热象的,应当取用足阳明胃经的足三里穴进行治疗,要正确地去进行治疗,不要松懈疏忽,直到气至而邪气下退,方可停针;如果邪气不退,则应持续治疗。如果证候出现在上部,且属于在内的脏病,就可以取用足太阴脾经的阴陵泉穴进行治疗;如果证候出现在上部,而属于在外的腑病,则应该取用足少阳胆经的阳陵泉穴进行治疗。

本 输 第 二

【题解】 本篇重点讨论了五脏六腑与经脉之气在肘膝关节以下出入流注经过的部位,具体指出了每经井、荥、输、原、经、合各穴的名称与部位;另一方面,本篇也论及了脏腑相合的关系和作用,以及四时取穴的方法等。由于本篇的内容,以详述五输穴为主,所以篇名为"本输"。

【原文】 黄帝问于岐伯曰:凡刺之道,必通十二经络之所终始,络脉之所别处,五输之所留,六腑之所与合,四时之所出入,五脏之所溜处,阔数之度,浅深之状,高下所至。愿闻其解。

【提要】 本段阐述了欲了解针刺治病的原理所应该学习的相关知识。

【白话解】 黄帝问岐伯说:凡是想了解针刺治病原理的人,都必须通晓十二经脉及其脉络循行的起点和终点;十五络脉从正经所别出的处所;井、荥、输、经、合这些五输穴在四肢的部位;六腑与五脏表里相合的关系;四季时令气候影响人体而显现出的相应的气血盛衰情况;五脏与经络之气流注聚结于体表的所在;经脉、络脉、孙络的宽窄程度,在深部与浅部的分布情形,以及上至头面、下至肢末的相接关系。对于这些问题,我想听一听你的见解。

【原文】 岐伯曰:请言其次也。肺出于少商,少商者,手大指端内侧也,为井[1]木;溜于鱼际,鱼际者,手鱼[2]也,为荥[1];注于太渊,太渊,鱼后一寸陷者中也,为腧[1];行于经渠,经渠,寸口中也,动而不居,为经[1];入于尺泽,尺泽,肘中之动脉也,为合[1]。手太阴经也。

【提要】 本节讲手太阴肺经所属的五输穴的部位所在。

【注释】 [1]井、荥、输、经、合:这是肘膝关节以下的五输穴的特定名称,是将脉气的流行比做汇入江河中的水流由小而大,渐入深处,依次命名而成的。

[2]手鱼:指手腕之前,大拇指本节(即大拇指的近端指关节)之间的部位,有肥肉隆起,如鱼的形状,统称为鱼。

【白话解】 岐伯说:让我按顺序来说吧!肺脏的脉气,开始于少商穴,少商穴的部位在手大指端的内侧(即桡侧),距指甲角一分许的地方,它被称为井穴,在五行归类中属木。脉气从井穴出发后,流于鱼际穴,鱼际穴的部位在手掌大鱼际的中后方,它被称为荥穴。脉气由此灌注于太渊穴,太渊穴的部位在手掌大鱼际后下一寸处的凹陷之中(即大鱼际上约一寸处,掌后内侧横纹头动脉应手处),它被称为输穴。脉气由此行于经渠穴,经渠穴的部位在寸口后方的凹陷中(即桡骨茎突之内侧),即诊脉时中指所着之处,该处有桡动脉跳动不止,它被称为经穴。脉气由此进入于尺泽穴,尺泽穴的部位在肘横纹中央(稍偏桡侧)的动脉应手处,它被称为合穴。这就是手太阴肺经所属的五输穴。

【原文】 心出于中冲,中冲,手中指之端也,为井木;溜于劳宫,劳宫,掌中中指本节之内间也,为荥;注于大陵,大陵,掌后两骨之间方下[1]者也,为腧;行于间使,间使之道,两筋之间,三寸之中也,有过则至,无过则止,为经;入于曲泽,曲泽,肘内廉下陷者之中也,屈而得之,为合。手少阴也。

【提要】 本段讲手少阴心经(心包络经)所属的五输穴的部位所在。

【注释】 [1]方下:即正当两骨之下的意思。

【白话解】 心脏的脉气,开始于心包络经的中冲穴,中冲穴的部位在手中指的尖端(距指甲的距离如韭叶宽),它被称为井穴,在五行归类中属木。脉气从井穴出发后,流于劳宫穴,劳宫穴的部位在掌中央中指本节的后方中间(即第三、四掌骨之间),它被称为荥穴。脉气由此灌注于大陵穴,大陵穴的部位在掌后腕关节第一横纹的中央部,桡骨、尺骨之间,桡侧腕屈肌腱的尺侧凹陷中,它被称为输穴。脉气由此行于间使穴,间使穴的部位在掌后三寸,两筋之间的凹陷中,当本经有病时,在这一部位上就会出现一定的反应,无病时则没有异常表现,它被称为经穴。脉气由此进入于曲泽穴,曲泽穴的部位在肘横纹处肱二头肌腱内侧,当肘窝横纹中央(稍偏于尺侧)的凹陷中,取穴时要求前臂稍屈而取之,它被称为合穴。这就是手少阴心经(心包络经)所属的五输穴。

【按语】 上述各穴,都属于今之手厥阴心包络经。因心与心包络本属一体,其气相通,心包络为心之外卫,且心为脏腑之大主,不应受邪,所以古人认为心经之病,都在外经而不在内脏,心有病,由心包络代受其邪,并有少阴无输之说(参看《灵枢·邪客》)。本节开始说心出于中冲,中冲乃手厥阴心包络经之脉气所发,而最后却说是手少阴心经,这就是因为少阴无输,其输出于心包络的缘故。

由于心不受邪,故在治疗方面,用心包络经的输穴代替心经的输穴而进行治疗。《难经》认为五脏六腑各有其相应的阴阳表里关系,将《内经》的五脏五输加上心包络而成为六脏五输,并将手少阴的五个输穴改为心包络经的穴位;至于心经的井、荥、输、经、合五输,则以少冲、少府、神门、灵道、少海代替,后世多宗此说。

【原文】 肝出于大敦,大敦者,足大指之端及三毛之中也,为井木;溜于行间,行间,足大指间也,为荥;注于太冲,太冲,行间上二寸陷者之中也,为腧;行于中封,中封,内踝之前一寸半,陷者之中,使逆则宛,使和则通,摇足而得之,为经;入丁曲泉,曲泉,辅骨之下,大筋之上也,屈膝而得之,为合。足厥阴也。

【提要】 本段讲足厥阴肝经所属的五输穴的部位所在。

【白话解】 肝脏的脉气,开始于大敦穴,大敦穴的部位在足大趾外侧距离趾甲根一分的地方,也可说是在大趾背侧的三毛中(即在大趾第一节的背面,趾甲根之后),它被称为井穴,在五行归类中属木。脉气从井穴出发之后,流于行间穴,行间穴的部位在足大趾、次趾之间,它被称为荥穴。脉气由此灌注于太冲穴,太冲穴的部位在行间上二寸,第二趾骨连接部位之前的凹陷中,它被称为输穴。脉气由此行于中封穴,中封穴的部位在足内踝前一寸五分处的凹陷中(据《甲乙经》载,为一寸陷中);在针刺该穴时,如果违逆经气运行的方向,就会使气血郁结,如果顺应经气运行的方向,就会使气血通畅;取穴时将足部上仰,就会在穴位处出现凹陷,而得其穴,它被称为经穴。脉气由此进入曲泉穴,曲泉穴的部位在膝内辅骨突起的下方和大筋的上方处的凹陷中,屈膝才能取准该穴,它被称为合穴。这就是足厥阴肝经所属的五输穴。

【原文】 脾出于隐白,隐白者,足大指之端内侧也,为井木;溜于大都,大都,本节之后,下陷者之中也,为荥;注于太白,太白,腕骨之下也,为腧;行于商丘,商丘,内踝之下,陷者之中也,为经;入于阴之陵泉,阴之陵泉,辅骨之下,陷者之中也,伸而得之,为合。足太阴也。

【提要】 本段讲足太阴脾经所属的五输穴的部位所在。

【白话解】 脾脏的脉气,开始于隐白穴,隐白穴的部位在足大趾的内侧前端,它被称为井穴,在五行归类中属木。脉气从井穴出发之后,流于大都穴,大都穴的部位在足大趾本节后凹陷的中央(今作拇指内侧,本节前骨缝处的赤白肉际上),它被称为荥穴。脉气由此灌注于太白穴,太白穴的部位在足内侧核骨下方的凹陷中,它被称为输穴。脉气由此行于商丘穴,商丘穴的部位在足内踝前下方的凹陷中,它被称为经穴。脉气由此进入于阴陵泉穴,阴陵泉穴的部位在膝下内侧辅骨突起的后下方凹陷中;取穴时把脚伸直,在胫骨头内侧后下方的凹陷中取之,它被称为合穴。这就是足太阴脾经所属的五输穴。

【原文】 肾出于涌泉,涌泉者,足心也,为井木;溜于然谷,然谷,然骨之下者也,为荥;注于太溪,太溪,内踝之后,跟骨之上,陷中者也,为腧;行于复留,复留,上内踝二寸,动而不休,为经;入于阴谷,阴谷,辅骨之后,大筋之下,小筋之上也,按之应手,屈膝而得之,为合。足少阴经也。

【提要】 本段讲足少阴肾经所属的五输穴的部位所在。

【白话解】 肾脏的脉气,开始于涌泉穴,涌泉穴的部位在足心的凹陷中,它被称为井穴,在五行归类中属木。脉气从井穴出发之后,流于然谷穴,然谷穴的部位在足内踝前方大骨下部的凹陷中,它被称为荥穴。脉气由此灌注于太溪穴,太溪穴的部位在足内踝后方、跟骨上方的凹陷中,它被称为输穴。脉气由此行于复溜穴,复溜穴的部位在足内踝上二寸、有动脉跳动不休的地方,它被称为经穴。脉气由此进入于阴谷穴,阴谷穴的部位在膝内侧辅骨的后方、大筋的下方、小筋的上方、按之有动脉跳动应手的地方;取穴时屈膝,在腘横纹内侧端二筋之间的凹陷中取之,它被称为合穴。这就是足少阴肾经所属的五输穴。

【原文】 膀胱出于至阴,至阴者,足小指之端也,为井金;溜于通谷,通谷,本节之前外侧也,为荥;注于束骨,束骨,本节之后,陷者中也,为腧;过于京骨,京骨,足外侧大骨之下,为原;行于昆仑,昆仑,在外踝之后,跟骨之上,为经;入于委中,委中,腘中央,为合,委而取之。足太阳也。

【提要】 本段讲足太阳膀胱经所属的五输穴和原穴的部位所在。

【白话解】 膀胱经的脉气,开始于至阴穴,至阴穴的部位在足小趾外侧、距离趾甲一分许的地方,它被称为井穴,在五行归类中属金。脉气从井穴出发之后,流于通谷穴,通谷穴的部位在足小趾外侧本节前的凹陷中,它被称为荥穴。脉气由此灌注于束骨穴,束骨穴的部位在足小趾外侧本节后的凹陷中,它被称为输穴。脉气由此通过京骨穴,京骨穴的部位在足外侧大骨下方赤白肉际处的凹陷中,它被称为原穴。脉气由此行于昆仑穴,昆仑穴的部位在足外踝后方、跟骨上方的凹陷中,它被称为经穴。脉气由此入于委中穴,委中穴的部位在膝部腘横纹中央处,它被称为合穴,取穴时要屈膝才能取准它的位置。这就是足太阳膀胱经所属的五输穴和原穴。

【按语】 《灵枢·九针十二原》曾指出五脏六腑有十二原,而五脏之原,实际就是五脏的输穴,所以《难经·六十六难》说:“十二经皆以输为原”,这说明输原之气是相同的。古人认为“原”是十二经的根本,而三焦之气“经历五脏六腑”,为“原气之别使”,所以《六十六难》又指出“三焦所行之输为原”。

【原文】 胆出于窍阴,窍阴者,足小指次指之端也,为井金;溜于侠溪,侠溪,足小指次指之间也,为荥;注于临泣,临泣,上行一寸半陷者中也,为腧;过于丘墟,丘墟,外踝之前下,陷者中也,为原。行于阳辅,阳辅,外踝之上,辅骨之前,及绝骨之端也,为经;入于阳之陵泉,阳之陵泉,在膝外陷者中也,为合,伸而得之。足少阳也。

【提要】 本段讲足少阳胆经所属的五输穴和原穴的部位所在。

【白话解】 胆腑的脉气,开始于窍阴穴,窍阴穴的部位在第四趾末端的外侧,距离趾甲一分许的地方,它被称为井穴,在五行归类中属金。脉气从井穴出发之后,流于侠溪穴,侠溪穴的部位在足小趾次趾之间、本节前的凹陷中,它被称为荥穴。脉气由此灌注于临泣穴,临泣穴的部位,在侠溪穴上行一寸五分、足小趾次趾本节后的凹陷中,它被称为输穴。脉气由此通过丘墟穴,丘墟穴的部位在足外踝前下的凹陷中,它被称为原穴。脉气由此行于阳辅穴,阳辅穴的部位在足外踝上四寸、辅骨之前、绝骨末端的地方,它被称为经穴。脉气由此进入阳陵泉穴,阳陵泉穴的部位在膝下一寸、外辅骨头前下方的凹陷中,它被称为合穴,取穴时要伸展下肢才能取准此穴。这就是足少阳胆经所属的五输穴和原穴。

【原文】 胃出于厉兑,厉兑者,足大指内次指之端也,为井金;溜于内庭,内庭,次指外间也,为荥;注于陷谷,陷谷者,上中指内间上行二寸陷者中也,为腧;过于冲阳,冲阳,足跗上五寸陷者中也,为原,摇足而得之;行于解溪,解溪,上冲阳一寸半陷者中也,为经;入于下陵,下陵,膝下三寸,胻骨外三里也,为合;复下三里三寸为巨虚上廉,复下上廉三寸为巨虚下廉也,大肠属上,小肠属下,足阳明胃脉也,大肠小肠,皆属于胃,是足阳明也。

【提要】 本段讲足阳明胃经所属的五输穴和原穴以及上、下巨虚穴的部位所在。

【白话解】 胃腑的脉气,开始于厉兑穴,厉兑穴的部位在足大趾内侧、第二趾的前端(距离趾甲角一分处),它被称为井穴,在五行归类中属金。脉气从井穴出发之后,流于内庭穴,内庭穴的部位在第二趾之外侧的本节前的凹陷中(即次趾与中趾合缝处的赤白肉际上),它被称为荥穴。脉气由此灌注于陷谷穴,陷谷穴的部位在足中趾次趾之间、内庭上二寸、本节后方的凹陷中(即第二、第三跖骨骨间缝中),它被称为输穴。脉气由此通过冲阳穴,冲阳穴的部位在足跗上五寸(即骨间动脉处)的凹陷中,它被称为原穴,取穴时要摇动足部才能取准此穴。脉气由此行于解溪穴,解溪穴的部位在冲阳后一寸五分、足跗关节上的凹陷中,它被称为经穴。脉气由此入于下陵穴,所谓下陵穴,就是在膝眼下三寸、胫骨外缘处的足三里穴,它被称为合穴。由此再向下,在足三里穴下三寸的地方,就是上巨虚穴;再向下,在上巨虚穴之下三寸的地方,就是下巨虚穴。大肠的脉气寄属于上巨虚穴,小肠腑的脉气则寄属于下巨虚穴,这两个穴位都是属于足阳明胃经的腧穴,所以大肠和小肠都与胃相联系,脉气相通。这就是足阳明胃经所属

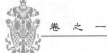

的五输穴和原穴等的概况。

【原文】 三焦者,上合手少阳,出于关冲,关冲者,手小指次指之端也,为井金;溜于液门,液门,小指次指之间也,为荥;注于中渚,中渚,本节之后陷者中也,为腧;过于阳池,阳池,在腕上陷者之中也,为原;行于支沟,支沟,上腕三寸,两骨之间陷者中也,为经;入于天井,天井,在肘外大骨之上陷者中也,为合,屈肘乃得之;三焦下腧,在于足大指之前,少阳之后,出于腘中外廉,名曰委阳,是太阳络也。手少阳经也。三焦者,足少阳太阴(一本作阳)之所将,太阳之别也,上踝五寸,别入贯腨肠,出于委阳,并太阳之正,入络膀胱,约下焦,实则闭癃,虚则遗溺,遗溺则补之,闭癃则泻之。

【提要】 本段讲手少阳三焦经所属的五输穴、原穴以及下腧穴的概况。

【白话解】 三焦腑贯穿于胸腹腔上中下三部,向上与手少阳三焦经相连。它的脉气,开始于关冲穴,关冲穴的部位在小指外侧的无名指的前端(距离指甲角一分许的地方),它被称为井穴,在五行归类中属金。脉气从井穴出发之后,流于液门穴,液门穴的部位在小指与无名指的歧缝之间,它被称为荥穴。脉气由此灌注于中渚穴,中渚穴的部位在本节之后(即第四、第五掌指关节之后缘)、两骨之间的凹陷中,它被称为输穴。脉气由此通过阳池穴,阳池穴的部位在手腕背侧横纹的凹陷中,它被称为原穴。脉气由此行于支沟穴,支沟穴的部位在腕后三寸、两骨之间的凹陷中,它被称为经穴;脉气由此进入天井穴,天井穴的部位在肘外侧大骨上方的凹陷中(即肘尖直上一寸处的关节凹陷中),它被称为合穴;取穴时要屈肘才能取到此穴。三焦经的分布虽是由手至头,但有一个和它脉气相通并由其所主而位于足部的下腧穴(即下合穴),其脉气在足太阳膀胱经之前,上行足少阳胆经之后,别出于膝腘正中外一寸处的两筋之间的凹陷处,叫做委阳穴,它也是足太阳膀胱经的络穴以及足太阳膀胱经之络脉所别出的地方。以上所述,就是手少阳三焦经所属的五输穴、原穴以及下腧穴的概况。由于三焦和肾、膀胱有密切的关系,而且三焦的下腧穴是足太阳膀胱经的别络所出之处,它的脉气在足踝上方五寸处从本经分出而进入并贯穿小腿肚,再从委阳穴出于体表并由此并入足太阳膀胱经的本经,然后进入腹腔内与膀胱相连,以约束下焦,因此委阳穴所主治的证候,就包括因为三焦气化异常而见的属于膀胱病证的病变,如邪入三焦所致的小便不通之类的实证以及三焦虚弱所致的小便不禁之类的虚证。属虚的当用补法治之;而属实的当用泻法治之。

【按语】 1. 在于足大指之前:"足大指"三字,张介宾、马莳等根据经脉的循行系统都认为是"足小指"之误,因为足小指属于足太阳膀胱经,这种见解是有道理的。但是考本经《邪气脏腑病形》:"三焦病者,候在足太阳之外大络,大络在太阳少阳之间",又考《甲乙经》云:"委阳,三焦下辅腧也,在足太阳之前,少阳之后,出于腘中外廉两筋间,承扶下六寸,此足太阳之别络也",则可见"足大指"当系"足太阳"之误,应更正为"足太阳之前"较为妥帖。

2. 足少阳太阴之所将:"太阴"的"阴"字,马莳等认为是"阳"字之误,主张更正为"太阳"。张介宾虽认为此处乃是"三焦属肾与膀胱"之意而应作"少阴太阳",但也是肯定"太阴"之说是错了。本句的翻译,从张氏之说。将,是相偕同行之意,也就是指相互间有着密切的联系。

【原文】 手太阳小肠者,上合手太阳,出于少泽,少泽,小指之端也,为井金;溜于前谷,前谷,在手外廉本节前陷者中也,为荥;注于后溪,后溪者,在手外侧本节之后也,为腧;过于腕骨,腕骨,在手外侧腕骨之前,为原;行于阳谷,阳谷,在锐骨之下陷者中也,为经;入于小海,小海,在肘内大骨之外,去端半寸陷者中也,伸臂而得之,为合。手太阳经也。

【提要】 本段讲手太阳小肠经所属的五输穴和原穴的部位所在。

【白话解】 手太阳小肠腑,位居腹部,而它的经气向上合于手太阳经。它的脉气,开始出少泽穴,少泽穴的部位在手小指前端的外侧部,它被称为井穴,在五行归类中属金。脉气从井穴出发之后,流于前谷穴,前谷穴的部位在手小指外侧本节前的凹陷中,它被称为荥穴。脉气由此灌注于后溪穴,后溪穴的部位在手小指外侧本节后的凹陷中,它被称为输穴。脉气由此通过腕骨穴,腕骨穴的部位在手外侧腕骨前方的凹陷中(即第五掌骨与钩骨两骨接合处),它被称为原穴。脉气由此行于阳谷穴,阳谷穴的部位在掌后锐骨下方的凹陷中,它被称为经穴。脉气由此进入于小海穴,小海穴的部位在肘内侧距离大骨外缘五分处的凹陷中(即肘部尺骨鹰嘴突起之尖端与肱骨内上髁之间),取穴时要伸展手臂才能取准此穴,它被称为合穴。这就是手太阳小肠经所属的五输穴和原穴。

【原文】 大肠上合手阳明,出于商阳,商阳,大指次指之端也,为井金;溜于本节之前二间,为荥;注于本节之后三间,为腧;过于合谷,合谷,在大指歧骨之间,为原;行于阳溪,阳溪,在两筋间陷者中也,为经;入于曲池,在肘外辅骨陷者中,屈臂而得之,为合,手阳明也。是谓五脏六腑之腧,五五二十五腧,六六三十六腧也。六腑皆出足之三阳,上合于手者也。

【提要】 本段讲手阳明大肠经所属的五输穴和原穴的部位所在。

【白话解】 大肠腑位居于下,而它的经气向上合于手阳明经。它的脉气,开始于商阳穴,商阳穴的部位在手大拇指内侧食指的前端外侧部,它被称为井穴,在五行归类中属金。脉气从井穴出发之后,流于食指桡侧本节前方凹陷中的二间穴,它被称为荥穴。脉气由此灌注于食指桡侧本节后方凹陷中的三间穴,它被称为输穴。脉气由此通过于合谷穴,合谷穴的部位在手拇指和食指的掌骨之间(即第一、二掌骨之间),它被称为原穴。脉气由此行于阳溪穴,阳溪穴的部位在腕关节桡侧、两筋之间的凹陷中,它被称为经穴。脉气由此进入曲池穴,曲池穴的部位在肘外辅骨内的凹陷中(即屈肘时,肘横纹头处),取穴时要屈肘才能取准此穴,它被称为合穴。这就是手阳明大肠经所属的五输穴和原穴。以上所说的,就是五脏六腑的脉气出入流注所经过的主要腧穴。五脏各有五穴,共二十五个腧穴;六腑各有六穴,共三十六个腧穴。六腑的经气都出于足太阳、足阳明、足少阳这三条阳经,而同时其中的三焦腑、大肠腑、小肠腑的经气又向上和手三阳经分别相合。这样就使每腑都有其相应的经脉,同时相互之间还构成了紧密的联系。

【原文】 缺盆之中,任脉也,名曰天突;一次任脉侧之动脉,足阳明也,名曰人迎;二次脉手阳明也,名曰扶突;三次脉手太阳也,名曰天窗;四次脉足少阳也,名曰天容;五次脉手少阳也,名曰天牖;六次脉足太阳也,名曰天柱;七次脉颈中央之脉,督脉也,名曰风府。腋内动脉手太阴也,名曰天府。腋下三寸,手心主也,名曰天池。

【提要】 本段按先后的排列顺序,详述手足三阳经与任、督二脉在颈项间要穴的部位及名称。

【白话解】 在左右缺盆之间的正中线(视为第一行),就是任脉的天突穴。天突穴两旁的第二行经脉上的穴位,贴近于任脉之侧的动脉搏动处,属于足阳明胃经,叫做人迎穴。人迎穴之外的第三行经脉上的穴位(即人迎后一寸五分处),属于手阳明大肠经,叫做扶突穴。扶突穴之外的第四行经脉上的穴位(即扶突后一寸处),属于手太阳小肠经,叫做天窗穴。天窗穴之后的第五行经脉上的穴位(上出天窗之外,颈中已无穴),属于足少阳胆经,叫做天容穴(天容穴,今系手太阳经之腧穴)。天容穴之后的第六行经脉上的穴位,属于手少阳三焦经,叫做天牖穴。天牖穴之后的第七行经脉上的穴位,属于足太阳膀胱经,叫做天柱穴。天柱穴之后居于颈之中央的第八行经脉上的穴位,属于督脉,叫做风府穴。至于在腋内的动脉搏动处的穴位,属于手太阴肺经,叫做天府穴。另外,在腋下三寸(乳头旁一寸)的穴位,则属于手厥阴心包络经,叫做天池穴。

【按语】 次脉足少阳也,名曰天容:天容穴现今是属于手太阳小肠经的腧穴,但本篇将其归于足少阳胆经,且下文明确指出"足少阳在耳下曲颊之后"(此处为现今之天容穴所在)。张介宾怀疑现今的天容穴在古代是归属于足少阳胆经的,这种见解较为合理。

【原文】 刺上关者,呿[1]不能欠[2];刺下关者,欠不能呿。刺犊鼻者,屈不能伸;刺两关者,伸不能屈。足阳明挟喉之动脉也,其腧在膺[3]中。手阳明次在其腧外,不至曲颊[4]一寸。手太阳当曲颊。足少阳在耳下曲颊之后。手少阳出耳后,上加完骨之上。足太阳挟项大筋之中发际。阴尺动脉[5]在五里,五腧之禁也。

【提要】 本段补充说明取上关、下关的方法及手足三阳经在颈项间要穴的部位、名称。

【注释】 [1]呿:qū,音区,指张口的样子。

[2]欠:指闭口的样子。

[3]膺:yīng,音英,即指胸前两旁的高处。

[4]曲颊:即指下颌角。

[5]阴尺动脉:即指尺泽穴的动脉,在此用做手五里穴的代称。马莳说:尺泽穴是手太阴肺经的动脉所在;尺泽穴上方三寸有动脉的地方,即肘上三寸向里、大脉的中央处,有一个穴位叫五里穴,属于手阳明大肠经,这个穴位禁刺。

【白话解】 针刺上关穴(即客主人穴)时,要张口才能发现穴位所在的凹陷,所以应张口取穴,不能闭口。针刺下关穴时,要闭口才能发现穴位所在的凹陷,开口则凹陷消失,所以应闭口取穴,不能张口。针刺犊鼻穴,要屈膝才能发现穴位所在的凹陷,所以应该屈膝取穴,不能伸展。针刺内关穴和外关穴,应该伸展手臂取穴,不能弯曲。

足阳明胃经的人迎穴位于结喉两旁的动脉搏动处,与之脉气相通的该经腧穴还分布在胸壁之中。其次是手阳明大肠经的扶突穴,它在足阳明经的人迎穴之外(人迎穴后一寸五分处),但还不到曲颊,而在曲颊下一寸的地方。由此旁开是手太阳小肠经的天窗穴,它的位置正当下颌角下方(扶突后一寸)动脉搏动处的凹陷中。由此斜向上是足少阳胆经的天容穴(今属手太阳小肠经),它的部位在耳下部、下颌角的后方(当天窗穴上一寸,微前方的凹陷中)。由此旁开是手少阳三焦经的天牖穴,它的部位在耳后方,在该处向上有完骨穴在它的上方。由此旁开是足太阳膀胱经的天柱穴,它的部位在项部大筋外侧沿发际的凹陷中。

属于阴的尺动脉,在手阳明大肠经的五里穴的部位上,误刺该穴,会使井、荥、输、经、合五输穴所内行的脏气衰竭,所以是一个禁用针刺的穴位。

【按语】 本节意在补充前文"缺盆之中,任脉也,名曰天突……"等句的意义,详述每一行次中各穴的部位所在,应与上文互参。

五里穴是古今临床上医家所公认的禁针穴位。《灵枢·小针解》"夺阴者死,言取尺之五里五往者也",就说明了误刺五里穴的严重后果。

【原文】 肺合大肠,大肠者,传道之府。心合小肠,小肠者,受盛之府。肝合胆,胆者,中精之府[1]。脾合胃,胃者,五谷之府。肾合膀胱,膀胱者,津液之府也。少阳属肾,肾上连肺,故将两脏[2]。三焦者,中渎[3]之府也,水道出焉,属膀胱,是孤之府也。是六腑之所与合者。

【提要】 本段讲六腑与五脏的表里配属关系以及六腑各自的作用。

【注释】 [1]胆者,中精之府:此句说明胆是贮藏胆汁的脏器。六腑中除了胆以外,都是贮藏或转输浊物的脏器,只有胆腑中的胆汁清而不浊,故称胆为中精之府。

[2]故将两脏:将,jiàng,音降,统帅的意思。将两脏,就是指肾脏统属三焦与膀胱二个水腑。

[3]中渎:渎,水道。三焦是人体内主气化而通调水道的一个腑,它除了运化水谷精微

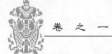

之外,其主要的功能就是通调全身的水道,所以称之为中渎之府。

【白话解】 肺和大肠相表里,大肠是输送糟粕、排泄粪便的腑;心和小肠相表里,小肠是接受胃所下移的腐熟的水谷,并分别水液和糟粕的腑;肝和胆相表里,胆是贮藏和排泄胆汁的腑;脾和胃相表里,胃是受纳、消化食物的腑;肾和膀胱相表里,膀胱是蓄积和排泄水液的腑。手少阳三焦隶属于肾,而肾脏的经脉又上连于肺,肺能通调水道,所以肾脏能统率三焦与膀胱两个水腑而主水液代谢。三焦是全身水液通行的路径,有疏通水道的作用,它还下通膀胱,和膀胱有直接的联系。不过如上所说的,肺心肝脾肾五脏都各有一腑与之相表里,在六腑之中,惟有三焦没有配属,所以称它为孤腑。以上就是六腑与五脏的表里配属关系。

【按语】 本节列举了脏与腑之间的表里配属关系来说明人体脏腑相互依存的整体性。特别是对肾、肺、膀胱、三焦调节水道的作用有进一步的论述。脏腑的功能都是以五脏为主的,脏是统帅腑的。肾是水脏,统帅膀胱、三焦两个水腑,与这一理论是相符的。因五脏六腑都是相表里的,都属于内脏,所以把"将两脏"中的"两脏"释作"膀胱和三焦两腑"。

【原文】 春取络脉诸荥大经分肉[1]之间,甚者深取之,间[2]者浅取之。夏取诸腧孙络[3]肌肉皮肤之上。秋取诸合,余如春法。冬取诸井诸腧之分,欲深而留之。此四时之序,气之所处,病之所舍,藏之所宜。转筋者,立而取之,可令遂已。痿厥者,张而刺之,可令立快也。

【提要】 本段叙述不同季节针刺所宜选取的不同部位以及针刺治疗转筋病、痿厥病所应选用的体位。

【注释】 [1]大经分肉:大经,即指经脉;分肉,即指肌肉之间的间隙。

[2]间:即指疾病轻浅,与"甚"相对。

[3]孙络:是最细小的支络,像网一样联系于诸经之间。

【白话解】 在春天进行针刺时,宜取用浅表部的络脉、十二经的荥穴以及大经的分肉之间的部位,病情严重的则可深刺之,病情轻微的就应浅刺之;在夏天进行针刺时,宜取用十二经的输穴、孙络以及浮现在肌肉皮肤表面的浅表部位;在秋天进行针刺时,宜取用十二经的合穴,而其余的方面,就如同春天用的刺法一样,也宜于取用大经分肉之间的部位,根据病情的轻重,或浅或深地进行针刺;在冬天进行针刺时,宜取用十二经的井穴以及各经的输穴或背俞穴之类,同时还要深刺并留针。这些针刺方法都是为了顺应于四时气候演变的次序、经气应于四时而不同的流注部位、病邪在四季的不同居留部位以及五脏在四时的不同特性而采用的。至于治疗转筋病,要让患者站立着取穴针刺,就可以使痉挛的症状迅速消除。至于治疗四肢偏废的痿厥病,要让患者仰卧并伸展四肢后再进行针刺,就可以使气血的运行畅通而立即出现轻快的感觉。

小针解第三

【题解】　本篇是将《灵枢·九针十二原》中有关讨论运用小针（微针）问题的内容，按其原文顺序，择要加以解释，并作进一步的注解和补充说明，所以篇名为"小针解"。

【原文】　所谓易陈者，易言也。难入者，难著于人也。粗守形者，守刺法也。上守神者，守人之血气有余不足，可补泻也。神客者，正邪共会也。神者，正气也。客者，邪气也。在门者，邪循正气之所出入也。未睹其疾者，先知邪正何经之疾也。恶知其原者，先知何经之病所取之处也。

【提要】　本段解释"小针之要"部分内容的含义。

【白话解】　所谓"易陈"的意思，是说运用小针的关键说起来是很容易的。"难入"的意思，是说它的精微之处是不显著的，是不容易使人明白的。"粗守形"的意思，就是指水平低劣的医生，仅是机械地拘守刺法来进行针刺。"上守神"的意思，就是指高明的医生，能够辨别病人的血气盛衰虚实情况，而分别施用补法和泻法。"神客"的意思，就是说邪气与正气共同留于血脉中，相互抗争，而产生多种多样的疾病。"神"指正气而言，"客"指邪气而言。"在门"的意思，就是说邪气循着正气所出入的门户侵入人体，内外上下无所不至。"未睹其疾"的意思，就是指没有诊明症状的性质、病邪的所在，就漫无目标地进行医治是不对的；要进行针刺就必须首先明了邪正虚实以及病变发生的经脉。"恶知其原"的意思，就是说如果没有经过明确的诊断，怎么能知道病原之所在？因此，必须首先了解是哪一经发生了病变，才可以决定应该取用的经脉和穴位，而给以正确的治疗。

【原文】　刺之微在数迟者，徐疾之意也。粗守关者，守四肢而不知血气正邪之往来也。上守机者，知守气也。机之动不离其空中者，知气之虚实，用针之徐疾也。空中之机清静以微，针以得气，密意守气勿失也。其来不可逢者，气盛不可补也。其往不可追者，气虚不可泻也。不可挂以发者，言气易失也。扣之不发者，言不知补泻之意也，血气已尽而气不下也。

【提要】　本段解释把握针刺时机内容的含义。

【白话解】　"刺之微在数迟者"的意思，就是说针刺法的微妙之处，主要是在于掌握针刺手法中进针、出针的快慢速度。"粗守关"的意思，就是指技术低劣的医生，在针刺时仅仅会依据症状而取用关节附近与症状相对应的穴位来进行治疗，而根本不懂得辨别血气的往来盛衰和邪正的进退动静等情况。"上守机"的意思，就是说高明的医生，懂得观察和把握经气虚实的变化，并以此进行补泻治疗。"机之动不离其空中"的意思，就是指气机的活动情况都会在腧穴上表现出来,懂得这一点,就可以根据诊查到的气机的虚实变化情况,而正确地运用徐疾补泻的手法。"空中之机,清静以微"的意思,就是说穴位中气血活动的变化情况是至清至静而至为微妙的,当针下已有得气的感觉时,就要仔细地体察气的往来运行情况,只有这样才不致错过运用手法的时机。"其来不可逢"的意思,就是指邪气正盛的时候,切不可迎其势采用补的手法。"其往不可追"的意思,就是指邪气已去而正气亦虚的时候,则不能妄用泻法,以免导致真气虚脱。"不可挂以发"的意思,就是说针下已有得气的感应时,就应该适时地运用针刺手法而不能有毫发之差,因为在一霎那间这种得气的感觉是很容易消失的。"扣之不发"的意思,就是说不懂得要随着气机的虚实变化而抓住时机进行补泻的医者,往往会坐失良机,这就好像扣在弓弦上的箭,到了应发的时候而没有发射出去一样,这样就只会白白耗损患者的血气而终究达不到祛除邪气的目的。

【原文】 知其往来者,知气之逆顺盛虚也。要与之期者,知气之可取之时也。粗之暗者,冥冥不知气之微密也。妙哉!工独有之者,尽知针意也。往者为逆者,言气之虚而小,小者逆也。来者为顺者,言形气之平,平者顺也。明知逆顺,正行无问者,言知所取之处也。迎而夺之者,泻也。追而济之者,补也。

【提要】 本段解释针刺治疗中"气机"往来的重要性。

【白话解】 "知其往来"的意思,就是说能够了解气的往来运行之中,气机逆顺盛虚的变化情况。"要与之期"的意思,就是指知道了气机变化的重要性,就能够及时把握最适当的时机进行针刺。"粗之暗"的意思,就是指水平低劣的医生,好像昏然无所知,不能明查气机变化的微妙作用和奥秘所在。"妙哉!工独有之"的意思,就是指医术高明的医生,就是与众不同,他能够完全知晓运用针法和明了气机变化的意义所在。"往者为逆"的意思,就是说经气已去时,其脉中之气虚而小,小的叫做逆。"来者为顺"的意思,是说经气渐来时,则形气平和,平和的叫做顺。"明知逆顺,正行无问"的意思,是说倘若明了了气机的逆顺关系,就可以毫无疑问地选取适当的穴位,大胆决定治疗措施。"迎而夺之"的意思,就是说根据经气的运行走向,迎其来势而进针,这是泻法。"追而济之"的意思,就是说循着经气运行走向的去势进针,这是补法。

【原文】 所谓虚则实之者,气口[1]虚而当补之也。满则泄之者,气口盛而当泻之也。宛陈则除之者,去血脉也。邪胜则虚之者,言诸经有盛者,皆泻其邪也。徐而疾则实者,言徐内而疾出也。疾而徐则虚者,言疾内而徐出也。言实与虚若有若无者,言实者有气,虚者无气也。察后与先若亡若存者,言气之虚实,补泻之先后也,察其气之已下与常存也。为虚与实若得若失者,言补者佖[2]然若有得也,泻则悦[3]然若有失也。

【提要】 本段解释针刺徐疾补泻的内容。

【注释】 [1]气口:其位置相当于手太阴肺经的经渠穴和太渊穴之间的部位。肺主气,

20

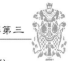

气之盛衰反映于此,故称气口。又因两穴之间相距一寸有余,所以又名寸口,是诊脉的部位。

[2]俋:bì,音必,指满足的样子。

[3]恍:huǎng,音谎,指失意的样子。

【白话解】 所谓"虚则实之"的意思,就是说当寸口部位上出现虚弱的脉象时,就应当用补的针法,以充实正气。"满则泄之"的意思,就是说当寸口出现满盛的脉象时,应当用泻的针法,以泻除邪气。"宛陈则除之"的意思,就是指用泻血法来排除血脉中郁积已久的病邪。"邪胜则虚之"的意思,就是说如果有病邪亢盛的,就应该采用泻法,使邪气随针外泄。"徐而疾则实"的意思,就是说徐缓进针而疾速出针,这属于补法,能够补益正气。"疾而徐则虚"的意思,就是说疾速进针而徐缓出针,这属于泻法,能够泄除邪气。"言实与虚若有若无"的意思,就是说所谓虚与实,指的是针下有得气感的属于正气实,针下没有得气感的就属于正气虚。"察后与先若亡若存"的意思,就是说必须根据各条经脉的虚实以及邪气已退还是邪气尚存的情况,来决定针刺补泻的先后顺序。"为虚与实若得若失"的意思,就是说采用补法补充正气,就要使病人感觉到正气充实而似若有所得;采用泻法祛除邪气,也要使病人感觉到浑身轻松而似其病若失。

【原文】 夫气之在脉也邪气在上者,言邪气之中人也高,故邪气在上也。浊气在中者,言水谷皆入于胃,其精气上注于肺,浊溜于肠胃,言寒温不适,饮食不节,而病生于肠胃,故命曰浊气在中也。清气在下者,言清湿地气之中人也,必从足始,故曰清气在下也。针陷脉则邪气出者,取之上。针中脉则浊气出者,取之阳明合也。针太深则邪气反沉者,言浅浮之病,不欲深刺也,深则邪气从之入,故曰反沉也。皮肉筋脉各有所处者,言经络各有所主也。取五脉者死,言病在中,气不足,但用针尽大泻其诸阴之脉也。取三阳之脉者,唯言尽泻三阳之气,令病人悝[1]然不复也。夺阴者死,言取尺之五里五往者也。夺阳者狂,正言也。

【提要】 本段解释不同的邪气侵及人体不同的部位,针刺当取不同经脉的内容。

【注释】 [1]悝:kuāng,音筐,指形体衰败的样子。

【白话解】 所谓"夫气之在脉也邪气在上"的意思,就是说不同的邪气侵入人体,侵犯的部位也不同,风寒外邪侵袭人体,大多先在头部发病,所以说邪气在上。"浊气在中"的意思,就是说人食水谷,都是先入于胃,胃消化水谷,再经脾的吸收和运化,将其中的精气上输于肺,并借着肺气的分布输送而供应全身,而其中的浊物废料,则流于肠胃,通过大小肠排出体外。如果不能适应寒温变化,饮食没有节制,就会影响到消化、吸收和排泄的作用而导致肠胃发生疾病,所以说浊气在中。"清气在下"的意思,就是说清冷潮湿的地气侵袭人体,大多先从足部开始发病,所以说清气在下。"针陷脉则邪气出"的意思,就是指邪气侵袭人体上部,在头部发病时,应根据外邪所侵入的经脉而在头部取穴,使邪气随针

21

外泄。"针中脉则浊气出"的意思,就是指若欲使滞留在肠胃中浊气外出,就应取用中土足阳明胃经的合穴足三里穴(土经土穴)进行治疗。"针太深则邪气反沉"的意思,就是指邪气在表浅部位的疾病,不应当深刺,如误用深刺,反会使在表之邪气随针内陷而深入体内,所以说"反沉"。"皮肉筋脉各有所处"的意思,就是说皮、肉、筋、脉各有一定的部位,各个部位都属于一定的经络,这些部位都是经络出现证候及主治的所在。"取五脉者死"的意思,就是说病在内脏而使五脏之气不足的,反而用针在五脏的各条阴经上,采用泻法猛泻其气,就会使五脏之气泄尽而造成死亡。"取三阳之脉"的意思,就是说不问虚实,就在六腑的三阳经上尽泻其气,就会使病人形体衰败而不易恢复。"夺阴者死"的意思,就是说如果取尺泽之上三寸的动脉,即肘上三寸属于手阳明大肠经的五里穴(五脏的阴气出于此),连泻五次,就会使五脏阴气泄尽而死亡。"夺阳者狂"的意思,是指如果误泻了三阳经的正气,就会令阳气耗散而使人发狂。以上这些针刺禁忌都是对医者的郑重告诫,切不可漠视之。

【原文】 睹其色,察其目,知其散复,一其形,听其动静者,言上工知相五色于目,有知调尺寸小大缓急滑涩,以言所病也。知其邪正者,知论虚邪与正邪[1]之风也。右主推之,左持而御之者,言持针而出入也。气至而去之者,言补泻气调而去之也。调气在于终始一者,持心也。节之交三百六十五会者,络脉之渗灌诸节者也。

【提要】 本段解释全面诊察疾病、正确使用针刺手法的重要性。

【注释】 [1] 虚邪与正邪:《素问·八正神明论》说:"虚邪者,八正之虚,邪气也","正邪者,身形若用力汗出,腠理开,逢虚风"。即四时八节之时乘虚而侵入人体的贼风,叫做虚邪。因用力汗出,腠理开泄而遭受的风邪,叫做正邪。

【白话解】 "睹其色,察其目,知其散复,一其形,听其动静"的意思,是说高明的医生能够通过观察患者面色和眼睛的变化,诊察尺脉和寸口脉的小大、缓急、滑涩,来确切地诊断出是哪种病变。"知其邪正"的意思,是指能够了解疾病是由四时八节的贼风(虚邪),还是由因用力劳累后腠理开泄而遭受的风邪(正邪)所引起的。"右主推之,左持而御之"的意思,是在描述进针和出针时左右两手的不同姿势和动作。"气至而去之"的意思,是说针刺施用补泻手法时,下针后必须要使针下得气,使气机平调之后,才可以出针。"调气在于终始一"的意思,是说运针调气的主要关键在于要始终专心一意。"节之交三百六十五会"的意思,是指周身三百六十五穴,都是络脉将经脉之中的气血渗濡灌注到全身筋骨皮肉各部去的通会之处。

【原文】 所谓五脏之气已绝于内者,脉口[1]气内绝不至,反取其外之病处与阳经之合,有留针以致阳气,阳气至则内重竭,重竭则死矣,其死也无气以动,故静。所谓五脏之气已绝于外者,脉口气外绝不至,反取其四末之输,有留针以致其阴气,阴气至则阳气反入,入则逆,逆则死矣。其死也阴气有余,故躁。所以察其目者,五脏使五色循明,循明则声章,声章者,则言声与平生异也。

【提要】 本段解释有关误治后导致"重竭"和"逆厥"的内容。

【注释】 [1]脉口:就是指诊脉的部位,也叫气口、寸口。因肺朝百脉,脉之大者会聚于此,故称脉口。

【白话解】 所谓"五脏之气,已绝于内"的意思,是说五脏在内的精气已经竭绝,而在脉口即微弱无根、按之欲无的,是属于肾虚、髓竭、精伤等内绝的阴虚证,治疗时理应补其阴精,但若在针刺时反而取用其外在病所之处的腧穴及阳经的合穴,并用留针的方法来补益在外的阳气,就会愈益其阳而愈损其阴,使内竭之五脏精气愈竭,如此,已经耗竭的五脏精气再经损耗,就必然会导致死亡。在临死时,因其脏气已经耗竭而虚脱,阴不生阳,无气以动,所以其表现出的病象是安静的。

所谓"五脏之气已绝于外"的意思,就是说五脏在外的精气已经竭绝,而在脉口出现微弱脉象,轻取似无的,是属于阳气衰绝的重症,治疗时理应补其阳气,但若在针刺时反而取用了四肢末梢部位的输穴,并用留针的方法来补益在内的阴气,就会使阴气更盛,阴气盛就会使已经虚衰的阳气内入而愈发衰竭,阳气内陷就会发生阴阳逆乱的厥逆病证,发生厥逆就必然会导致死亡。在临死时,因阳并于阴,阴气有余,阴阳逆乱,所以有烦躁的表现。

在上述"睹其色,察其目"等句中,要特别指出的是"察其目"的意义,只有五脏六腑的精气上注于目,才能使目光有神、目睛的色泽明润。目睛的色泽鲜明,则其所发出的声音也必然洪亮。这里所谓声音洪亮的意思,是说它所发出的声音和平常是不同的。

邪气脏腑病形第四

【题解】 本篇详细讨论了不同邪气侵袭人体时所伤及的不同部位以及中阴中阳的区别,列举了邪气中人的不同原因,阐述了察色、诊脉和察尺肤等在诊断上的意义及重要性。因本篇重点论述了邪气中人的原因以及五脏六腑为邪气所伤时出现的病形,故称为"邪气脏腑病形"。

【原文】 黄帝问于岐伯曰:邪气之中人也奈何? 岐伯答曰:邪气之中人高也。

黄帝曰:高下有度乎? 岐伯曰:身半已上者,邪中之也;身半已下者,湿中之也。故曰:邪之中人也,无有常,中于阴则溜于腑,中于阳则溜于经。

【提要】 本段讲外邪伤人的易感部位以及外邪侵袭人体后的传变过程。

【白话解】 黄帝问岐伯说:风、雨、寒、暑等天之邪气(即外邪)侵袭人体的情形是怎样的? 岐伯回答说:外邪伤人,大多是侵犯于人体的上部。

黄帝问:邪气侵袭部位在上在下,有一定的法度吗?岐伯回答说:在上半身发病的,是感受了风寒等外邪所致;在下半身发病的,是感受了湿邪所致。但这只是一般的规律,事实并非绝对如此。因为邪气还有一个传变的过程,所以说:外邪侵犯了人体,发病的部位并不一定固定在它侵入的地方。外邪侵袭了五脏的阴经,会流传到属阳的六腑;外邪侵袭了阳经,就直接流传到这条经循行的通路上发病。

【原文】 黄帝曰:阴之与阳也,异名同类,上下相会,经络之相贯,如环无端。邪之中人,或中于阴,或中于阳,上下左右,无有恒常,其故何也?

岐伯曰:诸阳之会,皆在于面。中人也方乘虚时,及新用力,若饮食汗出腠理开,而中于邪。中于面则下阳明,中于项则下太阳,中于颊则下少阳,其中于膺背两胁亦中其经。

【提要】 本段讲人体经脉的循行特点以及邪气侵入足三阳经的途径。

【白话解】 黄帝说:阴经和阳经,虽然名称不同,但其实都同属于经络系统而为运行气血的组织,它们分别在人体的上部或下部相会合,而使经络之间的相互贯通像圆形的环一样没有尽头。外邪侵袭人体时,有的侵袭于阴经,有的侵袭于阳经,而其病所又或上或下或左或右,没有固定的部位,这是什么缘故呢?

岐伯说:手足三阳经的会合之处,都是在头面部。邪气侵袭人体,往往是在人体正气不足、有虚可乘的时候,如用力劳累之后,或因吃饭而出了汗,以致腠理开泄的时候,容易被邪气所侵袭。由于足三阳经的循行通路,都是由头至足,自上而下的。所以邪气侵入面部,就由此下入于足阳明胃经;邪气侵入项部,就由此下入于足太阳膀胱经;邪气侵入颊部,就由此下入于足少阳胆经。如果外邪并没有侵入头面部而是直接侵入了在前的胸膺、在后的脊背以及在两侧的胁肋部,也会分别侵入上述三阳经而在其各自所属的循行通路上发病。

【原文】 黄帝曰:其中于阴奈何?岐伯答曰:中于阴者,常从臂胻[1]始。夫臂与胻,其阴皮薄,其肉淖泽[2],故俱受于风,独伤其阴。

黄帝曰:此故伤其脏乎?岐伯答曰:身之中于风也,不必动脏。故邪入于阴经,则其脏气实,邪气入而不能客,故还之于腑。故中阳则溜于经,中阴则溜于腑。

【提要】 本段讲外邪侵袭阴经的情况以及在五脏之气充实时,邪气侵袭了阴经后的传变规律。

【注释】 [1]胻:héng,音横,指人的小腿,即足胫。

[2]淖泽:淖,nào,音闹,湿也。淖泽,即柔润的意思。

【白话解】 黄帝问:外邪侵袭阴经的情况是怎样的?岐伯回答说:外邪侵入阴经,通常是从手臂或足胫的内侧开始的。因为在手臂和足胫的内侧这些地方,皮肤较薄,肌肉也较为柔润,所以当身体各部位都同样感受到风邪时,这些部位却最容易受伤。

黄帝问:外邪侵袭了阴经之后,会使五脏受到伤害吗?岐伯回答说:身体虽然感受了风邪,却不一定会影响到五脏。由此而言,外邪侵入阴经后,若是五脏之气充实,即使有邪气侵入了,也不能够停留,而只能从五脏退还到六腑。因此说阳经感受了邪气,就能直接在本经上发病;而阴经感受了邪气,若是脏气充实,邪气就会由里出表,流传到和五脏相表里的六腑而发病。

【原文】 黄帝曰:邪之中人脏奈何?岐伯曰:愁忧恐惧则伤心。形寒寒饮则伤肺,以其两寒相感,中外皆伤,故气逆而上行。有所堕坠,恶血留内,若有所大怒,气上而不下,积于胁下,则伤肝。有所击仆,若醉入房,汗出当风,则伤脾。有所用力举重,若入房过度,汗出浴水,则伤肾。

黄帝曰:五脏之中风,奈何?岐伯曰:阴阳俱感,邪乃得往。黄帝曰:善哉。

【提要】 本段讲病邪侵袭人体五脏的原因以及风邪能够内侵于五脏的条件。

【白话解】 黄帝问:病邪侵袭人体五脏的情形是怎样的?

岐伯回答说:愁忧恐惧等情绪变化过久过激,就会使心脏受伤。形体受寒,又饮冷水,两寒相迫,就会使肺脏受伤。因为此表里两种寒邪内外相应,而使在内之肺脏和在外之皮毛都受到伤害,所以就会导致肺气失于肃降而上逆,进而发生喘、咳等病变。从高处坠落跌伤,就会使瘀血留滞在内,若此时又有大怒的情绪刺激,就会导致气上逆而不下,血亦随之上行,郁结于胸胁之下,而使肝脏受伤。倘若被击打或跌倒于地,醉后行房事以致汗出后受风着凉,就会使脾脏受伤。倘若用力提举过重的物品,或房事过度以及出汗后用冷水沐浴,会使肾脏受伤。

黄帝问:五脏为风邪所侵袭,其情形是怎样的呢?

岐伯说:一定是属阴的五脏内有所伤,属阳的六腑外有所感,以致内外俱虚的情形下,风邪才能内侵五脏。

黄帝说:说得真好。

【原文】 黄帝问于岐伯曰:首面与身形也,属骨连筋,同血合于气耳。天寒则裂地凌冰[1],其卒寒或手足懈惰,然而其面不衣,何也?岐伯答曰:十二经脉,三百六十五络,其血气皆上于面而走空窍,其精阳气上走于目而为睛,其别气走于耳而为听,其宗气上出于鼻而为臭,其浊气出于胃,走唇舌而为味。其气之津液皆上熏于面,而皮又厚,其肉坚,故天气甚寒不能胜之也。

【提要】 本段讲面部不畏寒冷的原因。

【注释】 [1]凌冰:即指积冰。

【白话解】 黄帝问岐伯说:人的头面和全身上下各部,所有筋骨密切相连,气血相合运行。但是当天气寒冷的时候,大地冻裂,冰雪凌人,此时若是天气猝然变冷,人们往往都是缩手缩脚,懒于动作,而面部却能露出在外面,并不用像身

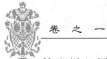

体那样必须穿上衣服才能御寒,这是什么缘故?

岐伯回答说:周身的十二经脉以及与之相通的三百六十五络脉,其所有的血气都是上达于头面部而分别入于各个孔窍之中的。其阳气的精微上注于眼目,而使眼能够视;其旁行的经气从两侧上注于耳,而使耳能够听;其积于胸中的宗气上出于鼻,而使鼻能够嗅;还有胃腑之谷气,从胃上达于唇舌,而使舌能够辨别五味。尤其是各种气化所产生的津液都上行熏蒸于面部,加之面部的皮肤较厚,肌肉也坚实,所以即使在极冷的天气里,它也仍能抗拒寒气而不畏寒冷。

【原文】 黄帝曰:邪之中人,其病形何如?岐伯曰:虚邪[1]之中身也,洒淅动形。正邪[2]之中人也微,先见于色,不知于身,若有若无,若亡若存,有形无形,莫知其情。黄帝曰:善哉。

【提要】 本段讲虚邪、正邪侵袭人体时,其显露在外表上的病象不同。

【注释】 [1]虚邪:指四时不正之邪,即所谓四时八节的虚邪贼风。伤于这种邪气,发病较剧。

[2]正邪:指四季正常的风,仅在人汗出而腠理开泄时侵袭人体。伤于这种邪气,发病较轻。

【白话解】 黄帝问:外邪侵袭人体,其显露在外表上的病状情形是怎样的?

岐伯说:虚邪侵袭人体,发病比较严重,病人有恶寒战栗的病象在外表上表现出来。正邪侵袭人体,发病比较轻微,开始只在气色上略有所见,而在身体上是没有什么感觉的,就好像有病,又好像没有病,好像所感受的病邪早已消失,又好像仍存留在体内,同时在表面上可能有一些病证的形迹表现出来,但也有毫无形迹的,所以就不容易明了它的病情。

黄帝说:说得真好。

【原文】 黄帝问于岐伯曰:余闻之,见其色,知其病,命曰明;按其脉,知其病,命曰神;问其病,知其处,命曰工。余愿闻见而知之,按而得之,问而极之,为之奈何?

岐伯答曰:夫色脉与尺之相应也,如桴[1]鼓影响之相应也,不得相失也,此亦本末根叶之出候也,故根死则叶枯矣。色脉形肉不得相失也,故知一则为工,知二则为神,知三则神且明矣。

黄帝曰:愿卒闻之。岐伯答曰:色青者,其脉弦也;赤者,其脉钩也;黄者,其脉代也;白者,其脉毛;黑者,其脉石。见其色而不得其脉,反得其相胜之脉[2],则死矣;得其相生之脉[3],则病已矣。

【提要】 本段讲察色、辨脉、观察尺肤的意义和重要性以及面色与脉象的对应关系及其意义。

【注释】 [1]桴:fú,音浮,击鼓的槌子叫桴。

[2]相胜之脉:相胜,就是相克的意思。比如,面色青,得弦脉,同应于肝,乃属色脉相符;如果色青却得毛脉,毛脉为肺脉,属金,此为金克木,则毛脉即为弦脉的相胜之脉。余此类推。

[3] 相生之脉:生,就是生扶的意思。比如色青而得石脉,石脉为肾脉,属水,此为水生木,则石脉即为弦脉的相生之脉。余此类推。

【白话解】 黄帝问岐伯:我听说,通过观察病人气色就能够知道病情的,叫做明;通过切按病人的脉象而知道病情的,叫做神;通过询问病人的病情而知道病痛所在的,叫做工。我希望听你说说为什么通过望诊就可以知道病情,通过切诊就可以晓得病况,通过问诊就可以彻底了解病痛的所在呢?

岐伯回答说:由于病人的气色、脉象和尺肤,都与疾病有一定的相应关系,这就好像看到木槌击鼓,随即就会听到响声一样,是不会有差错的;这也好似树木的根本与树木的枝叶之间的关系,树根死了,则枝叶也必然枯萎。病人的面色、脉象以及形体肌肉的变化,也是相一致的,它们都是内在疾病在体表上的反映。因此,在察色、辨脉和观察尺肤这三方面,能够掌握其中之一的就可以称为工,掌握了其中两者的就可以称为神,能够完全掌握这三方面并参合运用的就可以称为神而明的医生了。

黄帝说:有关面色脉象方面的问题,希望听你详尽地解释一下。

岐伯回答说:若病程中所呈现出的面色是青色,则与它相应的脉象应该是端直而长的弦脉;红色,与它相应的脉象应该是来盛去衰的钩脉;黄色,与它相应的脉象应该是软而弱的代脉;白色,与它相应的脉象应该是浮虚而轻的毛脉;黑色,与它相应的脉象应该是沉坚的石脉。以上是面色和脉象相应的关系,如果诊察到了面色,却不能诊得与之相应的脉象,反而诊得了相克的脉象,这就是死脉,预示着病危或是死亡;倘若诊得了相生的脉象,则即使有病也会很快痊愈的。

【原文】 黄帝问于岐伯曰:五脏之所生,变化之病形何如?岐伯答曰:先定其五色五脉之应,其病乃可别也。

黄帝曰:色脉已定,别之奈何?岐伯曰:调其脉之缓、急、小、大、滑、涩,而病变定矣。

【提要】 本段阐述了了解五脏病情的条件。

【白话解】 黄帝问岐伯说:五脏所发生的疾病,以及它的内在变化和反映于体表的病状,是怎样的?岐伯回答说:首先要确定了五脏与五色、五脉的对应关系,五脏的病情才可以辨别。

黄帝问:确定了气色和脉象与五脏对应的关系之后,怎么就能够判别病情了呢?岐伯说:只要再诊查出脉来的缓急、脉象的大小、脉势的滑涩等情况,就可以确定是什么病变了。

【原文】 黄帝曰:调之奈何?岐伯答曰:脉急者,尺之皮肤亦急;脉缓者,尺之肤亦缓;脉小者,尺之皮肤亦减而少气;脉大者,尺之皮肤亦贲[1]而起;脉滑者,尺之皮肤亦滑;脉涩者,尺之皮肤亦涩。凡此变者,有微有甚。故善调尺者,不待于寸;善调脉者,不待于色。能参合而行之者,可以为上工,上工十全九;行二者,为中工,中工十全七;行一者,为下工,下工十全六。

【提要】 本段讲脉象与尺肤的对应关系以及在诊病时运用察色、辨脉和观察尺肤的意义。

【注释】 [1] 贲:fén,音坟,即大的意思。

【白话解】 黄帝问:怎样来诊查这些脉象的情况呢?

岐伯回答说:脉来急促,则尺部的皮肤也显得紧急;脉来徐缓,则尺部的皮肤也显得松弛;脉象小,则尺部的皮肤也显得瘦薄而少气;脉象大,则尺部的皮肤也显得好像要隆起似的;脉象滑,则尺部的皮肤也显得滑润;脉象涩,则尺部的皮肤也显得枯涩。大凡这一类的变化,有显著的也有不甚显著的,所以善于观察尺肤的医生,有时可以不必诊察寸口的脉象;善于诊察脉象的医生,有时也可以不必察望面色。能够将察色、辨脉以及观察尺肤这三者相互配合而进行诊断的医生,就可以称为上工,上工治病,十个病人中可以治愈九个;对色、脉、尺肤这三方面的诊察,能够运用其中两种的医生称为中工,中工治病,十个病人中可以治愈七个;对色、脉、尺肤这三方面的诊察,仅能进行其中之一的医生称为下工,下工治病,十个病人中只能治愈六个。

【原文】 黄帝曰:请问脉之缓、急、小、大、滑、涩之病形何如?

岐伯曰:臣请言五脏之病变也。心脉急甚者为瘛疭[1];微急为心痛引背,食不下。缓甚为狂笑;微缓为伏梁[2],在心下,上下行,时唾血。大甚为喉吤[3];微大为心痹引背,善泪出。小甚为善哕[4];微小为消瘅。滑甚为善渴;微滑为心疝引脐,小腹鸣。涩甚为喑;微涩为血溢[5],维厥[6],耳鸣,颠疾。

【提要】 本段讲心脉出现缓、急、小、大、滑、涩这些脉象时所对应的病证。

【注释】 [1] 瘛疭:chì zòng,音斥纵,筋脉挛急叫瘛,筋脉弛长叫疭。瘛疭,也就是手足相引,一伸一缩地搐搦现象。

[2] 伏梁:病名,指心下的积聚,属五脏积病之一。

[3] 喉吤:吤,jiè,音介,有芥蒂之意。喉吤,就是形容喉中如有物梗阻的感觉。

[4] 哕:yuě,指因气上逆而发出的声音,也就是有声无物的作呕,亦称呃逆。

[5] 血溢:即指吐血、衄血而言。

[6] 维厥:维,就是四维,也就是手足四肢。维厥,就是手足厥冷的意思。

【白话解】 黄帝说:请问缓、急、小、大、滑、涩这些脉象,它们所对应的病状情形是怎样的?

岐伯说:让我就五脏所对应的这些脉象的病变分别来说吧:心脉急甚的,会见到手足搐搦;微急的,会见到心痛牵引后背,饮食不下。心脉缓甚的,会见到神散而狂笑不休;微缓的,是气血凝滞成形,伏于心胸之下的伏梁病,其滞塞感或上或下,能升能降,有时出现唾血。心脉大甚的,会见到喉中如有物阻而梗塞不利;微大的,是血脉不通的心痹病,心痛牵引肩背,并时时流出眼泪。心脉小甚的,会见到呃逆时作;微小的,是多食善饥的消瘅病。心脉滑甚的,是血热而燥,会时时口渴;微滑的,会见到热在于下的心疝牵引脐周作痛,并有少腹部的肠鸣。心脉涩甚的,会见到音哑而不能说话;微涩的,会见到血溢而发生吐血、衄血之类的病证、四肢逆厥以及耳鸣等头部疾患。

【原文】 肺脉急甚为癫疾;微急为肺寒热,怠惰,咳唾血,引腰背胸,若鼻息肉不通。缓甚为多汗;微缓为痿瘘,偏风,头以下汗出不可止。大甚为胫肿;微大为肺痹引胸背,起恶曰光。小甚为泄;微小为消瘅。滑甚为息贲[1]上气,微滑为上下出血。涩甚为呕血;微涩为鼠瘘,在颈支腋之间,下不胜其上,其应善酸矣。

【提要】 本段讲肺脉出现缓、急、小、大、滑、涩这些脉象时所对应的病证。

【注释】 [1]息贲:贲,bēn,音奔。息贲,属五积病之一。因肺气郁结于胁下,而致喘息上贲气急,故名息贲。

【白话解】 肺脉急甚的,是癫疾的脉象表现;微急的,是肺中有寒热并存的病证,可见到倦怠乏力,咳而唾血,并牵引腰背胸部作痛,或是鼻中有息肉而导致鼻腔阻塞不通、呼吸不畅等症状。肺脉缓甚的,是表虚而多汗;微缓的,是手足软弱无力的痿证、痿疮病、半身不遂以及头部以下汗出不止的证候。肺脉大甚的,会见到足胫部肿胀;微大的,是烦满喘息而呕吐的肺痹病,其发作时会牵引胸背作痛,且怕见日光。肺脉小甚的,是阳气虚而腑气不固的泄泻病;微小的,是多食善饥的消瘅病。肺脉滑甚的,会见到喘息气急,肺气上逆;微滑的,会见到口鼻与二阴出血。肺脉涩甚的,会见到呕血;微涩的,主因气滞而形成的鼠瘘病,其病发于颈项及腋肋之间,同时还会伴有下肢轻而上肢重的感觉,此外患者还常常会感到下肢酸软无力。

【原文】 肝脉急甚者为恶言;微急为肥气[1],在胁下若覆杯。缓甚为善呕;微缓为水瘕痹[2]也。大甚为内痈,善呕衄;微大为肝痹阴缩,咳引小腹。小甚为多饮;微小为消瘅。滑甚为㿗疝[3];微滑为遗溺。涩甚为溢饮;微涩为瘛挛筋痹。

【提要】 本段讲肝脉出现缓、急、小、大、滑、涩这些脉象时所对应的病证。

【注释】 [1]肥气:属五积之一,是肝积的病名。肥气,是形容肝气聚于左胁之下,如倒扣的杯子,突出如肉,而显得肥盛的样子。

[2]水瘕痹:瘕,指的是腹中聚散无常、时有时无的结块肿物。痹,是闭的意思。水瘕痹,就是水积于胸下而结聚成形,并见小便不利的病证。

[3]㿗疝:㿗,tuí,音颓,阴囊肿大叫做㿗。㿗疝,是疝气的一种。

【白话解】 肝脉急甚的,会见到口出愤怒的言语,易怒少喜;微急的,是肝气积聚于胁下所致的肥气病,其状隆起如肉,就好像倒扣着的杯子一样。肝脉缓甚的,会见到时时呕吐;微缓的,是水积胸胁所致的水瘕痹病,同时还会出现小便不利。肝脉大甚的,主肝气郁盛而内发痈肿,其病会见到时常呕吐和出鼻血;微大的,是肝痹病,其病会见到阴器收缩,咳嗽时牵引少腹部作痛。肝脉小甚的,主血不足而口渴多饮;微小的,主多食善饥的消瘅病。肝脉滑甚的,主阴囊肿大的瘨疝病;微滑的,主遗尿病。肝脉涩甚的,是水湿溢于肢体的溢饮病;微涩的,主因血虚所致的筋脉拘挛不舒的筋痹病。

【原文】 脾脉急甚为瘛疭;微急为膈中[1],食饮入而还出,后沃沫。缓甚为痿厥;微缓为风痿,四肢不用,心慧然若无病。大甚为击仆;微大为疝气,腹里大脓血,在肠胃之外。小甚为寒热,微小为消瘅。滑甚为癀癃;微滑为虫毒蛕蝎[2]腹热。涩甚为肠癀;微涩为内癀,多下脓血。

【提要】 本段讲脾脉出现缓、急、小、大、滑、涩这些脉象时所对应的病证。

【注释】 [1]膈中:指肝旺侮脾以致脾不能运的病证,其主症是饮食入胃后又复吐出(食入即吐)。

[2]虫毒蛕蝎:泛指肠中的各种寄生虫病。"蛕"字和"蚘"字均通"蛔"字,音回。

【白话解】 脾脉急甚的,主手足搐搦;微急的,是膈中病,会见到因脾气不能上通而致饮食入胃后复吐出,大便下涎沫等症状。脾脉缓甚的,会见到四肢痿软无力而厥冷;微缓的,是风痿,会见到四肢偏废,但因其病在经络而不在内脏,所以心里明白,神志清楚,就好像没有病一样。脾脉大甚的,主猝然昏仆的病证,其病状就好像突然被击而倒地一样;微大的,是疝气,其病乃是由脾气壅滞而导致的腹中有大脓血且在肠胃之外的病证。脾脉小甚的,主寒热往来的病证;微小的,是多食善饥的消瘅病。脾脉滑甚的,是阴囊肿大兼见小便不通的癀癃病;微滑的,主腹中之湿热熏蒸于脾而生的各种虫病。脾脉涩甚的,是大肠脱出的肠癀病;微涩的,是肠腑溃烂腐败的内癀病,其病大便中会便下很多脓血。

【原文】 肾脉急甚为骨癫疾[1];微急为沉厥奔豚[2],足不收,不得前后。缓甚为折脊;微缓为洞,洞者,食不化,下嗌还出。大甚为阴痿;微大为石水[3],起脐已下至小腹睡睡然[4],上至胃脘,死不治。小甚为洞泄,微小为消瘅。滑甚为癃癀;微滑为骨痿,坐不能起,起则目无所见。涩甚为大痈,微涩为不月沉痔[5]。

【提要】 本段讲肾脉出现缓、急、小、大、滑、涩这些脉象时所对应的病证。

【注释】 [1]骨癫疾:是病邪深入至骨,邪气壅闭而胀满,伴有汗出于外,烦闷于内等现象的病证。属重证。

[2]奔豚:是五积病之一,指肾脏积气。其病发自少腹,上至心下,似豚奔突,上下走窜,故名奔豚。

[3]石水:是水肿病的一种。《金匮要略》中形容它的症状为脉沉、腹满而不喘。

[4]睡睡然:睡,chuí,音垂,重而下坠之意。睡睡然,即形容腹大胀满,似要下坠的样子。

[5]不月沉痔:月,即指月经;不月,就是月经不来,引申为月经不调。沉痔,即指日久不愈的痔疮。

【白话解】 肾脉急甚的,主病邪深入于骨的骨癫疾;微急的,主肾气沉滞以致失神昏厥的病证以及肾脏积气的奔豚证,还会见到两足难以屈伸,大小便不通等症状。肾脉缓甚的,主脊背痛不可仰的病证;微缓的,主洞病,这种洞病的症状,是食物下咽之后,还未消化即便吐出。肾脉大甚的,是火盛水衰的阴痿病;微大的,是气停水积的石水病,其病会见到肿胀起于脐下,其肿势下至少腹,而使少腹胀满下坠,上至胃脘,它是属于不易治疗的死证。肾脉小甚的,主直泻无度的洞泄病;微小的,是多食善饥的消瘅病。肾脉滑甚的,是小便癃闭,兼见阴囊肿大的癃癀病;微滑的,主热伤肾气的骨痿病,其病能坐而不能起,起则双目昏黑,视物不清,若无所睹。肾脉涩甚的,会见到气血阻滞以致外发大痈;微涩的,主妇女月经不调的病证,或是日久不愈的痔疾。

【原文】 黄帝曰:病之六变者,刺之奈何? 岐伯答曰:诸急者多寒;缓者多热;大者多气少血;小者血气皆少;滑者阳气盛,微有热;涩者多血少气,微有寒。是故刺急者,深内[1]而久留之。刺缓者,浅内而疾发针,以去其热。刺大者,微泻其气,无出其血。刺滑者,疾发针而浅内之,以泻其阳气而去其热。刺涩者,必中其脉,随其逆顺而久留之,必先按而循[2]之,已发针,疾按其痏[3],无令其血出,以和其脉。诸小者,阴阳形气俱不足,勿取以针,而调以甘药[4]也。

【提要】 本段讲出现缓、急、小、大、滑、涩这些脉象时所对应的针刺治疗方法。

【注释】 [1]内:同"纳",即以针刺入皮肤的意思。

[2]循:即指按摩。

[3]痏:wěi,音委,指针刺后皮肤上起的瘢痕,在此代指针孔。

[4]甘药:是指性味甘温的药物。脾属土而喜甘,用甘药可补益脾气,脾旺则五脏之气俱盛,所以对阴阳形气俱不足的患者,不用针刺而用甘药来调理。

【白话解】 黄帝问:对于在疾病变化过程中出现上述六种脉象时的情况,应该怎样进行相应的针刺治疗呢?

岐伯回答说:各种出现急脉的病证,大多是寒性的;出现缓脉的病证,大多是热性的;出现大脉的病证,属于阳盛而气有余,阴衰而血不足;出现小脉的病证,属于阳虚阴弱,气血皆少;出现滑脉的病证,属于阳气盛实而微有热;出现涩脉的病证,属于气滞,且阳气不足而微有寒(按:本句原文为"多血少气",而涩脉实为气滞少血,故疑"多血"乃为"少血"之误,详见按语)。所以,在针刺治疗出现急脉的病证时,因其多寒,且寒从阴而难去,故要深刺,并长时间留针;在针刺治疗出现缓脉的病变时,因其多热,且热邪从阳而易散,故要浅刺,并迅速出针,而使热邪得以随针外泄;在针刺治疗出现大脉的病变时,因其阳盛而多气,故可以微泻其气,但不能出血;在针刺治疗出现滑脉的病变时,因其阳气盛实而微有热,故应当在进针后迅速出针,且进针亦宜较浅,以疏泄体表的阳气而宣散热邪;在针刺治疗出现涩脉的病变时,因其气滞而不易得气,故在针刺时必须刺中患者的经脉,并且要随着经气的运行方向行针,还要长时间的留针,此外在针刺之前还必须先按摩经脉的循行通路,使其气血流通以利经气运行,在出针之后,更要迅速地按住针孔,不使它出血,从而使经脉中的气血调和。至于各种出现小脉的病变,因其阳虚阴弱,气血皆少,内外的形气都已不足,故不适宜使用针法进行治

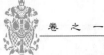

疗，而应当使用甘药来进行调治。

【按语】 涩者多血少气：从涩脉的性质而言，这里的"多血"似为"少血"之误。张介宾说：涩脉说明有气滞，是血少；气血俱虚，则阳气不足，所以微微表现出寒象。

【原文】 黄帝曰：余闻五脏六腑之气，荥输所入为合，令何道从入，入安连过，愿闻其故。岐伯答曰：此阳脉之别入于内，属于腑者也。

黄帝曰：荥输与合，各有名乎？岐伯答曰：荥输治外经，合治内腑。

黄帝曰：治内腑奈何？岐伯曰：取之于合。

黄帝曰：合各有名乎？岐伯答曰：胃合于三里，大肠合入于巨虚上廉，小肠合入于巨虚下廉，三焦合入于委阳，膀胱合入于委中央，胆合入于阳陵泉。

黄帝曰：取之奈何？岐伯答曰：取之三里者，低跗；取之巨虚者，举足；取之委阳者，屈伸而索之；委中者，屈而取之；阳陵泉者，正竖膝予之齐下至委阳之阳取之；取诸外经者，揄申而从之。

【提要】 本段讲手足阳经之荥穴、输穴与合穴的治疗作用以及六腑各自之下合穴的名称、取法及其治疗作用。

【白话解】 黄帝说：我听说五脏六腑的脉气，都出于井穴，而流注于荥、输等各穴，最后进入于合穴，那么，这些脉气是从什么通路上进入于合穴的，在进入合穴时又和哪些脏腑经脉相连属呢？我想听你讲讲其中的道理。岐伯回答说：您所说的，是手足各阳经的别络入于体内，再连属六腑的情况。

黄帝问：荥穴、输穴与合穴，都各有其特定的治疗作用吗？岐伯回答说：荥穴、输穴，其脉气都浮显在较浅部位，故它们适用于治疗显现在体表和经脉上的病证；合穴的脉气深入于内，故它适用于治疗内腑的病变。

黄帝问：人体内腑的疾病，该怎样来进行治疗呢？岐伯说：应当取用各腑之气与足三阳经相合的部位（即下合穴）来进行治疗。

黄帝说：六腑各自之腑气与足三阳经相合的部位都各有它自己的名称吗？岐伯回答说：胃腑的腑气合于本经的合穴足三里穴；大肠腑的腑气合于足阳明胃经的上巨虚穴；小肠腑的腑气合于足阳明胃经的下巨虚穴；三焦腑的腑气合于足太阳膀胱经的委阳穴；膀胱腑的腑气合于本经的合穴委中穴；胆腑的腑气合于本经的合穴阳陵泉穴。

黄帝说：这些下合穴的取穴方法，是怎样的呢？岐伯回答说：取足三里穴时，要使足背低平才能取之；取上、下巨虚穴时，要举足才能取之；取委阳穴时，要屈伸下肢以判断出腘窝横纹的位置后，再到腘窝横纹的外侧部去寻找它；取委中穴时，要屈膝才能取之；取阳陵泉穴时，要正身蹲坐，竖起膝盖，然后再沿着膝盖外缘直下，至委阳穴的外侧部（即腓骨小头前下方）取之。至于要取用浅表经脉上的荥输各穴来治疗外经的疾患时，也应在牵拉伸展四肢，而使经脉舒展、气血畅通之后,再行取穴。

【按语】 六腑各自之腑气与足三阳经相合的部位,即六腑在下肢足三阳经的合穴,也就是今天所说的下合穴。

【原文】 黄帝曰:愿闻六腑之病。岐伯答曰:面热者足阳明病,鱼络血者手阳明病,两趺之上脉竖陷者足阳明病,此胃脉也。大肠病者,肠中切痛而鸣濯濯,冬日重感于寒即泄,当脐而痛,不能久立,与胃同候,取巨虚上廉。胃病者,腹膜胀,胃脘当心而痛,上肢两胁[1],膈咽不通,食饮不下,取之三里也。小肠病者,小腹痛,腰脊控睾而痛,时窘之后,当耳前热,若寒甚,若独肩上热甚,及手小指次指之间热,若脉陷者,此其候也。手太阳病也,取之巨虚下廉。三焦病者,腹气满,小腹尤坚,不得小便,窘急,溢则水,留即为胀,候在足太阳之外大络,大络在太阳少阳之间,亦见于脉,取委阳。膀胱病者,小腹偏肿而痛,以手按之,即欲小便而不得,肩上热若脉陷,及足小指外廉及胫踝后皆热若脉陷,取委中央。胆病者,善太息[2],口苦,呕宿汁,心下澹澹[3],恐人将捕之,嗌中吤吤然,数唾,在足少阳之本末,亦视其脉之陷下者灸之,其寒热者取阳陵泉。

【提要】 本段讲足阳明胃经和手阳明大肠经病变的症状以及六腑病变的症状和治疗取穴。

【注释】 [1]上肢两胁:肢,应作"支",乃支撑之意。

[2]太息:就是长出气的意思。

[3]心下澹澹:澹,就是动的意思。心下澹澹,就是形容心中跳动不安的样子。

【白话解】 黄帝说:希望听你讲讲六腑的病变情况。

岐伯回答说:颜面发热的,是足阳明胃腑发生病变的反映;手鱼际部位之络脉出现瘀血的,是手阳明大肠腑发生病变的反映;在两足趺之上(冲阳穴处)的动脉出现坚实而竖或虚软下陷的,也都是足阳明胃腑病变的反映,这一动脉(冲阳脉)还是测候胃气的要脉所在。

大肠腑病变的症状,表现为肠中阵阵切痛,并伴有因水气在肠中往来冲激而发响的肠鸣;在冬天寒冷的季节里,如果再感受了寒邪,就会立即引起泄泻,并在脐周发生疼痛,其痛难忍,不能久立。因大肠的证候与胃密切相关,所以应该取用大肠腑的下合穴,即足阳明胃经的上巨虚穴,来进行治疗。

胃腑病变的症状,表现为腹部胀满,在中焦胃脘部的心窝处发生疼痛,且痛势由此而上,支撑两旁的胸胁作痛,胸膈与咽喉间阻塞不通,使饮食不能下咽,当取用胃腑的下合穴,即本经(足阳明胃经)的足三里穴,来进行治疗。

小肠腑病变的症状,表现为少腹部作痛,腰脊牵引睾丸发生疼痛,并时常会见到小便窘急以及里急后重等大小便不利的情况,同时还会在小肠经的循行通路上出现耳前发热,或耳前发冷,或惟独肩部发热,以及手小指与无名指之间发热,或是络脉虚陷不起等现象。这些证候,都是属于小肠腑病变的症状表现。手太阳小肠腑的病变,当取用小肠腑在下肢的下合穴,即足阳明胃经的下巨虚穴,来进行治疗。

三焦腑病变的症状,表现为气滞所致的腹气胀满,少腹部尤为满硬坚实,小便不通而尿意窘急;小便不通则水道不利,水道不利则水液无所出,若水液泛溢于肌肤就会形成水肿,若水液停留在腹部就会形成胀病。三焦腑的病候变化,会在足太阳膀胱经外侧的大络上反映出来,此大络在足太阳膀胱经与足少阳胆经之间;此外,其病候变化,亦会在其本经(手少阳三焦经)的经脉上反映出来。三焦腑有病,当取用三焦腑在下肢的下合穴,即足太阳膀胱经的委阳穴,来进行治疗。

膀胱腑病变的症状,表现为少腹部偏肿且疼痛,若用手按揉痛处,就会立即产生尿意,却又尿不出来;此外还会在膀胱经循行通路上出现肩背部发热,或是肩背部的经脉所在处陷下不起,以及足小趾的外侧、胫骨与足踝后都发热,或是这些部位的经脉循行处陷下不起。这些病证,都可以取用膀胱腑的下合穴,即本经(足太阳膀胱经)的委中穴,来进行治疗。

胆腑病变的症状,表现为时时叹息而长出气,口中发苦,因胆汁上溢而呕出苦水;心神不宁,胆怯心跳,就好像害怕有人要逮捕他一样;咽部如有物梗阻,多次想把它吐出来,却什么也吐不出。对于这些病变,可以在足少阳胆经循行通路的起点处或终点处取穴,来进行治疗;也可以找到因血气不足而致的经脉陷下之处,在那里施行灸法,来进行治疗;出现寒热往来症状的,就应当取用胆腑的下合穴,即本经(足少阳胆经)的阳陵泉穴,来进行治疗。

【原文】 黄帝曰:刺之有道乎?岐伯答曰:刺此者,必中气穴[1],无中肉节[2]。中气穴,则针染于巷[3];中肉节,即皮肤痛。补泻反则病益笃。中筋则筋缓,邪气不出,与其真相搏,乱而不去,反还内著[4],用针不审,以顺为逆也。

【提要】 本段阐明针刺的法度以及误刺的恶果。

【注释】 [1]气穴:即泛指全身的穴位。因穴位与脏腑经络之气相通,故称之为气穴。

[2]肉节:即指皮肉之间、骨节相连的部位。

[3]针染于巷:"针染于巷"应作"针游于巷"。巷,就是街或道的意思。此句言针中气穴时,医者手下的感觉就好像人游行在街巷之中,毫无滞涩之感。

[4]内著:就是邪气内陷的意思。

【白话解】 黄帝问:针刺以上各穴,有一定的法度吗?

岐伯回答说:针刺这些穴位时,一定要刺中气穴才行,切不可刺到皮肉之间、骨节相连的地方。若是刺中了气穴,则医者手下就会感觉到针尖好像游行于空巷之中,针体进出自如;若是误刺在皮肉骨节相连之处,则不但医者手下会感觉到针体进出涩滞,而且患者也会有皮肤疼痛的感觉。倘若该用补法的却反用了泻法,而该用泻法的却反用了补法,就会使病情更加严重。倘若误刺在筋上,就会使筋脉受损,弛缓不收,而病邪也不能被驱出体外;邪气和真气在体内相互斗争,就会使气机逆乱,而邪气依然不能祛除,甚至反而深陷于体内,使病情更加深重。这些都是用针时不审慎,错识病性、乱用刺法而造成的恶果。

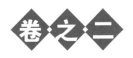

根 结 第 五

【题解】 本篇主要是讨论经脉的根穴与结穴在治疗上的作用。根,是经脉之气始生之处;结,是经脉之气归结之地。本篇详述了足之三阴三阳经根结的部位与穴名,对应于开、阖、枢而具有的不同作用及其所主的疾病;又列举了手足三阳经各自之根、溜、注、入等部位的主穴。由于本篇的内容,着重于经络的根结本末与治疗的关系,所以篇名叫做"根结"。

【原文】 岐伯曰:天地相感,寒暖相移,阴阳之道,孰少孰多?阴道偶,阳道奇,发于春夏,阴气少,阳气多,阴阳不调,何补何泻?发于秋冬,阳气少,阴气多,阴气盛而阳气衰,故茎叶枯槁,湿雨下归,阴阳相移,何泻何补?奇邪离经[1],不可胜数,不知根结[2],五脏六腑,折关败枢,开合而走,阴阳大失,不可复取。九针之玄,要在终始,故能知终始,一言而毕,不知终始,针道咸绝。

【提要】 本段由人体受自然气候的影响所发生之疾病,引出了经脉的"根结"以及针法的原则等问题。

【注释】 [1] 奇邪离经:奇邪,指不正的邪气。离经,指反常气候所生的病邪,由经络深入脏腑而流传不定。

[2] 根结:据马蒔所言,脉气所起的地方叫根,脉气所归的地方叫结。根,有根本之意;结,有终结之意。

【白话解】 岐伯说:天地自然阴阳消长的变化,使得自然界气候时令的变化表现为寒热相互交替推移。就阴阳的属性而言,春夏秋冬各个季节所含的是阴多还是阳多?阴阳的象数各不相同,阴的法则是偶数(二、四、六、八、十),阳的法则是奇数(一、三、五、七、九),由此构成了阴阳盛衰的各种现象。发生在春夏的疾病,因春夏属阳,夜短昼长,是阴气少而阳气多的季节,故而其病性一般也是阴气少而阳气多。对于这类阴阳不能调和的病变,应该在哪一经用补法、在哪一经用泻法呢?发生在秋冬的疾病,因秋冬属阴,昼短夜长,是阳气少而阴气多的季节,故而其病性一般也是阳气少而阴气多。因为此时阴气旺盛而阳气偏衰,所以草木的茎叶(相对于根部而属阳)就会因得不到阳气的温煦而枯萎凋零,水湿和雨露就会下渗并滋养于它的根部(相对于茎叶而属阴)而使之更加粗壮,由此就顺应于自然界的阴阳消长而完成了阴阳相移的转化。根据这种阴阳盛衰相移的情况,发生在秋冬的疾病,又应该在哪一经用泻法、哪一经用补法呢? 在感受了四季反常气候而生的异常邪气后,因治疗不当以致病邪离开经脉,流传无定,甚至深入脏腑,而造成各种疾病的情况真是数不胜数,这主要是因为不懂得经脉根结本末的含义,不了解五脏六腑之开、阖、枢的深浅出入的作用,以致机关折损,枢纽败坏,脏腑开阖失司,精气走泄不藏,体内的阴阳之气受到极大的损耗,而正气也不能再起而抗邪所致的。至于运用九针调和根结本末的玄妙机理,其大要就在于了解经脉本末根结开阖的情况。所以如果能够懂得经脉本末根结开阖有始有终的含义,那么一句话就可以把九针的奥妙说完;如果不懂得终始的含义,那么针刺的理论也就要消亡了。

【原文】 太阳根于至阴,结于命门,命门者目也。阳明根于厉兑,结于颡大[1],颡大者钳耳也。少阳根于窍阴,结于窗笼,窗笼者耳中也。太阳为开,阳明为合,少阳为枢。故开折则肉节渎而暴病起矣,故暴病者取之太阳,视有余不足,渎者皮肉宛膲[2]而弱也。合折,则气无所止息而痿疾起矣,故痿疾者取之阳明,视有余不足,无所止息者,真气稽留,邪气居之也。枢折即骨繇[3]而不安于地,故骨繇者取之少阳,视有余不足,骨繇者节缓而不收也,所谓骨繇者摇故也,当穷其本也。

【提要】 本段讲足三阳经的根结所在、足三阳经的作用及其相应的病证及治法。

【注释】 [1] 颡大:颡,sǎng,音嗓。颡大,穴名,指头维穴。

[2] 宛膲:宛,音与义同"郁"。膲,jiāo,音焦,即肌肉不丰满的意思。

[3] 骨繇:繇,yáo,音摇,通"摇"。骨繇,形容骨节弛缓而不能收缩以致身体动摇不定的样子。

【白话解】 足太阳膀胱经的下端根部,在足小趾外侧的至阴穴,其上端结于面部的命门。所谓命门,就是指目内眦的睛明穴。足阳明胃经的下端根部,在足大趾外侧之次趾前端的厉兑穴,其上端结于额角处的颡大。所谓颡大,就是指钳束于耳之上方、额角部入发际处的头维穴。足少阳胆经的下端根部,在足小趾内侧之次趾前端的足窍阴穴,其上端结于耳部的窗笼。所谓窗笼,就是在耳孔前面、耳屏之前的凹陷中的听宫穴。太阳为三阳之表,主表而为开;阳明为三阳之里,主里而为阖;少阳介乎表里之间,转输内外,如门户之枢纽而为枢。由于太阳主表为开,敷布阳气以卫外,所以开的功能受损,就会使表阳不固、皮肤干枯,外邪易于侵袭人体而出现急暴发作的病证。所以对于这类暴发的病证,就可以取用足太阳膀胱经的腧穴,根据病情的虚实,泻其有余,补其不足,来进行治疗。所谓"肉节渎"的"渎"字,是皮肤肌肉干枯消瘦而萎弱的意思。阳明主里为阖,受纳阳气以供养内脏,倘若阖的功能受损,阳气就会"无所止息"而引起四肢痿软无力的痿疾。所以对于这类痿疾,就可以取用足阳明胃经的腧穴,根据病情的虚实,泻其有余,补其不足,来进行治疗。所谓"无所止息"的意思,是说胃气不运,就会导致真气留滞不行,病邪盘踞不去而发生痿疾。少阳介乎表里之间,转输内外,可出可入而为枢,如果枢的功能受损,就会发生骨繇病而站立不稳。所以对于骨繇病,就可以取用足少阳胆经的腧穴,根据病情的虚实,泻其有余,补其不足,来进行治疗。骨繇病患者,骨节弛缓不收。之所以称它为"骨繇",就是因为其患者骨节缓纵而会出现身体动摇不定的病状。对于以上各种病证,都要根据三阳经开、阖、枢的不同作用和相应的病候,从各种病证的具体病象中找出其致病的真正根源所在,才能给予正确的治疗。

【原文】 太阴根于隐白,结于太仓[1]。少阴根于涌泉,结于廉泉。厥阴根于大敦,结于玉英[2],络于膻中。太阴为开,厥阴为合,少阴为枢。故开折则仓廪[3]无所输膈洞[4],膈洞者取之太阴,视有余不足,故开折者气不足而生病也。合折即气绝而喜悲,悲者取之厥阴,视有余不足。枢折则脉有所结而不通,不通者取之少阴,视有余不足,有结者皆取之不足。

【提要】 本段讲足三阴经的根结所在、足三阴经的作用及其相应的病证以及相应病证的治法。

【注释】 [1]太仓:就是位于脐上四寸处的中脘穴,其穴属于任脉。据《甲乙经》,中脘穴还有一个名字叫作太仓。

[2]玉英:就是任脉的玉堂穴,其穴位于膻中穴上一寸六分处。据《甲乙经》,玉堂穴还有一个名字叫作玉英。

[3]仓廪:贮藏谷的器具叫仓,贮藏米的器具叫廪。仓廪,在这里代指脾胃。

[4]膈洞:膈,就是膈塞不通。洞,就是下泻无度。

【白话解】 足太阴脾经的下端根部,在足大趾内侧端的隐白穴,其上端结于上腹部的太仓(即中脘穴)。足少阴肾经的下端根部,在足心的涌泉穴,其上端结于咽喉部的廉泉穴。足厥阴肝经的下端根部,在足大趾外侧端的大敦穴,其上端结于胸部的玉英穴(即玉堂穴),向下联络于膻中穴。太阴是三阴之表而为开;厥阴是三阴之里而为阖;少阴介于表里之间而为枢。由于足太阴主脾,在表为开,所以开的功能受损,就会导致脾失运化,不能转输水谷精气,而在上出现痞塞不通的膈塞,在下出现直泻无度的洞泄。对于这种膈塞以及洞泄的证候,应当取用足太阴脾经的腧穴,根据病情的虚实,泻其有余,补其不足,来进行治疗。所以说足太阴脾开的功能受到损伤,就会因阴中之阳气不足而发生此类疾病。足厥阴主肝,在里为阖,倘若阖的功能受损,就会导致肝气阻绝于内,精神抑郁而时常感到悲哀。对于这种时常有悲哀之感的病证,就应该取用足厥阴肝经的腧穴,根据病情的虚实,泻其有余,补其不足,来进行治疗。足少阴主肾,介于表里之间而为枢,如果枢的功能受损,就会导致肾经脉气有所郁结以致大小便不利。对于这种二便不通的病证,就应该取用足少阴肾经的腧穴,根据病情的虚实,泻其有余、补其不足来进行治疗。凡是这种有经气郁结不通的病证,都属于虚证,当取用补其不足的方法来进行治疗。

【按语】 以上两段,统论足之三阴三阳的经气,都根于四肢末端,而分别结于头、胸、腹等部位。从根部到结部的走行方向,都是由四肢走向躯干,这就说明了十二经的经气,都是出自四肢末端,而分别走向头面与躯干内脏,渐行渐深,渐行渐大的。由此可知,肘膝以下井、荥、输、经、合五输穴有出入流注等名称,也是基于这种根结理论而得出的。十二经各有根结这一理论,在经络、腧穴以及针刺治疗等方面都具有重要意义,如将本篇与《灵枢·卫气》所载之"十二经标本"的内容合参并阅,就可以对根结标本的作用有进一步的了解。

【原文】 足太阳根于至阴,溜于京骨,注于昆仑,入于天柱、飞扬也。足少阳根于窍阴,溜于丘墟,注于阳辅,入于天容、光明也[1]。足阳明根于厉兑,溜于冲阳,注于下陵[2],入于人迎、丰隆也。手太阳根于少泽,溜于阳谷,注于小海,入于天窗、支正也。手少阳根于关冲,溜于阳池,注于支沟,入于天牖、外关也。手阳明根于商阳,溜于合谷,注于阳溪,入于扶突、偏历也。此所谓十二经者,盛络皆当取之。

【提要】 本段讲手足三阳经各自之根、流、注、入的部位所在。

【注释】 [1]入于天容、光明也:天容穴乃是属于手太阳小肠经的腧穴,而天冲穴才是属于足少阳胆经的腧穴,二者同在头颈部,故"天容"疑为"天冲"之误。

[2]注于下陵:"下陵"有两解,一说指胃经合穴足三里穴;一说指胃经经穴解溪穴。二者皆有其理,本篇语译取前者。

【白话解】 足太阳膀胱经的下端根部,在本经的井穴至阴穴,其脉气流于原穴京骨穴,注于经穴昆仑穴,上入于天柱穴,下入于飞扬穴。

足少阳胆经的下端根部,在本经的井穴足窍阴穴,其脉气流于原穴丘墟穴,注于经穴阳辅穴,上入于天容穴,下入于光明穴。

足阳明胃经的下端根部,在本经的井穴厉兑穴,其脉气流于原穴冲阳穴,注于合穴足三里穴,上入于人迎穴,下入于丰隆穴。

手太阳小肠经的根部,在本经的井穴少泽穴,其脉气流于经穴阳谷穴,注于合穴小海穴,上入于天窗穴,下入于支正穴。

手少阳三焦经的根部,在本经的井穴关冲穴,其脉气流于原穴阳池穴,注于经穴支沟穴,上入于天牖穴,下入于外关穴。

手阳明大肠经的根部,在本经的井穴商阳穴,其脉气流于原穴合谷穴,注于经穴阳溪穴,上入于扶突穴,下入于偏历穴。

以上所述,就是所谓手足三阳经左右共十二条经脉的根、流、注、入的部位,凡是属于血气在经络中满盛的病证,都可以取用这些穴位泻之。

【按语】 本段是论手足三阳经的脉气,皆自"井穴"而出,并通过"经穴"、

"合穴"或"原穴"等,入于颈部及络脉的情况。

【原文】 一日一夜五十营,以营五脏之精,不应数者,名曰狂生[1]。所谓五十营者,五脏皆受气。持其脉口,数其至也,五十动而不一代[2]者,五脏皆受气;四十动一代者,一脏无气;三十动一代者,二脏无气;二十动一代者,三脏无气;十动一代者,四脏无气;不满十动一代者,五脏无气。予之短期[3],要在终始。所谓五十动而不一代者,以为常也,以知五脏之期。予之短期者,乍数乍疏也。

【提要】 本段讲根据脉搏跳动有无歇止以及歇止次数的多少,来推断五脏精气盛衰的方法和意义。

【注释】 [1]狂生:是形容生理功能不正常,精神失于常态,生命已有危险的病理状态。

[2]代:即更代的意思,用以泛指脉无定候,更变无常且时有歇止的脉象。

[3]短期:在此指的就是死期。李中梓说:短,就是近的意思,即指死期临近。

【白话解】 经脉之气在一日一夜中周行于人体五十次,以运行五脏的精气。倘若其运行太过或不及,而不能恰好达到周行五十次的次数,就属于失常的状态,称做狂生。所谓运行五十周的主要作用,就是使五脏都能够得到精气的营养。这种内在的功能健全与否,可以通过切按寸口的脉象,计算其搏动的次数而知晓。如果在切按寸口脉时,脉搏在五十次跳动中,没有一次歇止,就说明五脏健全,精气充足,五脏都能够得到精气的充养;如果脉搏在四十次跳动中,就有一次歇止,则说明其中已有一脏未能得到精气的充养而衰败;如果脉搏在三十次跳动中,就有一次歇止,则说明其中已有两脏未能得到精气的充养而衰败;如果脉搏在二十次跳动中,就有一次歇止,则说明其中已有三脏未能得到精气的充养而衰败;如果脉搏在十次跳动中,就有一次歇止,则说明其中已有四脏未能得到精气的充养而衰败;如果脉搏在不满十次的跳动中,就有一次歇止,则说明五脏都已得不到精气的充养,而五脏之气也就都已衰败了。由此,根据脉搏跳动歇止的情况,就可以预测患者的死期,其大要在本经《终始》篇中已有了详细的阐述。也就是说,脉搏在五十次跳动之内没有一次歇止的,就是五脏健全、脏气充盛的正常脉象;倘若出现脉搏跳动有歇止或脉搏跳动出现忽快忽慢而搏动不规则的现象,那么,就表示病人的死期临近了。

【原文】 黄帝曰:逆顺五体[1]者,言人骨节之大小,肉之坚脆,皮之厚薄,血之清浊,气之滑涩,脉之长短,血之多少,经络之数,余已知之矣,此皆布衣匹夫之士也。夫王公大人,血食之君,身体柔脆,肌肉软弱,血气慓悍[2]滑利,其刺之徐疾浅深多少,可得同之乎?岐伯答曰:膏粱菽藿[3]之味,何可同也。气滑即出疾,其气涩则出迟,气悍则针小而入浅,气涩则针大而入深,深则欲留,浅则欲疾。以此观之,刺布衣者深以留之,刺大人者微以徐之,此皆因气慓悍滑利也。

【提要】 本段阐述了平民百姓与王公贵族在体质上的差别,及其在治疗时的差异。

【注释】 [1]逆顺五体:逆,异于平常的、形气不相称的;顺,一般或正常的、形气相称的。五体,指人的五种形体,代指五种不同类型的人。(详见《灵枢·阴阳二十五人》)

[2]慓悍:慓,piāo,音飘,迅疾的意思;悍,hàn,音旱,勇猛的意思。慓悍,在这里是形容血气运行急疾的样子。

[3]膏粱菽藿:膏,就是指肥肉;粱,就是指好的粮食;膏粱,就是指肉食美味。菽,是豆的统称,又可用来统指粗粮;藿,统指蔬菜。

【白话解】 黄帝说:一般所说的,人之五种不同形体之间的差别以及正常形体和异常形体之间的差别,是指其骨节有大有小,肌肉有坚有脆,皮肤有厚有薄,血液有清有浊,气的运行有滑有涩,经脉有长有短,营血有多有少以及经络的数目等方面来说的,这些我都已经知道了。但这都是对平民百姓等体格强壮的人而言的。而那些地位显贵的人,他们都是饮食精美、养尊处优的人,其身体柔脆,肌肉软弱,血气的运行也急疾而滑利,和那些辛苦劳作的人在体质状况和生活情况上都迥然不同,那么,在给他们进行治疗时,针刺手法的快慢、进针的深浅、取穴的多少,也都可以相同的吗?

岐伯回答说:吃肥甘美味的人和吃粗粮豆菜的人所患疾病的治法怎么能相同呢?一般针刺的原则是:气行滑利的,出针就要早一些;气行涩滞的,出针要就迟一些。气行滑利的,针感出现快,所以应该用小针并浅刺;气行涩滞的,针感出现慢,所以应该用大针并深刺。深刺的需要留针,浅刺的则要尽快出针。根据以上所说的针刺原则来看,针刺平民百姓那一类形体壮实的病人,就要深刺并留针;针刺王公贵族那一类形体柔脆的病人,就适宜用细小的针徐缓轻刺并尽快出针,这都是因为这类人的经气运行急疾滑利的缘故。

【原文】 黄帝曰:形气之逆顺奈何?岐伯曰:形气不足,病气有余,是邪胜也,急泻之。形气有余,病气不足,急补之。形气不足,病气不足,此阴阳气俱不足也,不可刺之,刺之则重不足,重不足则阴阳俱竭,血气皆尽,五脏空虚,筋骨髓枯,老者绝灭,壮者不复矣。形气有余,病气有余,此谓阴阳俱有余也,急泻其邪,调其虚实。故曰:有余者泻之,不足者补之,此之谓也。故曰刺不知逆顺,真邪相搏。满而补之,则阴阳四溢,肠胃充郭,肝肺内䐜,阴阳相错。虚而泻之,则经脉空虚,血气竭枯,肠胃慑辟[1],皮肤薄着,毛腠夭膲,予之死期。

【提要】 本段讲形气与病气有余不足的意义及其相应的治法,以及误治的后果。

【注释】 [1]慑辟:慑,shè,音社,同"慑(慴)"字,作畏怯、恐惧讲;辟,pì,音僻,作邪气、淫邪讲。慑辟,就是形容肠胃正气不足,运化无力的状态。

【白话解】 黄帝问:形体的表现与受病脏腑的功能之表现有时一致,有时不一致,对于这种情况,应该如何区分并加以治疗呢?

岐伯说:如果外表形体不显强健,而受病的脏腑却功能亢进,外似虚而内为实,就说明是邪气在体内占着优势,应该毫不犹豫地立即使用泻法来泻除邪气;

相应的,如果外表形体魁伟强壮,而受病的脏腑却功能低下,外似实而内为虚,就应该毫不犹豫地立即使用补法来补益正气。倘若外表形体不显强健,而受病的脏腑也功能低下,这就属于阴阳表里血气都已经虚弱的情况。对于这种情况,就不可以再用针刺进行治疗,如果误用了针刺,就会导致虚上加虚,虚上加虚就会导致内外阴阳全都衰竭,血气也都耗尽,五脏精气空虚,筋骨痿弱、骨髓枯涸。老年人精气已衰的就会因此由衰而绝,甚至死亡;壮年人精气充足的,也会因此耗损严重而难以恢复。倘若外表形体强健壮实,而受病的脏腑也功能亢进,这就被称做阴阳表里血气都处于亢盛状态,应该立即使用泻法来泻除邪气,以达到排除病邪、调整正气的目的。所以说,病气有余的属于实证,应当用泻法来治疗;病气不足的,属于虚证,应当用补法来治疗,就是这个道理。

所以说,施用针刺治病而不懂得形体病气顺逆的意义以及补泻的作用,就会导致正气和邪气相互搏争。倘若对邪气满盛的病证误用了补法,就会使阴阳各经的血气满溢于外,肠胃之气壅滞不通、充塞腹内而致腹部胀满,肝肺二脏的脏气不得宣通而致气机壅塞于内,阴阳运行失常而发生错乱。相应的,倘若对正气虚衰的病证误用了泻法,就会使经脉因得不到营养而空虚,血气因过分耗损而衰竭枯涸,肠胃运化软弱而无力,皮肤瘦薄而附骨,毛脱发折,腠理憔悴萎弱,见到这些证候,就可以预测到其死期不远了。

【按语】 "病气",在此并非指病邪之气,而是相对于在外的形体表现而言,指在内的受病脏腑的功能表现(亢进或低下)。脏腑功能的亢进(有余)或低下(不足),都属病态,故称其为"病气"。

【原文】 故曰用针之要,在于知调阴与阳,调阴与阳,精气乃光[1],合形与气,使神内藏。故曰上工平气,中工乱脉,下工绝气危生。故曰下工不可不慎也。必审五脏变化之病,五脉之应,经络之实虚,皮之柔粗,而后取之也。

【提要】 本段提出针刺的要领就在于调和阴阳,并强调诊察病候的重要性。

【注释】 [1] 精气乃光:"光"字,《甲乙经》中作"充"字,可从。

【白话解】 所以说运用针刺治疗疾病的要领,就是在于懂得要调和阴阳,使之达到平衡状态。调和了阴与阳的太过与不及,就可以使精神气血充沛,形体与神气内外合一,神气得以内藏而不散。所以说:医术高明的医生,就能够平复不正常的气血运行;医术一般的医生,诊断不够确切,治疗不够恰当,就往往会扰乱经气;医术低劣的医生,不分虚实,滥施补泻,就只会耗绝血气以致危及病人的生命。所以说:使用最后那种治疗方法的医术低劣的医生,在诊治病患时是不能不特别谨慎的。

在针刺之前,必须首先审察清楚五脏传变化生而出现的各种病候,五脏脉的脉象与五脏病候的相应情况,经络的虚实,皮肤的柔嫩粗糙,然后才可以取用适当的穴位来进行治疗。

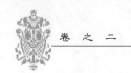

寿夭刚柔第六

【题解】 本篇着重讨论了人体阴阳刚柔的不同体质类型,其中包括了形体的缓急、元气的盛衰、皮肤的厚薄、骨骼的大小、肌肉的坚脆、脉气的坚大弱小等方面的内容。因为本篇主要从体质形态刚柔来阐述辨别生死、寿夭的方法,所以篇名叫做"寿夭刚柔"。

【原文】 黄帝问于少师曰:余闻人之生也,有刚有柔,有弱有强,有短有长,有阴有阳,愿闻其方。

少师答曰:阴中有阴,阳中有阳,审知阴阳,刺之有方,得病所始,刺之有理,谨度病端,与时相应,内合于五脏六腑,外合于筋骨皮肤。是故内有阴阳,外亦有阴阳。在内者,五脏为阴,六腑为阳,在外者,筋骨为阴,皮肤为阳。故曰:病在阴之阴者,刺阴之荥输[1];病在阳之阳者,刺阳之合[2];病在阳之阴者,刺阴之经[3];病在阴之阳者,刺络脉[4]。故曰:病在阳者命曰风,病在阴者命曰痹,阴阳俱病命曰风痹。病有形而不痛者,阳之类也;无形而痛者,阴之类也。无形而痛者,其阳完而阴伤之也,急治其阴,无攻其阳;有形而不痛者,其阴完而阳伤之也,急治其阳,无攻其阴。阴阳俱动,乍有形,乍无形,加以烦心,命曰阴胜其阳,此谓不表不里,其形不久。

【提要】 本段讲人体内外的阴阳属性、相应的病候及其治法。

【注释】 [1] 阴之荥输:指手三阴经和足三阴经的荥穴(属火)及输穴(属土)。

[2] 阳之合:指手三阳经和足三阳经的合穴(属土)。

[3] 阴之经:指手三阴经和足三阴经的经穴(属金)。

[4] 络脉:即十五络脉,在此代指手三阳经和足三阳经的络穴。

【白话解】 黄帝问少师说:我听说人生在世,由于各人的禀赋不同,性情有刚有柔,体质有强有弱,形体有高有矮,一切生理病理的现象,就其性质来说,都是有阴有阳的。我想听你谈一谈这些差异的区别以及相应于这些差异而使用的不同针刺方法。

少师回答说:人体所含的阴阳,内容是多方面的,其属性也是相对而言的,阴之中还可以再分出阴,阳之中还可以再分出阳,只有明确了解和掌握了阴阳的规律,才能找到恰当的针刺方法来调其不和;只有知晓了开始发病时的病性,是属于阴的还是属于阳的,治疗起来才能有理有据;此外,还要认真诊察致病的原因,根据四季时令的变化来把握发病的性质和特点,同时,所选定的治疗方法,其功效在内要与五脏六腑的病候相合,其功效在外要与筋骨皮肤的病候相合,只有这样,才能取得良好的疗效。

不仅身体的内部有阴阳之分,身体的外部也有阴阳之分。在体内,五脏属阴,六腑属阳;在体表,筋骨属阴,皮肤属阳。根据这种内外阴阳的关系,再由病候所发生的部位,就可以初步选定针刺治疗所要用的穴位。所以说:内为阴,体内的五脏亦属阴,如果五脏有病,即所谓的病在阴中之阴,就应当针刺阴经的荥穴和输穴;相应的,外为阳,体表的皮肤亦属阳,如果皮肤有病,即所谓的病在阳中之阳,就应当针刺阳经的合穴;此外,外为阳,体表的筋骨却属阴,如果筋骨有病,即所谓的病在阳中之阴,就应当针刺阴经的经穴;相应的,内为阴,体内的六腑却属阳,如果六腑有病,所谓的病在阴中之阳,就应当针刺阳经的络穴。至于疾病的证候,其发病的部位也可以用阴阳来分类。病邪在体表阳分的疾患叫做风;病邪在体表阴分的疾患叫做痹;体表的阴分和阳分都有病的疾患,叫做风痹。病患在外表有形态的变化而没有疼痛感的,是病在浅表、在皮肉筋骨,是属于阳的一类疾病;病患在外表没有形态的变化却有疼痛感的,是病在深处、在五脏六腑,是属于阴的一类疾病。在外表没有病形的表现却感到疼痛的这一类病证,其属阳的体表完好如常,只是属阴的五脏六腑有病,应该急速治疗其属阴的五脏六腑,而不要治疗其属阳的皮肉筋骨。反之,在外表有病形的表现而不感到疼痛的这一类病证,其属阴的五脏六腑是没有病的,只是属阳的体表受到了损伤,应该急速治疗其属阳的皮肉筋骨,而不要治疗其属阴的五脏六腑。至于表里阴阳经都发生病患时,则有时会在体表出现病形的表现,有时就会因病在脏腑而在体表不出现病形的表现。倘若此时再感到心中烦躁不安,那就叫做阴病甚于阳病,即属阴的五脏受病比较厉害,这时的病情就是所谓的既不全是在表,又不全是在里,表里阴阳都已受病的情况,病患发展到了这个阶段,就难以治疗了,而离其形体的败坏也就不久远了。

【原文】 黄帝问于伯高曰:余闻形气病之先后,外内之应奈何?伯高答曰:风寒伤形,忧恐忿怒伤气。气伤脏,乃病脏;寒伤形,乃应形;风伤筋脉,筋脉乃应。此形气外内之相应也。

【提要】 本段讲气机与形体因病邪所伤而发病的情况。

【白话解】 黄帝问伯高说:我听说外表的形体和体内的气机发生病变时,其发病之先后以及所发之在内在外的病证都是与其病因相应的,这之中的情形是怎样的?伯高回答说:风寒之邪外袭,必先侵袭于在外的形体;忧恐忿怒等情志刺激,必先影响到体内气机的运行。气机的活动失于协调,就会造成五脏不和,而使五脏发病;寒邪侵袭形体,就会使在外的形体受伤,而在肌表出现相应的病证;风邪伤及筋脉,就会在筋脉出现相应的病证。这就是形体与气机受到了伤害,而相应地在外与内发病的情况。

【原文】 黄帝曰:刺之奈何?伯高答曰:病九日者,三刺而已。病一月者,十刺而已。多少远近,以此衰[1]之。久痹不去身者,视其血络[2],尽出其血。黄帝曰:外内之病,难易之治奈何?伯高答曰:形先病而未入脏者,刺之半其日;脏

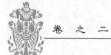

先病而形乃应者,刺之倍其日。此月内难易之应也。

【提要】 本段讲根据病程的长短来确定针刺的疗程,以及外因与内因所致之疾病在针刺时的难易区别。

【注释】 [1]衰:在此是祛除的意思。

[2]血络:即指浅部静脉。大的浅静脉,有肘部的曲池、腘部的委中等;小的浅静脉,有掌部的鱼际、跗部的然谷等。

【白话解】 黄帝问:根据病程的长短不同,怎样去合理使用针刺治疗呢?

伯高回答说:得病已经九天的,针刺三次就可以痊愈;得病已经一个月的,针刺十次也可以痊愈。不论病程时日的多少长短,都可以根据这一病三日就针刺一次的原则,来估计出祛除病邪最适当的治疗次数。如果有久患痹病而不能治愈的,就应当诊察他的血络,在有瘀血的地方用刺络放血的方法出尽恶血。

黄帝问:外因与内因所致的疾病,在针刺时有难治与易治的不同,其具体情况是怎样的?

伯高回答说:外邪伤人,形体先病而尚未传入内脏的,是病在浅表,其针刺的次数可以按照一般的标准减去一半,即原来患病一个月而需要针刺十次的,现在只要针刺五次就可以了;内因所伤,内脏先病,再由里达表而影响到在外的形体也相应地出现病证的,是病在深处,这时其针刺的次数就要按照一般的标准加上一倍,即原来患病一个月而需要针刺十次的,现在需要针刺二十次才可以。这些都是以患病一个月作为标准,来说明外因与内因所致疾病在治疗上的难易区别。

【原文】 黄帝问于伯高曰:余闻形有缓急,气有盛衰,骨有大小,肉有坚脆,皮有厚薄,其以立寿夭奈何?伯高答曰:形与气相任[1]则寿,不相任则夭。皮与肉相果[2]则寿,不相果则夭。血气经络胜形则寿,不胜形则夭。

【提要】 本段讲如何由形气、皮肉、血气经络的情况来判断人的寿命长短。

【注释】 [1]相任:就是相称、相互适应的意思。

[2]相果:"果"就是"裹"的意思,因皮在外以裹肉而名。相果,在此指皮厚肉坚而言;皮厚肉脆或皮薄肉坚的,叫做"不相果"。

【白话解】 黄帝问伯高说:我听说人的形体有缓有急,元气有盛有衰,骨骼有大有小,肌肉有坚有脆,皮肤有厚有薄,从这几方面去观察,怎样可以断定一个人是长寿还是短命?伯高回答说:形体与元气相称,内外平衡的,就会长寿;反之,不相称、不平衡的,就会短命。皮厚肉坚,能够相称的,就会长寿;皮厚肉脆,互不相称的,就会短命。血气经络旺盛充实,胜过外表形体的,就会长寿;反之,血气经络衰退空虚,其情况还不及形体的,就会短命。

【原文】 黄帝曰:何谓形之缓急?伯高答曰:形充而皮肤缓者则寿,形充而皮肤急者则夭。形充而脉坚大者顺也,形充而脉小以弱者气衰,衰则危矣。若形充而颧不起者骨小,骨小则夭矣。形充而大肉[1],䐃[2]坚而有分者[3]肉坚,肉坚则寿矣;形充而大肉无分理不坚者肉脆,肉脆则夭矣。此天之生命,所以立形定气而视寿夭者。必明乎此立形定气,而后以临病人,决死生。

黄帝曰:余闻寿夭,无以度之。伯高答曰:墙基[4]卑,高不及其地[5]者,不满三十而死;其有因加疾者,不及二十而死也。

黄帝曰:形气之相胜,以立寿夭奈何? 伯高答曰:平人而气胜形者寿;病而形肉脱,气胜形者死,形胜气者危矣。

【提要】 本段讲如何由形体的状况、面部特征来判断人的寿命长短。

【注释】 [1]大肉:指人体腿、臂、臀等肌肉较肥厚之处的肌肉。

[2]䐃:jiǒng,音窘,肌肉结聚之处叫做䐃,在此指人体肩、肘、髀、膝等肌肉突起的部位。

[3]有分者:就是分肉明显的意思。

[4]墙基:在此指耳边而言。

[5]地:耳前之肉叫做地。

【白话解】 黄帝问:什么叫做形体的缓急? 伯高回答说:形体充实而皮肤和缓的人,就会长寿;形体充实而皮肤紧张的人,就会短命。形体充实而脉气坚大的,属表里如一,内外俱强,就叫做顺;形体充实而脉气弱小的,属外实内虚,脉气不足,是气衰的征象,出现气衰就表明其寿命不长了。形体充实而面部颧骨低平不起的,是骨骼弱小,出现这种形体充实而骨骼弱小之情况的人,就会短命。形体充实而臀部肌肉丰满,且在其肩、肘、髀、膝等肌肉突起的地方也都是肌肉坚实而肤纹清楚的,就叫做肉坚,像这样的肌肉坚实的人,就会长寿;形体充实而臀部肌肉瘦削,没有肤纹且不坚实的,就叫做肉脆,像这样的肌肉脆薄的人,就会短命。这些都是由各人的先天禀赋不同所造成的,所以通过判定在外之形体和在内之元气的盛衰,以及形体与气血之间是否平衡统一,就可以观察、推测出人的生命寿夭。作为医生必须明了这个道理,知道如何确定形体的强弱,判定元气的盛衰,观察形与气之间平衡协调与否,然后才能在临床上诊察病人,决定治疗措施,判断生死预后。

黄帝说:我听说人的寿命长短可以通过观察某些部位而大致估计出来,但究竟能活到多少岁数,我还是无法测度。伯高回答说:就面部来说,如果耳边四周的骨骼塌陷,低平窄小,高度还不及耳前的肌肉,这样的人不满三十岁就会夭亡;倘若再加上因外感内伤等原因而患了其他疾病,那么不到二十岁就会夭亡了。

黄帝问:形体与气两者相比有过与不及之时,怎样用它来辨别一个人长寿还是短命? 伯高回答说:平常之人,气足神全胜过形体的,即使外貌较为瘦小,也会长寿。得了病的人,如果形体肌肉已消瘦不堪而脱陷,即使气能胜形,即气还不衰,但由于形体恢复困难,形脱则气难独存,所以仍是会死亡的;倘若形能胜气,由于元气已经衰竭,气衰神衰,因此即使外表的形肉没有脱减,其病情也同样很危险,不会长寿。

【原文】 黄帝曰:余闻刺有三变,何谓三变? 伯高答曰:有刺营者,有刺卫

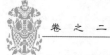

者,有刺寒痹之留经者。

黄帝曰:刺三变者奈何? 伯高答曰:刺营者出血,刺卫者出气,刺寒痹者内热[1]。

【提要】 本段介绍"三变"的含义及其针刺方法。

【注释】 [1]内热:内,通"纳"。内热,就是纳热的意思,即纳热于内,驱散寒邪。

【白话解】 黄帝说:我听说刺法中有"三变"的说法,什么叫做三变?伯高回答说:所谓三变,就是根据不同的病证而设立的三种不同的针刺方法。其中有刺病在营分的,有刺病在卫分的,还有刺寒痹留滞在经络之中的。

黄帝问:针刺这三种病的方法都是怎样的?伯高回答说:刺病在营分的,是用点刺放血的方法,使营分的病邪随郁血而外泄;刺病在卫分的,是用摇大针孔的方法,以疏泄卫气,并使卫分的病邪得以消散;刺寒邪留滞经络而形成痹证的,是用焠刺的方法或是针后药熨的方法,使热气入内温煦经脉并驱散寒邪。

【原文】 黄帝曰:营卫寒痹之为病奈何? 伯高答曰:营之生病也,寒热少气,血上下行。卫之生病也,气痛时来时去,怫忾[1]贲响[2],风寒客于肠胃之中。寒痹之为病也,留而不去,时痛而皮不仁。

黄帝曰:刺寒痹内热奈何? 伯高答曰:刺布衣者,以火焠[3]之。刺大人者,以药熨之。

黄帝曰:药熨奈何? 伯高答曰:用淳酒二十升,蜀椒一升,干姜一斤,桂心一斤,凡四种,皆㕮咀[4],渍酒中。用绵絮[5]一斤,细白布四丈,并内酒中。置酒马矢煴中[6],盖封涂,勿使泄。五日五夜,出布绵絮,曝干之,干复渍,以尽其汁。每渍必晬其日[7],乃出干。干,并用滓与绵絮,复布为复巾[8],长六七尺,为六七巾。则用之生桑炭炙巾,以熨寒痹所刺之处,令热入至于病所,寒复炙巾以熨之,三十遍而止。汗出以巾拭身,亦三十遍而止。起步内中,无见风。每刺必熨,如此病已矣,此所谓内热也。

【提要】 本段讲营分病、卫分病、寒痹的症状表现,以及寒痹的针熨治疗方法。

【注释】 [1]怫忾:怫,作郁讲;忾,作气满讲。怫忾,就是气满郁塞的意思。

[2]贲响:即指腹鸣。

[3]焠:cuì,音翠,用火烧灼的意思,可作灸讲。焠刺,就是指火针法,即将针用火烧热后,迅速刺入,随即拔出。

[4]㕮咀:就是嚼的意思,古人把将药咬成粗块的过程叫做㕮咀。李杲说:㕮咀是古人炮制药物的方法,那时候没有刀,所以就要用嘴把药物咬碎,使之细,像芝麻豆粒一样大小。后世根据这个意思,虽然已经改用了刀锉,但对药物的粗制,仍通称㕮咀。

[5]绵絮:在此指用蚕茧制成的丝绵。

[6]马矢煴中:指用燃烧的干马粪去煨,取其火微。

[7]晬其日:晬,zuì,音最,就是一周的意思。晬其日,即指一日一夜。

[8] 复布为复巾:复布,就是双层布。巾,重布为巾,是指夹袋一类的东西;复巾,就是用双层布制成夹袋的意思。

【白话解】 黄帝问:营分病、卫分病以及寒痹的症状表现都是怎样的? 伯高回答说:营和血是一体的,营分病的症状表现,主要是寒热往来,气弱无力,邪在营血而上下妄行的现象。卫和气是一体的,卫分病的症状,主要是因气机不畅所致的气痛,表现为无形而痛,时来时去,忽痛忽止,此外还有腹部胀满不舒,或腹中肠鸣作响等症状,这些都是因风寒外袭,客于肠胃之中,气机不通而导致的。寒痹的症状,是因寒邪停留于经络之间,血脉凝滞不行所产生的,故而其症状表现为久病难去,肌肉时常疼痛并伴有皮肤麻木不仁(不知痛痒)的感觉。

黄帝问:刺寒痹时使热气内入的方法是怎样的? 伯高回答说:根据病人的体质不同,刺寒痹时使热气内入的方法会有所不同。对于普通劳动者,他们身体强健,皮厚肉坚,可以用火针或艾灸的方法来进行治疗;而对于那些王公贵族,他们养尊处优,皮薄肉脆,则适宜采用钊后药熨的方法来进行治疗。

黄帝问:药熨的制法及其应用是怎样的? 伯高回答说:药熨的疗法,是取醇酒二十升,蜀椒一升,干姜一斤,桂心一斤,共四种药料。将后三种药都用牙齿嚼碎成豆粒一样大小,然后一起浸泡在酒中;再取丝绵一斤,细白布四丈,也一起浸泡在酒中。此后再把盛有酒的酒器,放到燃烧的干马粪上去煨,不过酒器的盖子必须用泥土涂抹密封,不能让它漏气。待到煨了五日五夜之后,将白布和丝绵取出晒干;晒干之后,再重复浸入酒中,不计次数,直到把酒吸尽为止。每浸泡一次,都要泡够一天一夜的时间,再取出晒干。待酒汁已被吸尽之后,就把药渣也取出来晒干,并将药渣与丝绵都放在夹袋内。这种夹袋,就是将双层的布再对折之后而制成的,每个夹袋都有六七尺长,一共要做六七个夹袋。使用的时候,先将夹袋放在生桑炭火上烤热,再用它来温熨寒痹局部施针的部位,使温热传入里面的病所;夹袋冷了,就放到生桑炭火上去烤热,烤热后再来熨,一共要熨三十次才能停止。熨后就会出汗,汗出来了,要用夹袋来擦拭身体,也是要擦三十次才能停止。擦干汗液之后,要在没有风的室内活动,切记不要受风。每次针刺都必须配合药熨,这样治疗,寒痹才能痊愈。这就是所谓的用药熨使热气内入的方法。

官 针 第 七

【题解】 本篇主要讨论了正确使用九针的重要性,说明了九针各有其不同的性能,并指出了其各自的适应证。由于本篇所阐述的内容均具有法定之意,即治病立法,因此本篇叫做"官针"。

【原文】 凡刺之要,官针最妙。九针之宜,各有所为,长短大小,各有所施也,不得其用,病弗能移。疾浅针深,内伤良肉,皮肤为痈;病深针浅,病气不泻,支为大脓[1]。病小针大,气泻太甚,疾必为害;病大针小,气不泄泻,亦复为败。失针之宜,大者泻,小者不移,已言其过,请言其所施。

【提要】 本段讲误用针具进行治疗的害处。

【注释】 [1]支为大脓:"支"字,《甲乙经》作"反"字,马莳说应作"皮"字,均有其理,本语译从后者。

【白话解】 针刺的要点,在于以选用符合规格的针具为最好。九种针具之所以适合于临床应用,就在于它们各有其不同的治疗作用,长的、短的、大的、小的,都各有其不同的施用对象;如果使用不得法,病证就不能治愈。疾病在浅表,却用针深刺,就会损伤内部的肌肉,并导致皮肤上发生脓肿;疾病在深部,却用针浅刺,则非但病气不能泻除,而且皮肤上也会发生大的疮疡。病证轻微的,却用大针去刺,刺激过重,就会使元气泻伤太过而导致病情更加严重;病证严重的,却用小针微刺,邪气得不到疏泄,也难以获得一定的疗效。因此,如果不能选用适宜的针具进行针刺,应该用小针的时候却误用了大针,刺之过分,就会损伤正气;而应该用大针的时候却误用了小针,刺之不足,则病邪也不能祛除。以上我已经说明了误用针具的害处,下面再让我来谈一谈各种针具的合理施用方法。

【原文】 病在皮肤无常处者,取以镵针于病所,肤白勿取。病在分肉间,取以员针于病所。病在经络痼痹者,取以锋针,病在脉,气少当补之者,取以锓针于井荥分输。病为大脓者,取以铍针。病痹气暴发者,取以员利针。病痹气痛而不去者,取以毫针。病在中者,取以长针,病水肿不能通关节者,取以大针。病在五脏固居者,取以锋针,泻于井荥分输,取以四时[1]。

【提要】 本段讲九种针具各自的适用范围。

【注释】 [1]井荥分输,取以四时:分输,就是指各个经脉。井荥分输,就是指各经在肘膝以下的井、荥、输、经、合等特殊的腧穴。取以四时,就是说取用这些腧穴时,要根据四季时令的不同而分别使用相应的腧穴,如"春取络脉诸荥"等(详见《灵枢·本输》)。

【白话解】 病在皮肤浅表而游走不定的,当取用箭头形的镵针在病痛的所在处进行针刺,以泻除风热;但如果患部的肤色苍白而并无红肿充血的迹象,则说明热邪已去,就不能再取用镵针来进行治疗。病在皮下浅层的肌肉或肌腱之间的,当取用针端呈卵圆形的员针在病痛的所在处施行推摩,以流通气血。病在经络、属于顽固性的痹证的,当取用三棱形的锋针来进行治疗,以作刺络放血之用。病在经脉、属气虚不足的虚证而应施用补法的,当取用不刺入皮肤的锓针分别按压在各经的井穴、荥穴等腧穴上,以使其血气流通。病属于脓疡之类的,当取用剑形的铍针来进行治疗,以作切开排脓之用。病属痹证急性发作的,当取用既圆且锐的员利针来进行治疗,深刺之,以治暴痛。病属痹病疼痛日久不愈的,当取用形如毫毛的毫针来进行治疗,可较长时间地留针,以去痛痹。病已在

48

深部的,当取用长针来进行治疗,以去在内之邪。患水肿病而在关节间积水以致关节不通利的,当取用针锋微圆的大针来进行治疗,以排出关节内所积聚的水液。病在五脏而顽固盘踞、难以祛除的,也当取用锋针来进行治疗,在各经的井穴、荥穴等腧穴上施用泻法,并根据这些腧穴与四季时令的相应关系,灵活取用。

【按语】 本节指出了九种针具不同的适用范围,其主旨是要说明应该按照九针的适用范围,对不同的病证使用相应的针具,从而阐明了病不同针、针不同法的含义。把九针的作用归纳起来,再结合现代临床上的使用情况,就大致可将其分为四类:①镵针用于浅刺放血,现代临床已很少采用,而多以皮肤针等来代替。②员针和鍉针是作为在皮肤浅表进行揩摩与按压之用的,现代临床也已很少采用。③锋针用于刺络放血,铍针用于切开排脓,大针用于通利逐水;其中,大针是加大型的锋针。现代对于痈疡切开排脓的操作已由外科进行,所以大针和铍针都已很少使用。只有锋针,即现在所说的三棱针,还在临床上广泛使用。④员利针、长针、毫针之中,员利针已由毫针代替,长针就是加长型的毫针。而现在应用最广泛的就是毫针。

【原文】 凡刺有九,以应九变。一曰输刺,输刺者,刺诸经荥输脏腧也。二曰远道刺,远道刺者,病在上,取之下,刺腑腧也。三曰经刺,经刺者,刺大经[1]之结络经分也。四曰络刺,络刺者,刺小络之血脉也。五曰分刺,分刺者,刺分肉之间也。六曰大泻刺,大泻刺者,刺大脓以铍针也。七曰毛刺,毛刺者,刺浮痹皮肤也。八曰巨刺,巨刺者,左取右,右取左。九曰焠刺,焠刺者,刺燔针[2]则取痹也。

【提要】 本段讲九种针刺方法的含义。

【注释】 [1] 大经:就是指五脏六腑的经脉。

[2] 燔针:就是指用火烧过的针,即火针。

【白话解】 一般而言,针刺有九种不同的方法,以适应于治疗九种不同的病情。

第一种叫做输刺。输刺,就是针刺十二经在四肢部位的荥穴和输穴以及背部的在足太阳膀胱经上的五脏腧穴(即心俞、肺俞、肝俞、脾俞以及肾俞)。

第二种叫做远道刺。远道刺,就是病在人体上部的,而取用距离病所较远的下部的腧穴,也就是针刺足三阳经所属的下肢的腧穴。

第三种叫做经刺。经刺,就是针刺患病经络之经与络间结聚不通的地方。

第四种叫做络刺。络刺,就是针刺皮下浅部小络脉所属的血脉(小静脉),使之出血以泻其邪。

第五种叫做分刺。分刺,就是针刺肌和肉的间隙。邪在诸经分肉之间的用这种方法。

第六种叫做大泻刺。大泻刺,就是用铍针切开排脓,以治疗较大的化脓性的痈疡。

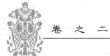

第七种叫做毛刺。毛刺,是浮浅的刺法,就是在皮肤上浅刺,仅入皮而不进肉,用以治疗皮肤表层的痹证。

第八种叫做巨刺。巨刺,就是身体左侧的病证选取身体右侧的腧穴来进行针刺,身体右侧的病证选取身体左侧的腧穴来进行针刺的交叉针刺法。

第九种叫做焠刺。焠刺,就是用烧热的针来治疗寒痹证。

【原文】　凡刺有十二节[1],以应十二经。一曰偶刺,偶刺者,以手直心若背,直痛所,一刺前,一刺后,以治心痹,刺此者傍针之也。二曰报刺,报刺者,刺痛无常处也,上下行者,直内无拔针,以左手随病所按之,乃出针复刺之也。三曰恢刺,恢刺者,直刺傍之,举之前后,恢筋急,以治筋痹也。四曰齐刺,齐刺者,直入一,傍入二,以治寒气小深者。或曰三刺,三刺者,治痹气小深者也。五曰扬刺,扬刺者,正内一,傍内四,而浮之,以治寒气之博大者也。六曰直针刺,直针刺者,引皮乃刺之,以治寒气之浅者也。七曰输刺,输刺者,直入直出,稀发针而深之,以治气盛而热者也。八曰短刺,短刺者,刺骨痹,稍摇而深之,致针骨所,以上下摩骨也。九曰浮刺,浮刺者,傍入而浮之,以治肌急而寒者也。十曰阴刺,阴刺者,左右率刺之[2],以治寒厥,中寒厥,足踝后少阴也。十一曰傍针刺,傍针刺者,直刺傍刺各一,以治留痹久居者也。十二曰赞刺,赞刺者,直入直出,数发针而浅之出血,是谓治痈肿也。

【提要】　本段讲适用于十二经不同病证的十二种针刺法的含义及其操作。

【注释】　[1] 十二节:就是十二种刺法的意思。

[2] 左右率刺之:率,就是都的意思。

【白话解】　针刺方法还有十二种,以适应于治疗十二经之不同的病证。

第一种叫做偶刺。偶刺法,就是用手直对着胸前和背后,当痛处之所在,一针刺在前胸,一针刺在后背的针刺法,用以治疗心气闭塞以致心胸疼痛的心痹证。不过在使用这种刺法时,必须斜刺进针,以防伤及内脏。

第二种叫做报刺。报刺法,是用于治疗疼痛没有固定的部位,痛势上下游走不定的病证。针刺时,用右手在痛处直刺进针且不立即出针,再用左手随着疼痛的部位循按,等到按到新的痛处之后再将针拔出,并刺入新按到的疼痛部位。

第三种叫做恢刺。恢刺法,就是直刺在筋的旁边,然后再或前或后地提插捻转,扩大针孔,以舒缓筋脉拘急之症状的针刺法。这种刺法,适用于治疗筋脉拘挛而致疼痛的筋痹病。

第四种叫做齐刺。齐刺法,就是在病变部位的正中直刺一针,在其左右两旁又各刺一针的针刺法,用以治疗寒气稽留范围较小而部位又较深的痹证。这种针刺法,三针齐下,所以也有称它为三刺的。运用三刺,主要就是为了治疗寒痹之气范围小且部位深的那一类疾病的。

第五种叫做扬刺。扬刺法,就是在病变部位的正中刺一针,再在四周刺四针,且都用浅刺的针刺法,用以治疗寒气稽留面积较广而部位较浅的病证。

第六种叫做直针刺。直针刺法,就是在针刺时将穴位处的皮肤提起,然后将针沿皮刺入,但不刺入肌肉的针刺法,用以治疗寒气稽留部位较浅的病证。

第七种叫做输刺。输刺法,在操作时,进针和出针的动作都较快,直刺而入,直针而出,取穴较少且刺入较深,用以治疗气盛而有热的病证,主泻热。

第八种叫做短刺。短刺法,适用于骨节浮肿,不能活动,局部发冷的骨痹病。进针时,要缓缓刺入,进针后,要稍稍摇动针体,再行深入,以使针尖达到骨的附近,再上下提插,以摩擦骨部。

第九种叫做浮刺。浮刺法,就是从病所的旁边斜刺进针,浮浅地刺入肌表的针刺法,用以治疗肌肉挛急且属于寒性的病证。

第十种叫做阴刺。阴刺法,就是左右并刺的针刺法,用以治疗阴寒内盛的寒厥证。因为寒厥证和足少阴肾经有关,所以患了寒厥证,就必须取用足内踝后方之肾经的原穴人溪穴来进行治疗,且左右两边都要针刺。

第十一种叫做傍针刺。傍针刺法,就是在病所直刺一针,再在其旁边刺一针的针刺法,用以治疗邪气久居不散的留痹证。

第十二种叫做赞刺。赞刺法,其进针和出针的动作都较快,在患处快而浅地直刺几针,目的就在于使其出血以泄散局部的郁血,这也是消散痈肿的一种针刺法。

【按语】 本节列举了十二种刺法,以适应十二经出现的各种病证。每种刺法的用途都有所不同,都是按照病证的深浅、轻重等不同而设立的配针法和行针法。直到现在,这些刺法仍在临床上广泛使用:①偶刺法:偶,指双数。偶刺法,也就是前后相对的配穴法,又因为腹为阴,背为阳,所以又叫做阴阳刺。其应用时,主要是在前胸和上腹部取穴,同时再配以背部胸椎旁的穴位一起针刺。如治疗胃脘痛时所取的上腹部的中脘穴和背部的胃腧穴,即属此类。②报刺法:报,作相应解。报刺法,就是随着痛处之所在,而重复针刺的一种针法;也就是痛在哪里,就针刺哪里的取穴法(亦即取阿是穴)。常用于治疗痛处上下走窜而不定的疾患。③恢刺法:恢,作宽畅解。恢刺法,就是针刺在经脉附近,再向四周捻转提插,以扩大针刺的范围。用于舒缓筋脉拘急之症状。④齐刺法:就是病变部位正中刺一针,再在两旁各刺一针,三针齐下的针刺法,故称为齐。⑤扬刺法:扬,就是轻扬的意思。扬刺法,就是在病变部位正中刺一针,再在旁边加刺四针的针刺法,五针均用浅刺法,刺时仅入于浅表,有轻扬之意。⑥直针刺法:这里的"直针",是说针身沿皮刺入后,针刺方向不再改变的意思。这种刺法,多用于肌肉浅薄的地方,针行于皮下,刺皮而不刺肉。⑦输刺法:输,就是输泻邪热的意思。输刺法,在操作时直入直出,进出的动作都很快,取穴少而针刺深。常用于邪热亢盛的热证。⑧短刺法:短,是渐渐深入的意思,而不是指使用短针。这种刺法,要将针尖贴近骨部,再上下提插,就好像要摩擦骨头的样子。⑨浮刺法:浮,就是浮浅的意思。浮刺法,斜刺进针并有向上浮之意,不刺进肌肉,与毛刺、扬刺同属于浅刺法。⑩阴刺法:阴,就是指下肢的内侧。阴刺法,适用于寒厥证,因为寒厥证和足少阴肾经有关,所以要取足少阴肾经的原穴太溪,左右并刺。⑪傍针刺法:就是直刺一针之后,再在旁边刺一针的针刺法。⑫赞刺法:赞,就是帮助的意思。赞刺法,是在局部浅刺出血,以帮助痈肿消散的一种针刺法。

【原文】 脉之所居深不见者刺之,微内针而久留之,以致其空脉气也。脉浅者勿刺,按绝其脉乃刺之,无令精出,独出其邪气耳。

所谓三刺则谷气[1]出者,先浅刺绝皮[2],以出阳邪;再刺则阴邪出者,少益深,绝皮致肌肉,未入分肉间也;已入分肉之间,则谷气出。故刺法曰:始刺浅之,以逐邪气而来血气;后刺深之,以致阴气之邪;最后刺极深之,以下谷气。此之谓也。

故用针者,不知年之所加[3],气之盛衰,虚实之所起,不可以为工也。

【提要】 本段讲脉络深浅的不同刺法、“三刺”针法的含义以及了解五运六气的演变规律对于针刺的重要性。

【注释】 [1] 谷气:即水谷之气,一般用以代指胃气。在此,代指由谷气运化而生成的经脉之气;经气至,则针感生。

[2] 绝皮:绝,就是透过的意思。绝皮,就是指刺透皮肤。

[3] 年之所加:即指五运六气的演变规律,在每一年中,各有风、寒、暑、湿、燥、火六气的加临时期。(详细内容见《素问·天元纪大论》《素问·至真要大论》等篇)

【白话解】 脉络分布在深部而不显现于外、不能用肉眼看见的,在针刺时,要轻微地进针,刺入其内,并长时间地留针,以使孔穴中的脉气上行而产生针感。脉络分布在浅部而显现于外的,就不能直接针刺,必须先按压隔绝其脉,使血脉绝流,然后才可以进行针刺。只有这样,才不致出血,也就不会使精气外泄,而只将邪气去除。

所谓“三刺”就可以使谷气出而产生针感的针刺法,就是先浅刺进入皮肤,以宣泄卫分的阳邪;然后再刺入一些,以使营分的阴邪能够外出,而其刺入的深度,也只是稍稍深一些,较皮肤的浅层略深,透过了皮肤,接近了肌肉,但还不能达到分肉之间;最后再将针尖深入到分肉之间,这时就会使谷气出而产生酸麻重胀等针感。所以古医书《刺法》中曾说:“开始时浅刺皮肤,可以驱逐浅表的邪气,而使血气流通;此后再刺入较深,就可以宣散阴分的邪气;最后刺入极深,到了一定的深度,就可以通导谷气而产生针感。”其内容说的正是这种“三刺”的针刺法。

所以运用针法来治疗疾病的医者,不知道每年风、寒、暑、湿、燥、火六气加临的时期,每一节气中六气盛衰的情况,以及因气候变化而引起病情的虚实变化,就不能成为良医。

【按语】 "三刺"是由针刺的深浅程度不同而设立的针刺法,后世所用的天、人、地三才刺法,就是仿此而来。

【原文】 凡刺有五,以应五脏。一曰半刺[1],半刺者,浅内而疾发针,无针伤肉,如拔毛状,以取皮气,此肺之应也。二曰豹文刺[2],豹文刺者,左右前后针之,中脉为故,以取经络之血者,此心之应也。三曰关刺[3],关刺者,直刺左右,尽筋上,以取筋痹[4],慎无出血,此肝之应也,或曰渊刺,一曰岂刺。四曰合谷刺[5],合谷刺者,左右鸡足,针于分肉之间,以取肌痹[6],此脾之应也。五曰输刺[7],输刺者,直入直出,深内之至骨,以取骨痹,此肾之应也。

【提要】 本段讲适应于五脏相关病变的五种针刺法的含义及其操作。

【注释】 [1]半刺:半,就是形容浅的样子。半刺,就是指只浅刺入皮,而不伤肌肉。相当于现代皮肤针的叩打刺激法。

[2]豹文刺:就是形容针刺的部位较多,形如豹身上的斑纹。这是一种多针出血法。

[3]关刺:关,就是指关节。本法以针刺关节附近的部位为主,故称关刺。

[4]筋痹:就是一种以四肢拘挛,关节疼痛,不能活动为特征的病证。

[5]合谷刺:在此并非指针刺大肠经的合谷穴,而是指针刺人体分肉之间的部位。

[6]肌痹:就是因感受了寒湿之邪而使皮肤肌肉都发生疼痛的一种痹证。

[7]输刺:输,就是输送通达的意思。此之"输刺"与上文十二节中的"输刺"意义相同,都是指用深刺法来输泄骨节间的病邪。

【白话解】 针刺法中还有五种,可以适用于与五脏有关的病变。

第一种叫做半刺。半刺法,就是浅刺进入皮肤后,很快就急速出针,而并不损伤肌肉的针刺法,其动作就好像拔去毫毛一样。其主要目的就在于使皮肤轻微地感受一下刺激,以疏泄皮肤浅表部的邪气。因为肺主皮毛,所以这是和肺脏相应的针刺法。

第二种叫做豹文刺。豹文刺法,就是在病变部位的前后左右,针刺多下,而使刺点像豹的斑纹一样的针刺法。这种刺法,以刺中络脉、放出郁血为标准,用来消散经络中的郁血。因为心主血脉,所以这是和心脏相应的针刺法。

第三种叫做关刺。关刺法,就是直刺两侧四肢关节附近之筋的尽端,用以治疗筋痹病。但在针刺时要注意不能出血。因为肝主筋,所以这是和肝脏相应的针刺法。这种刺法,也称为渊刺。此外,它还有一个名称,叫做岂刺。

第四种叫做合谷刺。合谷刺法,就是在患处从中间向左右两侧各斜刺一针,形成"个"字形,就像鸡足一样,并将针刺入到分肉之间的针刺法,用以治疗肌痹病。因为脾主肌肉,所以这是和脾脏相应的针刺法。

第五种叫做输刺。输刺法,在操作时,进针和出针的动作都较快,直刺而入,直针而出,且要将针深刺至骨的附近,用以治疗骨痹病。因为肾主骨,所以这是和肾脏相应的针刺法。

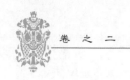

本 神 第 八

【题解】 本篇论述了人之精、神、魂、魄、心、意、志、思、智、虑等精神活动的产生过程，以及养生与健康的关系；并具体指出了因七情耗伤，而使精神活动发生变动，所形成的不同的病理征象。因为本篇着重强调了必须要在详细了解患者精神活动状况的基础上，才可以进行针刺这一治疗原则，所以篇名叫做"本神"。

【原文】 黄帝问于岐伯曰：凡刺之法，先必本于神[1]。血、脉、营、气、精神，此五脏之所藏也，至其淫泆[2]离脏则精失、魂魄飞扬、志意恍乱、智虑去身者，何因而然乎？天之罪与？人之过乎？何谓德气生精、神、魂、魄、心、意、志、思、智、虑？请问其故。

【提要】 本段强调神对机体的重要性。

【注释】 [1]神：广义的神指的是一切生命活动的表现，狭义的神指的是人的思想意识精神活动。此处的"神"，所指的含义主要为后者。

[2]淫泆：淫，就是过分的意思；泆，yì，音益，放纵的意思。淫泆，在此是指放纵过度。

【白话解】 黄帝问岐伯说：凡是使用针刺的治疗方法，首先都必须以病人的精神活动情况作为诊治的依据。血、脉、营、气、精和神气，这些都是由五脏所藏的用以维持生命活动的物质基础和动力，但其中以神的作用最为重要。若是过度放纵七情而使神气从五脏离散，就会使五脏的精气散失，魂魄飞荡飘扬，意志恍惚迷乱，并丧失智慧和思考能力，然而，是什么原因导致这样的病证产生的呢？是上天的惩罚，还是人为的过失呢？还有，什么叫做德气生精、神、魂、魄、心、意、志、思、智、虑，其中的过程是怎样的？请问其中的缘故。

【原文】 岐伯答曰：天之在我者德[1]也，地之在我者气[2]也，德流气薄而生者也。故生之来谓之精，两精相搏谓之神，随神往来者谓之魂，并精而出入者谓之魄，所以任物者谓之心，心有所忆谓之意，意之所存谓之志，因志而存变谓之思，因思而远慕谓之虑，因虑而处物谓之智。故智者之养生也，必顺四时而适寒暑，和喜怒而安居处，节阴阳而调刚柔，如是则僻邪不至，长生久视。

【提要】 本段讲生命的起源，精、神、魂、魄、心、意、志、思、虑、智的形成过程，以及智者的养生方法。

【注释】 [1]德：就是指天地万物的运动规律，诸如四季更替、万物盛衰等。

[2]气：就是指天地之间的自然产物，诸如五谷果菜、江河溪泉等。

【白话解】 岐伯回答说：天所赋予我们的是生化之机，地所赋予我们的是长养之气，地之长养之气随天之生化之机而动，阴阳之气上下交感，才使万物化生而成形。所以，基于阴阳两气相交而产生的生命的原始物质，就叫做精；阴阳两精相互结合而形成的生命活力,就叫做神;伴随着神气往来存在的精神活动,叫做魂;依傍着精气的出入流动而产生的神气功能,叫做魄;能够使人主动地去认识客观事物的主观意识,叫做心;心里有所记忆并进一步形成欲念的过程,叫做意;欲念已经存留并决心贯彻的过程,叫做志;为了实现志向而反复考虑应该做些什么的过程,叫做思;因思考而预见后果的过程,叫做虑;因深谋远虑而有所抉择以巧妙地处理事务的过程,叫做智。

所以明智之人的养生方法,必定是顺应四季的时令,以适应气候的寒暑变化;不过于喜怒,并能良好地适应周围的环境;节制阴阳的偏胜偏衰,并调和刚柔,使之相济。像这样,就能使病邪无从侵袭,从而延长生命,不易衰老。

【原文】 是故怵惕[1]思虑者则伤神,神伤则恐惧,流淫而不止。因悲哀动中者,竭绝而失生。喜乐者,神惮散[2]而不藏。愁忧者,气闭塞而不行。盛怒者,迷惑而不治。恐惧者,神荡惮而不收。心怵惕思虑则伤神,神伤则恐惧自失,破䐃脱肉,毛悴色夭,死于冬[3]。脾愁忧而不解则伤意,意伤则悗乱[4],四肢不举,毛悴色夭,死于春。肝悲哀动中则伤魂,魂伤则狂忘不精,不精则不正当人,阴缩而挛筋,两胁骨不举,毛悴色夭,死于秋。肺喜乐无极则伤魄,魄伤则狂,狂者意不存人,皮革焦,毛悴色夭,死于夏。肾盛怒而不止则伤志,志伤则喜忘其前言,腰脊不可以俯仰屈伸,毛悴色夭,死于季夏[5]。恐惧而不解则伤精,精伤则骨酸痿厥,精时自下。是故五脏,主藏精者也,不可伤,伤则失守而阴虚,阴虚则无气,无气则死矣。是故用针者,察观病人之态,以知精神魂魄之存亡得失之意,五者以伤,针不可以治之也。

【提要】 本段讲各种过激的情志活动影响形体和神气所产生的病证。

【注释】 [1]怵惕:怵,chù,音触,就是恐惧的意思。惕,tì,音替,就是指惊恐不安的样子。

[2]惮散:惮,dàn,音淡,就是劳累的意思。惮散,在这里是形容神气耗散的样子。

[3]死于冬:在五行归类中,心属火,冬季属水;因为水能克火,所以心的病证到了冬季就会加重,甚至使人死亡,故而说"死于冬"。以下之"死于春"等句,同理。

[4]悗乱:悗,同"闷"字,就是胸中满闷的意思。乱,就是烦乱的意思。

[5]季夏:即指农历六月,也就是一般所说的长夏,在五行归类中属土。

【白话解】 所以怵惧、惊惕、思考、焦虑太过,就会伤损神气。神气被伤,就会时常使人产生惊恐畏惧的情绪,并使五脏的精气流散不止。因悲哀过度而伤及内脏的,就会使人神气衰竭消亡而丧失生命。喜乐过度的,神气就会消耗涣散而不得藏蓄。愁忧过度的,就会使上焦的气机闭塞而不得畅行。大怒的,就会使神气迷乱惶惑而不能正常运行。恐惧过度的,就会使神气流荡耗散而不能收敛。

心藏神,恐惧、惊惕、思考、焦虑太过,就会伤神。神被伤,就会使人感到恐慌畏惧而失去主宰自身的能力,并出现膝腘等处高起的肌肉陷败,遍体的肌肉消瘦等症状;再进一步发展,到了毛发憔悴凋零,皮色枯槁无华的程度,就会在冬季水旺的时候受克而死亡。

脾藏意,忧愁太过且长期不能解除,就会伤意。意被伤,就会使人感到心胸苦闷烦乱,并出现手足举动无力等症状;再进一步发展,到了毛发憔悴凋零,皮色枯槁无华的程度,就会在春季木旺的时候受克而死亡。

肝藏魂,悲哀太过而影响到内脏,就会伤魂。魂被伤,就会使人颠狂迷忘而不能清楚地认识周围环境,意识不清就会表现出异于常人的言行;此外,还会出现阴器萎缩,筋脉挛急,两胁肋处活动不利等症状;再进一步发展,到了毛发憔悴凋零,皮色枯槁无华的程度,就会在秋季金旺的时候受克而死亡。

肺藏魄,喜乐太过而没有限制,就会伤魄。魄被伤,就会使人神乱发狂,发狂的人意识丧失,旁若无人;此外,还会出现皮肤枯焦等症状;再进一步发展,到了毛发憔悴凋零,皮色枯槁无华的程度,就会在夏季火旺的时候受克而死亡。

肾藏志,大怒太过而不能自止,就会伤志。志被伤,就会使人记忆力衰退,时常会忘记以前所说过的话;此外,还会出现腰脊转动困难,不能随意俯仰屈伸等症状;再进一步发展,到了毛发憔悴凋零,皮色枯槁无华的程度,就会在季夏土旺的时候受克而死亡。

恐惧太过且长期不能解除,就会伤精。精被伤,就会出现骨节酸痛、痿软无力而厥冷,时常遗精滑泄等症状。

综上所述,五脏是主管贮藏精气的,而精气又是生命活动的物质基础,属阴,所以每一脏的功能都不能受到损伤。倘若五脏的功能受到了损伤,就会使五脏所藏的精气失于内守,流散耗伤而形成阴虚;阴是阳的物质基础,精失阴虚,缺少营养物质,就无法化生阳气,也就无法进行气化活动;没有阳气及其气化作用,就不能吸收和转输营养,而生命也就停止了。

所以运用针刺治疗疾病的医者,就必须观察病人的全身状况和表情神态,以了解病人之精、神、魂、魄的存亡得失情况;倘若发现五脏及其所藏的精气都已受到损伤,那么就不可以再妄用针刺来进行治疗。

【原文】 肝藏血,血舍魂,肝气虚则恐,实则怒。脾藏营,营舍意,脾气虚则四肢不用,五脏不安,实则腹胀经溲不利[1]。心藏脉,脉舍神,心气虚则悲,实则笑不休。肺藏气,气舍魄,肺气虚则鼻塞不利少气,实则喘喝胸盈仰息。肾藏精[2],精舍志,肾气虚则厥,实则胀,五脏不安。必审五脏之病形,以知其气之虚实,谨而调之也。

【提要】 本段讨论了由五脏之气的盛衰变化而导致的神志方面的各种病证。

【注释】 [1]经溲不利:溲,sōu,音搜;经溲,就是指小便。《素问·调经论》中曾说"形有余则腹胀,泾溲不利",故此之"经"字当作"泾"字。

[2]肾藏精:这里的精,包括两个方面:一是指来源于五脏六腑的水谷精微;二是指人类

56

生育繁殖的物质基础。

【白话解】 肝贮藏血液,代表精神意识的魂就寄附在肝血之中。肝气虚怯,肝血不足,就会使人产生恐惧的感觉;肝气盛,就会使人变得容易发怒。

脾贮藏营气,属于精神活动之一的意就寄附在营气之中。脾气虚弱,不能输布水谷精微所化生的营气,就会使手足不能运动,五脏不能安和;脾气壅滞,运化不利,就会出现腹部胀满,小便不利等症状。

心主宰着人体周身血脉的运行,代表一切思维活动的神就寄附在血脉之中。心气虚弱,会使人产生悲忧的感觉;心气盛,就会使人大笑不止。

肺贮藏人体的真气,代表器官活动功能的魄就寄附在真气之中。肺气虚弱,就会使人感到鼻孔阻塞,呼吸不利而气短;肺气壅逆,就会出现气粗喘喝,胸部胀满,仰面呼吸等症状。

肾贮藏五脏六腑之阴精,属于精神活动之一的志就寄附在肾精之中。肾气虚弱,元阳不足,就会出现手足厥冷等症状;肾气壅滞,就会出现下腹胀满等症状,并使五脏都不能正常运行。

所以在进行治疗的时候,必须首先审察五脏疾患的症状表现,以了解各脏脏气的虚实,然后再根据病情慎重地加以调理,才能获得良好的疗效。

【按语】 本段提出五脏藏神的观点,其含义有二:一是五神的活动以五脏的生理活动为基础,二是五神的活动可视作五脏功能活动的表现。由此,体现了"形神合一"的学术思想。

终 始 第 九

【题解】 本篇列举了三阴三阳经各自之病证在人迎与寸口部位的脉象表现,及其在治疗时的补泻方法,取穴数目,以及针刺的间隔日期等,说明了在临证时必须根据脉证的虚实,来决定补泻的手法。同时,本篇还阐明了循经近刺法和远道刺法的适用病证,并指出针刺的深浅先后,一定要根据疾病性质、四季时令、病人体质、针刺部位等各方面的具体情况而灵活运用。最后,本篇详述了十二种针刺的禁忌和十二经脉气将绝时的症状表现。由于本篇的主旨,在于阐述只有掌握了生理、病理、诊断、治疗等各方面的自始至终的变化规律,才可以用好针法这一道理,所以篇名叫做"终始"。

【原文】 凡刺之道,毕于终始,明知终始,五脏为纪,阴阳定矣。阴者主脏,阳者主腑,阳受气于四末,阴受气于五脏。故泻者迎之,补者随之,知迎知随,气可令和。和气之方,必通阴阳,五脏为阴,六腑为阳,传之后世,以血为盟[1],敬之者昌,慢之者亡,无道行私,必得天殃。

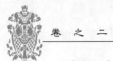

【提要】 本段强调明了《终始》篇之内容与含义的重要性。

【注释】 [1]以血为盟:就是歃血为盟的意思。歃血,就是把血涂于口唇旁边,是古代最郑重的一种定立法则的仪式,用以表示有坚定的决心绝不背信弃约。

【白话解】 凡是关于针刺的理论和方法,都在《终始》篇中有了详尽而明了的阐述。明确掌握了终始篇的内容和含义,再以五脏为纲领,就可以确定阴阳各经的关系。

手足三阴经为五脏所主,手足三阳经为六腑所主,阳经所禀受的脉气来自于四肢末梢,阴经所禀受的脉气来自于五脏。所以,泻法是迎着脉气的来向而进针,以夺其势;补法是随着脉气的去向而进针,以充其势。懂得迎随补泻的方法,就可以使脉气得以调和。要想掌握调和脉气的方法,就必须通晓阴阳的含义和规律,比如五脏在内而属阴,六腑在外而属阳等等。要将这种理论流传到后世,以造福百姓;而学习者也必须歃血盟誓,郑重地去对待它,痛下决心去钻研它,惟有如此,才能使它发扬光大。认真严肃地学习它、使用它,就可以取得良好的疗效;反之,不重视它,就会丧失其应有的疗效,甚至会使这种理论消亡。如果不遵循这些理论所提出的原则,自以为是,一意孤行,就必将危害患者的生命,而造成严重的后果。

【原文】 谨奉天道,请言终始,终始者,经脉为纪,持其脉口人迎[1],以知阴阳有余不足,平与不平,天道毕矣。所谓平人者不病,不病者,脉口人迎应四时也,上下相应而俱往来也,六经之脉不结动也,本末之寒温之相守司也。形肉血气必相称也,是谓平人。少气者,脉口人迎俱少而不称尺寸也。如是者,则阴阳俱不足,补阳则阴竭,泻阴则阳脱。如是者,可将以甘药,不可饮以至剂[2]。如此者弗灸,不已者因而泻之,则五脏气坏矣。

【提要】 本段阐明了"终始"和"平人"的含义,并介绍了"少气"之人的治疗方法和治疗禁忌。

【注释】 [1]脉口人迎:脉口、人迎,都是切脉的部位。脉口,亦称寸口、气口,在手腕内侧桡动脉的搏动处,属手太阴肺经,可测候五脏之阴气的盛衰;人迎,在颈部两侧颈动脉的搏动处,属足阳明胃经,可测候六腑之阳气的盛衰。

[2]至剂:就是指药力猛烈且药量偏大的药剂。

【白话解】 世间万事万物的变化都遵循着自然界的演变法则。现在,就让我根据自然界的规律,来谈一谈终始的意义。所谓终始,是以人体的十二经脉为纲纪,通过切按寸口脉和人迎脉的脉象,来了解五脏六腑之阴阳有余或是不足的内在变化,以及人体之阴阳平衡或是失衡的状况。这样,自然界反映于人体的变化规律也就基本上能被掌握了。

所谓平人,就是没有得病的正常人。没有得病的正常人,其脉口和人迎的脉象都是与四季的阴阳盛衰相适应的;其脉气也是上下呼应而往来不息的;其手足六经的脉搏,既没有结涩不足,也没有动疾有余等病象;其属于本的内在脏气与属于末的外在肌肤,都能在寒温之性上保持协调一致;而其外表的形体肌肉与体内的血气也都能够均衡相称。这样的人就被称做"平人"。

　　元气虚少的病人,寸口和人迎之处都会出现虚弱无力的脉象,且脉搏的长度也达不到应有的尺寸。倘若出现这种情况,就说明患者的阴阳都已不足,这时,如果补其阳气,就会使阴气衰竭;如果泻其阴气,就会使阳气脱陷。对于这种情况,就只能用甘温的药物来调和它,而不能用大补大泻的汤剂去进行治疗。像这种情况的,也不能施行灸法。误用灸法就会耗竭真阴。倘若因为病患日久不愈,就改用泻法,那么就会使五脏的精气受到损坏。

　　【原文】　人迎一盛[1],病在足少阳,一盛而躁,病在手少阳。人迎二盛,病在足太阳,二盛而躁,病在手太阳。人迎三盛,病在足阳明,三盛而躁,病在手阳明。人迎四盛,且大且数,名曰溢阳[2],溢阳为外格[3]。

　　脉口一盛,病在足厥阴,厥阴一盛而躁,在手心主。脉口二盛,病在足少阴,二盛而躁,在手少阴。脉口三盛,病在足太阴,三盛而躁,在手太阴。脉口四盛,且大且数者,名曰溢阴,溢阴为内关[4],内关不通死不治。人迎与太阴脉口俱盛四倍以上,命曰关格[5],关格者与之短期。

　　【提要】　本段讲人迎脉大于寸口脉时所出现的阳经病证和寸口脉大于人迎脉时所出现的阴经病证。

　　【注释】　[1]盛:盛,就是旺盛而大的意思。一盛、二盛、三盛、四盛,就是大一倍、二倍、三倍、四倍的意思。

　　[2]溢阳:溢,就是满而外流的意思。溢阳,就是指阳经的脉气偏盛而盈溢于外的意思。

　　[3]外格:格,就是格拒。外格,就是指阳气偏盛,格拒阴气,以致阴阳不能相交的意思。

　　[4]内关:关,就是关闭的意思。内关,就是指阴气偏盛,拒阳气于外,以致表里隔绝的意思。

　　[5]关格:就是阴气与阳气俱盛,相互格拒,不能相交运动的意思,有阴阳离决之意。

　　【白话解】　人迎脉大于寸口脉一倍的,是病在足少阳胆经;大一倍且兼有躁动的,是病在手少阳三焦经。人迎脉大于寸口脉两倍的,是病在足太阳膀胱经;大两倍且兼有躁动的,是病在手太阳小肠经。人迎脉大于寸口脉三倍的,是病在足阳明胃经;大三倍且兼有躁动的,是病在手阳明大肠经。人迎脉大于寸口脉四倍,且其脉象大而且快的,是六阳经的脉气偏盛到了极点而盈溢于外的表现,这种情况就叫做溢阳;出现溢阳时,由于阳气偏盛至极,就会格拒阴气而使之不能外达,以致出现阳气不能与阴气相交的情况,所以此时的情形就称为外格。

　　寸口脉大于人迎脉一倍的,是病在足厥阴肝经;大一倍且兼有躁动的,是病在手厥阴心包络经。寸口脉大于人迎脉两倍的,是病在足少阴肾经;大两倍且兼有躁动的,是病在手少阴心经。寸口脉大于人迎脉三倍的,是病在足太阴脾经;大三倍且兼有躁动的,是病在手太阴肺经。寸口脉大于人迎脉四倍,且其脉象大而且快的,是六阴经的脉气偏盛到了极点而盈溢于内的表现,这种情况就叫做溢阴;出现溢阴时,由于阴气偏盛至极,就会使阳气不能内入,而出现阴气不能与阳气相交的情况,所以此时的情形就称为内关。出现内关,就说明阴阳表里已隔绝不通,这是难以治疗的死症。人迎处与手太阴经所属的寸口处所出现的脉象都大于平常脉象四倍以上的,是阴阳两气都偏盛到了极点以致阴阳隔绝相互格拒的表现,这种情况被称做关格;诊察到了关格的脉象,就可以断定患者将在短期内死亡。

【原文】 人迎一盛,泻足少阳而补足厥阴,二泻一补,日一取之,必切而验之,疏取之上,气和乃止。人迎二盛,泻足太阳,补足少阴,二泻一补,二日一取之,必切而验之,疏取之上,气和乃止。人迎三盛,泻足阳明而补足太阴,二泻一补,日二取之,必切而验之,疏取之上,气和乃止。

脉口一盛,泻足厥阴而补足少阳,二补一泻,日一取之,必切而验之,疏而取之上,气和乃止。脉口二盛,泻足少阴而补足太阳,二补一泻,二日一取之,必切而验之,疏取之上,气和乃止。脉口三盛,泻足太阴而补足阳明,二补一泻,日二取之,必切而验之,疏而取之上,气和乃止。所以日二取之者,太、阳主胃[1],大富于谷气,故可日二取之也。

【提要】 本段讲人迎脉大于寸口脉以及寸口脉大于人迎脉时所出现的足经病证的治疗方法。

【注释】 [1]太、阳主胃:即太阴经、阳明经主于胃的意思,也就是足太阴脾经和足阳明胃经的脉气都来源于中焦胃腑的意思。

【白话解】 人迎脉大于寸口脉一倍的,是病在足少阳胆经,治之当泻足少阳胆经,而胆与肝相表里,胆实则肝虚,故当同补足厥阴肝经。取两个用泻法的穴位,同时再取一个用补法的穴位(即以泻穴的数目倍于补穴的数目作为取穴的标准)来进行治疗,每天针刺一次。此外,在治疗的同时还必须按切人迎与寸口的脉象以测验病势的进退,疗效的有无;倘若此时切按到了躁动不安的脉象,就要取用胆经和肝经之脉气所出部位的穴位来进行针刺,等到脉气调和了以后,针刺才能停止。

人迎脉大于寸口脉两倍的,是病在足太阳膀胱经,治之当泻足太阳膀胱经,而膀胱与肾相表里,膀胱实则肾虚,故当同补足少阴肾经。取两个用泻法的穴位,同时再取一个用补法的穴位(即以泻穴的数目倍于补穴的数目作为取穴的标准)来进行治疗,每两天针刺一次。此外,在治疗的同时还必须按切人迎与寸口的脉象以测验病势的进退,疗效的有无;倘若此时切按到了躁动不安的脉象,就要取用膀胱经和肾经之脉气所出部位的穴位来进行针刺,等到脉气调和了以后,针刺才能停止。

人迎脉大于寸口脉三倍的,是病在足阳明胃经,治之当泻足阳明胃经,而胃与脾相表里,胃实则脾虚,故当同补足太阴脾经。取两个用泻法的穴位,同时再取一个用补法的穴位(即以泻穴的数目倍于补穴的数目作为取穴的标准)来进行治疗,每天针刺两次。此外,在治疗的同时还必须按切人迎与寸口的脉象以测验病势的进退,疗效的有无;倘若此时切按到了躁动不安的脉象,就要取用胃经和脾经之脉气所出部位的穴位来进行针刺,等到脉气调和了以后,针刺才能停止。

寸口脉大于人迎脉一倍的,是病在足厥阴肝经,治之当泻足厥阴肝经,而肝与胆相表里,肝实则胆虚,故当同补足少阳胆经。取两个补法的穴位,同时再取一个泻法的穴位(即以补穴的数目倍于泻穴的数目作为取穴的标准)来进行治疗,每天针刺一次。此外,在治疗的同时还必须按切人迎与寸口的脉象以测验病势的进退,疗效的有无;倘若此时切按到了躁动不安的脉象,就要取肝经和胆经之脉气所出部位的穴位来进行针刺,等到脉气调和了以后,针刺才能停止。

寸口脉大于人迎脉两倍的,是病在足少阴肾经,治之当泻足少阴肾经,而肾与膀胱相表里,肾实则膀胱虚,故当同补足太阳膀胱经。取两个补法的穴位,同时再取一个泻法的穴位(即以补穴的数目倍于泻穴的数目作为取穴的标准)来进行治疗,每两天针刺一次。此外,在治疗的同时还必须按切人迎与寸口的脉象以测验病势的进退,疗效的有无;倘若此时切按到了躁动不安的脉象,就要取肾经和膀胱经之脉气所出部位的穴位来进行针刺,等到脉气调和了以后,针刺才能停止。

寸口脉大于人迎脉三倍的,是病在足太阴脾经,治之当泻足太阴脾经,而脾与胃相表里,脾实则胃虚,故当同补足阳明胃经。取两个补法的穴位,同时再取一个泻法的穴位(即以补穴的数目倍于泻穴的数目作为取穴的标准)来进行治疗,每天针刺两次。此外,在治疗的同时还必须按切人迎与寸口的脉象以测验病势的进退,疗效的有无;倘若此时切按到了躁动不安的脉象,就要取脾经和胃经之脉气所出部位的穴位来进行针刺,等到脉气调和了以后,针刺才能停止。之所以每天能够进行两次针刺治疗,主要是因为足太阴脾经和足阳明胃经的脉气都来源于位居中焦而主水谷之消化与吸收的胃,其所受纳的水谷精微之气最为丰富,而其脉气也最为充盛的缘故;因此在脾胃二经上每天可以进行两次针刺治疗。

【按语】 本段各条末尾都有"疎取之上气和乃止"之句,历代注家对此句的标点以及"疎"字的解释都不尽相同。如《黄帝内经太素》中作"躁取之上,气和乃止";张介宾的《类经》中作"疎取之,上气和乃止"。现在我们根据《黄帝内经太素》中的解释来进行标点和注释:将"疎"字改作"躁"字,解释为脉象躁动不安;"上"字,解释为经脉之气所出之处,也就是脉气之上源的意思。由此,我们就把"躁取之上"翻译成"倘若此时切按到了躁动不安的脉象,就要取用经脉之气所出部位的穴位来进行针刺"。这样标点和翻译,是否恰当,有待于进一步探

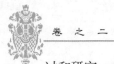

讨和研究。

【原文】 人迎与脉口俱盛三倍以上,命曰阴阳俱溢,如是者不开,则血脉闭塞,气无所行,流淫于中,五脏内伤。如此者,因而灸之,则变易而为他病矣。

凡刺之道,气调而止,补阴泻阳,音气益彰,耳目聪明,反此者血气不行。

【提要】 本段讨论了"阴阳俱溢"之病证的脉象表现、预后及其误治的后果,并强调了针刺的最终目的是使阴阳调和。

【白话解】 人迎与寸口部位所出现的脉象都比平常的脉象大三倍以上的,是阴阳两气都偏盛至极而盈溢于脏腑的表现,叫做阴阳俱溢。出现这样的病证,就会内外不能开通;内外不能相通,就会使血脉闭塞,气机不通,真气无处可行而流溢于内,并内伤五脏。像这种情况,如果认为灸法可以开通内外,而妄用灸法进行治疗,就会使病机转化而形成其他的疾患。

大凡针刺的原则,都是以使阴阳之气调和为最终目的;通过治疗而已经使阴阳之气调和的,就要停止针刺,不能太过,过则生变。内为阴,外为阳,补其内在的正气,泻其外来的邪气,就能使五脏精气充实、功能健全,而出现声音洪亮、中气充足、耳聪目明等身体健康的表现。相反的,如果泻其在内的正气,补其在外的邪气,或是治疗太过,都会使血气不能正常运行。

【原文】 所谓气至而有效者,泻则益虚,虚者脉大如其故而不坚也,坚如其故者,适[1]虽言故,病未去也。补则益实,实者脉大如其故而益坚也,夫如其故而不坚者,适虽言快,病未去也。故补则实,泻则虚,痛虽不随针,病必衰去。必先通十二经脉之所生病,而后可得传于终始矣。故阴阳不相移,虚实不相倾,取之其经。

【提要】 本段讲得气后再进行针刺补泻的意义及其相应的脉象变化。

【注释】 [1] 适:在此作当时讲。

【白话解】 治疗实证时,在针下产生了感应而说明针刺已经有了疗效的时候,此时如果再用泻法去泻其病气,就会使患者的病气更加削弱,此时的脉象仍和患病时的脉象一样大,但却没有患病时的脉象那样坚实;倘若用了泻法之后而脉象仍显坚实,就和患病时的脉象一样,则即便患者说他感到已经恢复到了正常时的健康状态,其实他的病患也还未完全除去。治疗虚证时,在针下产生了感应而说明针刺已经有了疗效的时候,此时如果再用补法去补其正气,就会使患者的正气更加充实,此时的脉象仍和患病时的脉象一样大,但却比患病时的脉象更加坚实;倘若用了补法之后而脉象不显坚实,仍和患病时的脉象一样,则即便患者说他已经感到轻快舒适,其实他的病患也还未完全除去。所以能准确地施用补法,就必定能使正气充实;能准确地施用泻法,就必定能使病邪衰退,这样,即使病痛在当时并没有随着针刺治疗的进行而立即消除,但其病情还是必定会减轻乃至痊愈的。要取得这样满意的效果,就必须首先通晓有关十二经脉的理论及其发病时所出现的症状和病理机转,然后才能得到《终始》篇的精义,进而在临床上取得良好的疗效。阴经和阳经都各有其所联属的相应脏腑,这种对应的关系是不会改变的。虚实不同的脏腑病变,反映于体表肢节,也各有其相应的证候,而这种对应的关系也是不会错乱的。由此,要调整各种病理变化,只要根据其病候而确定出患病的脏腑,再取患病脏腑所属经脉上的腧穴来进行治疗,就可以了。

【原文】 凡刺之属,三刺至谷气,邪僻妄合,阴阳易居,逆顺相反,沉浮异处,四时不得,稽留淫泆,须针而去。故一刺则阳邪出,再刺则阴邪出,三刺则谷气至,谷气至而止。所谓谷气至者,已补而实,已泻而虚,故以知谷气至也。邪气独去者,阴与阳未能调,而病知愈也。故曰补则实,泻则虚,痛虽不随针,病必衰去矣。

【提要】 本段讲针刺治疗的范围以及"三刺法"的含义及其重要性。

【白话解】 大凡使用针刺的治疗,都要采用"三刺法",即由浅全深地分三个步骤进行针刺,并由此引导谷气来复而产生针感,才能取得良好的疗效。如果出现邪僻不正之气与体内之气血相合而为患;或是应该居于内的阴僭越于外,而应该居于外的阳反沉陷于内,以致内外阴阳错乱;或是上下运行的气血,应该逆行的反而顺行,应该顺行的反而逆行,以致气血运行失常;或是经络之气运行部位的深浅发生了改变,以致内外经气各失其位,相杂而行;或是脉气不能与四时时令相应而出现升降浮沉的变化;或是外邪稽留于人体而使邪气满溢于脏腑经脉等病变,都应该用针刺去治疗,使之痊愈。运用"三刺法"时,初刺是将针刺入皮肤的浅表部位,以使阳分的病邪外出;再刺是将针刺到较深的部位,以使阴分的病邪外出;三刺是将针刺到更深的部位,到了一定的深度,就会使谷气出而产生针感,有了得气的感觉就表明已经取了得疗效,此时就可以出针了。所谓"谷气至"的情形,就是指用了补法,就会出现正气充实的表现,用了泻法,就会出现病邪衰退的表现;通过这些表现,医者就可以知道谷气已经到来了。倘若经过针刺而能使病邪得以排除,则即便此时人体的阴阳血气还没能得到调和,我们也能知道病患将要痊愈了。所以说,能准确地施用补法,就必定能使正气充实;能准确地施用泻法,就必定能使病邪衰退。这样,即使病痛在当时并没有随着针刺治疗的进行而立即消除,但其病情还是必定会减轻乃至痊愈的。

【原文】 阴盛而阳虚,先补其阳,后泻其阴而和之。阴虚而阳盛,先补其阴,后泻其阳而和之。三脉动于足大指之间,必审其实虚。虚而泻之,是谓重虚,重虚病益甚。凡刺此者,以指按之,脉动而实且疾者疾泻之,虚而徐者则补之,反此者病益甚。其动也,阳明在上,厥阴在中,少阴在下。

【提要】 本段讲"阴盛而阳虚"和"阴虚而阳盛"这两类病变的治疗原则,及足阳明胃经、足厥阴肝经和足少阴肾经三条经脉病变虚实的诊断、治疗及其误治

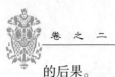

的后果。

【白话解】 阴经邪气盛而阳经正气虚的,治疗时,应当首先补其阳经的正气,然后再泻其阴经的邪气,才能调和这种阴盛阳虚的病变;阴经正气虚而阳经邪气盛的,治疗时,应当首先补其阴经的正气,然后再泻其阳经的邪气,才能调和这种阴虚阳盛的病变。

足阳明胃经、足厥阴肝经和足少阴肾经这三条经脉的病变,都可以由其各自所属的在足大趾附近的动脉搏动情况反映出来。针刺时,必须首先审察清楚这三条经脉的病证是实证还是虚证,才能再进一步决定治疗的措施。如果属于虚证的而误用了泻法,以致使患者虚上加虚的,就叫做"重虚"。因误治而致"重虚"的,就会使病情更加严重。因此,凡是在针刺这三条经脉的病证时,都应该用手指去按切其所属的动脉,再由其脉象来决定治疗的方法:如果动脉的搏动坚实而迅疾,就应当立即用泻法去泻其实邪;如果动脉的搏动虚弱而徐缓,就应当用补法去补其不足。倘若误用了与此相反的针法,实证用补,虚证用泻,就只会使病情更趋严重。这三条经脉各自所属之动脉各有其不同的搏动部位:足阳明胃经的在足跗之上(冲阳脉),足厥阴肝经的在足跗之内(太冲脉),足少阴肾经的在足跗之下(太溪脉)。

【按语】 本段强调了治疗虚实夹杂的经脉病证时,要先补其虚(正气虚的经脉)、后泻其实(邪气实的经脉)的治疗原则。

【原文】 膺腧中膺,背腧中背。肩膊虚者,取之上。重舌,刺舌柱[1]以铍针也。手屈而不伸者,其病在筋;伸而不屈者,其病在骨。在骨守骨,在筋守筋。

【提要】 本段讲肩膊虚、重舌以及手指屈伸不利等病证的治疗方法。

【注释】 [1] 舌柱:即舌的根柱部分,其出有大筋(指静脉)。

【白话解】 阴经的循行经过膺部(胸之两侧),膺俞是分布在胸部两旁的腧穴,用之可以治疗症状出现于膺部的、属于阴经的病变。阳经的循行经过背部,背俞是分布在背部的腧穴,用之可以治疗症状出现于背部的、属于阳经的病变。当肩膊部出现酸胀麻木等属虚的症状时,可以取用循行经过肩膊部的上肢经脉所属之腧穴来进行治疗。

治疗重舌病,应当取用剑形的铍针,针刺舌下的大筋,并排出恶血。

手指弯屈而不能伸直的,它的病位在筋,是筋病;手指伸直而不能弯屈的,它的病位在骨,是骨病。病位在骨的,就应当治骨,而不可误治于筋;病位在筋的,就应当治筋,而不可误治于骨。

【原文】 补[1]须一方实,深取之,稀按其痏[2],以极出其邪气;一方虚,浅刺之,以养其脉,疾按其痏,无使邪气得入。邪气来也紧而疾,谷气来也徐而和。脉实者,深刺之,以泄其气;脉虚者,浅刺之,使精气无得出,以养其脉,独出其邪气。刺诸痛者,其脉皆实。

【提要】 本段讲针刺补泻的方法及其适应证的脉象表现。

【注释】 [1] 补:在此指的是补泻方法。

[2] 稀按其痏:稀,在此是慢的意思;痏,wěi,音委,在此代指针孔。稀按其痏,就是出针后,不要立即按闭针孔的意思。

【白话解】 针刺时,施用补法还是泻法,都必须根据脉象的虚实来确定。脉象坚实有力的,治疗时,就应当用深刺的方法去针刺,出针后也不要立即按闭针孔,以使邪气尽量外泄。脉象虚弱无力的,治疗时,就应当用浅刺的方法去针刺,以调养脉气,使之不过于损耗,出针后还应急速地按闭针孔,不使邪气再行侵入。邪气侵袭,来势正盛的时候,脉象的表现是坚紧而疾速的;谷气到来,正气渐盛的时候,脉象的表现是徐缓而平和的。所以,脉象坚实的,就是邪气正盛的表现,应当用深刺的针法,以疏泄邪气;脉象虚弱的,就是正气虚弱的表现,应当用浅刺的针法,以使精气不得外泄,脉气得以滋养,而仅将邪气排出。针刺治疗各种疼痛的病证,都应当采用泻法,因为它们的脉象表现都是坚实的。

【原文】 故曰:从腰以上者,手太阴阳明皆主之;从腰以下者,足太阴阳明皆主之。病在上者下取之,病在下者高取之,病在头者取之足,病在足[1]者取之腘。病生于头者头重,生于手者臂重,生于足者足重,治病者先刺其病所从生者也。

【提要】 本段介绍了病在上、在下、在头、在腰时的不同症状及其治疗方法。

【注释】 [1] 足:据《太素》、《甲乙经》作“腰”。

【白话解】 所以说:根据循经近刺的取穴原则,腰部以上的各种病证,都在手太阴肺经和手阳明大肠经的主治范围之内;腰部以下的各种病证,都在足太阴脾经和足阳明胃经的主治范围之内。根据循经远刺的取穴原则,病患在身体上半部的,可以取用身体下半部的腧穴来进行治疗;病患在身体下半部的,可以取用身体上半部的腧穴来进行治疗;病患在头部的,可以取用足部的腧穴来进行治疗;病患在腰部的,可以取用腘窝部的腧穴来进行治疗。病患始生于头部的,其头必重;病患始生于手部的,其臂必重;病患始生于足部的,其足必重。在治疗这些疾病的时候,根据治病求本的治疗原则,都首先要针刺其病患最初发生的部位,以治其本。

【按语】 本段所指出的远道刺法,在现代临床上应用很广。比如:灸颠顶中央的百会穴来治疗脱肛证,就属“病在下者高取之”的临床应用;针刺腘窝部的委中穴来治疗腰部急性损伤,就属“病在腰者取之腘”的临床应用。这种治则依据的理论,一是阴阳的互根互用,一是经脉气血的周流贯通。

【原文】 春气在毛,夏气在皮肤,秋气在分肉,冬气在筋骨,刺此病者各以其时为齐[1]。故刺肥人者,以秋冬之齐;刺瘦人者,以春夏之齐。

病痛者阴也,痛而以手按之不得者阴也,深刺之。病在上者阳也,病在下者

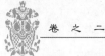

阴也。痒者阳也,浅刺之。

【提要】 本段介绍了人体经气在不同季节旺盛流注的部位,不同形体的针刺方法以及痛痒病证的治疗方法。

【注释】 [1] 各以其时为齐:齐,通剂,在此指的是针刺的数目与深浅程度,相当于用药剂量的大小。

【白话解】 邪气侵袭人体,往往因季节不同而有深浅的差别:春天阳气生发,病邪伤人,多在表浅的皮毛;夏天阳气充盛,病邪伤人,多在浅层的皮下;秋天阳气收敛,病邪伤人,多在肌与肉之间;冬天阳气闭藏,病邪伤人,多在深部的筋骨。所以,在治疗以上这些与四季时令相关的病证时,针刺的深浅,就应该根据季节的变化及发病部位的深浅不同而有所变化。但同时,针刺的深浅也要因人而异,即使在同一季节,如果病人的体质不同,那么针刺的深浅也会有所不同。例如,对于体肥肉厚的患者,不论在哪个季节,都应采用一般在秋冬时才使用的深刺法;而对于体瘦肉薄的患者,则不论在哪个季节,都要采用一般在春夏时才使用的浅刺法。

患疼痛病证的,多因寒邪凝滞不散所致,其病性属阴;在疼痛的部位用手去按压而没有压痛感的,是病邪隐藏在深处,其病性也属阴,对于这些阴证,治疗时都应该深刺。阳主升,病患在身体上半部的,就属于阳证;阴主降,病患在身体下半部的,就属于阴证。患者感到痒的,是病邪居于皮肤的浅表,其病性属阳,治疗时应当浅刺。

【原文】 病先起阴者,先治其阴而后治其阳;病先起阳者,先治其阳而后治其阴。

刺热厥者,留针反为寒;刺寒厥者,留针反为热。刺热厥者,二阴一阳;刺寒厥者,二阳一阴。所谓二阴者,二刺阴也;一阳者,一刺阳也。

久病者邪气入深,刺此病者,深内而久留之,间日而复刺之,必先调其左右,去其血脉,刺道毕矣。

【提要】 本段讲起病之阴阳先后不同者以及寒热厥和"久病"的治疗方法。

【白话解】 疾病先起于阴经而后传于阳经的,治疗时,应当先治阴经,以治其本,然后再治阳经,以治其标;反之,疾病先起于阳经而后传于阴经的,治疗时,应当先治阳经,以治其本,然后再治阴经,以治其标。

针刺治疗热厥病时,倘若留针过久,就反而会使病性由热转寒;针刺治疗寒厥病时,倘若留针过久,就反而会使病性由寒转热。针刺治疗热厥病时,为了能使阴气盛而阳邪退,就应当用补法针刺阴经二次,同时再用泻法针刺阳经一次;而针刺治疗寒厥病时,为了能使阳气盛而阴邪退,就应当用补法针刺阳经二次,同时再用泻法针刺阴经一次。所谓"二阴"的意思,就是指在阴经上针刺二次;"一阳"的意思,就是指在阳经上针刺一次。

患病日久的,病邪必深入于内。针刺治疗这类宿疾,必须深刺,并长时间地留针,才能消除隐伏于深层的病邪。同时还需每隔一日就再刺一次,连续地针刺,直到病患痊愈才能停止。此外,由于经脉之气是左右互贯的,所以还要审察病邪在人体左右的偏盛情况,并在治疗时首先使其调和;而对于有瘀血存在的,还要在治疗时先使用泻血法,祛除其血脉中的郁结,只有这样,才能取得良好的疗效。熟悉了以上这些方法,针刺的道理也就大体上能够掌握了。

【原文】 凡刺之法,必察其形气,形肉未脱,少气而脉又躁,躁厥者,必为缪刺之,散气可收,聚气可布。深居静处,占神往来,闭户塞牖,魂魄不散,专意一神,精气之分,毋闻人声,以收其精,必一其神,令志在针。浅而留之,微而浮之,以移其神,气至乃休。男内女外,坚拒勿出,谨守勿内,是谓得气。

【提要】 本段讲针刺治疗对医者的要求。

【白话解】 大凡针刺的法则,都要求医者必须要诊察患者形体的强弱与元气的盛衰。倘若患者的形体肌肉并未脱陷,只是元气衰少而脉象躁动,那么对于这种气虚脉躁而厥逆的病证,就必须采取左病刺右、右病刺左的缪刺法,由此才可以使耗散的精气收敛,聚积的邪气散去。在施用针法时,医者需要神定气静,就像深居于幽静的处所一样,以便能够体察到患者神气的活动情况。同时,医者还要精神内守,就像把门窗都关上而使内外隔绝一样,从而使医者的思想集中到一点而不分散,以便能够体察到患者精气的分合变化。在针刺时,医者不应去留意旁人的声音,以便能够收敛意念;意念收敛之后,就一定要使精神集中,并将注意力集中在针刺的操作上,此后才可以开始进行针刺的治疗。对于初次接受针刺治疗或是对针刺有畏惧心理的患者,要用浅刺并留针的方法来进行治疗。倘若患者仍有不适的感觉,就要更加轻微地捻针,并将针尖提至皮下,以转移患者的注意力,缓解其紧张情绪。此后,医者就要耐心行针,直到针下有了得气的感觉才能停止针刺。在针刺前后,病人都要谨守禁忌,即男子忌入内室,女子忌出外房;也就是指女子坚决地拒绝行房而不出内室,男子谨慎地固守精气而不入内室,以避免房事。倘若能这样谨守禁忌,就能使真气易于康复,也就是所谓的"得气"。

【原文】 凡刺之禁:新内勿刺,新刺勿内。已醉勿刺,已刺勿醉。新怒勿刺,已刺勿怒。新劳勿刺,已刺勿劳。已饱勿刺,已刺勿饱。已饥勿刺,已刺勿饥。已渴勿刺,已刺勿渴。大惊大恐,必定其气,乃刺之。乘车来者,卧而休之,如食顷,乃刺之。出行来者,坐而休之,如行十里顷乃刺之。凡此十二禁者,其脉乱气散,逆其营卫,经气不次[1],因而刺之,则阳病入于阴,阴病出为阳,则邪气复生,粗工勿察,是谓伐身,形体淫泆,乃消脑髓,津液不化,脱其五味[2],是谓失气也。

【提要】 本段讲针刺治疗的禁忌以及违反禁忌的后果。

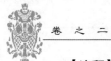

【注释】 [1]经气不次:就是经气不按次序运行的意思。

[2]脱其五味:五味,就是指水谷饮食。脱其五味,就是身体极度衰弱,以致难以运化水谷精微,不能化生精气的意思。

【白话解】 凡使用针刺进行治疗,都要遵守以下禁忌:行房后不久的,不可以针刺;而针刺后不久的,亦不可以行房。已经醉酒的,不可以针刺;而已经针刺完的,亦不可以醉酒。刚发完怒的,不可以针刺;而已经针刺完的,亦不可以发怒。刚劳累过的,不可以针刺;而已经针刺完的,亦不可以劳累。已经吃饱饭的,不可以针刺;而已经针刺完的,亦不可以吃得过饱。已经感到饥饿的,不可以针刺;而已经针刺完的,亦不可以受饥挨饿。已经感到口渴的,不可以针刺;而已经针刺完的,亦不可以挨受口渴。对于过度惊慌和恐惧的患者,必须要在他的精神气血安定之后,才可以开始针刺。坐车来就诊的病人,要让他卧在床上休息大约吃一顿饭的时间之后,才可以开始针刺;从远处步行来就诊的病人,要让他坐着休息大约走十里路的时间之后,才可以开始针刺。凡是属于上述这十二种针刺禁忌范围内的病人,他们的脉气都是紊乱的,正气都是外散的,营卫运行也都是失常的,而其经脉气血也不能循经依次正常周流全身。此时,如果不加诊察就草率地依据病证而妄行针刺,就会使本属浅表的病证深入于内脏,或是使本属内脏的病证由里出表而产生浅表的病证;如此,就会使邪气复盛,正气益衰。医技粗率的医生,没有诊察这些禁忌,就妄用针刺,实际上就等于是在摧残病人的身体,这种情况就叫做"伐身";其结果就只能是使病人的形肉身体过度耗伤,脑髓被消损,津液不能化生,甚至于不能运化饮食五味之精微以生精气,而终使真气消亡,这就是所谓的"失气"。

【原文】 太阳之脉,其终也,戴眼[1],反折[2],瘈疭[3],其色白,绝皮乃绝汗[4],绝汗则终矣。少阳终者,耳聋,百节尽纵,目系绝[5],目系绝一日半则死矣,其死也,色青白乃死。阳明终者,口目动作,喜惊妄言,色黄,其上下之经盛而不行则终矣。少阴终者,面黑齿长而垢,腹胀闭塞,上下不通而终矣。厥阴终者,中热嗌干,喜溺心烦,甚则舌卷卵上缩而终矣。太阴终者,腹胀闭不得息,气噫善呕,呕则逆,逆则面赤,不逆则上下不通,上下不通则面黑皮毛燋而终矣。

【提要】 本段讲十二经脉脉气将绝时的症状表现。

【注释】 [1]戴眼:就是指两目上视,不能转动的现象。

[2]反折:即指角弓反张。

[3]瘈疭:就是指手足牵引拘急,抽搐不已的现象。

[4]绝汗:是指汗出如珠,着身即干的出汗方式。这是病人在将死时所出的汗,故称绝汗。

[5]目系绝:目系,就是眼球联系于脑的脉络。目系绝,就是眼球与脑部相通之脉气已经断绝的意思。

【白话解】 手足太阳经之脉气将绝之时,病人会出现两目上视不能转动,角弓反张,手足抽搐,面色苍白,皮肤不显血色,以及出绝汗等症状。绝汗一出,就表明病人将要死亡了。

手足少阳经之脉气将绝之时,病人会出现耳聋,周身骨节松弛无力,以及眼球联系于脑的脉气断绝而使眼珠不能转动等症状。出现了这种眼珠不能转动的病象,就表明病人还有一天半的时间就会死亡;在病人临死的时候,倘若其面色由青而转白,那就表明其马上就要死亡了。

手足阳明经之脉气将绝之时,病人会出现口眼抽动并牵引歪斜,时作惊惕,胡言乱语,以及面色发黄等症状。手阳明经所属之动脉在上,足阳明经所属之动脉在下,当这上下两处之动脉出现躁动而盛的脉象时,就表明其胃气已绝而脉气不行,此时病人就会死亡。

手足少阴经之脉气将绝之时,病人会出现面色发黑,牙龈短缩而使牙齿露出的部分变长并积满垢污,腹部胀满,以及气机闭塞,上下不能相通等症状而死亡。

手足厥阴经之脉气将绝之时,病人会出现胸中发热,咽喉干燥,小便频数,以及心中烦躁等症状;再严重的就会出现舌卷、睾丸上缩等症状而死亡。

手足太阴经之脉气将绝之时,病人会出现腹部胀满闭塞以致呼吸不利,以及时常嗳气、呕吐等症状。呕吐就会使气上逆,气上逆就会有面色红赤的表现;倘若气不上逆,就表明上下不能交通,上下不能交通就会使病人面色发黑,皮毛枯憔而死亡。

经 脉 第 十

【题解】 本篇详述了十二经脉在全身的分布和循行情况,以及十五络脉的名称、循行路径及其虚实病候的表现。全篇内容,都着重在说明经脉具有决生死、处百病、调虚实的重要作用,所以篇名叫做"经脉"。

【原文】 雷公问于黄帝曰:禁脉[1]之言,凡刺之理,经脉为始,营其所行,制其度量,内次五脏,外别六腑,愿尽闻其道。黄帝曰:人始生,先成精,精成而脑髓生,骨为干,脉为营,筋为刚,肉为墙,皮肤坚而毛发长,谷入于胃,脉道以通,血气乃行。雷公曰:愿卒闻经脉之始生。黄帝曰:经脉者,所以能决死生,处百病,调虚实,不可不通。

【提要】 本段阐述了人体的形成过程以及经脉在人体生命中的重要作用。

【注释】 [1] 禁脉:乃"禁服"之误,其意就是指《灵枢》的《禁服》篇;"凡刺之理"等六句皆载于此篇。因该篇记载了黄帝授书于雷公时所说的话:"慎之慎之,吾为子言之。凡刺之理……"故雷公在这里以此发问。

【白话解】 雷公问黄帝说:在《禁服》篇中,您曾说过,要掌握针刺治病的原理,首先就应该熟悉经脉系统,了解经脉循行的部位和起止所在,知道经脉之长、短、大、小的标准,明了经脉在内依次与五脏相属,在外分别与六腑相通的关系。对于这些道理,我愿意听您更详细、更全面地讲解一下。

黄帝说:人在开始孕育的时候,首先是源自于父母的阴阳之气会合而形成精,精形成之后再生成脑髓,此后人体才会逐渐成形:以骨骼作为支柱,以脉道作为营藏气血的处所,以筋的刚劲来约束和强固骨骼,以肌肉作为保护内在脏腑和筋骨血脉的墙壁;等到皮肤坚韧之后,毛发就会生长出来,如此,人的形体就长成了。人出生以后,五谷入胃,化生精微而营养全身,就会使全身的脉道得以贯通,从此血气才能在脉道中运行不息,濡养全身,而使生命维持不息。

雷公说:我希望能够全面地了解经脉的起始所在及其在周身循行分布的情况。

黄帝说:经脉不但能够运行气血,濡养周身,而且还可以用来决断死生,诊断百病,调和虚实,治疗疾病,所以不能不通晓有关它的知识。

【原文】 肺手太阴之脉,起[1]于中焦[2],下络[1]大肠,还[1]循[1]胃口[3],上[1]膈[4]属[1]肺,从肺系[5]横[1]出[1]腋下,下[1]循臑[6]内,行[1]少阴心主之前,下肘中,循臂内上骨下廉[7],入[1]寸口,上鱼,循鱼际[8],出大指之端;其支者,从腕后直出次指内廉,出其端。

是动则病[9]肺胀满膨膨而喘咳,缺盆中痛,甚则交两手而瞀[10],此为臂厥。是主肺所生病者[11],咳,上气喘渴,烦心胸满,臑臂内前廉痛厥,掌中热。气盛有余,则肩背痛风寒,汗出中风[12],小便数而欠。气虚则肩背痛寒,少气不足以息,溺色变。为此诸病,盛则泻之,虚则补之,热则疾之,寒则留之,陷下则灸之,不盛不虚,以经取之。盛者寸口大三倍于人迎,虚者则寸口反小于人迎也。

【提要】 本段介绍了肺经的循行路线,所属之"是动病"、"所生病",以及其经气盛、经气虚时的症状表现和治疗方法。

【注释】 [1]起、络、还、循、上、属、横、出、下、行、入:经脉开始出行叫做"起";其脉连于相表里之脏腑的叫做"络";其脉去而复回的叫做"还";经脉由此及彼,沿着某物而走的叫做"循";经脉从下向上行的叫做"上";其脉与所属之本脏或本腑相连的叫做"属";经脉横向行走的叫做"横";经脉由深部出于浅部的叫做"出";经脉从上向下行的叫做"下";其脉走在其他经脉旁边的叫做"行";经脉由外入里的叫做"入"。下同。

[2]中焦:是指膈与脐之间的部位,其中心大约在中脘穴所在的部位。

[3]胃口:在此是指胃的上口贲门。

[4]膈:即指横膈膜。

[5]肺系:就是气管。

[6]臑:nào,音闹,上臂内侧隆起的白肉叫做臑。上臂亦称做臑。

[7]廉:即边缘的意思。

[8]上鱼,循鱼际:手拇指掌指关节后方,掌侧隆起的肌肉叫做鱼;鱼的边缘叫做鱼际,也是穴位的名称。

[9]是动则病:就是指因本经经气发生异常变动而产生的疾病。

[10]瞀:mào,音茂,目眩眼花、视物不清叫做瞀。心中闷乱也叫做瞀。

[11]是主肺所生病者:"是主……所生病者",就是指此条经脉上的腧穴可以用来治疗发生在这一方面的疾病。如"是主肺所生病者",就是说肺经所属的腧穴可以主治肺脏所发生的疾病。

[12]中风:就是指为风寒等邪气所侵袭,也就是平常所说的感冒。

【白话解】 肺的经脉手太阴经,起始于中焦胃脘部,向下行,联络于与本经相表里的脏腑——大肠腑,然后自大肠返回,循行环绕胃的上口,向上穿过横膈膜,联属于本经所属的脏腑——肺脏,再从气管横走并由腋窝部出于体表,沿着上臂的内侧,在手少阴心经与手厥阴心包络经的前面下行,至肘部内侧,再沿着前臂的内侧、桡骨的下缘,入于桡骨小头内侧、动脉搏动处的寸口部位,上至手大

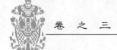

指本节后手掌肌肉隆起处的鱼部,再沿鱼部的边缘到达手大拇指的指端;另有一条支脉,从手腕后方分出,沿着食指拇侧直行至食指的桡侧前端,与手阳明大肠经相衔接。

手太阴肺经之经气发生异常的变动,就会出现肺部胀满,气喘,咳嗽,缺盆部疼痛等症状;在咳嗽剧烈的时候,病人常常会交叉双臂按住胸前,并感到眼花目眩、视物不清,这就是臂厥病,是由肺经之经气逆乱所导致的一种病证。

手太阴肺经上的腧穴主治肺脏所发生的疾病,其症状是咳嗽气逆,喘促,口渴,心中烦乱,胸部满闷,上臂内侧前缘的部位疼痛、厥冷,手掌心发热。

本经经气有余时,就会出现肩背部遇风寒而作痛,自汗出而易感风邪,以及小便次数增多而尿量减少等症状。本经经气不足时,就会出现肩背部遇寒而痛,呼吸气少不能接续,小便颜色改变等症状。

治疗上面这些病证时,属于经气亢盛的就要用泻法,属于经气不足的就要用补法;属于热的就要用速针法,属于寒的就要用留针法;属于阳气内衰以致脉道虚陷不起的就要用灸法;既不属于经气亢盛也不属于经气虚弱,而仅仅只是经气运行失调的,就要用本经所属的腧穴来调治。属于本经经气亢盛的,其寸口脉的脉象要比人迎脉的脉象大三倍;而属于本经经气虚弱的,其寸口脉的脉象反而会比人迎脉的脉象小。

【按语】 关于"是动病"、"所生病",历代有不同看法,录后供参:《难经·二十二难》:"经言是动者,气也;所生病者,血也。邪在气,气为是动;邪在血,血为所生病。"张志聪:"夫是动者,病因于外;所生者,病因于内。"张介宾:"动,言变也,变则变常而为病也。如《素问·阴阳应象大论》曰:在变动为握为哕之类,即此之谓……手之太阴,肺所生病也……细察本篇之义,凡在五脏,则各言脏所生病,凡在六腑,则或言气或言血,或脉或筋,或骨或津液,其所生病本各有所主,非以血气二字统言十二经者也。"

【原文】 大肠手阳明之脉,起于大指次指之端,循指上廉,出合谷两骨之间[1],上入两筋[2]之中,循臂上廉,入肘外廉,上臑外前廉,上肩,出髃骨[3]之前廉,上出于柱骨之会上[4],下入缺盆[5]络肺,下膈属大肠;其支者,从缺盆上颈贯[6]颊,入下齿中,还出挟[6]口,交[6]人中,左之右,右之左,上挟鼻孔。

是动则病齿痛颈肿。是主津液[7]所生病者,目黄口干,鼽衄[8],喉痹[9],肩前臑痛,大指次指痛不用。气有余则当脉所过者热肿,虚则寒栗不复[10]。为此诸病,盛则泻之,虚则补之,热则疾之,寒则留之,陷下则灸之,不盛不虚,以经取之。盛者人迎大三倍于寸口,虚者人迎反小于寸口也。

【提要】 本段介绍了大肠经的循行路线,所属之"是动病"、"所生病",以及其经气盛、经气虚时的症状表现和治疗方法。

【注释】 [1]出合谷两骨之间:合谷,穴位名,其穴在手大拇指、食指的歧骨之间。两骨,就是指第一掌骨与第二掌骨。

　　〔2〕两筋:即指拇短伸肌肌腱与拇长伸肌肌腱。

　　〔3〕髃骨:就是指肩胛骨上部与锁骨、肱骨相连接所形成的肩峰,也是肩髃穴的所在。

　　〔4〕柱骨之会上:肩背之上,颈项之根,叫做天柱骨,即大椎穴处;也就是肩胛上方,第七颈椎的隆起处。此处也是六阳经会合的地方,故称作"会"。

　　〔5〕缺盆:就是指锁骨上窝处。

　　〔6〕贯、挟、交:经脉在某物中间穿过的叫做"贯";经脉并行于某物两旁的叫做"挟";经脉彼此相交叉的叫做"交"。下同。

　　〔7〕津液:因大肠与肺相表里,肺主气,津液又由气所化生,所以大肠经所属之穴位主治津液所生的疾病。

　　〔8〕鼽衄:鼽,qiú,音求,即指鼻塞。衄,nǜ,音恶,即指鼻出血。

　　〔9〕喉痹:是指喉中肿痛闭塞,以致呼吸、言语均感困难的一种病证。

　　〔10〕寒栗不复:寒栗,就是指打寒战;不复,就是难以回复温暖的意思。

　　【白话解】　大肠的经脉手阳明经,起始于食指的指端,沿着食指拇侧的上缘,通过拇指、食指歧骨之间的合谷穴,向上行至拇指后方、腕部外侧前缘两筋之中的凹陷处,再沿前臂外侧的上缘,进入肘外侧,然后沿上臂的外侧前缘,上行至肩,出于肩峰的前缘,再向后上走到脊柱骨之上而与诸阳经会合于大椎穴,然后再折向前下方,进入缺盆,并下行而联络于与本经相表里的脏腑——肺脏,再向下贯穿膈膜,而联属于本经所属的脏腑——大肠腑;另有一条支脉,从缺盆处向上走至颈部,并贯通颊部,而进入下齿龈中,其后再从口内返出而挟行于口唇旁,左右两脉在人中穴处相交汇,相交之后,左脉走到右边,右脉走到左边,再上行挟于鼻孔两侧,而在鼻翼旁的迎香穴处与足阳明胃经相衔接。

　　手阳明大肠经之经气发生异常的变动,就会出现牙齿疼痛,颈部肿大等症状。

　　手阳明大肠经上的腧穴主治津液不足的疾病,其症状是眼睛发黄,口中干燥,鼻塞或出鼻血,喉头肿痛以致气闭,肩前与上臂疼痛,食指疼痛而不能活动。

　　本经经气有余时,就会出现经脉所过之处发热而肿的病象。本经经气不足时,就会出现发冷颤抖,不易恢复温暖等病象。

　　治疗上面这些病证时,属于经气亢盛的就要用泻法,属于经气不足的就要用补法;属于热的就要用速针法,属于寒的就要用留针法;属于阳气内衰以致脉道虚陷不起的就要用灸法;既不属于经气亢盛也不属于经气虚弱,而仅仅只是经气运行失调的,就要用本经所属的腧穴来调治。属于本经经气亢盛的,其人迎脉的脉象要比寸口脉的脉象大三倍;而属于本经经气虚弱的,其人迎脉的脉象反而会比寸口脉的脉象小。

　　【原文】　胃足阳明之脉,起于鼻之交頞中[1],旁纳太阳之脉[2],下循鼻外,入上齿中,还出挟口环[3]唇,下交承浆,却[3]循颐[4]后下廉,出大迎,循颊车,上耳前,过[3]客主人,循发际,至额颅[5];其支者,从大迎前下人迎,循喉咙,入缺盆,下膈属胃络脾;其直[3]者,从缺盆下乳内廉,下挟脐,入气街[6]中;其支者,起于胃口,下循腹里,下至气街中而合[3],以下髀关[7],抵[3]伏兔[8],下膝膑中,下循胫外廉,下足跗,入中指内间;其支者,下廉三寸而别,下入中指外间;其支者,别[3]跗上,入大指间,出其端。

是动则病洒洒振寒[9],善呻数欠颜黑,病至则恶人与火,闻木声则惕然而惊,心欲动,独闭户塞牖而处,甚则欲上高而歌,弃衣而走,贲响腹胀,是为骭厥[10]。是主血所生病者[11],狂疟,温淫汗出,鼽衄,口㖞唇胗[12],颈肿喉痹,大腹水肿,膝膑肿痛,循膺、乳、气街、股、伏兔、骭外廉、足跗上皆痛,中指不用。气盛则身以前皆热,其有余于胃,则消谷善饥,溺色黄。气不足则身以前皆寒栗,胃中寒则胀满。为此诸病,盛则泻之,虚则补之,热则疾之,寒则留之,陷下则灸之,不盛不虚,以经取之。盛者人迎大三倍于寸口,虚者人迎反小于寸口也。

【提要】 本段介绍了胃经的循行路线,所属之"是动病"、"所生病",以及其经气盛、经气虚时的症状表现和治疗方法。

【注释】 [1]頞中:頞,è,音饿,即鼻梁。頞中,就是指鼻梁上端(鼻根部位)的凹陷处。

[2]旁纳太阳之脉:纳,《甲乙经》《千金方》《铜人经》《十四经发挥》、马莳本、张介宾本均作"约",也就是缠束的意思。《铜人经》的注释为:"足太阳起目眦(睛明穴)而阳明旁行约之",其意思就是说足阳明胃经的经脉缠束旁侧之足太阳膀胱经的经脉。

[3]环、却、过、直、合、抵、别:环绕于四周的叫做"环";不进反退的叫做"却";通过它经穴位所在部位的叫做"过";一直向前走而不转向的叫做"直";两脉相并的叫做"合";到达某处的叫做"抵";另行而发出分支的叫做"别"。下同。

[4]颐:即口角后方、腮部之下的部位。

[5]额颅:就是指前额处、发下眉上之间的部位。

[6]气街:穴位名,其部位在少腹下方之毛际的两旁,也叫做气冲。

[7]髀关:穴位名,其部位在大腿前方上端的皮肤交纹处。

[8]伏兔:穴位名,其部位在大腿前方的肌肉隆起处,因其形如趴伏的兔子,故名。

[9]洒洒振寒:指患者有阵阵发冷的感觉,就好像凉水洒在身上一样。

[10]骭厥:骭,gàn,音干,是胫骨在古时候的名称。骭厥,就是指足阳明之气自胫部而上逆的病证。古人认为贲响(肠中气体走动而发生鸣响)、腹胀都是因足胫部之气上逆所致,故称之为骭厥。

[11]是主血所生病者:胃腑受纳水谷而使营血得以化生,是为营血之根,如果胃腑有病,则营血不生。足阳明经受纳胃腑之气,成为多气多血之经,而可调节营血之变,所以足阳明胃经上的腧穴可以主治有关血的各种病证。

[12]口㖞唇胗:㖞,wāi,音歪,就是歪的意思;口㖞,就是指口角歪斜。胗,zhēn,音真;唇胗,就是指口唇生出疮疡。

【白话解】 胃的经脉足阳明经,起于鼻孔两旁(迎香穴),由此上行,左右相交于鼻根部,并缠束旁侧的足太阳膀胱经的经脉,到达内眼角(睛明穴)之后再向下行,沿鼻的外侧,入于上齿龈内,继而返出来挟行于口旁,并环绕口唇,再向下交会于口唇下方的承浆穴处,此后再沿腮部后方的下缘退行而出大迎穴,又沿着下颌角部位的颊车,上行至耳的前方,通过足少阳胆经所属的客主人穴,沿着发际,上行至额颅部;它有一条支脉,从大迎穴的前方,向下走行至颈部的人迎穴处,再沿喉咙进入缺盆,向下贯穿横膈膜,而联属于本经所属的脏腑——胃腑,并联络于与本经相表里的脏腑——脾脏;其直行的经脉,从缺盆处下行至乳房的内侧,再向下挟行于脐的两侧,最后进入阴毛毛际两旁的气街部位(气冲穴);另有一条支脉,起始于胃的下口处(即幽门,大约相当于下脘穴所在的部位),再沿着腹部的内侧下行,到达气街的部位,而与前面所讲的那条直行的经脉相会合,再由此下行,沿着大腿外侧的前缘到达髀关穴处,而后直达伏兔穴,再下行至膝盖,并沿小腿胫部外侧的前缘,下行至足背部,最后进入足次趾的外侧间(即足中趾的内侧部);还有一条支脉,在膝下三寸的地方分出,下行到足中趾的外侧间;又有一条支脉,从足背面(冲阳穴)别行而出,向外斜走至足厥阴肝经的外侧,进入足大趾,并直行到大趾的末端,而与足太阴脾经相衔接。

足阳明胃经之经气发生异常的变动,就会出现全身一阵阵发冷战栗,就好像被冷水淋洒过一样,以及频频呻吟,时作呵欠,额部暗黑等症状。发病时怕见人和火光,听到木器撞击所发出的声音,就会神慌惊恐,心中跳动不安,因此病人喜欢关闭门窗而独处室内。在病情严重时,就会出现病人想要爬到高处去唱歌,脱了衣服而乱跑,以及腹胀肠鸣等症状,这时的病证就被称做骭厥病。

足阳明胃经上的腧穴主治血所发生的疾病,如高热神昏的疟疾,温热之邪淫胜所致的大汗出,鼻塞或鼻出血,口角歪斜,口唇生疮,颈部肿大,喉部闭塞,腹部因水停而肿胀,膝髌部肿痛,足阳明胃经沿着胸膺、乳部、气街、大腿前缘、伏兔、胫部外缘、足背等处循行的部位都发生疼痛,足中趾不能活动自如等。

本经经气有余时,就会出现胸腹部发热;若气盛而充于胃腑,使胃腑之气有余,就会出现胃热所导致的谷食易消而时常饥饿,以及小便颜色发黄等症状。本经经气不足时,就会出现胸腹部发冷而战栗;若胃中阳虚有寒,以致运化无力,水谷停滞中焦,就会出现胀满的病象。

治疗上面这些病证时,属于经气亢盛的就要用泻法,属于经气不足的就要用补法;属于热的就要用速针法,属于寒的就要用留针法;属于阳气内衰以致脉道虚陷不起的就要用灸法;既不属于经气亢盛也不属于经气虚弱,而仅仅只是经气运行失调的,就要用本经所属的腧穴来调治。属于本经经气亢盛的,其人迎脉的脉象要比寸口脉的脉象大三倍;而属于本经经气虚弱的,其人迎脉的脉象反而会比寸口脉的脉象小。

【原文】 脾足太阴之脉,起于大指之端,循指内侧白肉际[1],过核骨[2]后,上内踝前廉,上端[3]内,循胫骨后,交出厥阴之前,上膝股内前廉,入腹属脾络胃,上膈,挟咽,连舌本,散舌下;其支者,复从胃,别上膈,注心中。

是动则病舌本强,食则呕,胃脘痛,腹胀善噫,得后与气[4]则快然如衰,身体皆重。是主脾所生病者,舌本痛,体不能动摇,食不下,烦心,心下急痛,溏瘕泄[5]、水闭、黄疸,不能卧,强立股膝内肿厥,足大指不用。为此诸病,盛则泻之,虚则补之,热则疾之,寒则留之,陷下则灸之,不盛不虚,以经取之。盛者寸口大三倍于人迎,虚者寸口反小于人迎也。

【提要】 本段介绍了脾经的循行路线,所属之"是动病"、"所生病",以及其经气盛、经气虚时的症状表现和治疗方法。

【注释】 [1]白肉际:手足之掌(或跖)与指(或趾)都有赤白肉际,掌(或跖)与指(或趾)的阴面为白肉,阳面(即生有毫毛的那一面)为赤肉,二者相交界的地方即为赤白肉际。

[2]核骨:即指第一趾跖关节在足内侧所形成的圆形隆起,其状如圆骨,故名。

[3]端:在此为"腨"之误,即指小腿的腓肠肌部,俗称小腿肚。

[4]得后与气:后,就是指大便;气,就是指矢气。得后与气,就是指排出了大便或矢气。

[5]溏瘕泄:溏,指大便稀薄。瘕泄,指痢疾。

【白话解】 脾的经脉足太阴经,起始于足大趾的末端,沿着足大趾内侧的白肉处,通过足大趾本节后方的核骨,上行到达内踝的前缘,再上行至小腿的内侧,然后沿胫骨的后缘,与足厥阴肝经相交会并穿行至其前方,此后再上行经过膝部、大腿之内侧的前缘,进入腹内,而联属于本经所属的脏腑——脾脏,并联络于与本经相表里的脏腑——胃腑,然后再向上穿过横膈膜,挟行于咽喉两侧,连于舌根,并散布于舌下;它的支脉,在胃腑处分出,上行穿过膈膜,注入心中,而与手少阴心经相衔接。

足太阴脾经之经气发生异常的变动,就会出现舌根强直,食则呕吐,胃脘疼痛,腹部胀满,时时嗳气等症状;在排出大便或矢气后,就会感到脘腹轻快,就好像病已祛除了一样。此外,还会出现全身上下均感沉重等病象。

足太阴脾经上的腧穴主治脾脏所发生的疾病,如舌根疼痛,身体不能活动,食物不能下咽,心中烦躁,心下牵引作痛,大便溏薄,痢疾,水闭于内以致小便不通,面目皮肤发黄之黄疸,不能安静睡卧等。勉强站立时,就会出现股膝内侧经脉所过之处肿胀而厥冷的病象。此外,还有足大趾不能活动等症状。

治疗上面这些病证时,属于经气亢盛的就要用泻法,属于经气不足的就要用补法;属于热的就要用速针法,属于寒的就要用留针法;属于阳气内衰以致脉道虚陷不起的就要用灸法;既不属于经气亢盛也不属于经气虚弱,而仅仅只是经气运行失调的,就要用本经所属的腧穴来调治。属于本经经气亢盛的,其寸口脉的脉象要比人迎脉的脉象大三倍;而属于本经经气虚弱的,其寸口脉的脉象反而会比人迎脉的脉象小。

【原文】 心手少阴之脉,起于心中,出属心系[1],下膈络小肠;其支者,从心系上挟咽,系目系;其直者,复从心系却上肺,下出腋下,下循臑内后廉,行太阴心主之后,下肘内,循臂内后廉,抵掌后锐骨[2]之端,入掌内后廉,循小指之内出其端。

是动则病嗌干[3]心痛,渴而欲饮,是为臂厥[4]。是主心所生病者,目黄胁痛,臑臂内后廉痛厥,掌中热痛。为此诸病,盛则泻之,虚则补之,热则疾之,寒则留之,陷下则灸之,不盛不虚,以经取之。盛者寸口大再倍于人迎,虚者寸口反小于人迎也。

【提要】 本段介绍了心经的循行路线,所属之"是动病"、"所生病",以及其经气盛、经气虚时的症状表现和治疗方法。

【注释】 [1]心系:就是指心脏与其他脏腑相联系的脉络。

[2]锐骨:就是指掌后尺侧部隆起的骨头。

[3]嗌干:嗌,yì,音易,就是指食管的上口。嗌干,就是指食管上口之咽喉部有干燥的感觉。

[4]臂厥:就是指因手臂的经脉之气厥逆上行而导致的病证。

【白话解】 心的经脉手少阴经,起始于心中,从心出来以后就联属于心的脉络,然后就向下贯穿横膈膜,而联络于与本经相表里的脏腑——小肠腑;它的支脉,从心的脉络向上走行,并挟行于咽喉的两旁,此后再向上行而与眼球连络于脑的脉络相联系;它直行的经脉,从心的脉络上行至肺部,然后再向下走行而横出于腋窝下,此后再向下沿着上臂内侧的后缘走行,且循行于手太阴肺经和手厥阴心包络经的后方,一直下行而至肘内,再沿着前臂内侧的后缘循行,直达掌后小指侧高骨的尖端,并进入手掌内侧的后缘,再沿着小指内侧到达小指的前端,而与手太阳小肠经相衔接。

手少阴心经之经气发生异常的变动,就会出现咽喉干燥,头痛,口渴而想要喝水等症状,这样的病证就叫做臂厥证。

手少阴心经上的腧穴主治心脏所发生的疾病,其症状是眼睛发黄,胁肋疼痛,上臂及下臂的内侧后缘处疼痛、厥冷,掌心处发热、灼痛。

治疗上面这些病证时,属于经气亢盛的就要用泻法,属于经气不足的就要用补法;属于热的就要用速针法,属于寒的就要用留针法;属于阳气内衰以致脉道虚陷不起的就要用灸法;既不属于经气亢盛也不属于经气虚弱,而仅仅只是经气运行失调的,就要用本经所属的腧穴来调治。属于本经经气亢盛的,其寸口脉的脉象要比人迎脉的脉象大两倍;而属于本经经气虚弱的,其寸口脉的脉象反而会比人迎脉的脉象小。

【原文】 小肠手太阳之脉,起于小指之端,循手外侧上腕,出踝[1]中,直上循臂骨下廉,出肘内侧两筋之间,上循臑外后廉,出肩解[2],绕肩胛,交肩上,入缺盆络心,循咽下膈,抵胃属小肠;其支者,从缺盆循颈上颊,至目锐眦,却入耳中;其支者,别颊上䪼[3]抵鼻,至目内眦,斜络于颧。

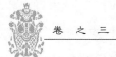

是动则病嗌痛颔[4]肿,不可以顾,肩似拔,臑似折。是主液所生病者[5],耳聋目黄颊肿,颈颔肩臑肘臂外后廉痛。为此诸病,盛则泻之,虚则补之,热则疾之,寒则留之,陷下则灸之,不盛不虚,以经取之。盛者人迎大再倍于寸口,虚者人迎反小于寸口也。

【提要】　本段介绍了小肠经的循行路线,所属之"是动病"、"所生病",以及其经气盛、经气虚时的症状表现和治疗方法。

【注释】　[1]踝:即指手腕后方尺侧部隆起的骨头。

[2]肩解:就是指肩关节后面的骨缝。

[3]䪼:zhuō,音拙,是指眼眶下的部位,其中还包括颧骨所连及的上牙床的部位。

[4]颔:hàn,音汗,指下颌骨正中下方的空软部位,即平常所说的下巴颏。

[5]是主液所生病者:小肠为受盛之官,承接胃所腐熟的水谷,并泌别清浊,使其精华营养全身,其糟粕归于大肠,其水液归于膀胱。小肠有病,则水谷不分,清浊难别。是故小肠可以调节水液的产生,而其所络属的经脉——小肠经也就可以调治水液方面所发生的病证。

【白话解】　小肠的经脉手太阳经,起始于手小指外侧的末端,沿着手外侧的后缘循行而向上到达腕部,并出于腕后小指侧的高骨,由此再沿着前臂尺骨的下缘直行而上,出于肘后内侧两筋的中间,再向上沿着上臂外侧的后缘,出于肩后的骨缝处,绕行肩胛部,再前行而相交于肩上,继而进入缺盆,深入体内而联络于与本经相表里的脏腑——心脏,此后再沿着食管下行并贯穿横膈,到达胃部,最后再向下行而联属于本经所属的脏腑——小肠腑;它的一条支脉,从缺盆部分出,沿着颈部向上走行而到达颊部,再从颊部行至外眼角,最后从外眼角斜下而进入耳内。它的另一条支脉,从颊部别行而出,走向眼眶下方,并从眼眶下方到达鼻部,然后再抵达内眼角,最后再从内眼角向外斜行并络于颧骨,而与足太阳膀胱经相衔接。

手太阳小肠经之经气发生异常的变动,就会出现咽喉疼痛,颔部发肿,颈项难以转动而不能回顾,肩部就像在被人拉拔一样紧张疼痛,上臂部就像已被折断一样剧痛难忍等症状。

手太阳小肠经上的腧穴主治液所发生的疾病,其症状是耳聋,眼睛发黄,面颊肿胀,以及颈部、颔部、肩部、上臂、肘部、前臂等部位的外侧后缘处疼痛。

治疗上面这些病证时,属于经气亢盛的就要用泻法,属于经气不足的就要用补法;属于热的就要用速针法,属于寒的就要用留针法;属于阳气内衰以致脉道虚陷不起的就要用灸法;既不属于经气亢盛也不属于经气虚弱,而仅仅只是经气运行失调的,就要用本经所属的腧穴来调治。属于本经经气亢盛的,其人迎脉的脉象要比寸口脉的脉象大两倍;而属于本经经气虚弱的,其人迎脉的脉象反而会比寸口脉的脉象小。

【原文】　膀胱足太阳之脉,起于目内眦,上额交巅[1];其支者,从巅至耳上角[2];其直者,从巅入络脑,还出别下项,循肩髆[3]内,挟脊抵腰中,入循膂[4],络肾属膀胱;其支者,从腰中下挟脊贯臀,入腘中;其支者,从髆内左右,别下贯胛,挟脊内,过髀枢[5],循髀外从后廉下合腘中,以下贯踹内,出外踝之后,循京骨[6],至小指外侧。

是动则病冲头痛,目似脱,项如拔,脊痛腰似折,髀不可以曲,腘如结,踹如裂,是为踝厥[7]。是主筋所生病者[8],痔疟狂癫疾,头囟[9]项痛,目黄泪出鼽衄,项背腰尻[10]腘踹脚皆痛,小指不用。为此诸病,盛则泻之,虚则补之,热则疾之,寒则留之,陷下则灸之,不盛不虚,以经取之。盛者人迎大再倍于寸口,虚者人迎反小于寸口也。

【提要】 本段介绍了膀胱经的循行路线,所属之“是动病”、“所生病”,以及其经气盛、经气虚时的症状表现和治疗方法。

【注释】 [1]巅:是指头顶正中的最高处,也就是百会穴所在的位置。

[2]耳上角:就是指耳尖上方所对之头皮的部位。

[3]肩髆:髆,bó,音勃。即指肩胛骨。

[4]膂:lǚ,音吕,挟行于脊柱两旁的浅层肌肉叫做膂。

[5]髀枢:髀,bì,音毕,指大腿。髀枢,即指髋关节,又称大转子,为环跳穴所在的部位。

[6]京骨:就是指足小趾本节后向外侧突出的半圆骨,也即京骨穴所在的部位。

[7]踝厥:是指腘如结等症状而言;这些症状都是由本经经气自外踝部向上逆行而导致的,故名踝厥。

[8]是主筋所生病者:《素问·生气通天论》中说:“阳气者,精则养神,柔则养筋。”即说明阳气可以濡养经筋。太阳经为阳气最充足的经脉,其阳气不足则经筋无以所养,所以足太阳膀胱经可以主治筋所发生的病证。

[9]囟:xìn,音信,即指顶门。婴儿头顶骨缝未合之处称为囟门。

[10]尻:kāo,即指骶骨的末端。自腰以下至骶尾骨(第十七至二十一节)通称为尻。

【白话解】 膀胱的经脉足太阳经,起始于内眼角,向上经过额部而交会于头部的最高处——巅顶;它的一条支脉,从巅顶走行至耳的上角;它直行的经脉,从顶巅向内深入而络于脑髓,然后返还出来,再下行到达颈项的后部,此后就沿着肩胛的内侧,挟行于脊柱的两旁,抵达腰部,再沿着脊柱旁的肌肉深入腹内,而联络于与本经相表里的脏腑——肾脏,并联属于本经所属的脏腑——膀胱腑;另有一条支脉,从腰部分出,挟着脊柱的两侧下行并贯穿臀部,而直入于膝部的腘窝中;还有一条支脉,从左右的肩胛骨处分出,向下贯穿肩胛骨,再挟着脊柱的两侧,在体内下行,通过髀枢部,然后再沿着大腿外侧的后缘向下走行,而与先前进入腘窝的那条支脉在腘窝中相会合,由此再向下走行,通过小腿肚的内部,出于外踝骨的后方,再沿着足小趾本节后的圆骨,到达足小趾外侧的末端,而与足少阴肾经相衔接。

足太阳膀胱经之经气发生异常的变动,就会出现:伴有气上冲之感觉的头痛,眼睛疼痛得就好像要从眼眶中脱出似的,颈项就好像在被牵拔一样紧张疼痛,脊柱和腰部就好像已被折断一样疼痛难忍,髋关节不能屈曲,膝腘部就好像已被捆绑住一样紧涩结滞、不能运动自如,小腿肚疼痛得就好像要裂开一样,以上这些病证就叫做踝厥病。

足太阳膀胱经上的腧穴主治筋所发生的疾病,如痔疮、疟疾、狂病、癫病,头、囟与颈部疼痛,眼睛发黄,流泪,鼻塞或鼻出血,项、背、腰、尻、腘、小腿肚、脚等部位都发生疼痛,足小趾不能活动。

治疗上面这些病证时,属于经气亢盛的就要用泻法,属于经气不足的就要用补法;属于热的就要用速针法,属于寒的就要用留针法;属于阳气内衰以致脉道虚陷不起的就要用灸法;既不属于经气亢盛也不属于经气虚弱,而仅仅只是经气运行失调的,就要用本经所属的腧穴来调治。属于本经经气亢盛的,其人迎脉的脉象要比寸口脉的脉象大两倍;而属于本经经气虚弱的,其人迎脉的脉象反而会比寸口脉的脉象小。

【原文】 肾足少阴之脉,起于小指之下,邪走足心[1],出于然谷之下,循内踝之后,别入跟中,以上踹内,出腘内廉,上股内后廉,贯脊属肾络膀胱;其直者,从肾上贯肝膈,入肺中,循喉咙,挟舌本;其支者,从肺出络心,注胸中。

是动则病饥不欲食,面如漆柴[2],咳唾则有血,喝喝[3]而喘,坐而欲起,目䀮䀮[4]如无所见,心如悬若饥状,气不足则善恐,心惕惕如人将捕之,是为骨厥。是主肾所生病者,口热舌干,咽肿上气,嗌干及痛,烦心心痛,黄疸肠澼[5],脊股内后廉痛,痿厥嗜卧,足下热而痛。为此诸病,盛则泻之,虚则补之,热则疾之,寒则留之,陷下则灸之,不盛不虚,以经取之。灸则强食生肉,缓带披发[6],大杖重履[7]而步。盛者寸口大再倍于人迎,虚者寸口反小于人迎也。

【提要】 本段介绍了肾经的循行路线,所属之"是动病"、"所生病",以及其经气盛、经气虚时的症状表现和治疗方法。

【注释】 [1]邪走足心:邪,其读音、意义均与"斜"字相同。邪走足心,就是指肾经的经脉从膀胱经经脉的终点出发后,斜行走向足心部的涌泉穴。

[2]漆柴:漆,就是指黑色。漆柴,就是形容患者的面色黯黑无泽,就好像烧焦了的黑色木炭一样。

[3]喝喝:是形容喘息之声。

[4]䀮䀮:huāng huāng,音荒荒,是形容视物不清的样子。

[5]肠澼:是指病邪澼积于肠中,即指今天所说的痢疾。

[6]缓带披发:缓带,就是放松衣带;披发,就是披散头发。其目的是使身体不受束缚,气血得以畅行无阻。

[7]大杖重履:大杖,就是粗而结实的拐杖;重履,就是在睡鞋外面再套上一双鞋子。因古人睡觉时多需另换睡鞋,起床后再将睡鞋换下,但体弱的人起床后不脱换睡鞋,而是在睡鞋外面再套上一双鞋子,故称重履。大杖重履,在此用以形容动作徐缓的样子。

【白话解】 肾的经脉足少阴经,起始于足小趾的下方,斜行走向足心部,出于内踝前下方之然谷穴所在的部位，然后沿着内踝的后方，别行向下，入于足跟部，再由足跟部上行至小腿肚的内侧，并出于腘窝的内侧，此后再沿着大腿内侧的后缘，贯穿脊柱，而联属于本经所属的脏腑——肾脏，并联络于与本经相表里的脏腑——膀胱腑；其直行的经脉，从肾脏向上行，贯穿肝脏和横膈膜，而进入肺脏，再从肺脏沿着喉咙上行并最终挟傍于舌的根部；另有一条支脉，从肺脏发出，联络于心脏，并贯注于胸内，而与手厥阴心包络经相衔接。

足少阴肾经之经气发生异常的变动，就会出现虽觉饥饿却不想进食，面色像漆柴一样黯黑无泽，咳唾带血，喘息喝喝有声，刚坐下去就想站起来，视物模糊不清，就好像看不见东西一样，以及心中如悬挂在空中似的空荡不宁，其感觉就好像处于饥饿状态一样等症状；气虚不足的，就常常会有恐惧感，其病证发作时，患者心中怦怦跳动，就好像有人要来逮捕他一样，以上这些病证就叫做骨厥病。

足少阴肾经上的腧穴主治肾脏所发生的疾病，其症状是自觉口中发热，舌头干，咽部肿胀，气息上逆，喉咙干燥而疼痛，心中烦乱，心痛，黄疸，痢疾，脊柱及大腿内侧后缘疼痛，足部痿软而厥冷，嗜睡，足底发热并疼痛。

治疗上面这些病证时，属于经气亢盛的就要用泻法，属于经气不足的就要用补法；属于热的就要用速针法，属于寒的就要用留针法；属于阳气内衰以致脉道虚陷不起的就要用灸法；既不属于经气亢盛也不属于经气虚弱，而仅仅只是经气运行失调的，就要用本经所属的腧穴来调治。要使用灸法的患者，都应当增强饮食以促进肌肉生长，同时还要结合适当的调养——放松身上束着的带子，披散头发而不必扎紧，从而使全身气血得以舒畅；此外，即使病患尚未痊愈，也要经常起床——手扶较粗的拐杖，足穿重履，缓步行走，作轻微的活动，从而使全身筋骨得以舒展。属于本经经气亢盛的，其寸口脉的脉象要比人迎脉的脉象大两倍；而属于本经经气虚弱的，其寸口脉的脉象反而会比人迎脉的脉象小。

【原文】 心主手厥阴心包络之脉，起于胸中，出属心包络，下膈，历络三焦[1]；其支者，循胸出胁，下腋三寸，上抵腋，下循臑内，行太阴少阴之间，入肘中，下臂行两筋之间，入掌中，循中指出其端；其支者，别掌中，循小指次指[2]出其端。

是动则病手心热，臂肘挛急，腋肿，甚则胸胁支满，心中憺憺大动，面赤目黄，喜笑不休。是主脉所生病者[3]，烦心心痛，掌中热。为此诸病，盛则泻之，虚则补之，热则疾之，寒则留之，陷下则灸之，不盛不虚，以经取之。盛者寸口大一倍于人迎，虚者寸口反小于人迎也。

【提要】 本段介绍了心包络经的循行路线，所属之"是动病"、"所生病"，以及其经气盛、经气虚时的症状表现和治疗方法。

【注释】 [1]历络三焦：历，就是经过的意思。历络三焦，就是指心包络经自胸至腹，顺次经过并联络上、中、下三焦。

[2]小指次指：即指小指旁侧的第二个手指，也就是无名指。

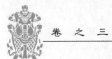

[3] 是主脉所生病者:心主血脉,而心包络为心的外卫,代心受邪并代心行令,所以心包络经可以主治脉所发生的疾病。

【白话解】 心主的经脉手厥阴心包络经,起始于胸中,向外走行而联属于本经所属的脏腑——心包络,然后再下行贯穿横膈膜,由此而经过并联络于与本经相表里的脏腑——三焦;它的一条支脉,从胸中横出至胁部,再走行到腋下三寸处,此后再向上循行,抵达腋窝部,然后再沿着上臂的内侧,在手太阴肺经与手少阴心经这两条经脉的中间向下循行,进入肘中,再沿着前臂内侧两筋的中间下行,入于掌中,再沿着中指直达其末端;它的另一条支脉,从掌心别行而出,沿着无名指到达其末端,而与手少阳三焦经相衔接。

手厥阴心包络经之经气发生异常的变动,就会出现掌心发热,臂肘关节拘挛,腋下肿胀等症状;更严重的还会出现胸部、胁肋部支撑满闷,心中惊恐不安以致心脏跳动剧烈,面色发赤,眼睛发黄,喜笑不止。

手厥阴心包络经上的腧穴主治脉所发生的疾病,其症状是心中烦躁,心痛,掌心发热。

治疗上面这些病证时,属于经气亢盛的就要用泻法,属于经气不足的就要用补法;属于热的就要用速针法,属于寒的就要用留针法;属于阳气内衰以致脉道虚陷不起的就要用灸法;既不属于经气亢盛也不属于经气虚弱,而仅仅只是经气运行失调的,就要用本经所属的腧穴来调治。属于本经经气亢盛的,其寸口脉的脉象要比人迎脉的脉象大一倍;而属于本经经气虚弱的,其寸口脉的脉象反而会比人迎脉的脉象小。

【按语】 《本输》篇仅有十一经——所称之"心出于中冲",乃是以手厥阴心包络经为心经,而未曾提及手厥阴心包络经之名。但在《本输》篇的后半部分,又有"腋下三寸,手心主也,名曰天池"等文字,其提出颇无根据,故疑《本输》篇有脱简。

【原文】 三焦手少阳之脉,起于小指次指之端,上出两指之间,循手表腕[1],出臂外两骨之间[2],上贯肘,循臑外上肩,而交出足少阳之后,入缺盆,布膻中,散落心包[3],下膈,循属三焦;其支者,从膻中上出缺盆,上项,系耳后直上,出耳上角,以屈下颊至𬳵;其支者,从耳后入耳中,出走耳前,过客主人前,交颊,至目锐眦。

是动则病耳聋浑浑焞焞[4],嗌肿喉痹。是主气所生病者[5],汗出,目锐眦痛,颊痛,耳后肩臑肘臂外皆痛,小指次指不用。为此诸病,盛则泻之,虚则补之,热则疾之,寒则留之,陷下则灸之,不盛不虚,以经取之。盛者人迎大一倍于寸口,虚者人迎反小于寸口也。

【提要】 本段介绍了三焦经的循行路线,所属之"是动病"、"所生病",以及其经气盛、经气虚时的症状表现和治疗方法。

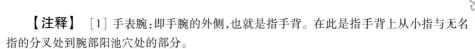

【注释】 [1] 手表腕：即手腕的外侧，也就是指手背。在此是指手背上从小指与无名指的分叉处到腕部阳池穴处的部分。

[2] 两骨之间：在此指的是桡骨与尺骨的中间。

[3] 散落心包：当为"散络心包"之误。

[4] 浑浑焞焞：浑，hún，音魂；焞，chún，音纯。浑浑焞焞，是形容听不清楚声音的样子。

[5] 是主气所生病者：因为三焦腑具有气化功能以通行水液，故其所络属的经脉——三焦经也就可以调治气所发生的病证。

【白话解】 三焦的经脉手少阳经，起始于无名指的末端，向上走行而出于小指与无名指的中间，再沿着手背到达腕部，并出于前臂外侧两骨的中间，再向上循行，穿过肘部，沿着上臂的外侧，上行至肩部，而与足少阳胆经相交叉，并出行于该经的后方，此后再进入缺盆，分布于两乳之间的膻中处，并散布联络于与本经相表里的脏腑——心包络，再向下穿过横膈膜，而依次联属于本经所属的脏腑——上、中、下三焦。它的一条支脉，从胸部的膻中处上行，出于缺盆，并向上走行到颈项，连系于耳后，再直上而出于耳上角，并由此屈折下行，绕颊部，而到达眼眶的下方；它的另一条支脉，从耳的后方进入耳中，再出行至耳的前方，经过足少阳胆经所属之客主人穴的前方，与前一条支脉交会于颊部，由此再上行至外眼角，而与足少阳胆经相衔接。

手少阳三焦经之经气发生异常的变动，就会出现耳聋，听声模糊，咽喉肿痛，喉咙闭塞等症状。

手少阳三焦经上的腧穴主治气所发生的疾病，其症状是自汗出，外眼角疼痛，面颊疼痛，耳后、肩部、上臂、肘部、前臂等部位的外缘处都发生疼痛，无名指不能活动。

治疗上面这些病证时，属于经气亢盛的就要用泻法，属于经气不足的就要用补法；属于热的就要用速针法，属于寒的就要用留针法；属于阳气内衰以致脉道虚陷不起的就要用灸法；既不属于经气亢盛也不属于经气虚弱，而仅仅只是经气运行失调的，就要用本经所属的腧穴来调治。属于本经经气亢盛的，其人迎脉的脉象要比寸口脉的脉象大一倍；而属于本经经气虚弱的，其人迎脉的脉象反而会比寸口脉的脉象小。

【原文】 胆足少阳之脉，起于目锐眦，上抵头角[1]，下耳后，循颈行手少阳之前，至肩上，却交出手少阳之后，入缺盆；其支者，从耳后入耳中，出走耳前，至目锐眦后；其支者，别锐眦，下大迎，合于手少阳，抵于䪼，下加颊车，下颈合缺盆以下胸中，贯膈络肝属胆，循胁里，出气街，绕毛际[2]，横入髀厌[3]中；其直者，从缺盆下腋，循胸过季胁[4]，下合髀厌中，以下循髀阳[5]，出膝外廉，下外辅骨[6]之前，直下抵绝骨[7]之端，下出外踝之前，循足跗上，入小指次指之间；其支者，别跗上，入大指之间，循大指歧骨[8]内出其端，还贯爪甲，出三毛[9]。

是动则病口苦，善太息，心胁痛不能转侧，甚则面微有尘，体无膏泽[10]，足外反热,是为阳厥[11]。是主骨所生病者[12],头痛颔痛,目锐眦痛,缺盆中肿痛,腋下肿,马刀侠瘿[13],汗出振寒,疟,胸胁肋髀膝外至胫绝骨外踝前及诸节皆痛,小指次指不用。为此诸病,盛则泻之,虚则补之,热则疾之,寒则留之,陷下则灸之,不盛不虚,以经取之。盛者人迎大一倍于寸口,虚者人迎反小于寸口也。

【提要】 本段介绍了胆经的循行路线,所属之"是动病"、"所生病",以及其经气盛、经气虚时的症状表现和治疗方法。

【注释】 [1]头角:就是指前额之上缘的两端处,即额角。

[2]毛际:就是指耻骨部阴毛的边缘。

[3]髀厌:就是髀枢,即髋关节,俗称大转子,为环跳穴所在的部位。

[4]季胁:就是指两侧胸胁下方的软肋部。

[5]髀阳:髀,就是股,俗名大腿。内为阴,外为阳;髀阳,就是指大腿的外侧。

[6]外辅骨:即指腓骨。胫骨为内辅骨。

[7]绝骨:外踝上方之腓骨末端的凹陷部位叫做绝骨。腓骨在此处似乎有所中断,故名。它又是悬钟穴的别名。

[8]歧骨:足之大趾与次趾本节后方的骨缝处叫做歧骨。

[9]三毛:是指足大趾背面,趾甲后方,第一趾关节处,有毛的部位。

[10]膏泽:膏,就是指膏脂;泽,就是润泽的意思。膏泽,就是形容油润有光泽的样子。

[11]阳厥:是指由少阳之气上逆所导致的病证。古人认为凡是足少阳胆经之经气发生异常变动而出现的病证,都是由胆木生火,火气冲逆所致,故其病证都称为阳厥病。

[12]是主骨所生病者:胆之味为苦,苦味入骨;又骨为干,其质刚,胆为中正之官,其气亦刚,故胆腑有病,可伤及于骨。所以胆腑所络属的经脉——胆经也就可以调治骨所发生的病证。

[13]马刀侠瘿:就是指瘰疬(luǒ lì,音裸力),相当于现在所说的淋巴结核,俗称疬串;其生于腋下,状似马刀形者,叫做马刀;而其生于颈部者,叫做侠瘿。

【白话解】 胆的经脉足少阳经,起始于外眼角,向上循行至额角,再折而下行,绕至耳的后方,然后沿着颈部,在手少阳三焦经的前方向下走行,到达肩上,再与手少阳三焦经相交叉并出行到其后方,而进入缺盆;它的一条支脉,从耳的后方进入耳中,再出行至耳的前方,最后到达外眼角的后方;它的另一条支脉,从外眼角处别出,下行至大迎穴处,再由此上行而与手少阳三焦经相合,并到达眼眶的下方,此后再向后下方折行,到达颊车的部位,再向下循行至颈部,并与前述之本经的主干会合于缺盆部,然后再由缺盆部下行至胸中,穿过横膈膜,而联络于与本经相表里的脏腑——肝脏,并联属于本经所属的脏腑——胆腑,此后再沿着胁部的里面向下走行,出于少腹两侧的气街部,再绕过阴毛的边缘,而横行进入环跳穴所在的部位;其直行的经脉,从缺盆部下行至腋部,再沿着胸部通过季胁,并与前一支脉相合于环跳穴所在的部位,由此向下行,沿着大腿的外侧到达膝部的外缘,再下行到腓骨的前方,然后一直下行,抵达外踝上方之腓骨末端的凹陷处,再向下行而出于外踝的前方,并由此沿着足背,进入足之第五趾与第四趾的中间;还有一条支脉,从足背别行而出,进入足之大趾与次趾的中间,并沿着足大趾的外侧(靠近次趾的那一侧)行至其末端,然后再回转过来,穿过足大趾的爪甲部分,出于趾甲后方的三毛部位,而与足厥阴肝经相衔接。

足少阳胆经之经气发生异常的变动,就会出现口苦,时常叹气,胸胁部作痛以致身体不能转动等症状;病情严重时,还会出现面部像有灰尘蒙罩着一样黯无光泽,全身皮肤干燥而失去润泽之色,以及足外侧反觉发热等症状,以上这些病证就叫做阳厥病。

足少阳胆经上的腧穴主治骨所发生的疾病,其症状是头痛,颔部疼痛,外眼角痛,缺盆中肿痛,腋下肿胀,腋下或颈部病发瘰疬,自汗出而战栗怕冷,疟疾,胸胁、肋部、大腿、膝盖等部位的外侧,直至小腿外侧、绝骨、外踝前等部位以及胆经经脉循行所经过的各个关节都发生疼痛,足小趾旁侧之足趾(即第四足趾)不能活动。

治疗上面这些病证时,属于经气亢盛的就要用泻法,属于经气不足的就要用补法;属于热的就要用速针法,属于寒的就要用留针法;属于阳气内衰以致脉道虚陷不起的就要用灸法;既不属于经气亢盛也不属于经气虚弱,而仅仅只是经气运行失调的,就要用本经所属的腧穴来调治。属于本经经气亢盛的,其人迎脉的脉象要比寸口脉的脉象大一倍;而属于本经经气虚弱的,其人迎脉的脉象反而会比寸口脉的脉象小。

【原文】 肝足厥阴之脉,起于大指丛毛[1]之际,上循足跗上廉,去内踝一寸,上踝八寸,交出太阴之后,上腘内廉,循股阴[2]入毛中,过阴器,抵小腹,挟胃属肝络胆,上贯膈,布胁肋,循喉咙之后,上入颃颡[3],连目系,上出额,与督脉会于巅;其支者,从目系下颊里,环唇内;其支者,复从肝别贯膈,上注肺。

是动则病腰痛不可以俯仰,丈夫㿉疝,妇人少腹肿,甚则嗌干,面尘脱色。是肝所生病者,胸满呕逆飧泄,狐疝[4]遗溺闭癃。为此诸病,盛则泻之,虚则补之,热则疾之,寒则留之,陷下则灸之,不盛不虚,以经取之。盛者寸口大一倍于人迎,虚者寸口反小于人迎也。

【提要】 本段介绍了肝经的循行路线,所属之"是动病"、"所生病",以及其经气盛、经气虚时的症状表现和治疗方法。

【注释】 [1]丛毛:指足大趾背面第一趾关节处多毛的部位,也就是前文所提到的"三毛"。

[2]股阴:即大腿的内侧部。

[3]颃颡:háng sǎng,音航嗓,即鼻腔后部之鼻后孔所在的部位,它是鼻腔与咽部相通的部位,也是鼻的内窍。

[4]狐疝:是疝气的一种。睾丸时大时小,时上时下,如狐之出入无常者,叫做狐疝,又名偏坠。

【白话解】 肝的经脉足厥阴经,起始于足大趾趾甲后方之丛毛的边缘,然后沿着足背的上缘向上走行,到达内踝前一寸的地方,再向上循行至内踝上方八寸的部位,而与足太阴脾经相交叉并出行到其后方,此后再上行至膝部腘窝的内缘,并沿着大腿的内侧,进入阴毛之中,然后环绕并通过阴器,而抵达少腹部,由此再挟行于胃的两旁,并联属于本经所属的脏腑——肝脏,再联络于与本经相表里的脏腑——胆腑,此后再向上走行,贯穿横膈膜,并散布于胁肋,然后再沿着喉咙的后方,向上进入于鼻腔后部之鼻后孔的地方,由此再向上走行,而与眼球连络于脑的脉络相联系,再向上行,出于额部,与督脉会合于头顶的最高处(即百会穴所在的部位);它的一条支脉,从眼球连络于脑的脉络处别行而出,向下行至颊部的里面,再环绕口唇的内侧;它的另一条支脉,从肝脏别行而出,贯穿横膈膜,再向上走行并注于肺脏,而与手太阴肺经相衔接。

　　足厥阴肝经之经气发生异常的变动,就会出现腰部作痛以致不能前后俯仰,男子病发癩疝,女子少腹肿胀等症状;病情严重时,还会出现喉咙干燥,面部像蒙着灰尘一样黯无光泽等症状。

　　足厥阴肝经上的腧穴主治肝脏所发生的疾病,如胸中满闷,呕吐气逆,完谷不化的泄泻,睾丸时上时下的狐疝,遗尿,小便不通等。

　　治疗上面这些病证时,属于经气亢盛的就要用泻法,属于经气不足的就要用补法;属于热的就要用速针法,属于寒的就要用留针法;属于阳气内衰以致脉道虚陷不起的就要用灸法;既不属于经气亢盛也不属于经气虚弱,而仅仅只是经气运行失调的,就要用本经所属的腧穴来调治。属于本经经气亢盛的,其寸口脉的脉象要比人迎脉的脉象大一倍;而属于本经经气虚弱的,其寸口脉的脉象反而会比人迎脉的脉象小。

　　【原文】　手太阴气绝则皮毛焦,太阴者行气温于皮毛者也,故气不荣则皮毛焦,皮毛焦则津液去皮节[1],津液去皮节者则爪枯毛折,毛折者则毛先死,丙笃丁死,火胜金也。手少阴气绝则脉不通,脉不通则血不流,血不流则髦[2]色不泽,故其面黑如漆柴者,血先死,壬笃癸死,水胜火也。足太阴气绝者则脉不荣肌肉,唇舌者肌肉之本也,脉不荣则肌肉软,肌肉软则舌萎人中满,人中满则唇反,唇反者肉先死,甲笃乙死,木胜土也。足少阴气绝则骨枯,少阴者冬脉也,伏行而濡骨髓者也,故骨不濡则肉不能著也,骨肉不相亲则肉软却[3],肉软却故齿长而垢发无泽,发无泽者骨先死,戊笃己死,土胜水也。足厥阴气绝则筋绝,厥阴者肝脉也,肝者筋之合也,筋者聚于阴气[4],而脉络于舌本也,故脉弗荣则筋急,筋急则引舌与卵,故唇青舌卷卵缩则筋先死,庚笃辛死,金胜木也。五阴气俱绝则目系转,转则目运[5],目运者为志先死,志先死则远一日半死矣。六阳气绝,则阴与阳相离,离则腠理[6]发泄,绝汗乃出,故旦占夕死,夕占旦死。

　　【提要】　本段介绍五脏阴经之经气竭绝时的症状表现。

　　【注释】　[1]津液去皮节:就是津液丧失以致皮肤中缺少液体物质的意思。

［2］髦:máo,音毛,就是指头发。

［3］却:在此是短缩的意思。

［4］聚于阴气:阴气,在《难经》及各家注释中,均作"阴器",也就是生殖器。聚于阴器的筋,主要为经筋。

［5］目运:是指眼睛的黑睛上翻,仅露出白睛的现象。

［6］腠理:腠,就是指汗孔;理,就是指皮肉的纹理。

【白话解】 手太阴肺经之经气竭绝,就会出现皮毛焦枯的病象。因为手太阴肺经能够运行气血而温润肌表的皮肤和毫毛,所以倘若肺经之经气不足,不能运行气血以荣养皮肤和毫毛,就会使皮毛焦枯。出现了皮毛焦枯的病象,就表明皮毛已经丧失了津液;皮毛丧失了津液的润泽,进而就会出现爪甲枯槁,毫毛断折等现象。出现了毫毛折断脱落的现象,就表明毫毛已经先行凋亡了。这种病证,逢丙日就会加重,逢丁日就会死亡。这都是因为丙、丁属火,肺属金,火能克金的缘故。

手少阴心经之经气竭绝,就会使血脉不通;血脉不通,就会使血液不能流行;血液不能流行,头发和面色就会没有光泽。所以倘若病人的面色黧黑,就好像烧焦的木炭一样,那就表明其营血已经先行衰败了。这种病证,逢壬日就会加重,逢癸日就会死亡。这都是因为壬、癸属水,心属火,水能克火的缘故。

足太阴脾经之经气竭绝,就会使经脉不能输布水谷精微荣养肌肉。脾主肌肉,其华在唇,其脉连于舌本、散于舌下,因此由唇舌就能够观察出肌肉的状态,所以说唇舌为肌肉的根本。经脉不能输布水谷精微以荣养肌肉,就会使肌肉松软;肌肉松软,就会导致舌体萎缩,人中部肿满;人中部肿满,就会使口唇外翻。出现了口唇外翻的病象,就表明肌肉已经先行衰痿了。这种病证,逢甲日就会加重,逢乙日就会死亡。这都是因为甲、乙属木,脾属土,木能克土的缘故。

足少阴肾经之经气竭绝,就会出现骨骼枯槁的病象。因为足少阴肾经是应于冬季的经脉,它走行于人体深部而濡养骨髓,所以足少阴肾经之经气竭绝,就会使骨髓得不到濡养,进而就会导致骨骼枯槁。倘若骨骼得不到濡养而枯槁,那么肌肉也就不能再附着于骨骼上了;骨与肉分离而不能相互结合,就会使肌肉松软短缩;肌肉松软短缩,就会使牙齿显得长长了一些,并使牙齿上积满污垢,同时,还会出现头发失去光泽等现象。出现了头发枯槁无泽的病象,就表明骨骼已经先行衰败了。这种病证,逢戊日就会加重,逢己日就会死亡。这都是因为戊、己属土,肾属水,土能克水的缘故。

足厥阴肝经之经气竭绝,就会出现筋脉挛缩拘急、不能活动的病象。因为足厥阴肝经,是络属于肝脏的经脉,且肝脏外合于筋,所以足厥阴肝经与筋的活动有着密切的联系;再者,各条经筋都会聚于生殖器部,而其脉又都联络于舌根,所以倘若足厥阴肝经之经气不足以致不能荣养筋脉,就会使筋脉拘急挛缩。筋脉拘急挛缩,就会导致舌体卷屈以及睾丸上缩。所以如果出现了唇色发青、舌体卷屈以及睾丸上缩等病象,那就表明筋脉已经先行败绝了。这种病证,逢庚日就会加重,逢辛日就会死亡。这都是因为庚、辛属金,肝属木,金能克木的缘故。

五脏所主的五条阴经之经气都已竭绝,就会使眼球内连于脑的脉络扭转;眼球连络于脑的脉络扭转,就会使目睛上翻。出现了这种目睛上翻的病象,就表明病人的神志已经先行败绝了。倘若病人的神志已经败绝,那么他离死亡也就只剩下一天半的时间了。六腑所主的六条阳经之经气都已竭绝,就会使阴气和阳气相互分离;阴阳分离,就会使皮表不固,精气外泄,而流出大如串珠、凝滞不流的绝汗;这是人体精气败绝的病象,所以如果病人在早晨出现了这种病象,那就表明他将在当天晚上死亡,如果病人在晚上出现了这种病象,那就表明他将在第二天早晨死亡。

【原文】 经脉十二者,伏行分肉之间,深而不见;其常见者,足太阴过于外踝之上[1],无所隐故也。诸脉之浮而常见者,皆络脉也。六经络手阳明少阳之大络,起于五指间,上合肘中。饮酒者,卫气先行皮肤,先充络脉,络脉先盛,故卫气已平[2],营气乃满,而经脉大盛。脉之卒然动者,皆邪气居之,留于本末;不动则热,不坚则陷且空,不与众同,是以知其何脉之动也。

【提要】 本段讲经脉与络脉的关系及其受邪时的不同表现。

【注释】 [1]足太阴过于外踝之上:张介宾认为"足太阴"应为"手太阴","踝"与"髁"通,本注释从张氏之说。

[2]平:在此作"满盛"解。

【白话解】 手足阴阳十二经脉,大都是隐伏在里而循行于分肉之间的,其位置都较深而不能在体表看到;通常可以看见的,只有手太阴肺经之脉经过于手外髁骨之上的那一部分,这都是因为该处的皮肤细薄,使经脉无所隐匿的缘故。所以大多数浮现在浅表以致平常可以看见的经脉,都是络脉。在手之阴阳六经的络脉之中,最明显突出而易于诊察的就是手阳明大肠经和手少阳三焦经这两条经脉的大络,它们分别起于手部五指之间,由此再向上会合于肘窝之中。饮酒之后,因为酒气具有剽疾滑利之性,所以它就会先随着卫气行于皮肤,充溢于浅表的络脉,而使络脉首先满盛起来。此后,倘若在外的卫气已经充溢有余,就会使在内的营气也随之满盛,进而就会使经脉中的血气也大大地充盛起来。倘若没有饮酒,经脉就突然充盛起来,发生异常的变动,那么就说明有邪气侵袭于内,并停留在了经脉自本至末的循行通路上。因为外邪侵袭人体,都是先入络后入经,所以如果经脉没有出现异常的变动,那就说明外邪尚在浮浅的络脉,此时的邪气不能走窜,就会郁而发热,从而使脉形变得坚实;如果络脉的脉形不显坚实,那就说明邪气已经深陷于经脉,并使络脉之气空虚衰竭了。凡是被邪气所侵袭了的经脉,都会出现与其他正常经脉不同的异常表现,由此我们也就可以测知是哪一条经脉感受到了邪气而发生了异常的变动。

【按语】　对于本节中"足太阴过于外踝之上"一句,马莳认为其意是指:其通常可以见到的,只有足太阴脾经的经脉经过于足部外踝上方的那一部分;而张介宾则认为"足太阴"应当改作"手太阴",此句的意思应该是指:其通常可以见到的,只有手太阴肺经的经脉经过于手外髁骨之上的那一部分。因下文中有"经脉者,常不可见也,其虚实也,以气口知之"等句,从侧面证明了在经脉之中只有手太阴肺经的经脉是可以在体表被诊察到的,所以在马、张两人的注释中,以张氏的见解较为合理。此外,"踝"字也并非都是指脚踝的意思,如前文中在介绍手太阳小肠经的循行路线时,就有"出踝中"之句,而这里的"踝"字就是指手腕后方尺侧部隆起的骨头,而非脚踝,其意与"髁"相通。所以,本注释从张氏之说。

【原文】　雷公曰:何以知经脉之与络脉异也? 黄帝曰:经脉者常不可见也,其虚实也以气口知之,脉之见者皆络脉也。雷公曰:细子无以明其然也。黄帝曰:诸络脉皆不能经大节之间,必行绝道[1]而出,入复合于皮中,其会皆见于外。故诸刺络脉者,必刺其结上,甚血者虽无结,急取之以泻其邪而出其血,留之发为痹也。凡诊络脉,脉色青则寒且痛,赤则有热。胃中寒,手鱼之络多青矣;胃中有热,鱼际络赤;其暴黑者,留久痹也;其有赤有黑有青者,寒热气也;其青短者,少气也。凡刺寒热者皆多血络,必间日而一取之,血尽而止,乃调其虚实;其小而短者少气,甚者泻之则闷,闷甚则仆不得言,闷则急坐之也。

【提要】　本段介绍了经脉病变和络脉病变的诊治方法。

【注释】　[1]绝道:就是"别道"的意思,也就是指与经脉循行路径不同的循行道路。

【白话解】　雷公问:怎样才能知道经脉或是络脉之中发生了病变呢? 黄帝说:经脉隐伏在内,因此即使其发生了病变,在体表常常也是看不到的,其虚实的变化情况只能从气口部位的脉象变化来测知。而在体表可以看到的那些经脉的病变,其实都是络脉的病变。

雷公说:我还是不能明白其中的道理。黄帝说:所有的络脉都不能通过大关节所在的部位,因此在走行到大关节的部位时,络脉都要经过经脉所不到的地方,出于皮表,越过大关节后,再入里而与经脉相合于皮中,此外,它们相合的部位还都会在皮表部显现出来。因此,凡是针刺络脉的病变,都必须刺中其有瘀血结聚的地方,才能取得良好的疗效。而对于血气郁积的病证,虽然它还没有出现瘀血结聚的现象,但也应该尽快采用刺络的方法去进行治疗,以泻除其病邪而放出其恶血;如果把恶血留在体内,就会导致血络凝滞、闭塞不通的痹证。在诊察络脉病变的时候,如果络脉所在的部位呈现青色,那就表明它是寒邪凝滞于内,气血不通而痛的病证;如果络脉所在的部位呈现红色,那就表明它是体内有热的病证。例如,胃中有寒的病人,其手鱼部的络脉大多都会呈现出青色;而胃中有热的病人,其鱼际部的络脉就会呈现出红色。络脉所在部位突然呈现出黑色的,那就说明它是留滞已久的痹病。络脉所在部位的颜色时而发红、时而发黑、又时而发青的,那就说明它是寒热相兼的病证。颜色发青且脉络短小的,那是元气衰少的征象。一般在针刺邪在浅表以致寒热并作的病证时,因为病邪尚未深入于经,所以就应该多刺浅表的血络,同时还必须隔日一刺,直到把恶血完全泻尽才能停止,然后才可以再根据病证的虚实来进行调治。络脉色青且脉形短小的,是属于元气衰少的病证。如果对元气衰少很严重的病人使用了泻法,就会使他感到心胸烦闷,烦闷至极就会出现昏厥倒地、不能言语等症状;因此,对于这种病人,在他已有烦闷感而尚未昏仆的时候,就应该立即将他扶起,成半坐半卧位,再施以急救。

【原文】 手太阴之别,名曰列缺[1]。起于腕上分间[2],并太阴之经直入掌中,散入于鱼际。其病实则手锐[3]掌热;虚则欠㰦[4],小便遗数,取之去腕半寸[5],别走阳明也。手少阴之别,名曰通里,去腕一寸半[6],别而上行,循经入于心中,系舌本,属目系。其实则支膈[7],虚则不能言。取之掌后一寸,别走太阳也。手心主之别,名曰内关,去腕二寸,出于两筋之间,循经以上系于心,包络心系。实则心痛,虚则为头强。取之两筋间也。手太阳之别,名曰支正,上腕五寸,内注少阴;其别者,上走肘,络肩髃。实则节弛肘废,虚则生肬[8],小者如指痂疥[9],取之所别也。手阳明之别,名曰偏历,去腕三寸,别入太阴;其别者,上循臂,乘肩髃,上曲颊[10]偏齿;其别者,入耳合于宗脉[11]。实则龋聋,虚则齿寒痹隔[12],取之所别也。手少阳之别,名曰外关,去腕二寸,外绕臂,注胸中,合心主。病实则肘挛,虚则不收,取之所别也。

【提要】 本段介绍了各手经之络脉的名称、循行路线及其发病时的症状表现。

【注释】 [1] 手太阴之别,名曰列缺:每经之络脉,都以其从正经分出之处的腧穴的名字来命名。

[2] 分间:就是指分肉之间。

[3] 手锐:即指手的锐骨部,也就是指手掌后方之小指侧的高骨。

[4] 欠㰦:欠,就是呵欠;㰦,qù,音去,是形容张口的样子。欠㰦,就是形容呵欠时张口伸腰的样子。

[5] 去腕半寸:列缺穴在手掌后方距离腕关节一寸五分的地方,因此原文中之"去腕半寸"当为"去腕寸半"之误。

[6] 去腕一寸半:通里穴在手掌后方距离腕关节一寸的地方,因此原文中之"去腕一寸半"当为"去腕一寸"之误。

[7] 支膈:就是指胸膈间支撑做胀以致感觉不舒畅的病证。

[8] 肬:yóu,音油,通"疣"字,即指赘肉。

[9] 痂疥:是古代的一种皮肤病。

[10] 曲颊:即指下颌后方之下颌骨的弯曲处,在耳垂的下方。因其形状屈曲,故名。

[11] 宗脉:即指聚结于耳中的经脉。

[12] 痹隔:痹,就是闭塞不通的意思。痹隔,就是胸膈间闭塞不通的意思。

【白话解】 手太阴肺经别出的络脉,名叫列缺。它起始于手腕上部的分肉之间,由此而与手太阴肺经的正经并行,直入于手掌内侧,并散布于鱼际的部位。倘若它发生病变,其属于实证的,就会出现腕后之锐骨部与手掌部发热的症状;而其属于虚证的,就会出现张口呵欠,小便失禁或频数等症状。对于以上这些病证,都可以取用位于腕后一寸半处的列缺穴来进行治疗。这条络脉就是手太阴肺经走向并联络于手阳明大肠经的主要分支。

手少阴心经别出的络脉,名叫通里。它从手掌后方距离腕关节一寸处别行分出,由此而沿着手少阴心经的正经向上走行,并进入心中,然后再向上循行而联系于舌根,并连属于眼球内连于脑的脉络。倘若它发生病变,其属于实证的,就会出现胸膈间支撑不舒的症状;而其属于虚证的,就会出现不能言语的症状。对于以上这些病证,都可以取用位于手掌后方一寸处的通里穴来进行治疗。这条络脉就是手少阴心经走向并联络于手太阳小肠经的主要分支。

手厥阴心包络经别出的络脉,名叫内关。它在距离腕关节两寸处,从两筋的中间别行分出,由此再沿着手厥阴心包络经的正经向上走行,而联系于心,并包绕联系于心脏与其他脏腑相联系的脉络。倘若它发生病变,其属于实证的,就会出现心痛的症状;而其属于虚证的,就会出现头颈部僵硬强直的症状。对于以上这些病证,都可以取用位于手掌后方、两筋之间的内关穴来进行治疗。

手太阳小肠经别出的络脉,名叫支正。它从腕关节上方五寸的地方别行分出,由此再向内走行而注于手少阴心经之中;它有一条别行的支脉,在支正穴处别行而出,此后就向上走行,到达肘部,然后再向上循行,而联络于肩髃穴所在的部位。倘若它发生病变,其属于实证的,就会出现骨节弛缓,肘关节痿废而不能活动等症状;而其属于虚证的,就会在皮肤上生出赘疣,其中小的就像指头中间干结作痒的痂疥一样大小。对于以上这些病证,都可以取用手太阳小肠经的络脉从其本经所别出之处的络穴——支正穴来进行治疗。

手阳明大肠经别出的络脉,名叫偏历。它在手掌后方距离腕关节三寸的部位从本经分出,由此而别行并进入手太阴肺经的经脉;它的一条别行的支脉,在偏历穴处别行而出,然后就沿着手臂上行,经过肩髃穴所在的部位,再向上走行,而到达曲颊的部位,进而斜行到牙根部并联络之;它的另一条别出的支脉,走入耳中,而与耳部的宗脉相会合。倘若它发生病变,其属于实证的,就会发生龋齿、耳聋等病证;而其属于虚证的,就会出现牙齿发冷,胸膈间闭塞不畅等症状。对于以上这些病证,都可以取用手阳明大肠经的络脉从其本经所别出之处的络穴——偏历穴来进行治疗。

手少阳三焦经别出的络脉,名叫外关。它在手掌后方距离腕关节两寸的部

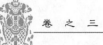

位从本经分出,由此而向外绕行于臂部,然后再向上走行,注于胸中,而与手厥阴心包络经相会合。倘若它发生病变,其属于实证的,就会出现肘关节拘挛的症状;而其属于虚证的,就会出现肘关节弛缓不收的症状。对于以上这些病证,都可以取用手少阳三焦经的络脉从其本经所别出之处的络穴——外关穴来进行治疗。

【按语】 络脉内关也应该像其他络脉一样,走向与其正经(手厥阴心包络经)相表里的经脉(手少阳三焦经)。但本段末尾与前段不同,并无"别走少阳"之句,恐有脱漏。又本段原文中之"头强"两字,《甲乙经》做"烦心",有待进一步考证。

【原文】 足太阳之别,名曰飞扬,去踝七寸,别走少阴。实则鼽窒头背痛,虚则鼽衄,取之所别也。足少阳之别,名曰光明,去踝五寸,别走厥阴,下络足跗。实则厥,虚则痿躄[1],坐不能起,取之所别也。足阳明之别,名曰丰隆,去踝八寸,别走太阴;其别者,循胫骨外廉,上络头项,合诸经之气,下络喉嗌。其病气逆则喉痹瘁喑[2]。实则狂巅[3],虚则足不收胫枯,取之所别也。足太阴之别,名曰公孙,去本节之后一寸,别走阳明;其别者,入络肠胃。厥气上逆则霍乱[4],实则肠中切痛,虚则鼓胀[5],取之所别也。足少阴之别,名曰大钟,当踝后绕跟,别走太阳;其别者,并经上走于心包,下外贯腰脊。其病气逆则烦闷,实则闭癃[6],虚则腰痛,取之所别者也。足厥阴之别,名曰蠡沟,去内踝五寸,别走少阳;其别者,径胫上睾,结于茎。其病气逆则睾肿卒疝,实则挺长,虚则暴痒,取之所别也。

【提要】 本段介绍了各足经之络脉的名称、循行路线及其发病时的症状表现。

【注释】 [1]痿躄:痿,就是痿软无力的意思;躄,bì,音毕,就是足不能行的意思。痿躄,就是指一种以下肢痿软无力,以致不能行走为特征的病证。

[2]瘁喑:马莳认为:"瘁"字应该作"猝"字解,也就是突然的意思。瘁喑,就是突然失音,不能言语的意思。

[3]巅:同"癫"字。

[4]霍乱:病名。其发作时上吐下泻,挥霍撩乱,故名霍乱。

[5]鼓胀:就是腹胀如鼓的意思。

[6]闭癃:闭,就是指大便闭结;癃,就是指小便不通。

【白话解】 足太阳膀胱经别出的络脉,名叫飞扬。它在足之上方、距离外踝七寸的部位从本经分出,由此而别行并走向足少阴肾经的经脉。倘若它发生病变,其属于实证的,就会出现鼻塞不通,头背部疼痛等症状;而其属于虚证的,就会出现鼻塞或鼻出血。对于以上这些病证,都可以取用足太阳膀胱经的络脉从其本经所别出之处的络穴——飞扬穴来进行治疗。

足少阳胆经别出的络脉,名叫光明。它在足之上方、距离外踝五寸的部位从本经分出,由此而别行并走向足厥阴肝经的经脉,然后再向下走行,而联络于足背部。倘若它发生病变,其属于实证的,就会出现下肢厥冷的症状;而其属于虚证的,就会出现下肢痿软无力以致难以步行,以及坐下后就不能再起立等症状。对于以上这些病证,都可以取用足少阳胆经的络脉从其本经所别出之处的络穴——光明穴来进行治疗。

足阳明胃经别出的络脉,名叫丰隆。它在足之上方、距离外踝八寸的部位从本经分出,由此而别行并走向足太阴脾经的经脉;它有一条别行的支脉,在丰隆穴处别行而出,然后就沿着胫骨的外缘向上走行,一直走到头项部,与其他各经的经气相会合,然后再向下走行,并最终联络于咽喉部。如果它的脉气向上逆行,就会导致咽喉肿闭,突然失音而不能言语等病证。如果它的经脉发生病变,其属于实证的,就会出现神志失常的癫狂证;而其属于虚证的,就会出现两足弛缓不收,小腿部肌肉枯萎等症状。对于以上这些病证,都可以取用足阳明胃经的络脉从其本经所别出之处的络穴——丰隆穴来进行治疗。

足太阴脾经别出的络脉,名叫公孙。它在足大趾本节后方一寸远的地方从本经分出,由此而别行并走向足阳明胃经的经脉;它有一条别行的支脉,向上走行,进入腹部而联络于肠胃。如果它的脉气厥逆上行,就会导致吐泻交作的霍乱证。如果它的经脉发生病变,其属于实证的,就会出现腹部痛如刀绞的病证;而其属于虚证的,就会出现腹胀如鼓的病证。对于以上这些病证,都可以取用足太阴脾经的络脉从其本经所别出之处的络穴——公孙穴来进行治疗。

足少阴肾经别出的络脉,名叫大钟。它从足内踝的后方别行分出,由此再环绕足跟至足的外侧,而走向足太阳膀胱经的经脉;它有一条别行的支脉,与足少阴肾经的正经并行而上,抵达心包络,然后再向外下方走行,贯穿腰脊。如果它的脉气上逆,就会出现心烦胸闷的症状。如果它的经脉发生病变,其属于实证的,就会出现二便不通的症状;而其属于虚证的,就会出现腰痛的症状。对于以上这些病证,都可以取用足少阴肾经的络脉从其本经所别出之处的络穴——大钟穴来进行治疗。

足厥阴肝经别出的络脉,名叫蠡沟。它在足之上方、距离内踝五寸的部位从本经分出,由此而别行并走向足少阳胆经的经脉;它有一条别行的支脉,经过胫部而上行至睾丸,并聚结于阴茎。如果它的脉气上逆,就会导致睾丸肿大,突发疝气。如果它的经脉发生病变,其属于实证的,就会导致阴茎勃起而不能回复;其属于虚证的,就会出现阴部奇痒难忍等症状。对于以上这些病证,都可以取用足厥阴肝经的络脉从其本经所别出之处的络穴——蠡沟穴来进行治疗。

【原文】 任脉之别,名曰尾翳[1],下鸠尾,散于腹。实则腹皮痛,虚则痒搔,取之所别也。督脉之别,名曰长强,挟膂上项,散头上,下当肩胛左右,别走太阳,入贯膂。实则脊强,虚则头重,高摇之,挟脊之有过者[2],取之所别也。

【提要】 本段介绍了任督二脉之络脉的名称、循行路线及其发病时的症状

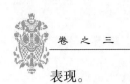

表现。

【注释】 [1]尾翳:乃是鸠尾穴的别名。

[2]挟脊之有过者:过,在此就是发生病变的意思。挟脊之有过者,就是指夹行于脊柱两侧部位的络脉发生病变而引起的病证。

【白话解】 任脉别出的络脉,名叫尾翳。它起始于胸骨下方的鸠尾处,由此再向下散于腹部。倘若它发生病变,其属于实证的,就会出现腹部皮肤疼痛的症状;而其属于虚证的,就会出现腹部皮肤瘙痒的症状。对于以上这些病证,都可以取用任脉的络脉从其本经所别出之处的络穴——尾翳穴来进行治疗。

督脉别出的络脉,名叫长强。它起始于尾骨尖下方的长强穴处,由此再夹着脊柱两旁的肌肉向上走行到项部,并散于头上,然后再向下走行到肩胛部的附近,此后就别行走向足太阳膀胱经,并深入体内,贯穿脊柱两旁的肌肉。倘若它发生病变,其属于实证的,就会出现脊柱强直以致不能俯仰的症状;而其属于虚证的,就会出现头部沉重、振摇不定等症状。以上这些症状都是由本条络脉之夹行于脊柱两侧的部分发生病变而引起的;对于这些病证,都可以取用督脉的络脉从其本经所别出之处的络穴——长强穴来进行治疗。

【原文】 脾之大络,名曰大包,出渊腋[1]下三寸,布胸胁。实则身尽痛,虚则百节尽皆纵,此脉若罗络之血者,皆取之脾之大络脉也。

【提要】 本段介绍了脾之大络的名称、循行路线及其发病时的症状表现。

【注释】 [1]渊腋:穴位名。其穴在腋下三寸处,属于足少阳胆经。因为大包穴在腋下六寸处,正好位于渊腋穴下方三寸的地方,所以就用"渊腋下三寸"来作为寻取大包穴的标准。

【白话解】 脾脏的大络,名叫大包。它起始于渊腋穴下方三寸处,由此再散布于胸胁。倘若它发生病变,其属于实证的,就会出现全身各处都疼痛的症状;而其属于虚证的,就会出现周身骨节都弛纵无力的症状。此外,当它发生病变时,还会使大包穴附近出现网络状的血色斑纹。对于以上这些病证,都可以取用脾之大络从其本经所别出之处的络穴——大包穴来进行治疗。

【原文】 凡此十五络者,实则必见,虚则必下,视之不见,求之上下,人经不同,络脉异所别也。

【提要】 本段介绍了络脉在发生虚实病变时所出现的不同外在表现,并说明了在诊察病情时应当因人而异的原因。

【白话解】 以上所说的十五条络脉,它们在发病时,凡是属于脉气壅盛所致之实证的,其脉络都必然会变得明显突出而容易看到;凡是属于脉气虚弱所致之虚证的,其脉络都必然会变得空虚下陷而不易察知。如果在络穴所在部位的体表处看不到任何异常的现象,那么就应当到该穴所在部位的附近去仔细观察。人的形体有高矮胖瘦的区别,因而其经脉就会有长短的不同,而其络脉所别行分出的部位也就多少会有一些差异,所以医者在诊察病情时,都应当灵活变通,而不能执一而求。

【按语】 十五络脉的说法有二：其一是本篇中所提出的，由十二经各自所属的一条络脉，加上任督二脉所属的两条络脉，再加上脾之大络，而构成的十五络脉；其二是《难经》中所提出的，由十二经各自所属的一条络脉，加上阴跷、阳跷二脉，再加上脾之大络，而构成的十五络脉。它们各自的理论依据是：《灵枢经》认为督脉能够统络各条阳经，而任脉能够统络各条阴经，故以此二经的络脉作为十二经络脉之阴阳的纲领，而将其归入十五络脉之中；《难经》认为阳跷脉为太阳经之别络，而太阳经又为诸条阳经中主持阳气的经脉；阴跷脉为少阴经之别络，而少阴经又为诸条阴经中主持阴气的经脉，故以此二脉作为十二经络脉之阴阳的纲领，而将其归入十五络脉之中。实则任督二脉为人身阴阳之根本，故当以《灵枢经》的说法为佳。至于《素问·平人气象论》中所说的"胃之大络，名曰虚里"，指的是在十五络脉之外的，所提出的第十六条络脉。因其并未出现在本篇之中，所以人们在习惯上仍说"十五络脉"。

经别第十一

【题解】 本篇主要介绍了十二经别循行的路线。"经别"，其实就是十二经脉之别道而行的部分，其循行的路线不仅部位深而且距离长——由四肢深入内脏，再由内脏出于头颈。因为本篇主要阐述了经别的出入离合及其走行的路线，所以篇名叫做"经别"。

【原文】 黄帝问于岐伯曰：余闻人之合于天道也，内有五脏，以应五音[1]、五色[2]、五时[3]、五味[4]、五位[5]也；外有六腑，以应六律[6]，六律建阴阳诸经而合之十二月、十二辰[7]、十二节[8]、十二经水[9]、十二时[10]、十二经脉者，此五脏六腑之所以应天道。夫十二经脉者，人之所以生，病之所以成，人之所以治，病之所以起，学之所始，工之所止也，粗之所易，上之所难也。请问其离合出入奈何？岐伯稽首再拜曰：明乎哉问也！此粗之所过[11]，上之所息[12]也，请卒言之。

【提要】 本段讲人体组成与天地万物相对应的情况以及学习经脉理论的重要性。

【注释】 [1] 五音：角、徵、宫、商、羽。

[2] 五色：青、赤、黄、白、黑。

[3] 五时：春、夏、长夏、秋、冬。

[4] 五味：酸、苦、甘、辛、咸。

[5] 五位：东、南、中、西、北。

[6] 六律：是古时候校正音调的器具。相传黄帝时，截竹以为筒，筒有长短之分，故其音色亦有清浊之变；古人规定其声音有阳的和阴的各六种，再由此而校定其他各种乐器的声音。

其中阳的叫做律,有黄钟、太簇、姑洗、蕤宾、夷则、无射,合称六律;阴的叫做吕,有大吕、夹钟、中吕、林钟、南吕、应钟,合称六吕。六律和六吕又合称为十二律。

[7] 十二辰:是古代天文学名词。指一年当中,日月在不同月份相交会时所处的十二个不同的方位。它以大火、析木、星纪、玄枵等十二个在一年中当值的星宿所在之方位为标准,来记录日月交会的方位,进而确定出一年的节气。其名称为:子、丑、寅、卯、辰、巳、午、未、申、酉、戌、亥。

[8] 十二节:一年之中有二十四个节气,每月都有一节一气,例如:正月之中,立春为节,雨水为气;二月之中,惊蛰为节,春分为气;三月之中,清明为节,谷雨为气等等。十二节,指的就是一年二十四节气中的立春、惊蛰、清明、立夏、芒种、小暑、立秋、白露、寒露、立冬、大雪、小寒这十二节。

[9] 十二经水:就是指古代版图上的清、渭、海、湖、汝、渑、淮、漯、江、河、济、漳这十二条大的河流。在此,是用它们来比喻人体之中的十二经脉,故称十二经水。

[10] 十二时:就是一天当中所划分出的十二个时段,它们是:夜半、鸡鸣、平旦、日出、食时、隅中、日中、日昳、晡时、日入、黄昏、人定。

[11] 过:就是忽略而不加详察的意思。

[12] 息:就是留心的意思。

【白话解】 黄帝问岐伯说:我听说人体的组成是与天地万物相对应的。其在内,有属阴的五脏与自然界之五音、五色、五时、五味以及五位等相对应;其在外,有属阳的六腑与自然界之六律相对应。六律有阴阳之分,故人体就与之相应而有手足阴阳各经;这十二条经脉又与自然界之十二月、十二辰、十二节、十二条河流以及十二时等相对应。以上就是人体之五脏六腑与自然界各种现象相对应的情况。十二经脉,对生命的维持,疾病的形成,疾病的治疗以及疾病的发生都有着重要的作用。关于它的理论,虽然是初学者开始就应该掌握的基本理论,但只有精研医学者才能精通这门理论。医术粗率的医生认为它很轻易就能学懂,而只有那些医术高明的医生才能够真正懂得,要体会出其中的奥妙,是多么的困难。现在,为了能更深入地研究它,我想请问你:十二经脉之出入离合的情况是怎样的? 岐伯很恭谨地再三执拜说:您问得真是英明啊! 这是医技粗率者最易忽略的问题,只有医技高明的人才会悉心地去研究它。下面,就让我来详细地说明一下吧。

【原文】 足太阳之正[1],别入于腘中,其一道下尻五寸,别入于肛,属于膀胱,散之肾,循膂当心入散;直者,从膂上出于项,复属于太阳,此为一经也。足少阴之正,至腘中,别走太阳而合,上至肾,当十四椎,出属带脉;直者,系舌本,复出于项,合于太阳,此为一合。成以诸阴之别,皆为正也。

【提要】 本段介绍了足太阳膀胱经之经别和足少阴肾经之经别的循行路线。

【注释】 [1] 足太阳之正:正,就是指正经,其意思就是说这条经脉并非支络,而是十二经脉在其主要循行通路之外的那些别道而行的部分。虽然它们和其经脉的主要循行路线略有不同，但仍属于正经，只不过是别行的正经罢了。下同。

【白话解】 足太阳膀胱经别行的正经，一条别行进入于腘窝之中，与足少阴肾经的经脉相合而上行；另一条上行到尻下五寸处，再向上别行进入于肛门，并向内行于腹中，而联属于本经所属的脏腑——膀胱腑，散行至肾脏，此后再沿着脊柱两旁肌肉的内部向上走行，到达心脏所在的部位，然后就进入于心并分散于心的内部；其直行的部分，从脊柱两旁的肌肉处向上走行并出于项部，此后再联属于足太阳膀胱经本经的经脉，从而使内外合为一经。这就是足太阳膀胱经在本经之外别行的一条正经。

足少阴肾经别行的正经，走行到膝部腘窝中，再别行走向足太阳膀胱经并与之相会合，继而向上走行到肾脏，并在十四椎处向外走行而联属于带脉；其直行的部分，从肾脏上行而系于舌根部，然后再向外走行至项部，而与足太阳膀胱经的经脉相会合。这就是足太阳膀胱经与足少阴肾经这两条互为表里的经脉在六合之中所形成的第一合。这种表里两经相合的关系，都是由各条阴经之经别上行并联系于与其相表里之阳经的正经而形成的；其他表里经的相配关系也莫不如此。所谓的经别，其实也都是正经，只不过是别道而行的正经罢了。

【原文】 足少阳之正，绕髀入毛际，合于厥阴；别者入季胁之间，循胸里属胆，散之上肝贯心，以上挟咽，出颐颔中，散于面，系目系，合少阳于外眦也。足厥阴之正，别跗上，上至毛际，合于少阳，与别俱行，此为二合也。

【提要】 本段介绍了足少阳胆经之经别和足厥阴肝经之经别的循行路线。

【白话解】 足少阳胆经别行的正经，在气街部从本经分出之后，就绕过髀部，入于阴毛的边缘之中，而与足厥阴肝经相会合；其别行的分支，进入季胁之间，然后再沿着胸壁的内侧，入内联属于本经所属的脏腑——胆腑，由此再散行至肝脏，并向上贯穿心部，此后再向上挟行于咽喉的两侧，出于腮部与颔部的中间，散于面部，联系于眼球内连于脑的脉络，最后与足少阳胆经的本经相合于外眼角处。

足厥阴肝经别行的正经，从足背部别行分出，上行到达阴毛的边缘，而与足少阳胆经的经脉相会合，此后它就会与足少阳胆经之别行的正经一同向上走行。这就是足少阳胆经和足厥阴肝经这两条互为表里的经脉在六合之中所形成的第二合。

【原文】 足阳明之正，上至髀，入于腹里，属胃，散之脾，上通于心，上循咽出于口，上頞顑，还系目系，合于阳明也。足太阴之正，上至髀，合于阳明，与别俱行，上结于咽，贯舌中，此为三合也。

【提要】 本段介绍了足阳明胃经之经别和足太阴脾经之经别的循行路线。

【白话解】 足阳明胃经别行的正经，上行至髀部，再向上进入腹中，而联属于本经所属的脏腑——胃腑，由此再散行至脾脏，并上行连通于心，此后再沿着咽喉部向上走行，从口部出来，上行到鼻梁和眼眶部，环绕联系于眼球内连于脑的脉络，然后再与足阳明胃经的本经相会合。

足太阴脾经别行的正经，也上行至髀部，而与足阳明胃经的经脉相会合，此后它就与足阳明胃经之别行的正经一同向上走行，并最终结络于咽喉部，贯穿于舌中。这就是足阳明胃经和足太阴脾经这两条互为表里的经脉在六合之中所形成的第三合。

【原文】 手太阳之正，指地[1]，别于肩解，入腋走心，系小肠也。手少阴之正，别入于渊腋两筋之间，属于心，上走喉咙，出于面，合目内眦，此为四合也。

【提要】 本段介绍了手太阳小肠经之经别和手少阴心经之经别的循行路线。

【注释】 [1]指地：就是向下的意思，在此是指手太阳小肠经之别行正经的走行方向是自上而下的。

【白话解】 手太阳小肠经别行的正经，是自上向下走行的，它从肩后的骨缝处别行分出，由此而进入腋下，走入心脏，并联系于本经所属的脏腑——小肠腑。

手少阴心经别行的正经，从本经别行分出之后，就走入到腋下三寸渊腋穴处的两筋之间，并联属于本经所属的脏腑——心脏，由此再上行至喉咙，出于面部，而与手太阳小肠经的一条支脉会合于内眼角处。这就是手太阳小肠经和手少阴心经这两条互为表里的经脉在六合之中所形成的第四合。

【原文】 手少阳之正，指天[1]，别于巅，入缺盆，下走三焦，散于胸中也。手心主之正，别下渊腋三寸，入胸中，别属三焦，出循喉咙，出耳后，合少阳完骨[2]之下，此为五合也。

【提要】 本段介绍了手少阳三焦经之经别和手厥阴心包络经之经别的循行路线。

【注释】 [1]指天：天，在此是上方、上部的意思。指天，就是指手少阳三焦经之别行的正经是从人体的头顶部别行分出的。

[2]完骨：是指耳后的高骨，也就是乳突部。

【白话解】 手少阳三焦经别行的正经，是起始于人体最高处的，它从巅顶处别行分出，由此而进入缺盆部，并向下走入本经所属的脏腑——三焦腑，最后散布于胸中。

手厥阴心包络经别行的正经，从本经别行分出之后，就下行至腋下三寸处，由此再入于胸中，别走联属于三焦腑，此后再沿着喉咙向上走行，出于耳后，而与手少阳三焦经的经脉会合于完骨的下方。这就是手少阳三焦经和手厥阴心包络经这两条互为表里的经脉在六合之中所形成的第五合。

【原文】 手阳明之正，从手循膺乳，别于肩髃，入柱骨，下走大肠，属于肺，上循喉咙，出缺盆，合于阳明也。手太阴之正，别入渊腋少阴之前，入走肺，散之太阳[1],上出缺盆,循喉咙,复合阳明,此六合也。

【提要】　本段介绍了手阳明大肠经之经别和手太阴肺经之经别的循行路线。

【注释】　[1]散之太阳:杨上善、张介宾等本作"散之大肠"。本文从之。

【白话解】　手阳明大肠经别行的正经,从手部分出并向上走行,到达于胸部,之后再沿着侧胸与乳部的中间,别行出于肩髃穴所在的地方,由此再向上进入柱骨,其后再向下走行至本经所属的脏腑——大肠腑,继而再折返向上,联属于肺脏,并沿着喉咙向上出于缺盆部,而最终与手阳明大肠经的本经相会合。

手太阴肺经别行的正经,从本经别行分出之后,就走行至渊腋穴处手少阴心经的前方,由此再进入体内并走行到本经所属的脏腑——肺脏,进而再向下散行至大肠腑,此后它就折返上行,出于缺盆,并沿着喉咙走行,而与手阳明大肠经的经脉相会合。这就是手阳明小肠经与手太阴肺经这两条互为表里的经脉在六合之中所形成的第六合。

【按语】　以上各段,详细说明了十二经别的循行情况。经别,就是正经之中别道而行的部分,它仍属于正经的范围,因此它与正经一样,都是全身气血运行的通路;但除此以外,它还能够联络内脏和体表,并把十二经之中互为表里的两条经脉联系起来,因此,它在生理和病理上都具有重要的价值。归纳以上各段的内容,可以看出它有以下几个特点:

1.经别循行与正经循行的不同之处,主要在于其具有离合出入的特性。每条经别,都是从其所属的正经分出,这种现象就叫做离和出。阳经的经别,自本经别出而循行体内后,仍合入于本经;阴经的经别,自本经别出而循行体内后,不再归入本经,而是和与其互为表里的阳经相会合,这种现象就叫做合和入。由此,经别就将十二经之中互为表里的两条经脉联系了起来,并形成了六合。这种六合,加强了十二经脉在体内的相互联系,并弥补了十二正经在体内循行的不足。另一方面,各条阴经的正经,其循行虽不能完全上达于头面,但通过其经别与阳经的联系,其治疗作用仍可及于头面。所以临床上治疗头面部疾患时,除了可以取用分布于该处的阳经之外,还可以取用与其相表里的阴经。四总穴歌中之"头项寻列缺"的治疗方法,就是这种理论的一个应用。

2.十二经别的循行,都是从四肢开始,深入脏腑,再上行至头颈浅部,而与互为表里之经脉相会合的。其出入离合的部位,虽然和十二正经的循行路径有着密切的关系,但其在循行方向的逆顺上,却与十二正经的循行不尽相同,甚至还有显著的区别。例如:手三阴经的循行,都是从胸走手,而其经别却是自腋部走入胸腔,再上行至头,而合于手三阳经的。

3.十二经别中的六条阳经,其循行都要经过与其相表里的脏;而十二经别中的六条阴经,其循行也都经过本脏。这不仅说明了十二经别都是与脏腑相联属的,更突出了阴阳之经互为表里的配偶关系——经别在互为表里的阴阳两经之间所形成的联系,比由四肢部的络脉在互为表里的阴阳两经之间所形成的联系更加密切。由此,我们就能够用阴经的腧穴去治疗阳经的病证,并用阳经的腧穴去治疗阴经的病证。

4.由于十二经别是十二正经别道而行的部分,其本质仍然是正经,所以其不但在生理上与正经基本相同,而且在病理上也与正经基本相同——经别在其循行通路上所发生的病证,大多都是和《经脉》篇所载之正经的病证相同的。因此在本篇中,不再特别指出经别的病候。

经水第十二

【题解】 本篇运用古代版图上清、渭、海、湖、汝、渑、淮、漯、江、河、济、漳十二条河流的大小、深浅、广狭、长短来比喻人体中十二经脉各自之不同的气血运行状况。因为本篇主要介绍了十二经和十二水的相互配合情况,并进而分述了手足阴阳各经最适当的进针深度和留针时间,所以篇名叫做"经水"。

【原文】 黄帝问于岐伯曰:经脉十二者,外合于十二经水[1],而内属于五脏六腑。夫十二经水者,其有大小、深浅、广狭、远近各不同,五脏六腑之高下、小大、受谷之多少亦不等,相应奈何? 夫经水者,受水而行之;五脏者,合神气魂魄而藏之;六腑者,受谷而行之,受气而扬之;经脉者,受血而营之。合而以治奈何? 刺之深浅,灸之壮数,可得闻乎?

【提要】 本段介绍了十二经脉与自然界之十二条河流以及人体内之五脏六腑的对应情况。

【注释】 [1]十二经水:就是指古代版图上十二条较大的河流。《管子·水地》认为:水,就是大地的血气;其相对于大地的意义,就像经脉之中流通的气血相对于人体的意义一样。十二水,在此主要是以其川流不息的样子,来比喻经脉受血而周流于人体的状态,因此称为经水。

【白话解】 黄帝问岐伯说:人体的十二经脉,在外与自然界的十二条河流相对应,在内则分别连属于五脏六腑。然而,十二条河流分布于各地,其面积的大小,水位的深浅,河床的广狭,以及源头的远近等都各不相同;五脏六腑分布在体内,其位置的高低,形态的大小,受纳水谷精微之气的多少也各不相等,那么,这两者的对应关系是怎样的? 同时,江河受纳地面上的水流而通行各处;五脏集合精神气血魂魄等而加以闭藏;六腑受纳饮食水谷而加以传化,吸收精微之气而布扬全身;经脉受纳血液而营灌全身。如果想把以上这些情况结合起来,而运用到治疗上,又应该怎样去做呢? 还有,在治疗时,如何才能把握住针刺的深度以及施灸的壮数呢? 关于上面这些问题,你可以都解释给我听一下吗?

【原文】 岐伯答曰:善哉问也! 天至高,不可度,地至广,不可量,此之谓也。且夫人生于天地之间,六合之内[1],此天之高、地之广也,非人力之所能度量而至也。若夫八尺之士[2],皮肉在此,外可度量切循而得之,其死可解剖而视之,其脏之坚脆,腑之大小,谷之多少,脉之长短,血之清浊,气之多少,十二经之多血少气[3],与其少血多气,与其皆多血气,与其皆少血气,皆有大数。其治以针艾,各调其经气,固其常有合乎。

【提要】 本段说明人体是可以被研究,并进而掌握其规律的。

【注释】 [1]六合:东南西北上下六个方向合起来就称做六合。六合之内,就是在天地之间的意思。

[2]八尺之士:就是指人体。八尺,在此是泛指人体的长度,《周礼·考工记》之中就有"人长八尺"的记载。

[3]十二经之多血少气:《素问·血气形志》中说:"太阳常多血少气,少阳常少血多气,阳明常多气多血,少阴常少血多气,厥阴常多血少气,太阴常多气少血。"这里所指出的十二经之气血多少的差别,虽然不是指实质之气和血的分量,但它却可以作为针刺补泻以及治疗宜忌的标准。

【白话解】 岐伯回答说:这个问题真是提得好啊! 天有多高,是难以计算的,地有多大,也是难以测量的,这的确是所谓不易解答的问题。况且人体产生于天地之间,生活在四方上下之内,自始至终都处在这高不可攀的天和广阔无垠的地之中,在这种情况之下,再要想去以人力计算天的高度、测量地的广度,可以说这是根本不可能的。但是,人的情况就不同了,对于人之八尺有形的躯体而言,它有皮有肉,其深浅广狭,在体表部都可以通过用一定的尺度去测量,或是用手指去切按索摸而了解;人死了,还可以通过解剖其尸体来详细观察其内部脏腑的情况。由此,我们就可以知道,五脏坚脆的程度,六腑形态的大小,每一脏腑受纳谷气的多少,每条经脉的长短,血液清浊的程度,每一脏腑含有精气的多少,以及十二经脉中之某一经是多血少气,还是少血多气,是血气皆多,还是血气皆少等等,都是有一定标准的。此外,我们还可以知道,在运用针刺艾灸治疗疾病,调理人体经气的时候,其针刺的深浅、手法的轻重,或艾炷的大小多少等与之适宜的标准都是什么。

【原文】 黄帝曰:余闻之,快于耳,不解于心,愿卒闻之。岐伯答曰:此人之所以参天地而应阴阳也,不可不察。足太阳外合清水,内属膀胱,而通水道焉。足少阳外合于渭水,内属于胆。足阳明外合于海水,内属于胃。足太阴外合于湖水,内属于脾。足少阴外合于汝水,内属于肾。足厥阴外合于渑水,内属于肝。手太阳外合淮水,内属小肠,而水道出焉。手少阳外合于漯水,内属于三焦。手阳明外合于江水,内属于大肠。手太阴外合于河水,内属于肺。手少阴外合于济水,内属于心。手心主外合于漳水,内属于心包。凡此五脏六腑十二经水者,外有源泉而内有所禀,此皆内外相贯,如环无端,人经亦然。故天为阳,地为阴,腰以上为天,腰以下为地。故海以北者为阴[1],湖以北者为阴中之阴[2],漳以南者为阳[3],河以北至漳者为阳中之阴[4],漯以南至江者为阳中之太阳[5],此一隅之阴阳也,所以人与天地相参也。

【提要】 本段介绍人体十二经脉与自然界十二条河流的对应关系。

【注释】 [1]海以北者为阴:古人将河流所在的区域,由位置的不同而分出阴阳的差别,然后再将人体的经脉与之相对应,而推出人体经脉所在部位的阴阳属性。"海以北者为阴"等句就由此而来。海水相应于胃经,根据古代伏羲八卦的方位(左东右西,上南下北),我们可以知道,海以北者,就是指仰卧时,位于腿部胃经循行路径下方的经脉——胆经和膀胱经。又根据腰以下为阴的原则,我们就可以知道,海以北者为阴,就是指胃经及位于其下方的胆经和膀胱经,都是自头部下行至足部,而分布于属阴的下肢的。

[2]湖以北者为阴中之阴:湖水相应于脾经。湖以北者,就是指仰卧时,位于腿部脾经循行路径下方的经脉——肝经和肾经。下肢的内侧为阴中之阴;湖以北者为阴中之阴,就是指脾经及位于其下方的肝肾二经,都分布在属于阴中之阴的下肢的内侧。

[3]漳以南者为阳:漳水相应于心包络经。漳以南者,就是指仰卧时,位于上肢部心包络经循行路径上方的经脉——肺经。腰以上者为阳,这里就是指上肢;漳以南者为阳,就是指心包络经及位于其上方的肺经,都分布在腰以上位于属阳的上肢部位。

[4]河以北至漳者为阳中之阴:河水相应于肺经。河以北至漳者,就是指仰卧时,上肢部之肺经以下,到位于其循行路径下方、与漳水相应的心包络经以上的部位。上肢的内侧为阳中之阴;河以北至漳者为阳中之阴,就是指肺经及位于其下方的、与漳水相应的心包络经,都分布在属于阳中之阴的上肢的内侧。

[5]漯以南至江者为阳中之太阳:漯水相应于三焦经。漯以南至江者,就是指仰卧时,上肢部之三焦经以上,到位于其循行路径上方、与江水相应的大肠经以下的部位。上肢的外侧为阳中之太阳;漯以南至江者为阳中之太阳,就是指在三焦经及位于其上方的、与江水相应的大肠经,都分布在属于阳中之太阳的上肢的外侧。

【白话解】 黄帝说:方才你讲的这些道理,听起来让人觉得很爽快,但心里仍是不能清楚地了解,我希望能听你更详尽的说一说。

岐伯回答说:这是人体应合于天地万物,而与阴阳相应的一个问题,是不能不深入研究的。足太阳膀胱经,在外可应合于清水,在内则连属于膀胱腑,而与全身运行水液的道路相通。足少阳胆经,在外可应合于渭水,在内则连属于胆腑。足阳明胃经,在外可应合于海水,在内则连属于胃腑。足太阴脾经,在外可应合于湖水,在内则连属于脾脏。足少阴肾经,在外可应合于汝水,在内则连属于肾脏。足厥阴肝经,在外可应合于渑水,在内则连属于肝脏。手太阳小肠经,在外可应合于淮水,在内则连属于小肠腑;小肠泌别清浊,而将饮食物所化之糟粕中的水液归于膀胱。手少阳三焦经,在外可应合于漯水,在内则连属于三焦腑。手阳明大肠经,在外可应合于江水,在内则连属于大肠腑。手太阴肺经,在外可应合于河水,在内则连属于肺脏。手少阴心经,在外可应合于济水,在内则连属于心脏。手厥阴心包络经,在外可应合于漳水,在内则连属于心包络。

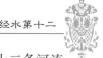

上述之与五脏六腑相通的十二经脉,其气血的流行,就像自然界十二条河流之水的流动一样,既有显现于外的源泉,又有隐伏在内的归巢;自然界的河流是内外相互贯通而像环一样没有尽头的,人体经脉之气血也和它一样,是内外贯通、循环不息的。

在上的天,属阳;在下的地,属阴。相应的,人体腰部以上的部位,就应于天而属阳;人体腰部以下的部位,就应于地而属阴。根据古法天南地北的阴阳位置,在海水以北的就称为阴,在湖水以北的就称为阴中之阴,在漳水以南的就称为阳,在河水以北到漳水所在之处的就称为阳中之阴,在漯水以南至江水所在之处的就称为阳中之太阳。而人体之十二经脉的分布循行及其相互之间的关系,也与之相对应。以上所述,只反映了自然界部分河流之流行分布与人体部分经脉循行分布的阴阳对应关系,但它足以说明人体和自然界是相互对应的。

【按语】 本段所述之十二条河流,是当时版图上所有大的河流,其名称、流域、面积以及相互之间的距离等,都与现代版图中大型河流的位置不尽相同,这主要都是由历代以来河道屡经改变所致。但好在本段的主要精神,是借分布在不同区域的十二条河流的运行状况和相互关系,来比喻人体十二经脉的气血运行状况和相互关系——即经脉也像河流一样,有着发源、流域、纵横交叉、出入离合等特点,并形成一个循环不息的整体。因此,我们对本段所提及之十二条河流的位置、发源以及流域等情况就不再另作注释;而对于十二经脉是怎样具体地与十二条河流相配合的问题,也不再进行更多的解释。

【原文】 黄帝曰:夫经水之应经脉也,其远近浅深,水血之多少各不同,合而以刺之奈何? 岐伯答曰:足阳明,五脏六腑之海也,其脉大血多,气盛热壮,刺此者不深弗散,不留不泻也。足阳明刺深六分,留十呼[1]。足太阳深五分,留七呼。足少阳深四分,留五呼。足太阴深三分,留四呼。足少阴深二分,留三呼。足厥阴深一分,留二呼。手之阴阳,其受气之道近,其气之来疾,其刺深者皆无过二分,其留皆无过一呼。其少长大小肥瘦,以心撩之[2],命曰法天之常[3]。灸之亦然。灸而过此者得恶火,则骨枯脉涩,刺而过此者,则脱气。

【提要】 本段介绍了在取用经脉治疗疾病时,十二经各自之最适宜的进针深度和留针时间。

【注释】 [1]十呼:呼,就是指呼吸。十呼,在此是代指呼吸十次的时间。下同。

[2]以心撩之:撩,通"料",就是料度的意思。以心撩之,就是说医者都必须做到对病人的体质情况心中有数,才能根据各种不同的情况而选择出不同的处理方法。

[3]法天之常:法,就是效法、顺应的意思。法天之常,就是说医者应该顺应于自然的变化,顺应于人的不同体质,而灵活掌握针刺的深浅和留针的久暂。

【白话解】 黄帝说:我已了解了自然界之十二条河流与人体之十二经脉之间的相应关系,但是,每条河流的远近浅深及其水量的多少都各不相同,而与之相应的经脉也有远近浅深以及气血多少等方面的差别,怎样才能把两者相结合起来,并应用于针刺治疗呢？岐伯回答说:足阳明胃经,为五脏六腑之海,它是十二经之中最大的经脉,其所受盛的营血也最多,如果其经气亢盛而发病,则其热势也必然炽盛,所以在针刺治疗足阳明胃经的实证时,不深刺,就不能疏散邪气,不留针,就不能泻尽病邪。一般而言,在针刺足阳明胃经时,其针刺的深度应该是六分,留针的时间应该是十呼;在针刺足太阳膀胱经时,其针刺的深度应该是五分,留针的时间应该是七呼;在针刺足少阳胆经时,其针刺的深度应该是四分,留针的时间应该是五呼;在针刺足太阴脾经时,其针刺的深度应该是三分,留针的时间应该是四呼;在针刺足少阴肾经时,其针刺的深度应该是两分,留针的时间应该是三呼。在针刺足厥阴肝经时,其针刺的深度应该是一分,留针的时间应该是两呼。至于手三阴经和手三阳经,因为它们都循行于人体的上半部,与输播血气的心肺两脏距离较近,且其循行经过部位的皮肉都较薄、穴位都较浅,此外其脉气的运行还比较快,所以在对它们进行针刺时,其针刺的深度一般都不会超过二分,而留针的时间一般也都不会超过一呼。然而,人还有年龄少长、身材大小、体格肥瘦等方面的不同,因而其体质也就会有所差异,对于这些方面,医者都必须做到心中有数,以根据各种不同的情况选择不同的处理方法;能够根据病人的不同体质而灵活选择治疗措施,那就叫做顺应了自然之理。灸法的运用也是如此——施灸壮数的多少,艾炷的大小,也应该因人而异,灵活运用。倘若不顾病人的具体情况而妄用针灸,那么,当灸的壮数超过了一定的限度时,就会使患者受到具有危害性的"恶火"的侵袭,而出现骨节枯萎,血脉涩滞等症状;当针刺的深度和留针的时间超过了一定的限度时,就会使元气虚脱。

【原文】 黄帝曰:夫经脉之小大,血之多少,肤之厚薄,肉之坚脆,及䐃之大小,可为量度乎? 岐伯答曰:其可为度量者,取其中度也,不甚脱肉而血气不衰也。若失度之人,瘠瘦而形肉脱者,恶可以度量刺乎。审切循扪按,视其寒温盛衰而调之,是谓因适而为之真也。

【提要】 本段阐述了辨别病人体质类型的重要性。

【白话解】 黄帝问:人体经脉的大小,营血的多少,皮肤的厚薄,肌肉的坚脆,以及䐃窝部位的大小等等,都可以制定出一个统一的衡量标准吗? 岐伯回答说:对于这些方面,都是可以制定出一个统一的衡量标准的,它们都是以身材适中且肌肉不很消瘦,血气没有衰败的健康人作为标准而测量出来的。所以,对于那些身材、体质都与中等水平不相近的人,如形体消瘦且肌肉脱陷者,就不能用这种标准去量度分寸,进行针刺。因而,医者在临证时,都应该首先仔细地按切脉象,循按肌肉,触摸皮肤,按压筋骨,以辨别患者的体质类型,然后再诊察病性的温寒、血气的盛衰,之后才可能进行适当的调治。只有做到了这一点,才称得上是因人制宜,才是治疗的真诀。

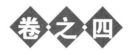

经筋第十三

【题解】 本篇主要叙述了经筋的循行、经筋的发病、病证特点、病名和治疗原则。全文以经筋为主线介绍了经络理论体系中的重要内容,并对经络辨证和辨病的体系提供了重要的理论依据,故篇名"经筋"。

【原文】 足太阳之筋,起于足小指上,结于踝,邪上结于膝,其下循足外踝,结于踵,上循跟,结于腘;其别者,结于端[1]外,上腘中内廉,与腘中并上结于臀,上挟脊上项;其支者,别入结于舌本;其直者,结于枕骨,上头下颜,结于鼻;其支者,为目上网,下结于頄[2];其支者,从腋后外廉,结于肩髃;其支者,入腋下,上出缺盆,上结于完骨;其支者,出缺盆,邪上出于頄。其病小指支,跟肿痛,腘挛,脊反折,项筋急,肩不举,腋支,缺盆中纽痛,不可左右摇。治在燔针[3]劫刺[4],以知[5]为数,以痛为输[6],名曰仲春痹。

【提要】 本段主要叙述了足太阳经经筋的循行、所主疾病以及治疗方法。

【注释】 [1]端:小腿肚。

[2]頄:qiú,音求,眼眶下的高骨,即颧骨。

[3]燔针:即火针,指烧红的针。

[4]劫刺:是一种针刺的手法,即快速地进针和出针的刺法。

[5]知:通"至",指达到治疗的效果,即病愈。

[6]以痛为输:在痛处取穴,即取天应穴、阿是穴。

【白话解】 足太阳经的经筋,起始于足小指爪甲的外侧,向上结聚于足外踝,再斜向上结聚于膝关节处,然后向下沿着足的外踝,在足跟部结聚,沿着足跟向上行,在腘部结聚;该经筋的别支,从外踝向上行,结聚于小腿肚的外侧,向上到达腘窝中部的内侧,与从足跟上行的一支并行向上,结聚于臀部,再沿着脊柱两侧上行至颈项部;由颈部分出的一支,别出这一条经筋,进入舌,并在舌体结聚;另一条由颈部分出的经筋直行向上结聚于枕骨,向上到达头顶,又沿着颜面下行,结聚于鼻;下行经筋中分出一支,像网络一样行于眼的上睑部分,再向下结聚于颧骨;还有一条分支由挟脊上行的经筋别出,从腋窝后侧的外廉,上行结聚于肩髃部;另一条从腋窝的后外廉进入腋下,向上行至缺盆处,再向上在耳后的完骨处结聚;另一支从缺盆分出,斜向上进入颧骨部分,与从颜面部下行的结于颧骨的支筋相合。太阳经的经筋发病,主要表现为足小趾强直不可屈,足跟肿痛,腘窝部拘挛,脊柱反张,颈部筋脉拘挛疼痛,肩不能抬举;腋窝处支痛,不能左右摇摆。治疗用燔针,疾进疾出,病愈则止,以疼痛的部位为针刺的输穴,这种病叫做仲春痹。

【按语】 这一段是讲足太阳经经筋的起止及主病。所谓仲春痹,是一种以一年四时的顺序命名疾病的方法,一年四季各三个月,每一个季节又分为孟、仲、季,各自命名其中的一个月,如孟春、仲春、季春等。这既是标示时间的一种方法,也可以用来表示阴阳盛衰的情况。

在经筋病治法上,本文着重介绍的是针刺疗法。"燔针劫刺"是一种以火针治疗的方法,现在的临床上也有使用,但这种治疗方法有一定的适用范围,并不是很常用的治疗手段,应该慎重使用。

【原文】 足少阳之筋,起于小指次指,上结外踝,上循胫外廉,结于膝外廉;其支者,别起外辅骨,上走髀[1],前者结于伏兔之上,后者结于尻;其直者,上乘眇[2]季胁,上走腋前廉,系于膺乳,结于缺盆;直者,上出腋,贯缺盆,出太阳之前,循耳后,上额角,交巅上,下走颔,上结于頄;支者,结于目眦为外维。其病小指次指支转筋,引膝外转筋,膝不可屈伸,腘筋急,前引髀,后引尻[3],即上乘眇,季胁痛,上引缺盆、膺乳、颈,维筋急。从左之右,右目不开,上过右角,并跷脉而行,左络于右,故伤左角,右足不用,命曰维筋相交。治在燔针劫刺,以知为数,以痛为输,名曰孟春痹也。

【提要】 本段论述足少阳经经筋的循行路线、所主疾病以及治疗方法。

【注释】 [1] 髀:指大腿或者大腿外侧。

[2] 眇:miǎo,音渺,指胁下空软处。

[3] 尻:指尾骶部。

【白话解】 足少阳经的经筋,起于足第四趾趾端,沿足背上行结聚于外踝,再沿着胫骨外侧,向上结聚在膝部的外缘。足少阳经筋的一条分支,从外辅骨处分出,向上行至大腿部,在此又分为两支。行于前面的一支,结聚在伏兔之上;行于后面的一支,结聚在尾骶部;其直行的一支,向上行至胁下空软处及季肋部位,再向上行于腋部的前缘,横过胸旁,连结乳部,向上结聚于缺盆;它的另一直行支线,出腋部,穿过缺盆,穿出后行于足太阳经筋的前面,沿耳后绕至上额角,交会于巅顶,从头顶侧面向下走至颔部,又转向上结聚于頄;还有一支支筋,从頄部发出,结聚在外眼角,成为眼的外维。足少阳经的经筋发病时,见足第四趾掣引转筋,并牵扯膝部外侧转筋,膝部不能屈伸,腘窝部位筋脉拘急,前面牵引髀部疼痛,后面牵引尻部疼痛,向上则牵引胁下空软处及软肋部作痛,向上牵引缺盆、胸侧乳部、颈部所维系的筋发生拘急。若是从左侧向右侧维络的筋拘急,则右眼不能张开,因为经筋上过右额角与跻脉并行,而阴阳跻脉在这里互相交叉,左右经筋也是互相交叉的,左侧的筋维络右侧,所以左额角筋伤,会引起右足不能活动,这就是"维筋相交"。治疗这一病证应当用火针疾刺疾出的方法,针刺的次数以病愈为度,针刺的穴位就是感觉疼痛的地方。这种病证就叫做孟春痹。

【原文】 足阳明之筋,起于中三指,结于跗上,邪外上加于辅骨,上结于膝外廉,直上结于髀枢,上循胁属脊;其直者,上循骭[1],结于膝;其支者,结于外辅骨,合少阳;其直者,上循伏兔,上结于髀,聚于阴器,上腹而布,至缺盆而结,上颈,上挟口,合于頄,下结于鼻,上合于太阳。太阳为目上网,阳明为目下网;其支者,从颊结于耳前。其病足中指支胫转筋,脚跳坚,伏兔转筋,髀前肿,㿗疝,腹筋急,引缺盆及颊,卒口僻;急者,目不合,热则筋纵,目不开。颊筋有寒,则急,引颊移口;有热则筋弛纵,缓不胜收,故僻。治之以马膏,膏其急者;以白酒和桂,以涂其缓者,以桑钩钩之,即以生桑灰置之坎中,高下以坐等。以膏熨急颊,且饮美酒,啖美炙肉,不饮酒者,自强也,为之三拊而已。治在燔针劫刺,以知为数,以痛为输,名曰季春痹也。

【提要】 本段论述足阳明经经筋的循行路线、所主疾病以及治疗方法。

【注释】 [1]骭:小腿骨。

【白话解】 足阳明经之筋,起于足次趾与中趾之间,结聚于足背上;斜行的一支,从足背的外侧向上至辅骨,结聚于膝外侧,再直行向上结聚于髀枢,又向上沿着胁部络属于脊柱;直行的一支,从足背向上沿胫骨,结聚在膝部;由此分出的支筋,结聚于外辅骨,与足少阳的经筋相合;其直行的支筋,沿辅骨上行,结聚在大腿部,并结聚于阴器,又向上行,散布在腹部,上行至缺盆部结聚,然后上行通过颈部,环绕在口的周围,再汇合于頄部,向下结于鼻,从鼻旁上行与太阳经筋相合。太阳经的小筋网维于眼的上胞,阳明经的小筋网维于眼的下胞;另一条从頄部发出的支筋,通过颊部结聚于耳前。足阳明经的经筋发病,可见足中趾、胫部转筋,足部有跳动感并有强直的感觉,伏兔部转筋,髀前肿,癫疝,腹部筋脉拘急,向上牵引到缺盆及颊部,突然发生口角歪斜,筋脉拘急的一侧眼睑不能闭合,如有热则筋脉弛纵眼不能睁开。颊筋如果有寒就发生拘急、牵引颊部而致口角歪斜;有热则筋脉弛缓、收缩无力,发生口部歪向一侧。治疗口角歪斜的方法,是用马脂油涂在拘急一侧的面颊上,以润养其拘急之筋,再以白酒调和桂末,涂在弛缓一侧的面颊上,使筋脉温通,然后再用桑钩钩住病人的口角,以调整其歪斜,使其复位。另外,用桑木炭火放入地坑,坑的高低以患者坐位时,能烤到颊部为宜,同时用马脂温熨拘急一侧的面颊,令患者喝一些酒,吃些烤肉之类的美味,不能饮酒的病人也要勉强喝一些,用这种方法连续治疗三次。其他病的治疗,可应用燔针,以疾进疾出的手法治疗,针刺的次数以病愈为度,以疼痛的部位为针刺的穴位,这种病叫做季春痹。

【原文】 足太阴之筋,起于大指之端内侧,上结于内踝;其直者,络于膝内辅骨[1],上循阴股,结于髀,聚于阴器,上腹结于脐,循腹里,结于肋,散于胸中;其内者,著于脊。其病足大指支内踝痛,转筋痛,膝内辅骨痛,阴股引髀而痛,阴器纽痛,上引脐两胁痛,引膺中脊内痛。治在燔针劫刺,以知为数,以痛为输,命曰孟秋痹也。

【提要】 本段介绍足太阴经经筋的循行路线、所主疾病以及治疗方法。

【注释】 [1] 辅骨:即腓骨。

【白话解】 足太阴经的经筋,起于足大趾趾端的内侧,上行结聚于内踝;其直行的支线,向上结聚于膝内的腓骨,沿股内侧上行,结聚于髀部,继而结聚在前阴,再上行至腹部,结聚于脐部,沿腹内上行,然后结于两胁,散布于胸中。其行于内侧的－支附着于脊柱两旁。足太阴经的经筋发病,可见足大趾牵引内踝作痛,转筋,膝内辅骨疼,股内侧牵引至髀部作痛,阴器象扭转一样拘紧疼痛,并向上牵引脐部及两胁作痛,进而牵引胸及脊内作痛。治疗本病应采取燔针,用速刺疾出法,针刺的次数以病愈为度,以痛处为针刺的穴位。这种病证叫做孟秋痹。

【原文】 足少阴之筋,起于小指之下,并足太阴之筋,邪走内踝之下,结于踵,与太阳之筋合,而上结于内辅之下,并太阴之筋,而上循阴股,结于阴器,循脊内挟膂上至项,结于枕骨,与足太阳之筋合。其病足下转筋,及所过而结者皆痛及转筋。病在此者,主痫瘛及痉,在外者不能俯,在内者不能仰。故阳病者,腰反折不能俯,阴病者,不能仰。治在燔针劫刺,以知为数,以痛为输。在内者熨引饮药,此筋折纽,纽发数甚者死不治,名曰仲秋痹也。

【提要】 本段论述足少阴经经筋的循行路线、所主疾病以及治疗方法。

【白话解】 足少阴经的经筋,起始于足小趾的下方,然后进入足心,行于足的内侧,与足太阴经筋并行,再斜行向上,至内踝之下,结聚于足跟,向下与足太阳经筋相合,向上结聚于内辅骨下方,在此与足太阴经筋并行,向上沿大腿根部内侧结聚于阴器,再沿着脊柱旁肌肉上行至项部,结聚于头后部的枕骨,与足太阳经筋相合。足少阴经的经筋发病,可见足心发生转筋,且其经筋所经过和所结聚的部位,都有疼痛和转筋的症状出现。足少阴经筋发生的主要病证还有痫证、抽搐和项背反张等。病在背侧的不能前俯,病在胸腹侧的不能后仰。背为阳,腹为阴,阳病项背部筋急,腰部向后反折,身体就不能前俯;阴病腹部筋急,使身体向前曲,就不能后仰。治疗这种病应采用燔针,用速刺疾出法,针刺的次数以病愈为度,以痛处为针刺的穴位。病在胸腹内不宜针刺的,可熨贴患处,加以按摩导引以舒筋脉,并饮用汤药以养血。若本经的经筋反折纠结,而且发作次数频繁,病情很重的,往往是不治之证。这种病称做仲秋痹。

【原文】 足厥阴之筋,起于大指之上,上结于内踝之前,上循胫,上结内辅之下,上循阴股,结于阴器,络诸筋。其病足大指支内踝之前痛,内辅痛,阴股痛转筋,阴器不用,伤于内则不起,伤于寒则阴缩入,伤于热则纵挺不收,治在行水清阴气;其病转筋者,治在燔针劫刺,以知为数,以痛为输,命曰季秋痹也。

【提要】 本段论述足厥阴经经筋的循行路线、所主疾病以及治疗方法。

【白话解】 足厥阴经的经筋,起始于足大趾的上方,上行结聚在内踝之前,再向上沿着胫骨结聚于内侧辅骨之下,又沿着大腿根部的内侧上行结聚于前阴,并联络足三阴及足阳明各经的经筋。足厥阴经的经筋发病,可见足大趾牵引内踝前部疼痛,内侧辅骨处也感到疼痛,腿的内侧疼痛转筋,前阴不能发挥作用,如果房劳过度耗伤了阴精,就会发生阳痿不举。伤于寒邪就会发生阴器内缩,伤于热邪则出现阴器挺长不收。治疗本病应采用利水渗湿及清化湿热的方法调节厥阴经之气;对于疼痛转筋一类的疾患,应采用燔针,用速刺疾出法,针刺的次数以病愈为度,以痛处为针刺的穴位。这病称为季秋痹。

【原文】 手太阳之筋,起于小指之上,结于腕,上循臂内廉,结于肘内锐骨[1]之后,弹之应小指之上,入结于腋下;其支者,后走腋后廉,上绕肩胛,循颈出走太阳之前,结于耳后完骨;其支者,入耳中;直者,出耳上,下结于颔,上属目外眦。其病小指支,肘内锐骨后廉痛,循臂阴,入腋下,腋下痛,腋后廉痛,绕肩胛引颈而痛,应耳中鸣痛引颔,目瞑良久乃得视,颈筋急,则为筋瘘颈肿[2],寒热在颈者。治在燔针劫刺之,以知为数,以痛为输。其为肿者,复而锐之。本支者,上曲牙,循耳前属目外眦,上颔结于角,其痛当所过者支转筋。治在燔针劫刺,以知为数,以痛为输,名曰仲夏痹也。

【提要】 本段论述手太阳经经筋的循行路线、所主疾病以及治疗方法。

【注释】 [1]锐骨:高骨之意。此处指肘内的高骨。

[2]筋瘘颈肿:张介宾注:"即鼠瘘之属。"即瘰疬。

【白话解】 手太阳经的经筋,起始于手小指的上部,结聚于手腕,沿前臂内侧上行,结聚于肘内高骨的后边。如果用手指弹拨此处的筋,酸麻的感觉能反映到小指上,再上行入结于腋下;其分支,向后行至腋窝的后缘,上绕肩胛,沿颈部行于足太阳经筋的前面,结聚在耳后的完骨;由此又分出一条支筋,进入耳中;它的直行部分,从耳出,上行,又向下结聚于腮部,再折上行,联属外眼角。手太阳经的经筋发病,可见手小指掣引肘内高骨后缘疼痛,沿手臂内侧至腋下及腋下后侧的部位,都感到疼痛,环绕肩胛并牵引到颈部也发生疼痛,并出现耳中鸣响疼痛,同时牵引颔部、眼部,眼睛闭合后,须经过较长时间,才能看清物体,恢复视力。颈筋拘急时,可发生筋瘘、颈肿等证;寒热发生于颈部的,应采用燔针,以速刺疾出的方法针刺,刺的次数以病愈为度,以痛处为穴。刺后颈肿不消退的,再改用锐利的针刺治。这种疾病称为仲夏痹。

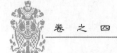

【原文】 手少阳之筋,起于小指次指之端,结于腕,中循臂,结于肘,上绕臑外廉、上肩、走颈,合手太阳;其支者,当曲颊[1]入系舌本;其支者,上曲牙[2],循耳前,属目外眦,上乘颔,结于角。其病当所过者,即支转筋,舌卷。治在燔针劫刺,以知为数,以痛为输,名曰季夏痹也。

【提要】 本段论述手少阳经经筋的循行路线、所主疾病以及治疗方法。

【注释】 [1] 曲颊:指下颌角。

[2] 曲牙:颊车穴别名。

【白话解】 手少阳经的经筋,起始于无名指靠近小指的一侧,上行结聚在腕部,再沿着手臂上行结聚于肘部,向上绕着大臂的外侧,经过肩部行至颈部,与手太阳的经筋相合。从颈部分出的一支,在下颌角的部位深入于里,联系舌根;另一分支,向下走至颊车穴,沿着耳向前行进,联属外眼角,向上经过额部,最终结聚在额角。手少阳经的经筋发病,可见本经的经筋循行部位发生掣引、转筋和舌体卷曲的现象。治疗时,应采用火针,采用速刺疾出法,针刺的次数以病愈为度,以痛处为穴。这种病称为季夏痹。

【原文】 手阳明之筋,起于大指次指之端,结于腕,上循臂,上结于肘外,上臑,结于髃;其支者,绕肩胛,挟脊;直者,从肩髃上颈;其支者,上颊,结于頄;直者,上出手太阳之前,上左角,络头,下右颔。其病当所过者,支痛及转筋,肩不举,颈不可左右视。治在燔针劫刺,以知为数,以痛为输,名曰孟夏痹也。

【提要】 本段论述手阳明经经筋的循行路线、所主疾病以及治疗方法。

【白话解】 手阳明经的经筋,起始于食指靠近大指的侧端,结聚于腕部,沿着手臂上行,结聚在肘的外侧,沿大臂上行,进而结聚于肩髃。它的分支,绕过肩胛,挟于脊柱的两侧;它的直行部分,从肩髃上行至颈部;从这里分出的一支,上行至颊部,结聚在頄部;直行的分支,从颈部向上,出于手太阳经筋的前方,上行至左额角,网络头部,再下行进入右腮部。手阳明经的经筋发病,可见该经筋所循行和结聚的部位掣引转筋及疼痛,肩部不能抬举,颈部不能左右转动、顾视。治疗这种病证,应采取火针,速刺疾出法,针刺的次数以病愈为度,以疼痛处为针刺的穴位。这种病称为孟夏痹。

【原文】 手太阴之筋,起于大指之上,循指上行,结于鱼后,行寸口外侧,上循臂,结肘中,上臑内廉,入腋下,出缺盆,结肩前髃,上结缺盆,下结胸里,散贯贲,合贲下抵季胁。其病当所过者,支转筋痛,甚成息贲,胁急吐血。治在燔针劫刺,以知为数,以痛为输。名曰仲冬痹也。

【提要】 本段论述手太阴经经筋的循行路线、所主疾病以及治疗方法。

【白话解】 手太阴经的经筋,起始于手大指的末端,沿大指上行,结聚在手小鱼际之后,继续上行于寸口部位的外侧,再沿手前臂上行,结聚在肘中,再上行至臂部的内侧,进入腋下,出于缺盆,结聚在肩髃之前,又返回,向上结于缺盆,自

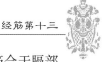

腋下行的一支进入胸中,结于胸内,散布于横膈部,与手厥阴经的经筋合于膈部,继而下行抵达季胁部位。手太阴经的经筋发病,可见本经筋所循行结聚的部位掣引、转筋、疼痛,严重的,可发展为息贲病,呼吸急促,气逆喘息,或胁下拘急,吐血。治疗该病时,应采取火针,速刺疾出,针刺次数以病愈为度,痛处为穴。这种病证叫做仲冬痹。

【原文】 手心主之筋,起于中指,与太阴之筋并行,结于肘内廉,上臂阴,结腋下,下散前后挟胁;其支者,入腋,散胸中,结于臂[1]。其病当所过者,支转筋前及胸痛息贲。治在燔针劫刺,以知为数,以痛为输,名曰孟冬痹也。

【提要】 本段论述手厥阴经经筋的循行路线、所主疾病以及治疗方法。

【注释】 [1]臂:根据《甲乙经》、《太素》作"贲",指胸膈部。

【白话解】 手厥阴心包经的经筋,起始于手中指端,沿指上行,通过掌后与手太阳经筋并行,结聚于肘的内侧,向上行经过肘的内侧而结于腋下,从腋下前后布散,挟两胁分布;它的分支,入于腋下,散布于胸中,结聚于膈部。手厥阴心包经的经筋发病,可见本经筋所循行、结聚的部位掣引、转筋,以及胸痛或成息贲病,出现呼吸迫促、上逆喘息的病状。治疗时应采取燔针,用速刺疾出法,针刺次数以病愈为度,以痛处为穴。这种病就叫孟冬痹。

【原文】 手少阴之筋,起于小指之内侧,结于锐骨,上结肘内廉,上入腋,交太阴,挟乳里,结于胸中,循臂下系于脐。其病内急心承伏梁,下为肘网。其病当所过者,支转筋,筋痛。治在燔针劫刺,以知为数,以痛为输。其成伏梁唾血脓者,死不治。经筋之病,寒则反折筋急,热则筋弛纵不收,阴痿不用。阳急则反折,阴急则俯不伸。焠刺者,刺寒急也,热则筋纵不收,无用燔针,名曰季冬痹也。足之阳明,手之太阳,筋急则口目为僻,眦急不能卒视,治皆如右方也。

【提要】 本段论述手少阴经经筋的循行路线、所主疾病以及治疗方法。

【白话解】 手少阴心经的经筋,起始于手小指的内侧,循小指上行,结聚于掌后小指侧高骨,再向上结聚于肘的内侧,继而上行入腋内,与手太阴经筋相交,走向胸部,伏行于乳内,结聚在胸中,沿膈下行联系脐部。手少阴经的经筋发病,可见胸内拘急,心下有积块坚伏,名为伏梁病。上肢的经筋发病,肘部牵引拘急,屈伸不利。总的来说,手少阴经筋发病,可见本经筋所循行或结聚的部位掣引、转筋和疼痛。治疗时应采用燔针,用速刺疾出法,针刺次数以病愈为度,以痛处为穴。若病已发展成伏梁而出现吐脓血的,为脏气已损,病情加剧的死证。大凡经筋发病,遇寒则筋脉拘急,遇热则筋脉松弛,甚至出现阳痿不举。背部的筋挛急,则脊背向后反张;腹部的筋挛急,则身体向前弯曲而不能伸直。焠刺是烧针的刺法,它治疗因受寒造成的筋急之病,如果是因热而造成的筋脉弛缓的病证,便不宜采用火针了。这类疾病称为季冬痹。足阳明经筋和手太阳经筋拘急,会发生口眼㖞斜;眼角拘急时,不能正常地视物。治疗这些病证,都应采用上述的焠针劫刺法。

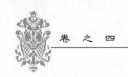
骨度第十四

【题解】 度,是指大小、长短、宽窄等。本篇论述了一般人的头、胸、腰围的尺寸等,并用骨骼作为标尺来衡量人体经脉的长短和脏腑的大小,故篇名"骨度"。

【原文】 黄帝问于伯高曰:脉度言经脉之长短,何以立之? 伯高曰:先度其骨节之大小、广狭、长短,而脉度定矣。

黄帝曰:愿闻众人之度。人长七尺五寸者,其骨节之大小长短各几何? 伯高曰:头之大骨,围二尺六寸,胸围四尺五寸,腰围四尺二寸。发所覆者,颅至项尺二寸。发以下至颐,长一尺,君子终折。

结喉以下至缺盆中,长四寸。缺盆以下至𩩲骬[1],长九寸,过则肺大,不满则肺小。𩩲骬以下至天枢,长八寸,过则胃大,不及则胃小。天枢以下至横骨,长六寸半,过则回肠广长,不满则狭短。横骨,长六寸半。横骨上廉以下至内辅之上廉,长一尺八寸。内辅之上廉以下至下廉,长三寸半。内辅下廉,下至内踝,长一尺三寸。内踝以下至地,长三寸。膝腘以下至跗属,长一尺六寸。跗属以下至地,长三寸。故骨围大则太过,小则不及。

角以下至柱骨,长一尺。行腋中不见者,长四寸。腋以下至季胁,长一尺二寸。季胁以下至髀枢,长六寸,髀枢以下至膝中,长一尺九寸。膝以下至外踝,长一尺六寸。外踝以下至京骨,长三寸。京骨以下至地,长一寸。

耳后当完骨者,广九寸。耳前当耳门者,广一尺三寸。两颧之间,相去七寸。两乳之间,广九寸半。两髀之间,广六寸半。

足长一尺二寸,广四寸半。肩至肘,长一尺七寸;肘至腕,长一尺二寸半。腕至中指本节,长四寸。本节至其末,长四寸半。

项发以下至背骨,长二寸半[2],膂骨[3]以下至尾骶,二十一节,长三尺,上节长一寸四分分之一,奇分在下,故上七节至于膂骨,九寸八分分之七。此众人骨之度也,所以立经脉之长短也。是故视其经脉之在于身也,其见浮而坚,其见明而大者,多血,细而沉者,多气也。

【提要】 文中论述了一般人的头围、胸围、腰围的尺寸,以及头面、颈项、胸腹、肢节等各部位骨骼的长短、大小和宽窄。

【注释】 [1] 𩩲骬:hé yú,音合于,指胸骨下端的剑突。

[2] 长二寸半:根据《太素》、《甲乙经》作"长三寸半"。

[3] 膂骨:即脊椎骨。

【白话解】 黄帝问伯高说:脉度篇中所说的人身经脉的长短是依照什么标

准确定的呢？伯高回答说:先量出各骨节的大小、宽窄、长短,然后用这个标准来确定脉的长度。

黄帝说:我想了解普通人骨度的情况,如果人的身高为七尺五寸,全身骨节的大小、长短是多少呢?伯高说:头围最大处是二尺六寸,胸围是四尺五寸,腰围是四尺二寸。头发覆盖的部分称为颅,从前发际到后发际,整个头颅是一尺二寸;从前发际至腮的下部是一尺。五官端正的人,面部上、中、下三部分的长度相等。

从结喉至缺盆中(指天突穴处)四寸,从缺盆到胸骨剑突长九寸,如果超过九寸,则肺脏大,不足九寸则肺脏小。从剑骨至天枢穴之间(脐中)八寸,超过八寸的胃大,不足八寸的胃小。从天枢穴至横骨长六寸半,超过的大肠粗而长,不足的大肠细而短。横骨的长度是六寸半,从横骨上缘到股骨内侧下缘长一尺八寸,胫骨突起上缘至下缘长三寸半,胫骨突起的下缘到足内踝长一尺三寸,从内踝至地长三寸,从膝部的腘窝至足长一尺六寸,从足背至地三寸,所以骨围大的骨也粗大,骨围小的,骨也细小。

从额角至锁骨长一尺,从颈根下至腋窝长四寸,从腋至季胁长一尺二寸,从季胁至大转子长六寸,从大转子至膝长一尺九,膝至外踝长一尺六寸,从外踝至京骨的突起处长三寸,从京骨的突起至地长一寸。

耳后两高骨之间长九寸,耳前的两听门之间长一尺三寸,两颧之间距离七寸,两乳之间宽九寸半,两股骨之间距离六寸半。

足的长度是一尺二寸,宽四寸半。肩至肘长一尺七寸,肘至腕长一尺二寸半,手腕至中指指掌关节长四寸,掌指关节跟部至手指尖长四寸半。

从项部后发际至第一椎骨长三寸半,大椎到尾骶骨共二十一椎,总长度是三尺,上七椎每节长一寸四分一厘,共长九寸八分七厘,其余的不尽之数都在以下诸节平均计算。这就是普通人的骨度情况,可以用这个标准确定经脉的长度。在观察人体经脉的时候,如果呈现于体表浮浅坚实或明显粗大的,是多血的经脉;细而深伏的,是多气的经脉。

【按语】 本篇所述的骨度,是根据人体的身高、体宽等标准决定同身的尺寸的,不同于现代医学中的骨骼器官是使用绝对长度度量,对于身高的个体差异来说,这种度量方法更为实用,这在今天的针灸和按摩等治疗中也起着至关重要的作用。

五十营第十五

【题解】 营为运营、运行的意思。文中介绍了一昼夜间经气在经脉中运行

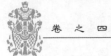

五十周次的路线和顺序,故篇名为"五十营"。

【原文】 黄帝曰:余愿闻五十营奈何?岐伯答曰:天周二十八宿,宿三十六分;人气行一周,千八分,日行二十八宿。人经脉上下左右前后二十八脉,周身十六丈二尺,以应二十八宿,漏水下百刻,以分昼夜。故人一呼脉再动,气行三寸,一吸脉亦再动气行三寸,呼吸定息,气行六寸;十息,气行六尺,日行二分。二百七十息,气行十六丈二尺,气行交通于中,一周于身,下水二刻,日行二十五分。五百四十息,气行再周于身,下水四刻,日行四十分。二千七百息,气行十周于身,下水二十刻,日行五宿二十分。一万三千五百息,气行五十营于身,水下百刻,日行二十八宿,漏水皆尽脉终矣。所谓交通者,并行一数也。故五十营备,得尽天地之寿矣,凡行八百一十丈也。

【提要】 本篇根据"漏刻"的计时方法,以及气息与日月经气的联系,介绍了计算经气运行的方法。

【白话解】 黄帝说:我想了解经脉之气在体内运行五十个周次的情况。岐伯回答说:周天有二十八星宿,每个星宿之间的距离是三十六分。人体的经脉之气一昼夜运行五十次,合一千零八分。在一昼夜中太阳的运行周历了二十八星宿,分布在人体上下、左右、前后的经脉,有二十八条,周身经脉的长度是十六丈二尺,与二十八星宿相对应。用铜壶漏水下注百刻为标准来划分昼夜,计算经气在经脉中运行所需的时间。人一呼气,脉跳动两次,经气运行三寸;一吸气,脉又跳动两次,经气又运行三寸,一个呼吸过程,经气运行六寸,十次呼吸,经气运行六尺,太阳运行二分。二百七十次呼吸,经气运行十六丈零二尺,其间气行上下,贯通八脉,运行一周,水下二刻,太阳运行二十分多一点。五百四十次呼吸,脉气在全身运行两周,水下四刻,太阳运行四十分。二千七百次呼吸,经气运行十次,水下二十刻,太阳运行五个星宿零二十分。一万三千五百次呼吸,经气在体内运行五十周次,水下一百刻,太阳运行遍二十八星宿,铜壶里的水都滴漏尽了,经气也正好运行五十个周次。前面所谈经气的相互交通,就是指经气在二十八脉运行一周。如果人的经气保持一昼夜运行五十个周次,人就能够享尽天然的寿命。经气在人体运行五十周次的总长度是八百一十丈。

营气第十六

【题解】 文中主要介绍了营气的生成过程和运行特点,故名"营气"。

【原文】 黄帝曰:营气之道,内谷为宝。谷入于胃,乃传之肺,流溢于中,布散于外,精专者,行于经隧,常营无已,终而复始,是谓天地之纪[1]。

【提要】 本篇主要讲述了营气的生成,以及其在体内循行一周的规律。

【注释】 [1]纪:道理,纲纪。

【白话解】 黄帝说:营气能在人体发挥重要的作用,人们摄入的食物是其关键。食物入胃,经过脾胃运化之后,其中的水谷精微之气传到肺,通过肺的输布作用流动并充溢在体内,营养脏腑。同时,还分散充溢在四肢百骸及皮肤肌表。而水谷精微中精纯的精华物质则运行于人体的经脉通路之中,流动不息。人体摄入的水谷滋养周身的过程就这样终而复始的循环,就像天地日月的规律一样。

【原文】 故气从太阴出注手阳明,上行注足阳明,下行至跗上,注大指间,与太阴合;上行抵髀,从脾注心中;循手少阴,出腋下臂,注小指,合手太阳;上行乘腋,出颌内,注目内眦,上巅,下项,合足太阳;循脊,下尻,下行注小指之端,循足心,注足少阴;上行注肾,从肾注心,外散于胸中;循心主脉,出腋,下臂,出两筋之间,入掌中,出中指之端,还注小指次指之端,合手少阳;上行注膻中,散于三焦,从三焦注胆,出胁,注足少阳;下行至跗上,复从跗注大指间,合足厥阴,上行至肝,从肝上注肺,上循喉咙,入颃颡之窍,究于畜门[1]。其支别者,上额,循巅,下项中,循脊入骶,是督脉也;络阴器,上过毛中,入脐中,上循腹里,入缺盆,下注肺中,复出太阴。此营气之所行也,逆顺之常也。

【提要】 本段描述营气的运行路线和气血的循行规律。

【注释】 [1]畜门:畜,同嗅,畜门指鼻的外孔道。

【白话解】 营气的运行,起始于手太阴经,流注到手阳明经,沿手阳明经上行到面部,在面部进入足阳明经,沿着足阳明经下行,到达足背,行至足大趾间后,与起始于这里的足太阴经相合。沿足太阴脾经向上行,到达脾脏。从脾注入心中,沿着手少阴心经从腋下循小臂注入小指尖,合于手太阳经,然后沿着手太阳经上行,越过腋窝,向上出颧骨的内侧,经过眼睛的内眼角,上行至头顶,再向下行至颈项部,在此与足太阳经相合。沿着脊柱向下经过尻部,向下一直到达足小指尖,行至足心,注入足少阴经,并沿着足少阴经到达肾脏。经过肾脏注入心包络中,并向外散布于胸中,沿着心包经的主脉从腋下出,循臂下行,从小臂内侧的两条大筋之间注入掌中,达到中指的指端和无名指的指端,并在此合于手少阳经,上行注入两乳正中的膻中穴,并散布于三焦,从三焦注胆,出胁部,注入足少阳经,向下行至足背上,又从足背注入足大趾间,合于足厥阴经,上行至肝,从肝再上行注入肺中,向上沿着喉咙,进入鼻的内窍,终止于鼻的外孔道。而其循行的支别,再向上沿着额部上行至巅顶,向下沿颈项部下行,循脊柱两侧继续下行,进入骶骨,这正是督脉的循行路线,继而环绕阴器,再向前向上经过阴阜部的毛际之中,上行进入脐中,再向上进入腹中,上行进入缺盆之中,再向下注入肺中,再次进入手太阴经,也就是下一个循环的开始。这就是营气的循行路线,是气血循行的常规。

【按语】 营气的循行路线虽然与十二经的循行顺序基本相同,但是十二经的循行是始于手太阴肺经,最终由足厥阴肝经注入手太阴;而营气是从手太阴出,循行一周,到达肝经后,经任、督二脉再进入手太阴的。因此营气的循行不仅沿循十二正经,还有任、督二脉,总括了人身的阴阳之气,体现了营气在人体内全面的濡养作用。

脉度第十七

【题解】 脉度是指脉的长度,文中说明了二十八脉的长度和测量的方法,以及二十八脉对应的生理、病理情况和治疗方法,故篇名"脉度"。

【原文】 黄帝曰:愿闻脉度。岐伯答曰:手之六阳,从手至头,长五尺,五六三丈。手之六阴,从手至胸中,三尺五寸,三六一丈八尺,五六三尺,合二丈一尺。足之六阳,从足上至头,八尺,六八四丈八尺。足之六阴,从足至胸中,六尺五寸,六六三丈六尺,五六三尺合三丈九尺。跷脉从足至目,七尺五寸,二七一丈四尺,二五一尺,合一丈五尺。督脉、任脉,各四尺五寸,二四八尺,二五一尺,合九尺。凡都合一十六丈二尺,此气之大经隧也。经脉为里,支而横者为络,络之别者为孙,盛而血者疾诛之[1],盛者写之,虚者饮药以补之。

【提要】 本篇主要叙述了人体周身经脉的总长度。

【注释】 [1] 疾诛之:疾,快、迅速;诛,消灭、去除。疾诛之,是指用放血等方法祛除邪气。

【白话解】 黄帝说:我想知道人体经脉的长度。岐伯回答说:手的六条阳经,从手至头,每条经脉长为五尺,六条经一共是三丈长。手的六条阴经,从手至胸中,每条是三尺五寸长,三六一丈八尺,五六三尺,六条一共是二丈一尺长。足的六条阳经,从足向上至头是八尺,六条经共为四丈八尺长。足的六条阴经,从足至胸中,每条六尺五寸长,六六三丈六尺,五六三尺,六条共三丈九尺长。跷脉每一条从足至目的长度为七尺五寸,左右两条,二七一丈四尺,二五一尺,共为一丈五尺长。督脉、任脉各为四尺五寸,二四八尺,二五一尺,两条合为九尺。所有这些经脉合起来一共是一十六丈二尺长,这就是人体营气通行的主要通路。经脉的循行为里,其间分支出来并在经脉之间横行联络的叫做络脉,别出络脉的细小脉络叫做孙络。孙络中气盛而且血多的,应该立即用放血等方法快速地除去邪气,邪气盛的用泻的方法治疗,虚的服用药物来调补。

【按语】 这一段落是讲人身脉络的总长度,并强调这是营气通行的大经隧。对于前一篇有关营气的内容进行了补充。这其中的计算,是以从手至头、从手至胸中、从足上至头、从足至胸中的距离进行计算的,而不牵扯到我们现在所认识的经脉的循性路线的长短差异,主要目的是了解营气通行路线的总长度。

另外,其中提到跷脉是两条,本篇末有叙述:"跷脉有阴阳,何脉当其数?岐伯答曰:男子数其阳,女子数其阴。"则知男子之所数者,左右阳跷,女子之所数者,左右阴跷也。也就是说,男为阳、女为阴,男子计算的是阳跷的长度,女子计算的为阴跷的长度。

【原文】 五脏常内阅[1]于上七窍也。故肺气通于鼻,肺和[2]则鼻能知臭香矣;心气通于舌,心和则舌能知五味矣;肝气通于目,肝和则目能辨五色矣;脾气通于口,脾和则口能知五谷[3]矣;肾气通于耳,肾和则耳能闻五音矣。五脏不和则七窍不通,六腑不合则留为痈。故邪在腑则阳脉不和,阳脉不和则气留之,气留之则阳气盛矣。阳气太盛则阴不利,阴脉不利则血留之,血留之则阴气盛矣。阴气太盛则阳气不能荣也,故曰关。阳气太盛,则阴气弗能荣[4]也,故曰格。阴阳俱盛,不得相荣,故曰关格。关格者,不得尽期而死也。

【提要】 本段主要阐述了五脏的精气盛衰与七窍的关系,以及五脏六腑的病变导致的不同症状表现。

【注释】 [1]阅:检察、查检之意。在文中指反映、察觉到。

[2]和:这里指通和、和利。也就是指脏器的功能正常。

[3]五谷:五谷为麦、黍、稷、稻、豆五谷,这里泛指各种食品。

[4]荣:这里有繁荣、施展的意思。

【白话解】 五脏精气的盛衰常常可以从人体头面七窍反映出来。肺气通鼻窍,肺的功能正常,鼻子才能闻到各种气味;心气通舌窍,心的功能正常,舌才能辨别出各种滋味;肝气通眼窍,肝的功能正常,眼睛才能辨别各种颜色;脾气通于口,脾的功能正常,口中才能辨别食物的各种味道;肾气通耳窍,肾的功能正常,双耳才能听见各种声音。五脏的功能失于调和,与其对应的七窍就不能正常地发挥功能;六腑的功能失于调顺,那邪气就会滞留结聚而生成痈。因此,若是邪气留在六腑之中,那么属阳的经脉就不能和顺通利,阳脉不和顺,阳气就会发生停歇、留滞,阳气留滞,就会相对的偏盛。阳气太盛就会导致阴脉不通利,阴脉不通利,会导致血流停滞,血流停滞则阴气过盛。如阴气过盛,就会影响阳气不能营运入内,这就叫做关。如阳气太盛,就会影响阴气不能外出与阳气相交,这就叫格。阴阳二气皆过盛,不能阴阳调和、互相荣养,就叫做关格。关格是阴阳离决、不相交通的表现,出现关格,预示着病人不能尽其天年而早亡。

【原文】 黄帝曰:跷脉安起安止,何气荣水?岐伯答曰:跷脉者,少阴之别,起于然骨之后。上内踝之上,直上循阴股,入阴,上循胸里,入缺盆,上出人迎之前,入頄,属目内眦,合于太阳、阳跷而上行,气并相还,则为濡目,气不荣,则目不合。

黄帝曰:气独行五脏,不荣六腑,何也?岐伯答曰:气之不得无行也,如水之流,如日月之行不休,故阴脉荣其脏,阳脉荣其腑,如环之无端,莫知其纪,终而复

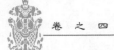

始。其流溢之气,内溉脏腑,外濡腠理。

黄帝曰:跷脉有阴阳,何脉当其数[1]? 岐伯曰:男子数其阳,女子数其阴,当数者为经,其不当数者为络也。

【提要】 本段详细地叙述了人体阴阳跷脉的起止、来源、循行路线和主要功能。

【注释】 [1] 当其数:数,指计算。当其数,阴阳跷脉在人体经脉总长度的计算中,只计算一条经脉的长度。

【白话解】 黄帝说:跷脉起于何处? 止于何处? 是哪一条经的经气像水一样的滋润、濡养而形成这一条经脉的呢? 岐伯回答说:跷脉是足少阴经脉的支别,起于然骨之后的照海穴,向上经过足内踝的上方,直行向上沿大腿内侧进入前阴,再向上到达胸部进入缺盆,继续上行出于人迎的前面,进入颧骨连属内侧的眼角,合于太阳、阳跷脉而继续上行,阴阳跷脉二气相合,可以滋润目睛,若是脉气不能荣养眼睛,就会出现目张不合的现象。黄帝说:阴跷之脉气只是行于五脏之间,而不能荣养六腑,是什么原因呢? 岐伯回答说:脏气的运行是不停息的,就像水的流动,日月的运行,永无休止。因此,阴脉荣养其对应脏的精气,阳脉荣养其对应腑的精气,也是这样如环无端的运行,没有起点,也无法计算它的转流次数。跷脉之气不停的流动运行着,行在内则营养五脏六腑,溢在外则濡养肌肉皮肤。黄帝说:跷脉有阴阳之分,那么用哪一条来计算它的长度呢? 岐伯回答说:男子计算其阳跷脉的长度,而阴跷为络;女子计算其阴跷脉的长度,而阳跷为络。一般用于计算长度的跷脉为经脉,络脉的长度不在计算之内。

【按语】 本文对于阴阳跷脉的循行路线和主要作用进行了较为详细地论述,在中医临床治疗当中,不仅仅十二正经的循行和穴位是常用的针灸按摩选穴依据,奇经八脉的重要作用也是不能忽视的,一些常见的特殊疾病的治疗都要依据这些经脉进行选穴和选方。像妇科病与带脉、冲脉和任脉有着密切关系;男科疾病或者部分虚寒的证候与督脉有着特殊关系等。

营卫生会第十八

【题解】 本文主要论述营气和卫气的生成和会合的情况,并介绍了三焦的功能与特点,故篇名“营卫生会”。

【原文】 帝问于岐伯曰:人焉受气? 阴阳焉会? 何气为营? 何气为卫? 营安从生? 卫于焉会? 老壮不同气,阴阳异位,愿闻其会。岐伯答曰:人受气于谷,谷入于胃,以传于肺,五脏六腑,皆以受气,其清者为营,浊者为卫,营在脉中,卫在脉外,营周不休,五十而复大会,阴阳相贯,如环无端。卫气行于阴二十五度,行于阳二十五度,分为昼夜,故气至阳而起,至阴而止。故曰日中而阳陇为重阳,夜半而阴陇为重阴。故太阴主内,太阳主外,各行二十五度,分为昼夜。夜半为阴陇,夜半后而为阴衰,平旦阴尽而阳受气矣。日中而阳陇,日西而阳衰,日入阳尽而阴受气矣。夜半而大会,万民皆卧,命曰合阴,平旦阴尽而阳受气,如是无已,与天地同纪。

【提要】 这一段讲述了营气和卫气的化生、性质和各自的运行部位。

【白话解】 黄帝问岐伯说:人是从什么地方得到的精气?阴阳是在哪里交会?什么气为营气?什么气为卫气?营卫二气是从哪里生成的?卫气又是如何与营气交会的?老人和壮年人气的盛衰不相同,营卫二气的运行部位也不同,我想知道他们是如何会合的。岐伯回答说:人身的营卫之气是由水谷产生的,水谷进入胃中,化生为水谷精气,水谷精气传至肺,再借肺气的输布功能传送周身,从而五脏六腑皆可接受水谷精气。其水谷精气中清轻而富于营养作用者为营气,其中重浊而剽悍者为卫气,营气循行在经脉之中,卫气行于经脉之外,营卫二气没有休止地循行运转,一昼夜运行人体五十周次,然后会合一次。由此,沿着阴经阳经交替循环运转,没有终止。卫气的循行是夜间行于内脏二十五周,白天循行于阳经也是二十五周,以此而分出了昼夜。卫气行于阳经时,人便醒来开始活动;夜间气行于内脏时,人体就进入睡眠状态了。中午的时候,因为卫气都从内脏运转到了阳经,阳经的卫气最盛,故称为重阳;夜半时因为卫气都从阳经转运到了内脏,内脏的卫气最盛而称为重阴。营气行于脉中,起于手太阴肺经又终于手太阴肺经,因此说太阴主持营气的运行;卫气行于脉外,始于足太阳膀胱经又止于足太阳膀胱经,所以说太阳主持卫气的运行。营气周流十二经,昼夜各二十五周次,卫气昼行于阳,夜行于阴,亦各二十五周次,划分昼夜各半。夜半阴气最盛为阴陇,夜半过后则阴气渐衰,待到黎明时阴气已衰尽,而阳气渐盛。中午阳气最盛为阳陇,夕阳西下时阳气渐衰,黄昏之时阳气已衰尽,而阴气渐盛。夜半时,营气和卫气皆在阴分运行,正是二者相互会合的时候,人在这时都已经入睡了,因此称为合阴。到黎明的时候内脏卫气衰尽,而阳经卫气开始运行。就是这样没有中止,如同天地日月一样有规律。

【原文】 黄帝曰:老人之不夜瞑者,何气使然?少壮之人,不昼瞑者,何气使然?岐伯答曰:壮者之气血盛,其肌肉滑,气道通,营卫之行不失其常,故昼精而夜瞑。老者之气血衰,其肌肉枯,气道涩,五脏之气相抟[1],其营气衰少而卫气内伐,故昼不精,夜不瞑。

【提要】 本段以老年人和青壮年睡眠状态的不同,谈卫气与睡眠的关系。

【注释】 [1]抟:原作"博",据医统本、金陵本等改作"抟"。

【白话解】 黄帝说,老人在夜里睡眠不安是什么原因造成的?年轻人白天精力充沛,又是什么原理?岐伯回答说:年轻力壮的人气血盛满,肌肉滑利,气道

营卫生会第十八

就通畅,营气和卫气就能很正常的运行,因此白天能精力充沛,夜里睡眠也安稳。而老年人气血衰弱,肌肉枯槁,其气道就艰涩不通,五脏之气不能相互沟通和协调,营气衰少,卫气内扰,营卫失调,不能以正常规律运行,因此表现为白天精力不充沛,而夜里难以入睡。

【原文】 黄帝曰:愿闻营卫之所行,皆何道从来? 岐伯答曰:营出于中焦,卫出于下焦[1]。黄帝曰:愿闻三焦之所出。岐伯答曰:上焦出于胃上口,并咽以上,贯膈,而布胸中,走腋,循太阴之分而行,还至阳明,上至舌,下足阳明,常与营俱行于阳二十五度,行于阴亦二十五度一周也。故五十度而复大会于手太阴矣。黄帝曰:人有热,饮食下胃,其气未定,汗则出,或出于面,或出于背,或出于身半,其不循卫气之道而出,何也? 岐伯曰:此外伤于风,内开腠理,毛蒸理泄,卫气走之,固不得循其道,此气慓悍滑疾,见开而出,故不得从其道,故命曰漏泄[2]。

【提要】 本段讲述了上焦之气的运行路线以及漏泄病发生的病机。

【注释】 [1] 卫出于下焦:按张志聪注,应为"卫出上焦"之误。

[2] 漏泄:皮腠为风邪所伤,卫气不能固表所导致的大汗出。以其汗出如漏,故名漏泄。

【白话解】 黄帝说,我想知道营气和卫气,都是从什么地方发出的? 岐伯回答说,营气出自于中焦,卫气出自于上焦。黄帝说:我想听您说说三焦从何而起,又是如何运行的。岐伯回答说:上焦起于胃的上口,走咽部上行并布散于胸中,经过腋下,沿手太阴经的走向向手的方向运行,在手交会于手阳明经,向上到达舌,又交于足阳明经,循足阳明经运行。上焦之气常与营气并行于阳二十五度,行于阴也是二十五度,一个昼夜是一个循环,共五十度,而后又回到手太阴经,为一周。黄帝说:有的人食用很热的饮食,刚刚吃下,还没有转化为水谷精气(即认为尚未转化为营卫之气),就已经出汗了,有的是面部出汗,有的是背部出汗,有的是半身出汗,都不是按照卫气的化生和循行路线,是什么原因呢? 岐伯说:这是由于在外受到了风邪的侵袭,在内又受食热之气的影响导致腠理开泄,毛孔张大而汗液蒸腾,在肌表腠理疏松的地方,卫气流泄,也就不能按照原来的路线循行了。卫气的性质为慓悍滑利,行走迅速,遇到开放的孔道就会流泄而出,这种情况下就不能沿卫气本来循行的路线运行,这就命名为漏泄。

【原文】 黄帝曰:愿闻中焦之所出。岐伯答曰:中焦亦并胃中,出上焦之后,此所受气者,泌糟粕,蒸津液,化其精微,上注于肺脉,乃化而为血,以奉生身,莫贵于此,故独得行于经隧,命曰营气。黄帝曰:夫血之与气,异名同类。何谓也? 岐伯答曰:营卫者,精气也,血者,神气也,故血之与气,异名同类焉。故夺血者无汗,夺汗者无血,故人生有两死而无两生。

【提要】 本段讲述了中焦之气的运行路线以及血汗的关系。

【白话解】 黄帝说:我想知道中焦之气是从什么地方发出? 岐伯回答说:中焦也是出自胃的上口,在上焦之下,中焦所受的水谷之气,经过排泌糟粕、蒸发津液,而将化生出精微的物质,上行注于肺脉,同时将水谷化生的精微物质化为血液,以濡养全身。这种气是人身上最珍贵的物质,能够独自通行于十二经脉之中,名为营气。黄帝说,血和气,虽然名字不同,但是为同一类物质,这是什么意思呢?岐伯回答说:营气和卫气都是源自水谷精气,血是神气的物质基础,也是水谷精气化生,因此血与营卫之气,只是不同名,却是同一类的物质。因此说血液耗伤过度的人不能再发其汗,因为汗脱则卫气亦伤;脱汗而伤卫气的人也不能再用活血放血疗法。所以如果既脱汗又亡血则死,仅有脱汗或仅有失血则尚有生机。

【原文】 黄帝曰:愿闻下焦之所出。岐伯答曰:下焦者,别回肠[1],注于膀胱,而渗入焉;故水谷者,常并居于胃中,成糟粕而俱下于大肠,而成下焦,渗而俱下,济泌别汁[2],循下焦而渗入膀胱焉。黄帝曰:人饮酒,酒亦入胃,谷未熟而小便独先下,何也?岐伯答曰:酒者,熟谷之液也。其气悍以清[3],故后谷而入,先谷而液出焉。黄帝曰:善。余闻上焦如雾,中焦如沤,下焦如渎,此之谓也。

【提要】 本段讲述了下焦之气的运行路线和三焦各自的功能特点。

【注释】 [1]别回肠:张介宾注:"别回肠者,谓水谷并居于胃中,传化于小肠,当脐上一寸水分穴处,糟粕由此别行回肠,从后而出,津液由此别渗膀胱,从前而出。"在这里,就是别行于回肠之中的意思。

[2]济泌别汁:济,过滤的意思。济泌别汁,即将水液经过精密的过滤,分出清浊,清者渗入膀胱,浊者归入大肠。

[3]清:《太素》《甲乙经》均作"滑",可从。

【白话解】 黄帝说:我想请教下焦是从什么地方发出?岐伯回答说:下焦是沿回肠曲折下行,至膀胱又将水液渗入其中的。人食入饮食水谷,一般是在胃中消化的,经脾胃的运化之后,其糟粕全部向下行至大肠,从而形成下焦,糟粕全部下行,同时其中还有水液在不断地过滤,清者即水液渗入膀胱,浊者就是糟粕而归入大肠。黄帝说:人饮酒的时候,酒也是与水谷一起入胃的,但是为什么水谷尚未运化完,而小便已经先下来了呢?岐伯回答说:酒是粮食酿造出来的液体(即已经经过了人为的腐熟),其气强劲而且滑利(类似于卫气),所以即使是在水谷之后食入,但在食物消化完之前就成为水液排出了。黄帝说:太好了。我明白了上焦心肺宣散营卫之气像雾露一样,轻清弥漫,灌溉全身;中焦脾胃腐熟消化饮食水谷就像沤浸食物一样使之发生变化;下焦肾、膀胱、大肠就像沟渠一样,不断地将水液和糟粕排出体外,这就是三焦的功能和特点。

四时气第十九

【题解】 四时气是指四季的气候变化,文中论述了四季气候变化对于人体

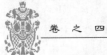

的影响和四季不同的针刺方法,故篇名"四时气"。

【原文】 黄帝问于岐伯曰:夫四时之气,各不同形,百病之起,皆有所生,灸刺之道,何者为定? 岐伯答曰:四时之气,各有所在,灸刺之道,得气穴为定。故春取经、血脉、分肉之间,甚者深刺之,间者浅刺之;夏取盛经孙络,取分间绝皮肤;秋取经腧,邪在腑,取之合;冬取井荥,必深以留之。

【提要】 本段主要论述灸刺的治疗方法因季节差异而不同,并列举了春、夏、秋、冬四季针刺法的原则。

【白话解】 黄帝问岐伯说,四季气候各不相同,各种疾病的发生大都与四时的气候有关,针灸缪刺的方法,也因各个季节的气候而各不相同,其中有什么规律呢? 岐伯回答说,每一个季节都有自己的气候特点,灸刺的方法,也是要以这一季节的气血特点为依据的。因此,春天灸刺,宜取经脉、血脉和分肉之间的气道,病重的用刺深法,病轻的用刺浅法。夏季针刺应取在这一季节偏盛经脉的孙络,或者用只刺透皮肤而到达分肉之间的浅刺法。秋季应取经脉的输穴,病邪在六腑就取六阳经的合穴。冬季宜取所病脏腑对应经脉的经穴和荥穴,而且一定要深刺并留针时间长些。

【原文】 温疟汗不出,为五十九痏[1]。风痮[2]肤胀,为五十七痏。取皮肤之血者,尽取之。飧泄补三阴之上,补阴陵泉,皆久留之,热行乃止。转筋于阳,治其阳;转筋于阴,治其阴。皆卒刺[3]之。

【提要】 本段论述了温疟病、风水病、飧泄病、转筋病的针刺治疗方法。

【注释】 [1]痏:wěi,音"伟",一般指伤疤,这里指腧穴。

[2]风痮:痮,《太素》《甲乙经》均作"水"。风水是一种外感风邪引起的水气病。

[3]卒刺:在此是指使用火烧过的针治疗。

【白话解】 温疟病,没有汗出症状的,可用热病的五十九个腧穴进行治疗。患风水病肌肤肿胀的,可以用五十七个治疗水病的腧穴治疗,如果是使用针刺放血的治疗方法,就应该将该穴位的恶血放干净。脾胃虚寒所致的飧泄证,应该取三阴交,使用补的手法,再补阴陵泉,都要久留针,直至针下有热感的时候才能起针。转筋病,其部位在外侧就取阳经的穴位针刺,在内侧就取阴经的穴位针刺,都使用火针针刺。

【原文】 徒痮[1],先取环谷[2]下三寸,以铍针[3]针之,已刺而筩[4]之,而内之,入而复之,以尽其痮,必坚。来[5]缓则烦悗,来急则安静,间日一刺之,痮尽乃止。饮闭药[6],方刺之时徒饮之,方饮无食,方食无饮,无食他食,百三十五日。着痹不去,久寒不已,卒取其三里。骨为干[7]。肠中不便,取三里,盛写之,虚补之。疠风者,素刺其肿上。已刺,以锐针针其处,按出其恶气,肿尽乃止。常食方食,无食他食。

【提要】 这一段列举了水而无风的肿胀病、着痹、疠风的特点和治疗方法。

【注释】 ［1］徒疬:指水肿病。与风水相比较,只有水气,没有风邪。

［2］环谷:穴位名,现已无从考证该穴的位置。

［3］铍针:pī 音"披",古代九针中的一种,针的尖端形似宝剑,两面有刃,多用于外科肿胀部位的刺、割等方法,以排出脓血。

［4］筒:通筒。指中空如筒的针。

［5］来:据《甲乙经》为"束",可从。

［6］闭药:用于治疗闭证的药物,这里指利小便的药。

［7］骨为干:《甲乙经》无此三字,且文意与上下文不和,疑为误入。

【白话解】 只是水肿病而没有风邪的,先取环谷穴之下三寸的穴位,用铍针刺,然后用中空如筒的针刺入,将水抽出后放掉,反复进行几次,抽空其中的水,使原来水肿时松软的肌肉恢复坚实,然后用布带将腰腹部捆束。如果束得过松就会使患者感到烦闷,绑紧就能舒适、安静,每隔一天治疗一次,直到水肿退尽为止。同时服用通闭的药物以利小便,防止再肿。就在开始针刺的时候服药,刚刚服用了药物不要进食,刚吃过饭也不能服药,并保持饮食清淡,不能食用伤脾助湿的食物。这样的治疗及饮食,要坚持一百三十五天。湿邪为主的邪气造成的著痹长久不愈,是寒湿邪气久留体内所致,使用疾进疾出的针刺方法取足三里穴。湿邪在肠中造成肠胃不调的病证,治疗也取足三里穴,邪气盛的泻实,正气虚的补虚。麻风病,一般都用针刺其肿胀的部位,针刺之后,再用锋利的针刺这一部位,再用手挤按该处以压出毒气和恶血,直到消肿为止。要常食用些普通的食物,不要吃其他刺激性和油腻的食物。

【原文】 腹中常鸣,气上冲胸,喘不能久立,邪在大肠,刺肓之原[1]、巨虚上廉、三里。小腹控睾,引腰脊,上冲心,邪在小肠者,连睾系,属于脊,贯肝肺,络心系。气盛则厥逆,上冲肠胃,熏肝,散于肓,结于脐。故取之肓原以散之,刺太阴以予之,取厥阴以下之,取巨虚下廉以去之,按其所过之经以调之。善呕,呕有苦,长太息,心中憺憺,恐人将捕之,邪在胆,逆在胃,胆液泄,则口苦,胃气逆则呕苦,故曰呕胆。取三里以下胃气逆,则刺少阳血络以闭胆逆,却调其虚实,以去其邪。饮食不下,膈塞不通,邪在胃脘。在上脘,则刺抑而下之,在下脘,则散而去之。小腹痛肿,不得小便,邪在三焦[2],约取之太阳大络,视其络脉与厥阴小络结而血者,肿上及胃脘,取三里。

【提要】 本段论述了邪气在大肠和小肠的主要病变和治疗方法,及呕吐病、噎膈病的病因、病机和治疗方法。

【注释】 ［1］肓之原:穴位别名,《灵枢·九针十二原》:"肓之原出于脖胦",就是现在的气海穴。

［2］邪在三焦:根据《灵枢·本输》,当指邪在膀胱的病变。

【白话解】 腹中常有鸣响,腹中有气向上冲至胸中,喘息急促而不能久立,这些都是邪气在大肠的表现,应该针刺肓之原、巨虚上廉、足三里几个穴位。小腹牵引睾丸疼痛,并牵及腰背和脊骨,向上冲至心胸部位,这是邪在小肠的表现。小肠连于睾系,向后附属于脊,其经脉贯通肝肺,络于心系。所以小肠邪气盛就会出现气机上逆的表现,上冲肠胃,熏蒸肝脏,布散于肓膜,结聚于脐。所以要取肓原穴以散肓之邪气,针刺手太阴经以补肺虚,刺厥阴经以泻肝实,取巨虚下廉以祛邪气,同时又要按压小肠经脉所过之处来调和气血。病人经常呕吐,且呕吐物中挟有苦水,并常常叹气,心中恐惧不安,害怕有人将会逮捕他,这是邪气在胆腑,阳气上逆于胃的病证。胆中的汁液外泄,所以口苦,胃气上逆所以呕吐苦水,这叫做呕胆。治疗应当取足三里穴来和降胃气,并针刺足少阳胆经的血络以消除胆气上逆的症状。根据病邪和正气的虚实状况斟酌以祛其邪气。饮食不能下咽或者感觉胸膈阻塞不通,这是病邪留于胃脘的病证。邪在上脘,就用针刺的方法抑制邪气的上逆而使气下行;邪在下脘,就用散法以祛除积滞。小腹疼痛、肿胀,小便不利,是邪在膀胱,针刺取太阳大络,观察足太阳经之络脉与厥阴经的小络,如有瘀血结聚的,针刺以祛其瘀血。如果小腹部肿痛向上连及胃脘的,取足三里。

【原文】 睹其色,察其目[1],知其散复者,视其目色,以知病之存亡也。一其形,听其动静者,持气口人迎以视其脉,坚且盛且滑者,病日进,脉软者,病将下,诸经实者,病三日已。气口候阴,人迎候阳也。

【提要】 本段主要介绍望诊和切诊诊断疾病的方法。

【注释】 [1] 目:原作"以",据太素改。

【白话解】 诊断疾病时看病人的面色,观察患者的眼神,就能知道正气的散失或恢复的情况;观察眼睛的颜色,可以知道病邪是存在还是已经消失。审查病人的形态、动静,再诊察气口、人迎的脉象,脉象坚实、滑利且洪大的,是病证日渐加重的表现;如果脉象软弱和缓,就是病邪将要衰退的表现。各经脉诊候的部位实而有力的,是正气旺盛的表现,三天左右就能痊愈了。气口属肺脉,主候人体的阴气,人迎属胃脉主候人体的阳气。

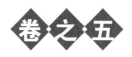

五邪第二十

【题解】　五邪是指五脏的邪气。本篇讨论的是邪气侵入五脏后出现的常见症状以及针刺方法，故篇名"五邪"。

【原文】　邪在肺，则病皮肤痛，寒热，上气喘，汗出，咳动肩背。取之膺中外腧，背三节五脏之傍，以手疾按之，快然，乃刺之，取之缺盆中以越之。

邪在肝，则两胁中痛，寒中，恶血在内，行善掣，节时脚肿。取之行间，以引胁下，补三里以温胃中，取血脉以散恶血；取耳间青脉，以去其掣。

邪在脾胃，则病肌肉痛，阳气有余，阴气不足，则热中善饥；阳气不足，阴气有余，则寒中肠鸣、腹痛；阴阳俱有余，若俱不足，则有寒有热，皆调于三里。

邪在肾，则病骨痛，阴痹。阴痹者，按之而不得，腹胀，腰痛，大便难，肩背颈项痛，时眩。取之涌泉、昆仑，视有血者，尽取之。

邪在心，则病心痛喜悲，时眩仆，视有余不足而调之其输也。

【提要】　本文谈到邪气在五脏中的主要表现，描述了疾病的症状、病机以及治疗方法。

【白话解】　病邪在肺，则表现为皮肤疼痛，恶寒发热，气逆而喘，出汗，剧咳引动肩背作痛。治疗时应取胸部中、外侧的腧穴，以及背部的第三胸椎旁的腧穴，进针之前先用手快速的按压，患者有了舒适感以后再进针。取缺盆正中间的天突穴，以散解肺中的邪气。

病邪在肝，表现为两胁疼痛，中焦脾胃寒气偏盛，肝藏血，肝病则瘀血留滞体内，肝气不足以养筋，会出现小腿筋脉抽掣的现象，关节时有肿痛。治疗取足厥阴肝经的荣穴行间穴引气下行，以缓解胁痛，补足三里以温中焦脾胃，并针刺本经的络脉以除其中的瘀血，并刺双耳间的青络，可以缓解掣痛的症状。

邪气在脾胃，表现为肌肉痛，如果阳气有余，阴气不足，则胃腑阳热之邪盛而感到胃中灼热、消食善饥；如果阳气不足，阴气有余，就会脾气虚寒，而出现肠鸣腹痛的症状；如果阴气和阳气都有余，就会表现为邪气偏盛；阴阳都不足，就表现为正气不足，而病发寒热。但不论是寒是热，都可以针刺足阳明经的足三里穴进行调治。

邪气在肾，表现为骨痛阴痹的病证。阴痹，就是身痛而无定处，即使用手按压也不能确定疼痛的部位，腹胀满、腰酸痛、大便难，肩、背、颈、项都出现屈伸不利的疼痛，有时感到眩晕。治疗取涌泉、昆仑穴，如有瘀血的现象则针刺出血。

邪气在心，表现为心痛，情绪悲伤，时有眩晕甚至昏仆，治疗时根据其阴阳气血的有余和不足，来确定如何取本经的腧穴用补虚泻实的方法进行调治。

【按语】　文中对于肺、肝、脾、肾四脏的病证、病机和治疗都进行了比较系统、详细的论述，但对于心的治疗，只是提出了"随证取穴"的观点，由于心为五脏六腑之大主，而心的病变一般都认为表现在心包络上，而非心本脏的病证，因此一般很少论及具体的心病的治疗方法。

寒热病第二十一

【题解】　本篇论述了皮肤寒热、肌寒热、骨寒热等寒热病的证候、治疗和预后，并讨论了天牖五部的部位和主治；并对热厥、寒厥病的证候表现、治疗方法作了详细地论述。由于本篇的论述主要围绕各种寒热病的症状和治疗等，故篇名"寒热病"。

【原文】　皮寒热者，不可附席，毛发焦，鼻槁腊[1]，不得汗，取三阳之络[2]，以补手太阴。肌寒热者，肌痛，毛发焦而唇槁腊，不得汗，取三阳于下以去其血者，补足太阴以出其汗。

骨寒热者，病无所安，汗注不休。齿未槁，取其少阴于阴股之络；齿已槁，死不治。骨厥亦然。骨痹，举节不用而痛，汗注、烦心。取三阴之经，补之。

身有所伤血出多，及中风寒，若有所堕坠，四支懈惰不收，名曰体惰。取其小腹脐下三结交。三结交者，阳明太阴也，脐下三寸关元也。厥痹者，厥气上及腹。取阴阳之络，视主病也，写阳补阴经也。

【提要】　本文详细描述了皮寒热、肌寒热、骨寒热、骨痹、体惰、厥痹等六种寒热病的证候、治疗和预后。

【注释】　[1] 槁腊：腊，干之意。"槁"、"腊"为同意复词，即干燥。

[2] 三阳之络：三阳指足太阳经。三阳之络是指足太阳经的络穴飞扬穴。

【白话解】　皮寒热病的表现为，皮肤疼痛甚至不能接近席子，肺主皮毛，开窍于鼻。肺病寒热，故津液无以输布，而毛发焦黄，鼻中干燥，汗不能出。治疗时应泻足太阳之络以去表热，兼补手太阴经。肌寒热病，表现为肌肉痛，毛发焦且口唇干裂,无汗。治疗时取足太阳经在小腿部位穴位以除其瘀血,再补足太阴经,达到出汗而愈的效果。骨寒热病表现为病人焦虑不安,汗大出不止。如果牙齿尚未枯槁,说明阴气尚存,治疗可取足少阴经在阴股部位的络脉;若是牙齿已经枯槁了,就是死证,无法救治了。骨厥病也是这样来判断的。骨痹病,全身关节活动不自如,而且关节疼痛,汗出如注,心烦意乱。治疗应补三阴经。

受到外伤,出血较多,又受了风寒外邪,心中有一种像从高处坠下的感觉,四肢松散无力,这种病名为体惰。治疗应取病人小腹之下的三结交处。三结交就是足阳明胃经、足太阴脾经在脐下三寸处相交的关元穴。厥痹,是厥逆之气由下上行至腹部。治疗应该取阴经或阳经的络脉,根据主要的病证,以泻阳经补阴经为原则进行治疗。

【原文】 颈侧之动脉人迎。人迎,足阳明也,在婴筋[1]之前。婴筋之后,手阳明也,名曰扶突。次脉,足少阳脉也,名曰天牖。次脉,足太阳也,名曰天柱。腋下动脉,臂太阴也,名曰天府。

阳迎头痛,胸满不得息,取之人迎。暴喑气鞭[2],取扶突与舌本出血。暴聋气蒙,耳目不明,取天牖。暴挛痫眩,足不任身,取天柱。暴瘅内逆,肝肺相搏,血溢鼻口,取天府。此为天牖五部[3]。

【提要】 本段提出了“天牖五部”的部位、主病和治疗方法。

【注释】 [1]婴筋:《说文》:“婴,颈饰也。”婴筋,指颈项两侧的筋脉。

[2]气鞭:鞭,yìng,音硬,强硬之意。气鞭,指咽喉、舌体僵硬而言。

[3]天牖五部:在此指人迎、扶突、天牖、天柱、天府五个穴位,因天牖居中,而其他四穴分布在周围,故名。

【白话解】 颈部两侧的动脉是人迎脉。人迎脉上的穴位名为人迎,属于足阳明经,位置在颈部两侧的筋脉之前。婴筋的后面是手阳明经的穴位,名为扶突。手阳明经之后是手少阳经的穴位,名为天牖。再后面是足太阳经的穴位,名为天柱。腋下的动脉是手太阴经的腧穴,名为天府。

阳热邪气上逆于阳经,会出现头痛,胸中满闷、呼吸不利的症状,治疗应取人迎穴。突然失音,喉舌强硬,应针刺扶突穴并点刺舌根出血。突然耳聋,经气蒙蔽不通,耳失聪、目不明,治疗取天牖穴。突然发生筋脉拘挛、癫痫、眩晕,两足软弱不能站立的,取天柱穴。突然患热病,胸腹气机上逆,肝肺二经火邪相搏,致口鼻出血,取天府穴。以上所取的五穴,天牖穴居中,其他四穴聚拢在其四周,因此称为天牖五部。

【按语】 “天牖五部”这五个穴位是处在颈项咽喉的部位,十分重要。而文中详细地介绍了五穴的位置、所属经脉以及主治病证,在操作得当的情况下,效果是立竿见影的。但是在针灸治疗的操作中,由于此处位置比较特殊,危险性比较大,临床应慎用。

【原文】 臂阳明有入烦遍齿者,名曰大迎。下齿龋取之。臂恶寒补之,不恶寒写之。足太阳有入烦遍齿者,名曰角孙,上齿龋取之,在鼻与烦前。方病之时,其脉盛,盛则写之,虚则补之。一曰取之出鼻外。

足阳明有挟鼻入于面者,名曰悬颅,属口,对入系目本,视有过者取之。损有余,益不足,反者益其[1]。足太阳有通项入于脑者,正属目本,名曰眼系。头目苦痛,取之在项中两筋间。入脑乃别阴跷、阳跷,阴阳相交,阳入阴,阴出阳,交于目锐眦,阳气盛则瞋目,阴气盛则瞑目。

【提要】 本段介绍了几个特定腧穴的主病及治疗方法。

【注释】 [1] 其:《太素》、《甲乙经》作"甚"。

【白话解】 手阳明大肠经进入颧部而遍络齿龈的一支,穴名叫大迎,所以治疗下龋齿应取大迎穴。恶寒的当用补法,不恶寒的用泻法。足太阳膀胱经入于颧部而遍络齿龈的一支,穴名为角孙,治疗上龋齿应取角孙穴,也可取鼻与颧之前的穴位治疗。刚得病的时候脉象充盈,应当用泻法,脉象虚弱就用补法。另一种说法,也可以取鼻外侧的穴位治疗,在患病初期的时候,要遵循邪盛则泻,气虚则补的原则。足阳明经脉循鼻的两侧行于面部,其穴名为悬颅,经脉下行联属于口,上行的部分进入对侧的目本之中,因此头痛引动腮部疼痛的,治疗时可以根据情况取悬颅穴,应实则泻之,虚则补之,否则便会加重病情。足太阳经通过项部的玉枕穴进入脑室,直接连属于目本,名为眼系,头目疼痛的应在项中两条筋之间取玉枕穴进行治疗,这条经脉由项进入脑,分别连属于阴跷、阳跷二脉,这两条脉阴阳相交,阳气入而阴气出,阴阳气交于目锐眦,阳气过盛时则两目张而不合,阴气盛时则两目合而不张。

【原文】 热厥取足太阴、少阳,皆留之;寒厥取足阳明、少阴于足,皆留之。舌纵涎下,烦悗,取足少阴。振寒洒洒,鼓颔,不得汗出,腹胀烦悗,取手太阴。刺虚者,刺其去也;刺实者,刺其来也。春取络脉,夏取分腠,秋取气口,冬取经输。凡此四时,各以时为齐[1]。络脉治皮肤,分腠治肌肉,气口治筋脉,经输治骨髓、五脏。

【提要】 本段介绍了治疗寒热厥、舌纵等病的针刺方法,以及四季针刺的规律和适应证。

【注释】 [1] 各以时为齐:"齐"通"剂",为方剂、调剂的意思,这里是指针刺的部位与浅深,应随四时气候变化而定。

【白话解】 治疗热厥病应取足太阴脾经和足少阳胆经,针刺时应留针一段时间;治疗寒厥病应取足阳明胃经和足少阴肾经,也应该留针较长时间。舌纵缓不收,口角流涎,胸脘烦闷的,是肾阴不足的表现,应针刺足少阴肾经。畏寒战栗,两颔鼓动,汗不得出,腹部胀满,胸脘烦闷,是肺气不足之证,治疗应取手太阴肺经。在进行针刺治疗时,属于虚证的,应该补养其正气,属于实证的,应该祛除其邪气。四季针刺的规律是,春季刺络脉,夏季刺分肉、腠理间,秋季取气口,冬季刺经脉,一年四季的针刺治疗,各自以季节、时令为取穴的标准,不能混淆。刺络脉间的穴位可以治皮肤病,刺分腠之间的穴位可以治肌肉的病,刺气口的穴位可治筋脉的病,刺经脉的输穴可以治骨髓、五脏的病。

【原文】 身有五部:伏兔一;腓二,腓者腨也;背三,五脏之腧四;项五。此五部有痈疽者死。病始手臂者,先取手阳明、太阴而汗出;病始头首者,先取项太阳而汗出;病始足胫者,先取足阳明而汗出。臂太阴可汗出,足阳明可汗出,故取阴而汗出甚者,止之于阳;取阳而汗出甚者,止之于阴。凡刺之害,中而不去则精泄,不中而去则致气。精泄则病甚而恇,致气则生为痈疽也。

【提要】 本段主要介绍了人身五部的部位及其重要性以及针刺方法不得当对人体造成的损害。

【白话解】 人身有五处重要的部位:一是伏兔;二是小腿;三是背部;四是背部与五脏有密切关系的腧穴所居的部位;五是项部。这五个部位如果发生痈疽就很难治愈了。痈疽之类的病如果是从手臂发生的,就先取手阳明大肠经、手太阴肺经的穴位治疗,汗出而热散,病可得解;病从头面发生的,可以先取颈项部的足太阳膀胱经的穴位针刺治疗,汗出而愈;如果是从足胫部发生的,就先取足阳明胃经的输穴,汗出而愈。手太阴肺经的穴位可以发汗,足阳明胃经的穴位也能发汗。由于阴阳二气的相互制约,因此,若是取阴经发汗而又出汗过多的,可以取阳经穴位来止汗;若是取阳经穴位发汗而汗出过多的,可以取阴经的穴位来止汗。针刺不当,其害处主要有以下几种:已经达到了针刺治疗的效果而仍留针不去的,就会导致人身精气的耗损;针刺时还没有刺中疾病就立即出针的,会使邪气聚而不散。精气耗散过多会使病情加重,形体羸瘦;邪气聚而不散则易引起痈疡。

【按语】 人体的五个重要的部位,是经脉的重要聚集和循行部位,发生痈疽都是很难治愈的,而且在治疗过程中也不能像其他部位的痈疽一样采取简单的外科治疗方法,切割之类的外科治法对这五个部位的痈疽都是很危险的,必须引起重视。本节还论述了一些针刺治疗时应该注意的重要原则,"取阴而汗出甚者,止之于阳"等等都是临床上常用的治疗法则。刺之害,也是言简意赅地提示了"中病"的概念在中医治疗重要性,"过"与"不及"都是有害而无益的。

癫狂第二十二

【题解】 文中论述了癫证和狂证的病因、证候和治疗方法等,故名"癫狂"。

【原文】 目眦外决于面者,为锐眦;在内近鼻者,为内眦;上为外眦,下为

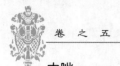

内眦。

癫疾始生,先不乐,头重痛,视举目赤,甚作极已而烦心。候之于颜。取手太阳、阳明、太阴,血变为止。癫疾始作,而引口啼呼喘悸者,候之手阳明、太阳。左强者,攻其右;右强者,攻其左,血变为止。癫疾始作,先反僵,因而脊痛,候之足太阳、阳明、太阴、手太阳,血变为止。

治癫疾者,常与之居,察其所当取之处。病至,视之有过者写之,置其血于瓠[1]壶之中,至其发时,血独动矣,不动,灸穷骨二十壮。穷骨者,骶骨也。

骨癫疾者,顑[2]齿诸腧分肉皆满,而骨居,汗出烦悗,呕多沃沫,气下泄,不治。

筋癫疾者,身卷挛急大,刺项大经之大杼脉,呕多沃沫,气下泄,不治。

脉癫疾者,暴仆,四肢之脉皆胀而纵,脉满,尽刺之出血,不满,灸之挟项太阳,灸带脉于腰相去三寸,诸分肉本输。呕多沃沫,气下泄,不治。癫疾者,疾发如狂者,死不治。

【提要】 本段讲述了癫病的分类、病证特点、治疗方法及判断死证的依据等等,对于现代癫痫病的中医药治疗有指导意义。

【注释】 [1] 瓠:hú,音壶,葫芦。

[2] 顑:kǎn,音坎是指口外、颊前、颐上的部位,相当于腮部。

【白话解】 眼角向外开裂于面颊一侧的,称为锐眦;内侧靠近鼻一侧的,称为内眦,而上眼胞属于外眦,下眼胞属于内眦。癫病发作时,病人先是出现精神抑郁、闷闷不乐,感到头部沉重而疼痛,双目上视,眼睛发红。癫病患者在严重发作之后就会出现心中烦乱。诊断的时候,可以通过观察其天庭部位的色泽来预知其发作。治疗这一类型的癫病时应取手太阳经、手阳明经和手太阴经的穴位,针刺泻其恶血,待其血色由紫黯的颜色变为正常了以后止针。癫病开始发作时口角牵引歪斜,啼哭、呼叫、喘喝、心悸等症状出现时,应取手阳明大肠经和手太阳小肠经的穴位治疗,观察病情的变化,掌握其牵引的方向,左侧痉挛就在右侧经脉的穴位上施针,右侧痉挛就在左侧经脉的穴位上施针,针刺出血,直到血色变正常之后才能止针。癫病开始发作的时候出现身体僵硬,脊柱疼痛的症状,治疗时选取足太阳膀胱经、足阳明胃经、足太阴脾经、手太阳小肠经的穴位,放血,血色变得正常之后才能止针。

要想很好地治疗癫病,就应该常与患者居住在一起,观察其发病过程中的情况和变化,取得丰富的资料。在发病的时候,观察其症状特点,判断病邪之所在,并断定发病时当取何经穴治疗。到病发的时候,取邪气最盛的经脉,选适当的穴位以泻法针刺,并取其血置于一个葫芦里,下一次这个病人将要发病的时候,这个葫芦中的血就会动起来。如果不动,灸穷骨二十壮,穷骨就是骶骨,可以取得较好的治疗效果。

病位在骨的癫病,在腮、齿的各腧穴的分肉之间,因邪气壅滞而胀满,骨骼强直,汗出、胸中烦闷,呕吐大量的涎沫,气陷于下,这是难以治愈的病证。病位在筋的癫病,身体蜷曲,筋脉拘挛抽搐,脉大。治疗时可以针刺颈项部的足太阳膀胱经的大杼穴。若见呕吐大量涎沫,气泄于下,就是不能治愈的证候了。癫病的病位在脉,表现为突然仆倒,四肢经脉都表现为满胀而纵缓。要是经脉胀满的,就针刺放血,使恶血尽出;若经脉不满,可以灸颈项两侧的足太阳膀胱经,并灸带脉上距腰三寸的部位,这两个部位经脉上的分肉和腧穴,都是可以酌情取用的。如果呕吐大量涎沫,气泄于下,就是无法治愈的证候。另外,癫病在发作时像发狂一样的证候,也是不治的死证。

【原文】 狂始生,先自悲也,喜忘、苦怒、善恐者得之忧饥,治之取手太阳、阳明,血变而止,及取足太阴、阳明。狂始发,少卧不饥,自高贤也,自辩智也,自尊贵也,善骂詈,日夜不休,治之取手阳明、太阳、太阴、舌下少阴,视之盛者,皆取之,不盛,释之也。

狂言,惊,善笑,好歌乐,妄行不休者,得之大恐,治之取手阳明太阳太阴。狂,目妄见,耳妄闻,善呼者,少气之所生也;治之取手太阳、太阴、阳明、足太阴、头、两颗。

狂者多食,善见鬼神,善笑而不发于外者,得之有所大喜,治之取足太阴、太阳、阳明,后取手太阴、太阳、阳明。狂而新发,未应如此者,先取曲泉左右动脉,及盛者见血,有顷已,不已,以法取之,灸骨骶二十壮。

【提要】 本段讲述了狂病的病因、症状特征和治疗方法。

【白话解】 狂病的发生,先见情绪低落,感到悲伤,善忘事,容易发怒,常常恐惧,得这种病大多是由过度的忧伤和饥饿所致。治疗时应针刺手太阴肺经、手阳明大肠经的腧穴放血,直到血色变为正常以后方可止针,还可以针刺足太阴经和足阳明经的穴位配合治疗。狂病开始发作的时候,病人睡眠很少,不感到饥饿,认为自己是十分贤德的圣人,是最聪明的人,并且以为自己极其尊贵,常常谩骂不休,日夜不停。治疗时应针刺手阳明经、手太阳经、手太阴经、舌下和手少阴经的腧穴,根据病情,以上各条中,凡是经脉气血充盛的,就可以点刺出血,不充盛的就不能放血。

表现为言语狂妄、善惊、好笑、高声歌唱、行为狂妄没有休止的狂病,其患病原因一般是受到了极大的恐惧。治疗时应该针刺手阳明经、手太阳经和手太阴经的穴位。狂病的症状表现为总是看见异物,听到异常的声音,时常呼叫,是由于神气衰少而致。治疗时应取手太阳经、手太阴经、手阳明经、足太阴经及头部和两腮的穴位。狂病患者食量过大,幻视常似见鬼神,常笑但是不发出笑声,是由于大喜伤及心神所致。治疗时应取足太阴经、足太阳经、足阳明经的穴位,配以手太阴经、手太阳经和手阳明经的穴位。狂病属于新起的,还没有见到以上诸证,治疗时先取足厥阴经的左右曲泉穴两侧的动脉,邪气盛的经脉就用放血疗法,病很快就能痊愈。如果是仍然不好,就依照前述的治法针刺,并灸骶骨二十壮。

【按语】 本段文字讲述狂病的病因、病证和治疗方法,对于今天的精神疾病的治疗有重要的指导意义。在中医的治疗方法中针刺、放血疗法和灸法是治疗狂病的重要手段,但要注意辨证和临证的分析,辨明虚实,以免犯虚虚实实的错误。

【原文】 风逆,暴四肢肿,身漯漯[1],唏然时寒[2],饥则烦,饱则善变,取手太阴表里,足少阴、阳明之经,肉清[3]取荥,骨清取井、经也。

厥逆为病也,足暴清,胸若将裂,肠若将以刀切之,烦而不能食,脉大小皆涩,暖取足少阴,清取足阳明,清则补之,温则写之。厥逆腹胀满,肠鸣,胸满不得息,取之下胸二胁,咳而动手者,与背输以手按之立快者是也。

内闭不得溲,刺足少阴、太阳与骶上以长针。气逆则取其太阴、阳明、厥阴,甚取少阴、阳明,动者之经也。

少气,身漯漯也,言吸吸也,骨酸体重,懈惰不能动,补足少阴。短气,息短不属,动作气索,补足少阴,去血络也。

【提要】 本段介绍了风逆病和厥逆病的症状表现和治疗方法。

【注释】 [1]身漯漯:形容身体颤抖如被水淋。

[2]唏然时寒:寒战时发出唏嘘之声。

[3]清:寒冷之意。

【白话解】 风逆病的表现为突发的四肢肿,全身像被水淋一样发冷战栗,口中发出唏嘘的声音,饥饿时心中烦闷,吃饱后动扰不宁。治疗的时候应该针刺手太阴肺经和与之相对应的手阳明大肠经,及足少阴肾经和足阳明胃经的腧穴。如果病人感到肌肉发冷,就选取上述经脉的荥穴治疗;如果病人感到寒冷入骨,就针刺上述经脉的井穴和经穴。

厥逆病的表现为腹部胀满,肠鸣,胸中满胀而呼吸不利,治疗时应针刺胸部之下的两胁部的穴位,取穴时让病人咳嗽,同时将手放在胁肋部,感到应手而动的地方就是穴位;再取背部的穴位,用手按压该穴时,患者马上感到畅快。

若有小便不通、无尿的症状,就针刺足少阴经、足太阳经,并用长针刺尾骨之上的穴位;若感到气上逆,就针刺足太阴经、足阳明经的腧穴,气逆较严重的,还可以针刺足少阴肾经和足阳明胃经上利于行气的腧穴。

正气衰少的病人,全身战栗,说话时还发出唏嘘的声音,身体酸重,四肢乏力,不愿活动,治疗时应补足少阴肾经之气。短气的病人,呼吸急迫短促而不能连续,身体只要有动作就会使呼吸更加困难,治疗时应施针以补足少阴肾经,有血络瘀阻的,就去其血络。

热 病 第 二 十 三

【题解】 本篇主要论述了各种热病的症状、诊断、治疗和预后,故篇名"热病"。

【原文】 偏枯,身偏不用而痛,言不变,志不乱,病在分腠之间,巨针取之,益其不足,损其有余,乃可复也。

痱[1]之为病也,身无痛者,四肢不收;智乱不甚,其言微知,可治;甚则不能言,不可治也。病先起于阳,后入于阴者,先取其阳,后取其阴,浮而取之。

【提要】 本段论述了偏枯和痱病的症状表现、轻重的辨别及治疗方法。

【注释】 [1] 痱:fèi,音义同"废"。痱又称为"风痱",同偏枯一样,皆有一侧肢体痿废不用,但二者有所区别,偏枯无意识障碍,风痱有意识障碍,相当于中风病中脏腑的阶段。

【白话解】 偏枯病,表现为半身不遂而疼痛,如果病人言语如常,神志清楚,表明病邪尚在分肉腠理之间,并未入里。治疗时可以让病人卧床并发汗,再用九针中的大针治疗。补其不足,泻其有余,就可以康复了。

痱病的症状,身上没有疼痛的感觉,四肢弛缓,不能屈伸,神志有些混乱,但不严重,语言虽然模糊,但令人可辨,是病情较轻,尚可以治疗;如果病情严重,已经不能言语的,就难以治疗了。如果痱病先起于阳分,而后深入阴分,治疗时应该先取阳经,后取阴经,对于痱病的治疗,针刺的程度应该比较浮浅。

【按语】 本篇主要阐释热病的有关内容,但篇首却论述了与热病无关的偏枯和痱病,故后世医家疑为错简,刘衡如《灵枢经》校勘本提出,应根据《甲乙经》,移至《癫狂》篇"骨清取井穴"之后。刘氏之说,可供参考。

【原文】 热病三日,而气口静、人迎躁者,取之诸阳,五十九刺,以写其热而出其汗,实其阴,以补其不足者。身热甚,阴阳皆静者,勿刺也;其可刺者,急取之,不汗出则泄。所谓勿刺者,有死征也。

热病七日八日,脉口动,喘而短者,急刺之,汗且自出,浅刺手大指间。

热病七日八日,脉微小,病者溲血,口中干,一日半而死。脉代者,一日死。

热病已得汗出,而脉尚躁,喘且复热,勿刺肤,喘甚者死。

热病七日八日,脉不躁,躁不散数,后三日中有汗;三日不汗,四日死。未曾汗者,勿腠刺之。

【提要】 本段论述了根据热病患者寸口脉和人迎脉的不同征象进行针刺的内容。

【白话解】 热病的第三天,如果气口的脉象平稳,而人迎部的脉象躁动,这是邪在表而未入里,治疗可选阳经上治疗热病的五十九个腧穴进行针刺,以达到祛除在表之热邪,使邪气随汗而解的作用。同时实其阴经,以补益阴精的不足。发热很严重的病人,气口和人迎的脉象都显得很沉静,此为阳病见阴证,一般不允许针刺;如果还有针刺的可能性,就必须用疾刺法,虽没有汗出,但依然可泻出热邪。所谓不能针刺,是由于脉证不符,而见死证的征象。

热病已经七八天,气口的脉象躁动,病人气喘而头晕眩的,应马上针刺治疗,使汗出热散,应取手大指间的穴位浅刺。

热病已经七八天,若是脉象微小,是正气不足的表现,病人尿血,口中干燥,是阳盛阴竭,一天半即将死亡;若是见到代脉,是脏气已衰,一日就会死亡。热病已经出汗,可是脉象还是躁而不静,气喘,并且不久热势又起的,不可针刺。若是气喘加剧,就会死亡。

热病已经七八天,脉象已经不躁,或是有躁象但不散不疾者,是邪气犹在,在后面的三天之中,能发汗的,邪气随汗而解;若是三天后仍未汗出,是正气已衰,到第四日死亡。在没有得汗的情况之下是不能针刺的。

【原文】 热病先肤痛,窒鼻充面,取之皮,以第一针,五十九,苛轸鼻[1],索皮于肺,不得,索之火,火者,心也。

热病先身涩,烦而热,烦悗,干唇口溢,取之皮,以第一针,五十九;腹胀口干,寒汗出,索脉于心,不得,索之水,水者,肾也。

热病嗌干多饮,善惊,卧不能起,取之肤肉,以第六针,五十九,目眦青,索肉于脾,不得,索之木,木者,肝也。

热病面青,脑痛,手足躁,取之筋间,以第四针,于四逆;筋躄目浸,索筋于肝,不得,索之金,金者,肺也。

热病数惊,瘈疭而狂,取之脉,以第四针,急写有余者,癫疾毛发去,索血于心,不得,索之水,水者,肾也。

热病身重骨痛,耳聋而好瞑,取之骨,以第四针,五十九,刺骨;病不食,啮齿耳青,索骨于肾,不得,索之土,土者,脾也。

【提要】 本段主要论述了热邪入五脏的证候、针刺部位、以及治疗不愈时的调治方法。

【注释】 [1] 苛轸鼻:苛,细小;轸,zhěn,音义同疹。苛轸鼻,即鼻子上生细小的疹子。

【白话解】 热病患者,先有皮肤痛、鼻塞、面部浮肿症状的,是热伤皮毛的证候,治疗的时候应该浅刺各经的皮部,由九针中的第一针(镵针)在热病的五十九腧穴中选穴针刺;若是鼻生小疹,也是邪在皮毛的表现,因肺合皮毛,因此治疗要从肺经入手。如治疗无效,应从属火的心经腧穴入手治疗,因为火热属心,心火克制肺金。

热病初起,感到身体艰涩不爽,心中烦闷,唇燥咽干,应当刺其血脉,用九针中的第一针(镵针),在热病五十九穴中选穴施针。若是腹胀,口中干,出冷汗,是邪在血脉,因心主血脉,因此当治疗心经的腧穴。如治疗无效,应从属水的肾经腧穴入手,因为肾水能克心火。

热病,表现为咽中干,口渴喜饮,易受惊吓,不能安卧的,是邪客肌肉的病变,治疗时应用九针中的第六针(员利针)针刺热病五十九穴中的穴位。若眼角色青,属于脾经的病变,脾主肉,所以治疗时应当针刺至肌肉,从脾经入手。如治疗无效,应从肝主之木进行论治,因为肝木克脾土。

热病,面色青,头脑中痛,手足躁动等症,是邪客于筋的病变,治疗时应当针刺至筋。当用九针中的第四针(锋针),在手足四肢不利的地方施针。若是足不能行,泪出而不止,属于肝经的病患,肝主筋,所以刺至筋,也就是从肝论治。如无效,应从肺金论治,因为肺金克肝木。

热病,表现为惊痫多次发作,手足抽搐,精神狂乱,是邪热入心,治疗时应该深刺直至血络,用九针中的第四针(锋针),迅速泻其有余的邪热。若是时发癫病,毛发脱落,属于心经的病患,应治心所主之血脉。如无效,则应从肾水论治,因为肾水克制心火。

热病,表现为身体酸重,周身骨节疼痛,耳聋,双目常闭不欲开的症状,是邪热入肾,应刺深至骨,用九针中的第四针(锋针),在热病五十九穴中选穴施针。若是骨病而不能食,牙齿相磨,双耳色青,属于肾经的病患,应当刺骨,是肾经所主。如无效,则应从脾土论治,因为脾土克肾水。

【按语】 对于文中的“不得,索之火”一类文句的断句,后世注家理解不一。张介宾、张志聪、马莳等皆认为当解释为如治疗不愈,当从心而治,即益心火而制肺金;但杨上善、刘衡如等认为当按“不得索之火”理解,如《太素》注:“此皮毛病,求之肺腧,不得求之心腧,以其心火克肺金也。”证之临床,皮毛之病从求心而得者有之,故以前说为妥。以后四种相似的文句意义相同。

【原文】 热病不知所痛,耳聋,不能自收,口干,阳热甚,阴颇有寒者,热在髓,死不可治。

热病头痛,颞颥[1],目瘈脉痛,善衄,厥热病也,取之以第三针,视有余不足,寒热痔。

热病,体重,肠中热,取之以第四针,于其腧,及下诸指间,索气于胃络,得气也。

热病挟脐急痛,胸胁满,取之涌泉与阴陵泉,取以第四针,针嗌里[2]。

热病,而汗且出,及脉顺可汗者,取之鱼际、太渊、大都、太白。写之则热去,补之则汗出,汗出太甚,取内踝上横脉以止之。

热病已得汗而脉尚躁盛,此阴脉之极也,死;其得汗而脉静者,生。

热病者,脉尚盛躁而不得汗者,此阳脉之极也,死;脉盛躁得汗静者,生。

【提要】 本段论述了热病的几种特殊证型及危重证候的表现和治疗。

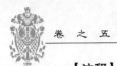

【注释】 ［1］颛颥：指眉棱骨外后方的颥骨。

［2］嗌里：即廉泉穴。

【白话解】 热病，表现为不知疼痛，耳聋，四肢不能灵活收放，口干，阳气偏盛的时候发热，阴气偏盛的时候发冷，这是邪热深入骨髓的证候，是死证，无可救治。

热病，表现为头痛，鬓骨的部位和眼睛周围的筋脉抽搐作痛，易出鼻血，这是厥热病，是热邪逆于上的病证，治疗时应用九针当中的第三针（锓针），根据其病情的虚实，以泻其有余，补其不足。热厥病当中还应该注意，常会有寒热痔疮的发生。

热病，表现为身体沉重，胃肠灼热的，为邪热在脾胃所致，可以用九针中的第四针，刺脾胃二经的腧穴，并取在下部的各足趾间的穴位。同时还可以针刺胃经的络脉，得气为佳。

热病，表现为脐周围突然疼痛，胸胁满胀，是邪在足少阴、太阴二经的表现，治疗时应用九针中的第四针刺涌泉穴与阴陵泉穴，因肾、脾二经均上络于咽喉部位，故又可针刺舌下的廉泉穴。

热病，汗出后，脉象表现为安静的，为顺，是阳证得阳脉，脉证相合，表明可以继续发汗，针刺手太阴肺经的鱼际、太渊、大都、太白穴，用泻法刺之则热去，若是用补法就可以继续发汗。汗出太过的，可以针刺内踝上的三阴交穴，泻之则汗止。

热病，虽然出了汗，但是脉象仍然躁盛的，这是阴气欲绝，孤阳不敛，为死证；出汗之后脉象即平静安顺的，是顺证，预后良好。热病脉象躁盛，但是已不能出汗的，这是阳气欲绝的死证；脉象躁盛，但发汗之后脉象马上表现为平静的，预后良好。

【原文】 热病不可刺者有九：一曰：汗不出，大颧发赤哕者死；二曰：泄而腹满甚者死；三曰：目不明，热不已者死；四曰：老人婴儿热而腹满者死；五曰：汗不出呕下血者死；六曰：舌本烂，热不已者死；七曰：咳而衄，汗不出，出不至足者死；八曰：髓热者死；九曰：热而痉者死。腰折，瘈疭，齿噤齘也。凡此九者，不可刺也。

【提要】 本段论述了热病禁刺的九种情况。

【白话解】 热病有九种情况是禁用针刺疗法的：第一，不出汗，两颧发红、呃逆，是虚阳上越的死证；第二，泄泻、腹中胀满严重的，为脾气败绝的死证；第三，双目视物不清、发热不退，是精气衰竭的死证；第四，老人和婴儿，发热而腹中满胀，这是邪热伤脾的死证；第五，不出汗，呕血、下血，为阴血耗伤的死证；第六，舌根已烂，热仍不止，为阴气大伤的死证；第七，咳血衄血，不出汗，即使是出汗，也达不到足部的，为真阴耗竭的死证；第八，热邪已入骨髓，是肾阴衰竭的死证；

第九,发热而出现痉病,是耗伤阴血,热极生风的死证,发热而出现痉病时,会出现腰背角弓反张、抽搐、口噤不开和牙齿切磨的表现。上述几种情况,都是热邪过盛、真阴耗竭的死证,故不可施针。

【原文】 所谓五十九刺者,两手外内侧各三,凡十二痏。五指间各一,凡八痏,足亦如是。头入发一寸旁三分各三,凡六痏。更入发三寸边五,凡十痏。耳前后口下者各一,项中一,凡六痏。巅上一,囟会一,发际一,廉泉一,风池二,天柱二。

【提要】 本段论述了治疗热病的五十九个穴位。

【白话解】 什么是热病针刺常用的五十九个穴位呢? 两手指端外侧各三穴,内侧亦各三穴,左右共十二穴;在五指之间各有一穴,双手共为八穴,双足亦是如此;头部入发际一寸处两旁开各三穴,共六穴,在入发际三寸处的两旁各五穴,双侧共十穴;耳前后各一穴,口下一穴,项中一穴,共为六穴;巅顶一穴,囟会一穴,前后发际各一穴,廉泉一穴,左右风池共二穴,左右天柱共二穴,共计九穴。上述各部位的穴位合起来一共是五十九穴。

【原文】 气满胸中喘息,取足太阴大指之端,去爪甲如薤叶,寒则留之,热则疾之,气下乃止。

心疝[1]暴痛,取足太阴厥阴,尽刺去其血络。

喉痹[2]舌卷,口中干,烦心,心痛,臂内廉痛,不可及头,取手小指次指爪甲下,去端如韭叶。

目中赤痛,从内眦始,取之阴跷。

风痉身反折,先取足太阳及腘中及血络出血,中有寒,取三里。

癃,取之阴跷及三毛上及血络出血。

男子如蛊,女子如怚[3],身体腰脊如解,不欲饮食,先取涌泉见血,视跗上盛者,尽见血也。

【提要】 本段论述心疝、喉痹、风痉、癃等几种热病的特殊证型的刺治方法。

【注释】 [1]心疝:是一种由心气郁积引起的疝病,以少腹部疼痛、有积块为证候特点。

[2]喉痹:是咽喉部因气血瘀阻或者痰火上泛而闭塞不通的疾病。

[3]怚:《甲乙经》作“阻”。

【白话解】 胸中气满,喘息急促,治疗时应取足太阴大趾之端的穴位,位置在距爪甲角如韭菜叶宽的地方,若是寒证,就用留针的方法治疗;若是热证,就用疾刺法治疗,直到上逆之气下降,喘息停止为止。

心疝病,表现为腹中突然剧痛的,应针刺足太阴经和足厥阴经,使用放血的疗法,尽数祛除其经脉上的血络,以泻其邪。

喉痹,舌卷曲不伸,口干,心烦、心痛,手臂内侧疼痛,不能上举到头部,治疗可针刺手无名指小指侧的指端穴位,其穴位在据爪甲约有韭菜叶宽的位置上。

双目红赤疼痛,从内眼角起,内眼角是阴阳跷脉会合之处,治疗时可以取用阴跷脉的起点照海穴施针。

风痉出现颈项强直,角弓反张等症状,应该先取足太阳经脉及腘窝中的委中穴施针,并在浅表的络脉上刺血络出血。内有寒的,应取足阳明经的足三里穴。

癃闭,治疗时可以取用阴跷脉的起点照海穴,和足厥阴经位于足大趾外侧三毛上的大敦穴,并在表浅的血络上放血以泻邪气。

男子患了像疝瘕一样的蛊病,女子患了月经阻隔的病,表现为腰脊如同要分解开一样疼痛,不思饮食,治疗时应先点刺涌泉穴出血,观察足背上有血络盛满的地方,也要全部点刺出血,以泻邪气。

厥病第二十四

【题解】 厥,指经气上逆,厥病,是指经气上逆引起的疾病。文中主要介绍了因经气上逆引起的头痛、心痛等病的症状、治疗和预后等内容,故名"厥病"。

【原文】 厥头痛,面若肿起而烦心,取之足阳明、太阴。厥头痛,头脉痛,心悲善泣,视头动脉反盛者,刺尽去血,后调足厥阴。厥头痛,贞贞头重而痛,写头上五行,行五,先取手少阴,后取足少阴。厥头痛,意善忘,按之不得,取头面左右动脉,后取足太阴。厥头痛,项先痛,腰脊为应,先取天柱,后取足太阳。厥头痛,头痛甚,耳前后脉涌有热(一本云有动脉),写出其血,后取足少阳。

真头痛,头痛甚,脑尽痛,手足寒至节,死不治。头痛不可取于腧者,有所击堕,恶血在于内,若肉伤,痛末已,可则刺,不可远取也。头痛不可刺者,大痹为恶,日作者,可令少愈,不可已。头半寒痛,先取手少阳、阳明,后取足少阳、阳明。

【提要】 本段讲述了各种厥头痛和真头痛的症状特点和治疗方法,并介绍了不能使用针刺的头痛类型。

【白话解】 经气上逆而头痛,若表现为面部浮肿,心烦等症状,可以选取足阳明胃经和足太阴脾经的穴位针刺治疗。

经气上逆而头痛,若表现为头部血络胀痛,心情悲忧,常常哭泣,诊察其头部络脉搏动明显者,针刺放血,然后调治足厥阴肝经。

经气上逆而头痛,若表现为头沉重而痛,痛处不移,应选取头上纵行排列的五条经脉中的穴位,每行中选取五个,针刺以泻其邪,泻手少阴心经,然后调补足少阴肾经。

经气上逆而头痛,表现为记忆力减退,头痛时用手按头,却找不到疼痛的具体位置,治疗时可以取头面左右的动脉进行针刺,泻其邪气,然后可以再针刺足太阴脾经加以调理。

经气上逆而头痛,表现为项部先痛,随后腰脊相应作痛,治疗时应先以泻法针刺足太阳膀胱经的天柱穴,然后再取足太阳经的其他相应穴位治疗。

经气上逆而头痛,表现为头痛严重,耳前后的脉络发热,治疗时应先刺破脉络以放其血,然后取足少阳经调治。

真头痛,疼痛剧烈,全脑尽痛,手足冰冷到肘膝关节的,为不治之死证。

以下几种头痛是不能取远端的腧穴治疗的:撞击跌仆之类的外伤,致使瘀血内留的,不能远端取穴;若是因肌肉损伤而疼痛不止,只能在局部针刺止痛,不可远端取穴。不能使用针刺方法治疗的头痛是严重的痹证造成的头痛,若是每天都发作,针刺之后可以暂时缓解症状,但是不能根治。偏头痛,而且伴有半边发凉的,治疗时可以先选取手少阳三焦经、手阳明大肠经的腧穴,再选取足少阳胆经、足阳明胃经的腧穴针刺治疗。

【按语】 所谓的厥头痛和真头痛在病机和症状上有一定区别。厥头痛是由于经脉气机逆乱上冲于头所引起的头痛,真头痛则为邪气在头所引起的头痛,前者头痛较轻,后者剧烈。《难经·六十难》曰:"手三阳之脉受风寒,伏留而不去者,则名厥头痛;入连在脑者,名真头痛。"虞庶注:"头脑中痛甚,而手足冷至肘膝者,为真头痛,其寒气入深故也。"

【原文】 厥心痛,与背相控,善瘛,如从后触其心,伛偻者,肾心痛也,先取京骨、昆仑,发狂不已,取然谷。厥心痛,腹胀胸满,心尤痛甚,胃心痛也,取之大都、太白。厥心痛,痛如以锥针刺其心,心痛甚者,脾心痛也,取之然谷、太溪[1]。厥心痛,色苍苍如死状,终日不得太息,肝心痛也,取之行间、太冲。厥心痛,卧若徒居,心痛间,动作,痛益甚,色不变,肺心痛也,取之鱼际、太渊。真心痛,手足清至节,心痛甚,旦发夕死,夕发旦死。心痛不可刺者,中有盛聚,不可取于腧。

【提要】 本节介绍了各种厥心痛和真心痛的主要症状、证候分类和治疗方法。

【注释】 [1] 取之然谷、太溪:然谷、太溪属足少阴肾经。按本段所述各种厥心痛,皆取所病脏腑经脉的穴位进行针刺,唯此脾气犯心的心痛,取足少阴肾经的穴位,其意难以解释。故张志聪认为"然谷当作漏谷,太溪当作天溪",可参。

【白话解】 厥心痛牵引到后背,拘急抽掣,如同从背后撞击心脏一样,病人痛得弯腰曲背,这是肾经邪气上犯于心的心痛病,故名为肾心痛。治疗时应先取足太阳膀胱经的京骨穴和昆仑穴。若针后痛仍不止,就取足少阴肾经的然谷穴。

厥心痛,腹胀,胸中满闷,心痛十分严重的,属于胃经的邪气犯心的病证,故名胃心痛。治疗应取足太阴脾经的大都、太白二穴。

厥心痛,其痛如同锥子刺心一般剧烈,心痛十分严重,这是脾气犯心所致,故名为脾心痛。应该针刺足少阴肾经的然谷、太溪两穴。

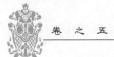

厥心痛,面色苍青如同死灰一般,不能深呼吸,这是肝气犯心所致,故名为肝心痛。治疗时应取足厥阴肝经的行间、太冲二穴。

厥心痛,卧床休息或是闲暇安静的时候疼痛不甚,一旦有所动作,疼痛就会加剧,面色不变,这是肺气逆乱犯心所致,故名为肺心痛,治疗时应取手太阴肺经的鱼际、太渊穴。

真心痛,发作的时候手足冰冷,直至肘膝部位,心痛极其严重,经常是早上发作到晚上就死亡,或者晚上发作早上就死亡了。

心痛病不能使用针刺疗法的证候是,体内有瘀血和积聚的实证,为有形的实邪,不能用针刺腧穴以调理经气的方法来治疗。

【原文】 肠中有虫瘕及蛟蛕,皆不可取以小针;心肠痛,懊憹作痛,肿聚,往来上下行,痛有休止,腹热喜渴涎出者,是蛟蛕也。以手聚按而坚持之,无令得移,以大针刺之,久持之,虫不动,乃出针也。恚[1]腹憹痛,形中上者。

耳聋无闻,取耳中;耳鸣,取耳前动脉;耳痛不可刺者,耳中有脓,若有干耵聍[2],耳无闻也。耳聋取手小指次指爪甲上与肉交者,先取手,后取足;耳鸣取手中指爪甲上,左取右,右取左,先取手,后取足。

足髀不可举,侧而取之,在枢合中,以员利针,大针不可刺。病注下血,取曲泉。

风痹淫泺,病不可已者,足如履冰,时如入汤中,股胫淫泺[3],烦心头痛,时呕时悗,眩已汗出,久则目眩,悲以喜恐,短气不乐,不出三年死也。

【提要】 本段论述了虫瘕、耳聋、下肢活动不利、下血证和风痹证等病证的症状、治疗和预后等。

【注释】 [1] 恚:pēng,音烹,满之意。
[2] 耵聍:耳垢。
[3] 淫泺:luò,音落,形容疾病浸淫发展,直到成为痼疾。

【白话解】 肠中有虫聚集成瘕,或有寄生虫者,治疗的时候不能使用小针;虫病引起的心腹疼痛,表现为心中烦闷不舒,或者腹中有积聚之肿块,可以上下移动,时痛时止,腹内发热,口渴而流涎,是肠中有寄生虫活动所致。治疗时,用手按住肿块或者疼痛的地方,使之不能移动,用大针刺入,直到虫不动了的时候,再拔出针。只要出现满腹疼痛,烦闷不舒,腹中肿物上下移动的虫病,就用这种方法治疗。

耳聋,听不到声音,针刺位于耳中的穴位;耳鸣,针刺耳前动脉旁的穴位;耳痛,有些不能针刺,如由于耳中有脓,或由于耳垢充塞所致的耳痛。治疗耳聋应针刺手足无名指指甲上方与肉交界处的穴位,先刺手上的穴位,后刺足部的穴位;耳鸣应取手足中指(趾)的指(趾)甲上方的穴位,左耳鸣取右侧手足穴位,右耳鸣取左侧手足穴位,先取手上的穴位,后取足部的穴位。

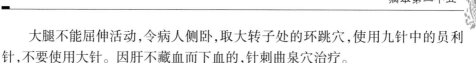

　　大腿不能屈伸活动,令病人侧卧,取大转子处的环跳穴,使用九针中的员利针,不要使用大针。因肝不藏血而下血的,针刺曲泉穴治疗。

　　风痹病发展到严重的阶段,甚至到了不可治疗的情况下,有时像足踏冰块一样寒冷,有时又像双足浸泡在滚烫的汤水中一样。下肢的严重病变向体内浸淫发展,就会出现心烦、头痛、呕吐、满闷的症状,还有目眩之后马上出汗,时间长了目眩更甚;情绪波动,有时悲伤,有时喜悦,有时恐惧,有时气短、心中不悦。这样发展下去,不出三年,就会死亡。

病本第二十五

　　【题解】　病本是指疾病的根本。文中指出治病必须求疾病的根本之所在,并列举了七种先病和后病的情况,从治标和治本的先后,阐明中医标本论的重要治疗原则,故篇名为"病本"。

　　【原文】　先病而后逆者,治其本;先逆而后病者,治其本;先寒而后生病者,治其本;先病而后生寒者,治其本;先热而后生病者,治其本[1];先泄而后生他病者,治其本,必且调之,乃治其他病。先病而后中满者,治其标;先病后泄者,治其本[2]。先中满而后烦心者,治其本。

　　有客气,有同气。大小便不利治其标,大小便利,治其本。

　　病发而有余,本而标之,先治其本,后治其标;病发而不足,标而本之,先治其标,后治其本。谨详察间甚,以意调之,间者并行,甚为独行;先小大便不利而后生他病者,治其本也。

　　【提要】　本篇讲述了疾病标本先后之间的关系,提出了治疗标本先后的治疗原则。

　　【注释】　[1] 治其本:《甲乙经》此后有"先病而后生热者,治其本",可从。

　　[2] 先病后泄者,治其本:《甲乙经》、《素问》此句在"先泄而后生他病者"之前,又据《素问》补加"而"字,即"先病而后泄者"可从。

　　【白话解】　先患有某一种疾病,然后出现四肢厥逆的,应该治疗其原来的疾病;若是先有厥逆的症状,然后出现其他的病变,治疗时就应该先治疗厥逆;先有了寒病,再出现其他病证的,寒病为本,应先治疗寒病;先有了某种疾病而后产生寒证的,应该先治疗原来的疾病;先有了热病而后产生其他病变的,热病为本,治疗时应该先治疗热病;先有了某种疾病,而后发生热病的,应先治疗原来的本病;先有了某种疾病而后发生泄泻的,应该先治疗原来的本病;先有泄泻,而后转生其他病的,泄泻为本,应先调治泄泻,再治疗后来发生的其他的病变;先有某种疾病,而后发生中满的病证,应先治疗中满的标证;先患中满而后发生心烦的病

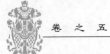

变,中满为本,应当治疗其中满。

人体有感受了非时令之气的六淫之气而发病的,也有因为不能适应按时而至的六气而发的,不论是哪一种情况,只要出现大小便不利的情况,虽然大小便不利为标,但应先救治这一个紧急的标证;只有在大小便通利的情况下,方可先治其他的本病。

疾病发作之后出现实证的,治疗时应以祛邪为主要的治法,先治其本,后治其标;疾病发作以后表现为虚证的,治疗时应该先扶正,一般应该先治其标,后治其本;治疗当中还要谨慎地观察病情变化的深浅轻重,根据客观的情况,治疗也随症状而变化,精心调治。病情轻缓的,可以标本同治,病情深重的,要抓住症结之所在,先从一个主要的方面下手治疗。先有大小便不利的症状而后变生其他病证的,应先治疗大小便不利这个根本的病证。

【按语】 本篇的内容在临床的治疗当中是十分重要的原则,临证时具体的病情变化十分复杂,常有病证的混淆和证候的交叉,因此,分清疾病的标本先后是非常关键的。本篇在强调"治病求本"这一大原则的前提下,又提出了两个原则,一是"急则治其标",属于此范围的包括"中满者治其标"和"小大不利治其标"两种情况;二是"间者并行,甚为独行",即在病情轻微的情况下可标本同治,在病情严重的情况下,则但治其标或先治其本。

杂病第二十六

【题解】 本篇论述了多种疾病,因范围广泛、没有一定类别,故命名为"杂病"。

【原文】 厥挟脊而痛者,至顶,头沉沉然,目䀮䀮然[1],腰脊强。取足太阳腘中血络。

厥胸满面肿,唇漯漯然[2],暴言难,甚则不能言,取足阳明。

厥气走喉而不能言,手足清,大便不利,取足少阴。

厥而腹向向然,多寒气,腹中谷谷,便溲难,取足太阴。

嗌干,口中热如胶,取足少阴。

膝中痛,取犊鼻[3],以员利针,发而间之。针大如氂,刺膝无疑。

喉痹不能言,取足阳明;能言,取手阳明。

疟不渴,间日而作,取足阳明;渴而日作,取手阳明。

【提要】 本段论述了厥、嗌干、膝痛、喉痹、疟的症状、诊断和治疗方法。

【注释】 [1]目䀮䀮然:视物不清的样子。
[2]唇漯漯然:张介宾注:"唇漯漯,肿起貌";马莳注:"唇漯漯然,有涎出唾下之意"。

综合二注,即为口唇肿起,口涎不收之意。

[3]犊鼻:穴位名,在外膝眼凹陷中,属足阳明胃经。

【白话解】 厥病,上逆之气导致脊柱两侧疼痛直达巅顶,头部昏昏沉沉,双目视物不清,腰背强直,这是足太阳经的病变,治疗时应取足太阳经的委中穴处的血络,点刺出血以泻邪气。

厥病胸中满闷,面部肿胀,涎液不能收,突然出现言语困难,甚至不能言语,这是足阳明胃经的病变,应取足阳明经的穴位。

气向上逆充塞咽喉,致使不能言语,手足清冷,大便不通,是足少阴肾经的病变,治疗时应取肾经的穴位。

厥气上逆而腹中胀满,寒气内盛,肠鸣,大小便不利等,病变在足太阴脾经,治疗时应取足太阴脾经的腧穴。

咽中干,口中燥热,口中津液稠黏似胶,是足少阴肾经的病变,应取足少阴肾经的穴位针刺治疗。

足膝中疼痛,应用员利针刺足阳明胃经的犊鼻穴,出针之后,间隔一段时间可以再次治疗,员利针是长似牛尾长毛的大针,十分适合针刺膝部。

喉痹,若是不能说话,就针刺足阳明胃经的腧穴;若是还能说话,就针刺手阳明大肠经。

疟病,不渴,隔一日发作,应针刺足阳明胃经的穴位;若是口渴,而且每天发作,就取手阳明大肠经。

【原文】 齿痛,不恶清饮,取足阳明;恶清饮,取手阳明。

聋而不痛者,取足少阳;聋而痛者,取手阳明。

衄而不止,衃血流,取足太阳;衃血,取手太阳。不已,刺宛骨下;不已,刺腘中出血。

腰痛,痛上寒,取足太阳、阳明;痛上热,取足厥阴;不可以俯仰,取足少阳。中热而喘,取足少阴腘中血络。

喜怒而不欲食,言益小,刺足太阴;怒而多言,刺足少阳。

颇痛,刺手阳明与颇之盛脉出血。

项痛不可俯仰,刺足太阳;不可以顾,刺手太阳也。

小腹满大,上走胃,至心,淅淅身时寒热,小便不利,取足厥阴。

腹满,大便不利,腹大,亦上走胸嗌,喘息喝喝然,取足少阴。

腹满食不化,腹向向然,不能大便,取足太阴。

【提要】 本段论述了齿痛、耳聋、衄、喜怒、痛、腹满的症状、诊断和治疗方法。

【白话解】 牙齿疼痛,不怕饮冷,治疗应针刺足阳明胃经穴位;若是怕冷饮,就取手阳明大肠经的穴位治疗。

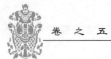

耳聋但不疼痛的,应取足少阳经的穴位;耳聋而疼痛的,应取手阳明大肠经的穴位。

鼻出血不止,有血块的,治疗应取足太阳膀胱经的穴位;若是出血不多而兼有血块的,应针刺手太阳小肠经的穴位;仍不止血的,就针刺手太阳小肠经的腕骨穴;若还是不能止血,就针刺足太阳膀胱经的委中穴,采用针刺出血的方法治疗。

腰痛,若疼痛的部位发凉,就针刺足太阳膀胱经和足阳明胃经;若是疼痛的部位发热,就针刺足厥阴肝经;若是疼痛而不能俯仰身躯,就取足少阳胆经针刺。因感受热邪而发喘喝病的,治疗当取足少阴肾经,并在委中穴附近的血络处放血。

易怒而不欲饮食,言语很少的,应针刺足太阴脾经;常发怒且说话甚多的,治疗时应针刺足少阳胆经。

腮部疼痛,应针刺手阳明大肠经和腮部跳动明显的动脉,刺之出血。

项部疼痛而头不能俯仰的,应针刺足太阳经;项部疼痛而不能回头的,应针刺手太阳经的穴位。

小腹胀满,向上波及胃脘和心胸的,全身恶寒瑟缩而发热,小便不利,治疗时应取足厥阴经的穴位。

腹中胀满,大便不通,腹部胀大,中气上逆冲胸甚至咽喉,张口喘息并发出喝喝的声音,治疗时应该取足少阴肾经穴位进行针刺治疗。

腹中胀满,食谷不化,腹中有响声,大便不通利,治疗应当针刺足太阴脾经的腧穴。

【原文】 心痛引腰脊,欲呕,取足少阴。

心痛,腹胀,啬啬然,大便不利,取足太阴。

心痛,引背不得息,刺足少阴;不已,取手少阳。

心痛引小腹满,上下无常处,便溲难,刺足厥阴。

心痛,但短气不足以息,刺手太阴。

心痛,当九节刺之,按,已刺按之,立已;不已,上下求之,得之立已。

颇痛,刺足阳明曲周动脉,见血,立已;不已,按人迎于经,立已。

气逆上,刺膺中陷者,与下胸动脉。

腹痛,刺脐左右动脉,已刺按之,立已;不已,刺气街,已刺按之,立已。

痿厥为四末束悗,乃疾解之,日二;不仁者,十日而知,无休,病已止。

岁[1],以草刺鼻,嚏,嚏而已;无息而疾迎引之,立已;大惊之,亦可已。

【提要】 本段论述了心痛、腹痛、痿厥等的症状、诊断和治疗方法。

【注释】 [1] 岁:《太素》、《甲乙经》作"哕"。

【白话解】 心痛牵引腰脊作痛,恶心欲呕吐的,取足少阴经的穴位针刺治疗。

心痛,腹中胀满,大便涩而不通,取足太阴脾经的穴位针刺治疗。

心痛牵引至后背,致使喘息不利,应针刺足少阴肾经的穴位。若不愈,可以针刺手少阳三焦经的穴位。

心痛牵引少腹而满胀,其疼痛上下没有定处,大小便困难的,取足厥阴肝经穴位针刺治疗。

心痛,仅有气短而呼吸困难的,应针刺手太阴肺经。

心痛,应当针刺第九椎之下的筋缩穴,如果疼痛不能止,就在针刺之后用手按压,一般就可以马上止痛。如果这样还没有效果,就在筋缩穴的附近寻找位置,只要找到了正确的位置,用这种方法马上就可以奏效。

腮部疼痛,应针刺足阳明胃经颊车穴周围的动脉,针刺出血之后就会马上见效;若是不能止痛,用手按人迎穴旁边的动脉,很快就可止痛。

气逆上冲,针刺胸前足阳明胃经的膺窗穴或者屋翳穴,以及胸下的动脉。

腹中疼痛,针刺两侧的天枢穴处的动脉,刺过之后用手按压,可立即止痛;若痛不止,就针刺足阳明胃经的气街穴,针刺过后用手按压,可马上见效。

痿厥病,在治疗时将四肢都缠束起来,使患者产生闭闷不舒的感觉,再迅速将其解开。这样的治疗方法每天做两次,四肢没有感觉的病人,十天之后就能有感觉了,然后坚持这样的治疗,不要半途而废,直至病愈为止。

呃逆的病,用草刺激病人的鼻腔,打喷嚏之后,呃逆可止;另外,屏住呼吸,到呃逆将至之时,迅速提气,然后呼气,使气下行,这样也很快能止住,或者当发作的时候,突然惊吓他一次,也能治愈。

周痹第二十七

【题解】 周痹是由于邪气侵袭,致使气血不能周流的病证。文中主要论述周痹的症状病理和治疗等,并讲述了周痹和众痹的区别,故篇名为"周痹"。

【原文】 黄帝问于岐伯曰:周痹之在身也,上下移徒随脉,其上下左右相应,间不容空,愿闻此痛,在血脉之中邪? 将在分肉之间乎? 何以致是? 其痛之移也,间不及下针,其慉痛[1]之时,不及定治,而痛已止矣。何道使然? 愿闻其故? 岐伯答曰:此众痹也,非周痹也。

黄帝曰:愿闻众痹。岐伯对曰:此各在其处,更发更止,更居更起,以右应左,以左应右,非能周也。更发更休也。黄帝曰:善。刺之奈何? 岐伯对曰:刺此者,痛虽已止,必刺其处,勿令复起。

【提要】 本段讲述了周痹的发病特点、病机和治疗等方面的内容,并对于

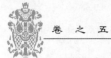

两种痹证进行了比较。

【注释】 [1]愊痛:愊,聚集之意。愊痛,即疼痛聚集在某一部位。

【白话解】 黄帝问岐伯说:周痹这个病,病邪在人的身体中随着血脉上下的移动,疼痛的部位左右对称,时时在转移,又连续不断,我想知道这种疼痛是发生在血脉之中? 还是在分肉之间? 又是怎样形成这种病的? 这种疼痛转移得如此之快,以至于无法在疼痛的部位下针,当某一个部位的疼痛很明显的时候,还没有来得及决定怎样治疗,疼痛就已经停止了。这是什么样的机制呢? 请您告诉我其中的缘故。岐伯回答说:这是众痹病,而不是周痹病。黄帝说:我也很想听你说一说众痹这个病。岐伯回答说:众痹,其病邪分布于身体的各个部位,邪气随时发作,随时停止,随时转移,随时停滞,在症状上也表现为左右影响,左右对称,而不是全身都疼痛。只是这种发作是有时发作,有时休止的。黄帝说:针刺治疗用什么方法呢? 岐伯回答说:一个部位的疼痛虽然很快就停止了,但还是要准确的针刺疼痛发作的那个部位,不要让它再发。

【原文】 帝曰:善。愿闻周痹何如? 岐伯对曰:周痹者,在于血脉之中,随脉以上,随脉以下,不能左右,各当其所。黄帝曰:刺之奈何? 岐伯对曰:痛从上下者,先刺其下以过之,后刺其上以脱之。痛从下上者,先刺其上以过之,后刺其下以脱之。

黄帝曰:善。此痛安生? 何因而有名? 岐伯对曰:风寒湿气,客于外分肉之间,迫切而为沫,沫得寒则聚,聚则排分肉而分裂也,分裂则痛,痛则神归之,神归之则热,热则痛解,痛解则厥,厥则他痹发,发则如是。帝曰:善。余已得其意矣。此内不在脏,而外未发于皮,独居分肉之间,真气不能周,故名曰周痹。故刺痹者,必先切循其下之六经,视其虚实,及大络之血结而不通,及虚而脉陷空者而调之,熨而通之。其瘰坚[1],转引而行之。黄帝曰:善。余已得其意矣,亦得其事也。九者经巽[2]之理,十二经脉阴阳之病也。

【提要】 本段讲述了周痹的症状特点、病机和治疗方法。

【注释】 [1]瘰坚:指筋脉拘急而坚硬。

[2]九者经巽:巽,xùn,音训,顺达之意。九者,指九针。九者经巽,指使用九针使经气通达。

【白话解】 黄帝说:好极了。我还希望您再讲一讲周痹这个病是怎样的。岐伯回答说:周痹的病邪存在于血脉之中,随着血液在身体中流动而遍及全身,所以,在发病的时候,并不是左右对称的发作,而是病邪随血液流动,停在什么地方就在什么地方发病。黄帝说:那么针刺治疗又如何呢? 岐伯回答说:疼痛是从上至下发展的,就先针刺疼痛部位之下的穴位,使邪气不再继续下传,再针刺其上部疼痛的部位以祛除病邪本身。疼痛从下向上发展的,先刺疼痛部位之上的穴位,使邪气不再继续上传,再针刺其下部疼痛的部位以祛除病邪本身。黄帝说:好的。那么这种疼痛是怎样产生的呢? 又为什么将这种疼痛称作周痹呢?

岐伯回答说:风寒湿的邪气,从外至内逐渐侵入人体的分肉之间,将肌肉之间的津液挤压为汁沫,汁沫因寒冷而凝聚,凝聚为有形之物后就更加排挤分肉而使之分裂,因此而生疼痛,疼痛发生之后,人的注意力就会集中在那个疼痛的部位上,心神集中在这个地方,就会使阳气聚敛,阳气聚而热生,痛因热解,疼痛解除之后,邪气就会继续流窜,在其他的部位聚集,于是疼痛也就随之转移到这一部位了,因此疼痛就会这样此起彼落。

黄帝说:好的。我已经明白这其中的道理了。岐伯接着说:这种病邪在内并没有深入脏腑之中,在外也没有通过皮表发散出来,而是独留于分肉之间,致使人身的真气不能流畅地在周身贯通,因此叫做周痹。在针刺治疗时,首先要沿着发病的经络,用手指按切诊察,以判断其病是虚是实,以及大络的血脉是不是有瘀结不通,以及经脉中有没有下陷空虚的情况,根据证候进行调治。或用熨蒸的方法通其经络,若有牵引疼痛,拘急坚劲的情况,就用按摩导引等方法行其气血。黄帝说:对。我明白这个病的机制了,也知道了治疗的方法。原来使用九针除了能使经气顺达流畅之外,还能治疗十二经脉阴阳不调的各种疾病。

口问第二十八

【题解】 因篇中介绍的病证大都是日常生活中常见的一些一过性的、无痛苦的症状或者行为等,在一般的医书中很少提及,是岐伯向其师提问,由其老师口述回答的,并不在书本之中,故名"口问"。

【原文】 黄帝闲居,辟[1]左右而问于岐伯曰:余已闻九针之经,论阴阳逆顺,六经已毕,愿得口问。岐伯避席再拜曰:善乎哉问也,此先师之所口传也。黄帝曰:愿闻口传。岐伯答曰:夫百病之始生也,皆生于风雨寒暑,阴阳喜怒,饮食居处,大惊卒恐,则血气分离,阴阳破败,经络厥绝,脉道不通,阴阳相逆,卫气稽留,经脉虚空,血气不次,乃失其常。论不在经者,请道其方。

【提要】 本段提出了外感六淫、内伤七情和生活无规律等三个重要的致病因素。

【注释】 [1] 辟:《太素》作"避",避开之意。可从。

【白话解】 黄帝在闲暇独处的时候,屏退左右之后问岐伯说:我已经学到了九针针术方面的知识,也能判断阴阳顺逆的问题了,对六经也很熟悉,我还想学到一些你从别人的口述中了解的知识。岐伯听罢,忙离开座位,对黄帝跪拜行礼,说:您问得真是太好了,有些都是先师口传给我的呀,让我讲给你吧。黄帝说:我很想听一听。岐伯回答说:各种疾病的发生,大多是风雨寒暑侵袭于外,房室不节,或喜怒过度,饮食失调,起居无常,以及突受惊吓等原因造成体内血气分离而逆乱,阴阳失去平衡,经络闭塞、脉道不通,脉中之气阴阳逆乱,卫气不能如常地敷布于外而滞留于内,经脉虚空,气血循行紊乱,体内的一切平衡都失去正常的运转而造成疾病。下面请允许我谈一谈在经典上没有记载的一些相关的道理。

【原文】 黄帝曰:人之欠[1]者,何气使然? 岐伯答曰:卫气昼日行于阳,夜半则行于阴,阴者主夜,夜者卧[2]。阳者主上,阴者主下。故阴气积于下,阳气未尽,阳引而上,阴引而下,阴阳相引,故数欠。阳气尽,阴气盛,则目瞑;阴气尽而阳气盛,则寤矣。写足少阴,补足太阳。

黄帝曰:人之哕[3]者,何气使然? 岐伯曰:谷入于胃,胃气上注于肺。今有故寒气与新谷气,俱还入于胃,新故相乱,真邪相攻,气并相逆,复出于胃,故为哕。补手太阴,写足少阴。

黄帝曰:人之唏[4]者,何气使然? 岐伯曰:此阴气盛而阳气虚,阴气疾而阳气徐,阴气盛而阳气绝,故为唏。补足太阳,写足少阴。

【提要】 本段论述了欠、哕、唏三病的产生机制和治疗方法。

【注释】 [1] 欠:俗称呵欠。

[2] 夜者卧:据《甲乙经》、《太素》当为"夜者主卧"。

[3] 哕:即呃逆证。

[4] 唏:同"欷",人在悲泣时的抽泣声。

【白话解】 黄帝说:人打哈欠是什么气造成的? 岐伯回答说:卫气白天行于人身的阳分,夜间行于人身的阴分,阴气主于夜间,夜间人的主要生命活动是睡眠。阳气主生发而向上,阴气主沉降而向下。因此入夜之前,阴气沉积于下,阳气开始入于阴分,但还没有尽入的时候,阳气引阴气向上,阴气引阳气向下,阴阳相引,于是不停的哈欠。入夜之后,阳气已尽入于阴分,所以能够安静的睡眠;到黎明时阴气将尽,而阳气渐盛,就会清醒了。对于这样的病,应该泻足少阴经以抑其阴气,补足太阳经以助其阳气。

黄帝说:人患呃逆证,是什么缘故呢? 岐伯说:食物水谷入于胃,经过了胃的腐熟、消化,在脾气的推动之下将精微物质上注于肺。如果胃中素有寒气,饮食水谷进入胃中之后,新生的水谷精微之气与素有的寒气相搏,正邪相攻,二气混杂而上逆,再从胃中逆行而出,而成为呃逆之证。治疗应该补手太阴经,泻足少阴经。

黄帝说:人有经常发生唏嘘抽咽的,是什么缘故呢? 岐伯回答说:这是阴气盛而阳气虚,阴气运行快速而阳气受阻、运行缓慢,甚至阴气亢盛而阳气衰微而造成的。治疗时应该补足太阳经并泻足少阴经。

【原文】 黄帝曰:人之振寒者,何气使然? 岐伯曰:寒气客于皮肤,阴气盛,阳气虚,故为振寒寒慄,补诸阳。

黄帝曰:人之噫^[1]者,何气使然?岐伯曰:寒气客于胃,厥逆从下上散,复出于胃,故为噫。补足太阴阳明,一曰补眉本也。

黄帝曰:人之嚏者,何气使然?岐伯曰:阳气和利,满于心,出于鼻,故为嚏。补足太阳荣^[2]、眉本,一曰眉上也。

【提要】 本段论述了振寒、噫、嚏三病产生的机制与治疗方法。

【注释】 [1]噫:即嗳气。

[2]荣:据杨上善的《太素》当为"荥"。

【白话解】 黄帝说:人有时发生振寒是什么缘故?岐伯回答说:这是由于阴寒之气留滞于皮肤,阴气盛而阳气虚,因此而产生振寒、寒栗的表现,治疗应采用温补以振奋阳气的方法。

黄帝说:人有经常出现嗳气的现象,是什么原因?岐伯回答说:寒气侵入胃中,扰乱了胃气,胃气不能顺利地和降而发生上逆,就成为嗳气证。治疗应补足太阴和足阳明经。

黄帝说:人打喷嚏是如何形成的?岐伯回答说:阳气和利,满布于心中,并上出于鼻,成为喷嚏。治疗应该补足太阳经的荥穴通谷,并针刺眉根的攒竹。

【原文】 黄帝曰:人之亸^[1]者,何气使然?岐伯曰:胃不实则诸脉虚;诸脉虚则筋脉懈惰;筋脉懈惰则行阴用力,气不能复,故为亸。因其所在,补分肉间。

黄帝曰:人之哀而泣涕出者,何气使然?岐伯曰:心者,五脏六腑之主也;目者,宗脉之所聚也,上液之道也;口鼻者,气之门户也。故悲哀愁忧则心动,心动则五脏六腑皆摇,摇则宗脉感,宗脉感则液道开,液道开,故泣涕出焉。液者,所以灌精濡空窍者也,故上液之道开则泣,泣不止则液竭;液竭则精不灌,精不灌则目无所见矣,故命曰夺精。补天柱经侠颈。

黄帝曰:人之太息者,何气使然?岐伯曰:忧思则心系急,心系急则气道约,约则不利,故太息以伸出之,补手少阴、心主、足少阳留之也。

【提要】 本段论述了亸、哀而泣出、太息产生的机理及治疗方法。

【注释】 [1]亸:duǒ,音朵,下垂的样子。这里指全身无力,四肢酸困。

【白话解】 黄帝说:人出现了全身无力、疲困解惰的亸证是什么原因?岐伯回答说:胃气虚,人体经脉气血不足,筋骨肌肉失于荣养也就解惰无力,这种情况之下,再强行入房,元气大损,气不能马上恢复,就出现了亸病。因其病变主要发生在肌肉之间,治疗时就应该根据病证发生的具体部位,在分肉之间用补法进行针刺治疗。

黄帝说:人在哀伤的时候鼻涕和眼泪都会流出,是什么原因?岐伯回答说:心是五脏六腑的主宰;目是诸多经脉汇聚的地方,五脏六腑的经气上注于目,也是经气由上而外泻的通道;口鼻为气之门户。所以悲伤、哀怨、愁苦、忧伤的情绪会牵动心神,心神不安就会使五脏六腑皆受影响,继而波及各经脉,经脉的波动使得各条排泄液体的通道尽皆开放,液道开放,所以鼻涕和眼泪会同时涌出。人体中的液体,有灌输精微物质以濡养各个孔窍的作用,所以当上液之道开放而流眼泪的时候,就会损耗精液,哭泣不止就可以耗竭精液使其无以输布,精液不能灌输孔窍则双目失明,名为夺精。治疗应补足太阳经挟颈部的天柱穴。

黄帝说:人有时常叹息,是什么原因? 岐伯回答说:过于忧思会造成心系拘急,心系拘急就会使气道受到约束,受到约束就会使气行不畅,因此深长地呼吸才能使得气机得以舒缓。治疗应补手少阴经、手厥阴经、足少阳经,并采用留针法。

【原文】 黄帝曰:人之涎下者,何气使然? 岐伯曰:饮食者,皆入于胃,胃中有热则虫动,虫动则胃缓,胃缓则廉泉开,故涎下。补足少阴。

黄帝曰:人之耳中鸣者,何气使然? 岐伯曰:耳者,宗脉之所聚也,故胃中空则宗脉虚,虚则下溜,脉有所竭者,故耳鸣。补客主人,手大指爪甲上与肉交者也。

黄帝曰:人之自啮舌者,何气使然? 岐伯曰:此厥逆走上,脉气辈至也。少阴气至则啮舌,少阳气至则啮颊,阳明气至则啮唇矣。视主病者,则补之。

【提要】 本段论述了涎下、耳鸣、啮舌产生的机制及治疗方法。

【白话解】 黄帝说:流涎是什么原因造成的? 岐伯回答说:饮食水谷进入胃中,胃中有热,胃中的寄生虫因受热而蠕动,就会使胃气迟缓,胃通于口,胃气迟缓使得舌下的廉泉穴开张,口开而涎出不收。由于足少阴肾经结于廉泉,故治疗针刺足少阴肾经以补肾水。

黄帝说:耳鸣的症状是什么原因造成的呢? 岐伯回答说:耳是人身宗脉聚集的地方,若胃中空虚,水谷精微供给不足,则宗脉无以为养,脉中亦空虚,宗脉虚则阳气不升,精微不得上达,入耳的经脉气血不得充养而耗伤,而致耳中鸣响。治疗时应在足少阳胆经的客主人穴及位于手大指爪甲角的手太阴肺经的少商穴,以补法针刺。

黄帝说:人有时自咬其舌,是什么原因? 岐伯回答说:这类疾病是由于厥气上逆,影响到各条经脉的脉气而分别上逆所致。若是少阴脉气上逆,因足少阴肾经通到舌的根部,所以会自咬其舌;若是少阳经脉气上逆,因少阳经脉行于两颊部位,就会自咬其颊;若是阳明经脉气上逆,因阳明经脉环绕口唇部,所以会咬唇。治疗应根据发病的部位,确定病在何经,施以扶正祛邪的方法针刺治疗。

【原文】 凡此十二邪者,皆奇邪之走空窍者也。故邪之所在,皆为不足。故上气不足,脑为之不满,耳为之苦鸣,头为之苦倾,目为之眩。中气不足,溲便为之变,肠为之苦鸣。下气不足,则乃为痿厥心悗。补足外踝下留之。

黄帝曰:治之奈何? 岐伯曰:肾主为欠,取足少阴;肺主为哕,取手太阴、足少阴;唏者,阴与阳绝,故补足太阳,写足少阴;振寒者,补诸阳;噫者,补足太阴、阳明;嚏者,补足太阳、眉本;弹,因其所在,补分肉间;泣出补天柱经侠颈,侠颈者,头中分也;太息,补手少阴、心主、足少阳留之;涎下补足少阴;耳鸣补客主人,手大指爪甲上与肉交者;自啮舌,视主病者,则补之。目眩头倾,补足外踝下留之;痿厥心悗,刺足大指间上二寸,留之,一曰足外踝下留之。

【提要】 本段论述了上气、中气和下气不足的症状表现,及以上十二种疾病的针刺取穴部位。

【白话解】 以上提到的十二种病邪,都是邪气侵入孔窍所致的病证。而邪气能侵入这些部位,都是由正气不足引起的。凡是上焦气不足的病证,就会使得脑髓不充,有空虚之感,耳鸣,头部支撑无力而低垂,双目晕眩;中焦气不足,二便不调,肠中鸣响;下焦气不足,两足微弱无力而厥冷,心中窒闷,治疗应该用留针的补益方法刺足太阳经位于足外踝后部的昆仑穴。

黄帝说:上述的各病如何治疗?岐伯回答说:以上诸病中,肾气所主的呵欠病,应补足少阴肾经的穴位;肺气所主的呃逆病,应补手太阴、足少阴经;唏嘘是阴盛阳衰的病证,应补足太阳、泻足少阴;身上发冷的振寒证,应补各条阳经上的穴位;嗳气病,补足太阴、足阳明经的穴位;时作喷嚏的,应补足太阳的攒竹穴;弹,因其所在经脉的不同而各取其经的分肉之间;哭泣而涕泪俱出的,当补位于颈项之后中行两旁的足太阳经的天柱穴;叹气时作的,应补手少阴心经、手厥阴心包经以及足少阳胆经,针刺留针;口角流涎,应补足少阴肾经;耳鸣,应补足少阳胆经的客主人穴,以及位于手大指爪甲角部的手太阴肺经的少商穴;自咬其舌的,应根据发病的部位所属经脉而分别使用补法;双目昏眩、头垂无力的,补足外踝足大指本节之后二寸处,用留针的方法针刺,也可以在足外踝后的昆仑穴留针刺之。

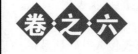

卷·之·六

师传第二十九

【题解】　本篇介绍了如何在问诊中通过病人的恶欲来了解疾病的性质，从中推论病机和正确得宜的医疗方法，讲述了通过观察外部形态来测知内部脏器盛衰常变的一般规律，提出了劝慰开导法等心理疗法。由于文中所记述的内容，都是先师传授的宝贵经验，故以"师传"名篇。

【原文】　黄帝曰：余闻先师，有所心藏，弗著于方[1]，余愿闻而藏之，则而行之，上以治民，下以治身，使百姓无病，上下和亲，德泽下流，子孙无忧，传于后世，无有终时，可得闻乎？岐伯曰：远乎哉问也。夫治民与自治，治彼与治此，治小与治大，治国与治家，未有逆而能治之也，夫惟顺而已矣。顺者，非独阴阳脉，论气之逆顺也，百姓人民皆欲顺其志也。

黄帝曰：顺之奈何？岐伯曰：入国问俗，入家问讳，上堂问礼，临病人问所便[2]。

【提要】　本段主要论述临证治病首先要问清楚病人的喜好，以便选择病人最合适的治法，即"临病人问所便"。

【注释】　[1] 方：指古代记载文字的木板。

[2] 病人问所便：便，相宜之意。病人问所便，指对病人最为相宜的治法。

【白话解】　黄帝说：我听说先师有些医学心得，没有记载到书籍中，我愿意听取这些宝贵经验，并把它铭记在心，以便作为准则加以奉行。这样，既可以治疗民众之疾病，又可以保养自己的身体。使百姓免受疾病之苦，所有的人都身体健康、精神愉快。并让这些宝贵经验永远造福于后代，使后世的人们不必担心疾病的困扰。你能把这些宝贵经验讲给我听吗？岐伯说：你所提的问题意义很深远，无论治民、治身、治此、治彼，治理大事小事以及治国理家，没有违背常规而能治理好的，只有顺应其内在的客观规律，才能处理好各种事情。所谓的顺，不仅是指阴阳、经脉、气血循行的顺逆，还包括了广大人民的情志顺逆。

黄帝问：怎样才能做到顺应呢？岐伯说：当进入一个国家，要首先了解当地

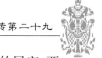

的风俗习惯;到了一个家庭,应当首先了解人家有什么忌讳;进入别人的居室,要
问清礼节;临证时,要问清病人的喜好,以便更好地诊治疾病。

【按语】 本段引用"入国问俗,入家问讳,上堂问礼"的简单道理,突出了
"临病人问所便"的重要性,说明在问诊中,要注意病人的好恶,从而取得病人的
合作以便采取相应的治疗措施。

【原文】 黄帝曰:便病人奈何? 岐伯曰:夫中热消瘅[1],则便寒;寒中之属,
则便热。胃中热则消谷,令人县[2]心善饥,脐以上皮热。肠中热,则出黄如糜。
脐以下皮寒,胃中寒,则腹胀;肠中寒,则肠鸣飧泄。胃中寒,肠中热,则胀而且
泄;胃中热,肠中寒,则疾饥,小腹痛胀。

黄帝曰:胃欲寒饮,肠欲热饮,两者相逆,便之奈何? 且夫王公大人,血食[3]
之君,骄恣从欲轻人,而无能禁之,禁之则逆其志,顺之则加其病,便之奈何? 治
之何先? 岐伯曰:人之情,莫不恶死而乐生,告之以其败,语之以其善,导之以其
所便,开之以其所苦,虽有无道之人,恶有不听者乎?

黄帝曰:治之奈何? 岐伯曰:春夏先治其标,后治其本;秋冬先治其本,后治
其标。黄帝曰:便其相逆者奈何? 岐伯曰:便此者,食饮衣服,亦欲适寒温,寒无
凄怆[4],暑无出汗。食饮者,热无灼灼[5],寒无沧沧[6]。寒温中适,故气将持,乃
不致邪僻也。

【提要】 本段举例说明医者要加强对病者的说服工作,以达到正确的诊断
和治疗效果。

【注释】 [1]消瘅:即消渴病,分为上、中、下三消,此处指中消表现为多食易饥。
[2]县:同悬。
[3]血食:指吃荤而言。
[4]凄怆:形容寒冷很甚的样子。
[5]灼灼:灼,烧炙也。在此指饮食物过烫。
[6]沧沧:沧,沧凉寒冷之意。此处指饮食物过凉。

【白话解】 黄帝说:怎样通过了解病人的好恶来诊察疾病的性质? 岐伯
说:因内热而致多食易饥的消渴病,病人喜欢寒,得寒就会感到舒适;属于寒邪内
侵一类的病,病人喜欢热,得到热就会感到舒适;胃中有热邪,则饮食物容易消
化,使病人常有饥饿和胃中空虚难忍的感觉,同时感到脐以上腹部的皮肤发热;
肠中有热邪积滞则排泄黄色如稀粥样的粪便,脐以下小腹部有发热的感觉;胃中
有寒邪,则出现腹胀;肠中有寒邪则出现肠鸣腹泻及粪便中有不消化的食物。胃
中有寒邪而肠中有热邪的寒热错杂证,则表现为腹胀而兼见泄泻;胃中有热邪而
肠中有寒邪的寒热错杂证,则表现为容易饥饿而兼见小腹胀痛。根据这些,就能
大致判定疾病的性质。

黄帝说:胃中有热而欲得寒饮,肠中有寒而欲得热饮,二者相互矛盾。遇到
这种情况怎样做才能顺应病情呢? 还有那些有着高官厚禄、生活优裕的人,骄横

自大,恣意妄行,轻视别人而不肯接受规劝,如果规劝他遵守医嘱就会违背他的意愿,但如果顺从他的意愿,就会加重其病情,在这种情况下,又应当如何处置呢?岐伯说:愿意生存而害怕死亡,是人之常情,因此,应当对病人进行说服和开导,告诉他们不遵守医嘱的危害,说清楚遵从医嘱对恢复健康的好处。同时诱导病人接受适宜他的养生和保健方法,指明任何不适应疾病恢复的行为都只会带来更大的痛苦,照这样去做的话,即使再不通情理的人也不会不听从吧!

黄帝说:那怎样进行治疗呢?岐伯说:春夏之际,阳气充沛体表,应先治其在外的标病,后治其在内的本病;秋冬之际,精气敛藏于内,应先治其在内的本病,而后治其在外的标病。黄帝说,对于那种性情与病情相矛盾的情况,应当如何措置才合适呢?岐伯说:在这种情况下,要让病人调整饮食起居,顺应天气变化。天冷时,应当加厚衣服而不要着凉;天热时,当减少衣服而不要热得出汗,饮食也不要过冷过热,而应寒热适中。由此人的正气就能固守于体内,邪气就不会进一步侵害人体了。

【按语】 本段内容中"人之情,莫不恶死而乐生,告之以其败,语之以其善,导之以其所便,开之以其所苦,虽有无道之人,恶有不听者乎?"一段文字,属于开导劝慰疗法,与《内经》中的"以情胜情法"、"祝由疗法"等,皆属于精神心理疗法的范畴。

【原文】 黄帝曰:本脏以身形肢节胭肉[1],候五脏六腑之小大焉。今夫王公大人,临朝即位之君,而问焉,谁可扪循之,而后答乎?岐伯曰:身形肢节者,脏腑之盖也,非面部之阅也。黄帝曰:五脏之气,阅于面者,余已知之矣,以肢节知而阅之,奈何?岐伯曰:五脏六腑者,肺为之盖,巨肩陷咽,候见其外。黄帝曰:善。岐伯曰:五脏六腑,心为之主,缺盆为之道,骺骨[2]有余以候髑骭[3]。黄帝曰:善。岐伯曰:肝者,主为将,使之候外,欲知坚固,视目小大。黄帝曰:善。岐伯曰:脾者,主为卫,使之迎粮,视唇舌好恶,以知吉凶。黄帝曰:善。岐伯曰:肾者,主为外,使之远听,视耳好恶,以知其性。黄帝曰:善。愿闻六腑之候。岐伯曰:六腑者,胃为之海,广骸、大颈、张胸,五谷乃容。鼻隧以长,以候大肠。唇厚、人中长,以候小肠。目下果大,其胆乃横。鼻孔在外,膀胱漏泄。鼻柱中央起,三焦乃约,此所以候六腑者也。上下三等,脏安且良矣。

【提要】 本段主要论及根据人躯体及面部的外在特征,诊查五脏六腑功能状态的方法。

【注释】 [1]胭肉:肌肉隆起的部分。

[2]骺骨:骺,据《甲乙经》当作骨舌。骺音括,即胸骨上方锁骨内侧端,也称肩端骨。

[3]髑骭:胸骨下剑突部分,即胸骨剑突,又称为蔽心骨。

【白话解】 黄帝说:在《本脏》篇中提到,根据人的形体和四肢、关节及隆起的肌肉,可以测知五脏六腑的大小。但是如果在位的统治者以及地位显贵的王公大人想知道自己的身体情况,谁又敢抚摸他们的身体进行检查,然后再答复他们呢？岐伯说：形体、四肢、关节是覆盖在五脏六腑的外围组织，和内脏有一定的关系，这与直接观察面部情况的方法不同，但对于这些人还是可以采用望面部的方法来进行推断。黄帝说：通过诊察面部色泽来推测五脏精气的方法，我已经知道了。那怎样根据形体肢节的情况推测内脏的情况呢？岐伯说：在五脏六腑中，以肺的位置最高，而为五脏六腑的华盖，则可通过肩部的上下动态，咽部的升陷情况，来测知肺的虚实。黄帝说：对。岐伯说：心为五脏六腑的主宰，缺盆为血脉运行的主要通路，观察缺盆两旁肩端骨距离的远近，再配合观察胸骨剑突的长短，就可以测知心脏的大小坚脆等情况。黄帝说：对。岐伯说：肝为将军之官，开窍于目，欲知肝脏的坚固情况，则可以通过观察眼睛的大小来进行判断。黄帝说：对。岐伯说：脾运化和输布水谷精微，从而具有充养人体而卫外的能力。它的强弱，可直接表现在食欲方面，所以通过观察唇舌口味的情况，可以推断脾病预后的好坏。黄帝说：好。岐伯说：肾脏的功能表现在外的就是人的听觉，因此根据耳朵听力的强弱，就可以判断肾脏的虚实。黄帝说：对。我还想听你再讲一下测候六腑的方法。岐伯说：测候六腑的方法如下：胃为水谷之海，是容纳水饮食物的器官，如果颊部肌肉丰满、颈部粗壮、胸部宽阔，胃容纳水谷的量就多。鼻道深长，可以推测大肠的功能正常。口唇厚，人中沟长，可推测小肠的功能正常。下眼睑大，胆气就强。鼻孔向外掀，则膀胱不能够正常存储尿液而致小便漏泄。鼻梁中央高起的，则三焦固密功能正常。这些就是用来测候六腑情况的方法。总之，面部的上、中、下三部相等，则内脏功能正常而安定。

【按语】　本段旨在说明根据肢体五官的外部形态来观测五脏六腑的方法，这是古人据临床观察所得出的一些结论，是否正确，可待进一步的研究。此外，本书本脏篇是以五脏应皮、脉、肉、爪、骨来候知六腑的形态和病变，同本篇所言的略有差异，可相互参考。

决气第三十

【题解】　决，分别、辨别之意。本篇主要论述了将人体之气（主要是水谷精微之气）分为精、气、津、液、血、脉六种气，故以"决气"名篇。

【原文】　黄帝曰：余闻人有精、气、津、液、血、脉，余意以为一气耳，今乃辨为六名，余不知其所以然。岐伯曰：两神相搏，合而成形，常先身生，是谓精。何谓气？岐伯曰：上焦开发，宣五谷味，熏肤、充身、泽毛，若雾露之溉，是谓气。何谓津？岐伯曰：腠理发泄，汗出溱溱[1]，是谓津。何谓液？岐伯曰：谷入气满，淖泽[2]注于骨，骨属屈伸，泄泽补益脑髓，皮肤润泽，是谓液。何谓血？岐伯曰：中焦受气，取汁变化而赤，是谓血。何谓脉？岐伯曰：壅遏[3]营气，令无所避，是谓脉。

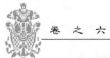

【提要】　本段讨论了精、气、津、液、血、脉六气的生成及其功能特点，并以此作为六气的基本概念。

【注释】　[1]溱溱：溱，zhēn，音真，这里形容汗出很多的样子。

[2]淖泽：淖，nào，音闹，泥沼，这里引申为满溢的意思。泽，即润泽之意。

[3]壅遏：指约束营血，使之行于一定的路径。

【白话解】　黄帝说：我听说人体有精、气、津、液、血、脉的说法，我认为这些不过是一种气罢了，现在却把它分为六种，我不懂这是怎么回事。岐伯说：男女交合之后，可以产生新的生命体，在形体出现以前，构成人体的基本物质，就叫做精。黄帝问：什么是气？岐伯说：上焦把饮食精微物质宣发布散到全身，可以温煦皮肤、充实形体、滋润毛发，就像雾露灌溉各种生物一样，这就叫做气。黄帝问：什么是津？岐伯说：肌腠开泄，流出大量汗液，这样的汗就叫做津。黄帝问：什么是液？岐伯说：饮食入胃，水谷精微充满于周身，外溢部分输注于骨髓中，使关节曲伸灵活；渗出的部分可以补益脑髓，散布到皮肤，保持皮肤润泽的物质，就叫做液。黄帝问：什么是血？岐伯说：位于中焦的脾胃接纳饮食物，吸收其中的精微物质，经过气化变成红色的液体，这就叫做血。黄帝问：什么是脉？岐伯说：约束营血，使之不能向外流溢，就叫做脉。

【按语】　六气的化生，皆源于水谷精微。精虽禀受于先天，亦须后天之补充滋养；宗气则由上焦开发，"宣五谷味"而成；津与液虽有阴阳清浊之分，但又皆赖"谷入气满"而化生；血则是"中焦受气，取汁"，经心神变化而成的赤色液体；脉的壅遏营气之力亦依赖于脾胃之气的供养和维持。故六气之名虽不同，但皆由一气所化，这充分反映了《内经》以脾胃为后天之本的理论特点。

【原文】　黄帝曰：六气者，有余不足，气之多少，脑髓之虚实，血脉之清浊，何以知之？岐伯曰：精脱者，耳聋；气脱者，目不明；津脱者，腠理开，汗大泄；液脱者，骨属屈伸不利，色夭[1]，脑髓消，胫酸，耳数鸣；血脱者，色白，夭然不泽，其脉空虚，此其候也。

【提要】　本段分别论述了六气耗损而致的证候特点。

【注释】　[1]色夭：指皮肤面色枯槁无华。

【白话解】　黄帝问：上述精、气、津、液、血、脉六气的有余和不足各有什么表现？如何才能了解气的多少、脑髓的虚实、血脉的清浊呢？岐伯说：精的大量耗损，会使人耳聋；气虚的，可使人的眼睛看不清东西；津虚的，腠理开泄，使人大量汗出；液虚的，四肢关节屈伸不利，面色枯槁没有光泽，脑髓不充满，小腿酸软，经常耳鸣；血虚的，面色苍白而不润泽；脉虚的，脉管空虚下陷，从这些就可以了解六气异常的表现。

【按语】　本段论述了六气耗夺的临床表现，由于六气同源而异名，所以在病理上也必然相互影响，因此单独出现的六气脱证在临床上很少见。例如"津脱"的病

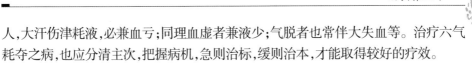

人,大汗伤津耗液,必兼血亏;同理血虚者兼液少;气脱者也常伴大失血等。治疗六气耗夺之病,也应分清主次,把握病机,急则治标,缓则治本,才能取得较好的疗效。

【原文】 黄帝曰:六气者,贵贱何如?岐伯曰:六气者,各有部主[1]也,其贵贱善恶,可为常主,然五谷与胃为大海也。

【提要】 本段指出六气虽各有所主之部,但均以水谷、胃为本。

【注释】 [1]各有部主:即六气各有所主之部,如肾主精、脾主津液、肺主气、心主脉等。

【白话解】 黄帝问:六气对人体作用的重要性有何不同?岐伯说:六气分别统领于各自的脏器,它们在人体中的重要性及功能的正常与否,都取决于其所归属的脏器的情况。但是,六气都是五谷精微所化生的,而这些精微物质又化生于胃,因此胃是六气化生的源泉。

【按语】 本段指出六气均有各自所主之部,同时进一步指出六气以水谷与胃为本,从而呼应篇首以一气分而为六,和则为一之论,一方面将六气理论纳入五脏系统中,另一方面则强调了胃丁水谷精微物质在人体生命活动中的重要性。六气同源的观点,不仅进一步突出了中医"整体观"的学术思想,也为临床多途径治疗疾病开阔了思路。

肠胃第三十一

【题解】 本篇主要内容从解剖角度介绍了古代对消化道的认识,其中以肠胃为主体,故以"肠胃"名篇。

【原文】 黄帝问于伯高曰:余愿闻六腑传谷者,肠胃之小大长短,受谷之多少奈何?伯高曰:请尽言之,谷所从出入浅深远近长短之度:唇至齿长九分,口广二寸半;齿以后至会厌[1],深三寸半,大容五合[2];舌重十两,长七寸,广二寸半;咽门重十两,广一寸半,至胃长一尺六寸,胃纡曲屈,伸之,长二尺六寸,大一尺五寸,径五寸,大容三斗五升。小肠后附脊,左环回周迭积,其注于回肠者,外附于脐上。回运环十六曲,大二寸半,径八分分之少半,长三丈二尺。回肠当脐,左环回周叶积[3]而下,回运环反十六曲,大四寸,径一寸寸之少半,长二丈一尺。广肠傅脊[4],以受回肠,左环叶脊,上下辟,大八寸,径二寸寸之大半,长二尺八寸。肠胃所入至所出,长六丈四寸四分,回曲环反,三十二曲也。

【提要】 本段记述了从口唇至直肠的整个消化道的大体解剖。

【注释】 [1]会厌:在气管和食管的交汇处,是覆盖气管的一个器官。

[2]合:古代容量单位,每十合为一升。

[3]叶积:就是迭积的意思。

[4]傅脊:在脊椎附近的意思。

【白话解】　黄帝向伯高问道:我想了解一下六腑之中消化器官的状况,关于肠胃等脏器的大小、长短及容纳饮食物的数量的多少是怎样的情况? 伯高说:请让我详细地给你讲一下,饮食物的出入及深浅、远近、长短的度数是这样的:口唇到牙齿间的距离是九分,两口角的宽度是二寸半,从牙齿向后到会厌的距离是三寸半,整个口腔可容纳五合食物。舌的重量是十两,长七寸,宽二寸半,咽门的重量也是十两,宽一寸半。从咽门至胃的长度是一尺六寸,胃的形态是迂屈曲折的,伸直了长二尺六寸,外周长一尺五寸,直径五寸,能容纳饮食物三斗五升。小肠在腹腔依附于脊柱之前,向左环绕重叠,下口注于回肠,在外依附在脐的上方,小肠共计环绕重叠十六个弯曲,外周长二寸半,直径八分又三分之一分,长三丈二尺。回肠在脐部向左迴环,环绕重叠向下延伸,也有十六个弯曲,外周长四寸,直径一寸又三分之一寸,共长二丈一尺。广肠附于脊前与回肠相接,向左环绕重叠于脊椎之前由上到下逐渐宽大,最宽处周长八寸,直径二寸又三分之二寸,长二尺八寸。整个消化道从食物入口至代谢物排出,总长度是六丈又四寸四分,共计有三十二个弯曲。

【按语】　本篇记述了从口唇到直肠的整个消化道的大体解剖,包括了唇、齿、口、舌、会厌、咽门、胃、小肠、大肠、直肠等,分别对长度、宽度、周长、直径、重量、容量等方面作了说明。据近代许多学者研究认为,古代的度量衡与现代不同,仅从长度而论,消化道各部分之间的比例,基本上与现代解剖学记载相符合,可见古人是很重视人体解剖的。

平人绝谷第三十二

【题解】　平人即正常的人,绝谷指不饮不食。由于本篇重点在于论述正常人不进饮食后死亡的日期及其机理,以突出说明胃肠摄取饮食,补充营养是维持生命的关键,故以"平人绝谷"名篇。

【原文】　黄帝曰:愿闻人之不食,七日而死,何也? 伯高曰:臣请言其故。胃大一尺五寸,径五寸,长二尺六寸,横屈受水谷三斗五升,其中之谷,常留二斗,水一斗五升而满,上焦泄气,出其精微,慓悍滑疾,下焦下溉诸肠。小肠大二寸半,径八分分之少半,长三丈二尺,受谷二斗四升,水六升三合合之大半。回肠大四寸,径一寸寸之少半,长二丈一尺,受谷一斗,水七升半。广肠大八寸,径二寸寸之大半,长二尺八寸,受谷九升三合八分合之一。肠胃之长,凡五丈八尺四寸[1],受水谷九斗二升一合合之大半,此肠胃所受水谷之数也。平人则不然,胃满则肠虚,肠满则胃虚,更虚更满,故气得上下,五脏安定,血脉和利,精神乃居,故神者,水谷之精气也。故肠胃之中,当留谷二斗,水一斗五升。故平人日再后[2],后二升半,一日中五升,七日五七三斗五升,而留水谷尽矣。故平人不食

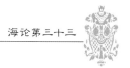

饮七日而死者,水谷精气津液皆尽故也。

【提要】 本文承上篇之后,对肠胃的长度与容量等又作了进一步的说明,并分析了平人绝谷七日而死的原因。

【注释】 [1]五丈八尺四寸:此数加上上篇唇至齿长九分,齿至会厌长三寸半,咽门至胃长一尺六寸,共为六丈又四寸四分,这样与上篇之总数相符。

[2]日再后:是一日两次大便的意思。

【白话解】 黄帝说:正常的人七天不饮食就会死亡,我想知道这是什么原因?伯高说:请允许我谈一谈其中的道理。胃的周长是一尺五寸,直径五寸,长二尺六寸,其形弯曲,能容纳三斗五升饮食,在通常情况下存留二斗食物和一斗五升水就满了。上焦具有输布精气的功能,也就是能够将中焦化生的精微物质布散全身,其中包括运行快速滑利的阳气,其余部分在下焦灌注到诸肠当中。小肠的周长是二寸半,直径八分又三分之一,长三丈二尺,能容纳二斗四升食物和六升三合又三分之二合水。回肠的周长是四寸,直径一寸又三分之一,长二丈一尺,能容纳一斗食物和七升半水。直肠的周长是八寸,直径二寸又三分之二寸,长二尺八寸,能容纳食物九升三合又八分之一合。肠胃的总长度,共计五丈八尺四寸,能容纳九斗二升一合又三分之二合饮食物,这就是肠胃能容纳饮食物的总数量。健康的人并不是上面所讲的那样,而是在胃中充满饮食物的时候,肠中是空虚无物的,当肠中充满饮食物的时候,胃中又没有饮食物了。这样,肠胃总是处于充满和空虚交替的状态,这样气才能够布散全身上下畅行。五脏功能正常,血脉调和通畅,精神才能旺盛。所以说神就是由饮食物的精微物质所化生。在人的肠胃中,一般存留二斗食物和一斗五升的水。健康人每天大便二次,每次排泄约二升半,一天就排出五升,七天共排出三斗五升,这样原来存留在肠胃的饮食物都排泄完了。因此健康人七天不进饮食就会死亡,这是饮食物化生的精微物质以及津液消耗枯竭的缘故。

【按语】 本篇关于肠胃的解剖与上篇大致相同,详述了肠胃的大小、长度和生理功能,其中关于正常人七日不食而死的机理在于"水谷精气津液皆尽故",是为了说明胃肠摄取饮食、补充营养是维持生命活动的关键。本篇还提出了"胃满则肠虚,肠满则胃虚,更虚更满,故气得上下,五脏安定,血脉和利,精神乃居,故神者,水谷之精气也"的观点,强调了保持胃肠消化系统通畅对人体健康有很重要的意义,对于临床的治疗养生康复都有一定的指导作用。本篇还可与《难经·四十三难》的有关内容互参。

海论第三十三

【题解】 "海"是百川汇聚之所,又是自然界生物赖以生存的水分之源。本篇运用取象比类的方法,以自然界东西南北四海为比喻,来说明胃、冲脉、膻中、脑在人体生命活动中的重要性,并称之为人之四海,故以"海论"名篇。

【原文】 黄帝问于岐伯曰:余闻刺法于夫子,夫子之所言,不离于营卫血气。夫十二经脉者,内属于腑脏,外络于肢节,夫子乃合之于四海乎。岐伯答曰:人亦有四海,十二经水。经水者,皆注于海,海有东西南北,命曰四海。黄帝曰:以人应之奈何? 岐伯曰:人有髓海,有血海,有气海,有水谷之海,凡此四者,以应四海也。

黄帝曰:远乎哉,夫子之合人天地四海也,愿闻应之奈何? 岐伯答曰:必先明知阴阳表里荣输[1]所在,四海定矣。黄帝曰:定之奈何? 岐伯曰:胃者水谷之海,其输上在气街(冲),下至三里;冲脉者,为十二经之海,其输上在于大杼,下出于巨虚之上下廉;膻中者,为气之海,其输上在于柱骨之上下,前在于人迎,脑为髓之海,其输上在于其盖,下在风府。

【提要】 本段以自然界有四海、十二经水,喻人身亦有四海和十二经脉,突出了"天人一体"观点。同时具体地指出四海的功能特点及其上下腧穴的部位。

【注释】 [1] 荣输:指十二经脉的荣穴和输穴,此处专指四海所流注的穴位。

【白话解】 黄帝问岐伯说:我听您讲述刺法,所谈的内容总离不开营卫气血。那么运行营卫气血的十二经脉,在内部联属于脏腑,在外部维系着肢节,您能把十二经脉与四海结合起来谈一下吗? 岐伯说:自然界有东西南北四个海,称为四海,河水都要流注到海中。人也有像自然界那样的四海和十二条大的河流,称为四海和十二经脉。黄帝说:人体四海是怎样与自然界的四海相应的呢? 岐伯说:人体有髓海、血海、气海和水谷之海,这四海与自然界的四海相对应。

黄帝说:这个问题真深远啊! 您把人体的四海与自然界的四海联系起来,我想听一下它们之间到底是如何相应的呢? 岐伯说:必须首先明确地了解人身的阴阳、表里和经脉的流行输注的具体部位,然后才可以确定人身的四海。黄帝说:四海及其重要经脉的部位是怎样确定的呢? 岐伯说:胃的功能是接受容纳饮食物,是气血生化之源,故称为水谷之海。它的腧穴部位,在上部是气冲穴,下部是足三里穴。冲脉与十二经脉有密切联系,可以灌注五脏六腑和阴阳诸脉,故称为十二经之海。它的腧穴部位,在上部是大杼穴,在下部是上巨虚和下巨虚。膻中是宗气汇聚的地方,所以称为气海。它的腧穴部位,在上部是天柱骨(即第七颈椎)上边的哑门穴和天柱骨下边的大椎穴,在前部是人迎穴。髓充满于脑,所以称脑为髓海。它的腧穴部位在上是头顶正中的百会穴,下边是风府穴。

【按语】 本部分以自然界有四海、十二经水,喻人身亦有四海和十二经脉,体现了《内经》中"人体与天地相参"的整体观念,也丰富了藏象学说的内容。人身四海的命名一方面因为四者是水谷、血、气、髓的聚会之处,一方面因为四者在人体生命活动中占有极其重要的地位。同时由于确定了四海上下腧穴的部位,也从而为临床针灸治疗胃、冲脉、脑、膻中的疾患提供了理论依据。

【原文】 黄帝曰:凡此四海者,何利何害?何生何败?岐伯曰:得顺者生,得逆者败;知调者利,不知调者害。

黄帝曰:四海之逆顺奈何?岐伯曰:气海有余者,气满胸中,悗息[1]面赤;气海不足,则气少不足以言。血海有余,则常想其身大,怫然[2]不知其所病;血海不足,亦常想其身小,狭然[3]不知其所病。水谷之海有余,则腹满;水谷之海不足,则饥不受谷食。髓海有余,则轻劲多力,自过其度[4];髓海不足,则脑转耳鸣,胫酸眩冒,目无所见,懈怠安卧。

黄帝曰:余已闻逆顺,调之奈何?岐伯曰:审守其输,而调其虚实,无犯其害,顺者得复,逆者必败。黄帝曰:善。

【提要】 本段概括地论述了四海有余、不足之病的典型症状及其调治原则。

【注释】 [1]悗息:悗,mǎn,音义同满。悗息,即胸满喘息,是气海有实邪的主要症状之一。

[2]怫然:怫,怫郁的意思。怫然形容重滞郁闷的样子。

[3]狭然:狭,狭隘的意思。狭然形容自觉狭小的样子。

[4]轻劲多力,自过其度:狂躁妄动,其动作显得轻巧敏捷,常较平素轻劲力大。

【白话解】 黄帝说:以上这四海的功能,对于人体什么样算是正常?什么样才算是反常呢?怎样才能促进人的生命活动?怎样就会使人体虚弱衰败呢?岐伯说:四海功能正常,就会促进人体的生命活动;四海功能失常,就会使生命活动受到损害。懂得调养四海的,就有利于健康,不懂得调养四海的,就有害于健康。

黄帝说:人身四海的正常、反常有什么样表现呢?岐伯说:气海邪气亢盛,就会出现胸中满闷,呼吸喘促,面色红赤;气海不足,就会出现呼吸短浅,讲话无力。血海邪气亢盛,就会觉得自己身体胀大,郁闷不舒,但也不知道是什么病;血海不足,总是觉得自己身体狭小,意志消沉,但是也说不出患了什么病。水谷之海邪气亢盛,就会出现腹部胀满;水谷之海不足,就会出现即使感觉到饥饿也不愿意饮食。髓海邪气亢盛则狂躁妄动,举止失常,其动作显得轻巧敏捷,皆非平日所能达到;髓海不足,就会出现头晕耳鸣,腿疲软无力,眼目昏花而头昏闷,身体疲倦乏力嗜睡。

黄帝说:我已经了解四海正常、反常的表现了,那么又如何调理治疗四海异常呢?岐伯说:应当仔细地审查并掌握四海的输注部位来调理治疗四海的偏虚偏实的病证,补虚泻实,切忌不要违背虚证用补法和实证用泻法的治疗原则。能够遵循这样的治疗法则,人体就能健康;违背这样的治疗规律,人体就会败坏无救。黄帝说:说得好。

【按语】 对于"髓海有余,则轻劲多力,自过其度"的理解,历代有二,其一认为髓海有余,健康无病,如张介宾云:"髓海充足,即有余也,故身轻而劲,便利多力,只有过人制度而无病也。"其二认为当属髓海之实证,如马莳云:"此言髓海之偏盛而病者,见其所以为逆。"按其余三海之有余、不足皆指病态,故此处从马氏之说。另外,本部分对四海有余、不足之病的概括,体现了《内经》中以虚实为纲辨证的理论和方法,即在确定病变位置后进而辨别证候的虚实以指导临床用药,此思路到现在还是临床所遵循的基本法则之一。

五乱第三十四

【题解】 本篇论述了营卫逆行、清浊相干、气机紊乱、阴阳相悖所致的病证和治疗,列举了气乱于心、气乱于肺、气乱于肠胃、气乱于臂胫,气乱于头五个方面的症状和治法,故以"五乱"名篇。

【原文】 黄帝曰:经脉十二者,别为五行,分为四时,何失而乱? 何得而治? 岐伯曰:五行有序,四时有分,相顺则治,相逆则乱。

黄帝曰:何谓相顺? 岐伯曰:经脉十二者,以应十二月。十二月者,分为四时。四时者,春秋冬夏,其气各异,营卫相随,阴阳已知,清浊不相干,如是则顺之而治。

黄帝曰:何谓逆而乱,岐伯曰:清气在阴,浊气在阳,营气顺脉,卫气逆行[1],清浊相干,乱于胸中,是谓大悗。故气乱于心,则烦心密嘿[2],俯首静伏;乱于肺,则俯仰喘喝,接手以呼;乱于肠胃,则为霍乱;乱于臂胫,则为四厥;乱于头,则为厥逆,头重眩仆。

【提要】 本部分论述营卫之气运行的相顺相逆及其五乱的病变表现。

【注释】 [1] 卫气逆行:卫气属阳,日行于阳,夜行于阴。逆行即是应在阳而反入于阴,应在阴而反出于阳,不按常规运行。

[2] 密嘿:嘿,同默。密嘿,沉默、静寂的意思。

【白话解】 黄帝说:人身的十二经脉,其属性分别与五行相合,又与四时相应,但不知因何失调而引起脉气运行的逆乱? 又是什么原因使它正常运行? 岐伯说:木、火、土、金、水五行的生克有一定的内在顺序,春、夏、秋、冬四季的变化也是有一定的规律的,而人体经脉的运行,也要与五行四季的规律相适应,才可以保持正常的活动,如果违反了这些规律就会引起经脉的运行紊乱。

黄帝说:怎样才能做到相互顺应的呢? 岐伯说:人身十二经脉与一年的十二月相应。十二个月分为四季,就是春、夏、秋、冬四季,这四季的气候特点各不相同,人体与之相适应,也有相应的差别。人体营气与卫气是内外相随,运行有序,阴阳互相协调,清气与浊气的运行也不互相干扰侵犯,这样就能顺应自然界的变化而使经脉运行正常。

黄帝说:那逆乱的反常情况是什么样的呢? 岐伯说:清阳之气应上升居于上部外部,浊阴之气应沉降居于下部内部,如果清气不能上升反居于下部内部,浊气不能下降反居于上部外部就是经气逆乱。营气顺脉而行,而卫气运行却不循常规,这样清浊相扰,乱于胸中就叫做大悗。气乱于心,可见心中烦闷,沉默不言,低头静伏而不欲动;气乱于肺,使人俯仰不安,喘息喝喝有声,两手按于胸前而呼吸;气乱于肠就会发生吐泻交作的霍乱;气乱于手臂足胫部,就会见四肢厥冷;气乱于头,就会见厥气上逆,头重眩晕,甚至仆倒在地。

【原文】 黄帝曰:五乱者,刺之有道乎? 岐伯曰:有道以来,有道以去,审知其道,是谓身宝[1]。

黄帝曰:善。愿闻其道。岐伯曰:气在于心者,取之手少阴心主之输;气在于肺者,取之手太阴荥,足少阴输,气在于肠胃者,取之足太阴阳明,不下者,取之三里,气在于头者,取之天柱大杼,不知,取足太阳荥输;气在于臂足,取之先去血脉,后取其阳明少阳之荥输。

黄帝曰:补写奈何? 岐伯曰:徐入徐出,谓之导气[2]。补写无形,谓之同精。是非有余不足也,乱气之相逆也。黄帝曰:允[3]乎哉道,明乎哉论,请著之玉版,命曰治乱也。

【提要】 本段主要阐述五乱的刺治方法。

【注释】 [1] 身宝:马莳释为"养生之宝",含有养生要点的意思。

[2] 徐入徐出,谓之导气:即慢慢的进针和出针,以导引经气,俗称"平补平泻"。

[3] 允:此解做恰当之意。

【白话解】 黄帝说:对五乱的病证针刺有一定的规律吗? 岐伯说:疾病的发生发展是有规律的,其治疗方法也有一定的规律,因此探明疾病的发生发展规律以及治疗规律,这对维护人体功能正常是很重要的。

黄帝说:好,我想听你讲讲关于治疗方面的规律。岐伯说:气乱于心的,应针刺手少阴心经的输穴神门和手厥阴心包经的输穴大陵;气乱于肺的,应针刺手太阴肺经的荥穴鱼际和足少阴肾经的输穴太溪;气乱于肠胃的,应针刺足大阴脾经和足阳明胃经的输穴,如果不能治愈,可以再针刺足三里穴;气乱于头的,应针刺足太阳膀胱经的天柱穴和大杼穴,如果不能奏效,可再针刺足太阳膀胱经的荥穴通谷和输穴束骨;气乱于手臂足胫部的,如有瘀血可首先在相应部位的血脉上针刺放血,然后针刺再取手阳明大肠经的荥穴二间、输穴三间和手少阳三焦经的荥穴液门、输穴中渚治疗上肢的病变,取足阳明胃经的荥穴内庭、输穴陷谷和足少阳胆经的荥穴侠溪、输穴足临泣治疗下肢的病变。

黄帝说:如何运用补泻的手法呢? 岐伯说:慢慢地进针慢慢地出针,这种手法叫做导气。在不运用明显的补泻手法的情况下,这称为同精。因为上述五乱病既不是邪气有余的实证,也不是正气不足的虚证,只是气机逆乱形成的病变,所以采用这种手法。黄帝说:这些治疗方法十分恰当! 上面的分析也是明白确切! 请把这些记在玉版上,就叫做治乱吧。

【按语】 五乱是由经脉营卫之气受到病邪的影响而发生逆乱引起,虽有乱于心、肺、肠胃等的不同,但究其病因与五脏的虚实之证有一定的区别。因此在针刺治疗上,采用平补平泻的手法,按"荥输治外经,合治内腑"的取穴原则,以选取相应各经的荥穴与输穴为主,从而达到调理经气,恢复营卫之气正常运行的目的。这对后世针灸治疗学有一定的参考意义。

胀论第三十五

【题解】 本篇所述都是胀病病因、病理、诊断、治法和分类,并比较详细地论述五脏六腑胀的证治,故以"胀论"名篇。

【原文】 黄帝曰:脉之应于寸口,如何而胀? 岐伯曰:其脉大坚以涩者,胀也。黄帝曰:何以知脏腑之胀也。岐伯曰:阴为脏,阳为腑。

黄帝曰:夫气之令人胀也,在于血脉之中耶?脏腑之内乎? 岐伯曰:三者皆存焉,然非胀之舍也。黄帝曰:愿闻胀之舍。岐伯曰:夫胀者,皆在于脏腑之外,排脏腑而郭胸胁[1],胀皮肤,故命曰胀。

黄帝曰:脏腑之在胸胁腹里之内也,若匣匮之藏禁器[2]也,各有次舍,异名而同处,一域之中,其气各异,愿闻其故。黄帝曰:未解其意,再问[3]。岐伯曰:夫胸腹,脏腑之郭也。膻中者,心主之宫城也;胃者,太仓也;咽喉、小肠者,传送也;胃之五窍[4]者,闾里[5]门户也;廉泉、玉英者,津液之道也。故五脏六腑者,各有畔界,其病各有形状。营气循脉,卫气逆为脉胀;卫气并脉循分为肤胀。三里而写,近者一下,远者三下,无问虚实,工在疾写。

【提要】 本段主要论述胀病的诊断、鉴别及病位。

【注释】 [1]郭胸胁:郭,《甲乙经》中作"廓"。郭胸胁,是充斥,扩张于胸廓之意。

[2]禁器:禁止随意观看的秘密物件。

[3]黄帝曰:未解其意,再问:《甲乙经》中无此九字,且此句与上下文不相衔接,疑是衍文,故不译。

[4]胃之五窍:即指咽门、贲门、幽门、阑门、魄门等五个胃气运行所经过的消化道的孔窍门户。

[5]闾里:闾,lǚ,音吕,古称二十五户为一闾,五十户为里。闾里,在此比喻胃肠中聚留的饮食物。

【白话解】 黄帝说:在寸口出现什么脉象是发生了胀病呢? 岐伯说:脉象表现出大、坚而又带滞涩的,就是发生了胀病。黄帝说:如何鉴别是五脏胀病或是六腑胀病呢? 岐伯说:出现阴脉是五脏胀,出现阳脉是六腑胀。

黄帝说:大凡气的运行不畅可以使人发生胀病,其病所是在血脉里面呢? 还是在脏腑里面呢? 岐伯说:胀病与血脉、脏、腑三者都有关系,但是这些都不是胀病的发病部位。黄帝说:我想听一听胀病的发病部位。岐伯说:凡是胀病都是发生在脏腑之外,它向内压挤脏腑,向外扩张胸胁,使皮肤发胀,所以称为"胀病"。

黄帝说:五脏六腑在胸胁和腹腔里面,就好像贵重的东西收藏在匣柜中一样。它们在体腔内各有一定的位置。虽名称不同,但是都是居于胸腹腔之中。同在体腔中的脏腑,又有不同的功能,我想听一听其中的缘故。岐伯说:胸腹是脏腑的外廓。膻中是心脏的宫城。胃容纳食物就像仓库一样。咽喉和小肠是传送饮食物的通路。咽门、贲门、幽门、阑门、魄门五窍是胃肠道的门户。廉泉、玉英是津液外泄的通路。五脏六腑有各自的边界,发病后也有不同的症状表现。营气在脉中顺行,卫气逆行于脉外,就会发生脉胀;卫气并入脉中,循行于分肉之间,就会发生肤胀。治疗时可取足三里穴,施用泻法。如果胀病的部位离穴位近的,针一次就能治愈,如果病位远,病情重的,需针刺三次。不论是虚证是实证,胀病初起时,关键在于急用泻法以去其邪。

【原文】 黄帝曰:愿闻胀形。岐伯曰:夫心胀者,烦心短气,卧不安;肺胀者,虚满而喘咳;肝胀者,胁下满而痛引小腹;脾胀者,善哕,四肢烦悗,体重不能胜衣,卧不安;肾胀者,腹满引背央央然[1],腰髀痛。六腑胀:胃胀者,腹满,胃脘痛,鼻闻焦臭,妨于食,大便难;大肠胀者,肠鸣而痛濯濯[2],冬日重感于寒,则飧泄不化;小肠胀者,少腹䐜胀,引腰而痛;膀胱胀者,少腹满而气癃[3];三焦胀者,气满于皮肤中,轻轻然[4]而不坚;胆胀者,胁下痛胀,口中苦,善太息。凡此诸胀者,其道在一,明知逆顺,针数不失,写虚补实,神去其室,致邪失正,真不可定,粗之所败,谓之夭命;补虚写实,神归其室,久塞其空,谓之良工。

【提要】 本段详述了五脏六腑胀的兼症,及其正治、误治。

【注释】 [1]央央然:《甲乙经》作"怏怏然",即沉闷不畅的样子。

[2]濯濯:濯,zhuó,音浊,形容肠鸣的声音。

[3]气癃:指膀胱气闭,而小便不通。

[4]轻轻然:《甲乙经》作"壳壳然",即浮而不实的样子。

【白话解】 黄帝说:我想听一听胀病的症状。岐伯说:心胀病,心中烦乱,气短,睡眠不安;肺胀病,呼吸无力,胸部气胀而虚满,气喘咳嗽;肝胀病,胁下胀满疼痛而牵引至少腹。脾胀病,呃逆频频,四肢胀闷不舒,身体沉重不能胜衣,睡眠不安宁;肾胀病,腹胀满牵引背部胀闷不舒,腰部和大腿疼痛。六腑的胀病:胃胀病,腹部满,胃脘疼痛,鼻中常觉得闻到焦糊的气味而妨碍正常的饮食,大便不通畅;大肠胀病,肠鸣有声而腹部疼痛,如果在冬季又感受寒邪,就会出现完谷不化的泄泻;小肠胀病少腹胀满,牵引腰部疼痛;膀胱胀病,少腹胀满而小便不利。三焦胀病,肢体胀满,气充满在皮肤之间,用手按时空而不坚实;胆胀病,胁下胀满疼痛,口苦,常做深呼吸而叹气。以上的这些胀病,它们的病机和治疗都有共同的规律,只要明确气血运行逆顺的道理,并且正确地运用针刺方法,就能够治愈。但如果虚证用了泻法、实证用了补法，就会使得神气耗散，邪气侵袭而正气损伤，真气不能安定，这种低劣的医术所造成的恶果，就会导致人的寿命缩短。如果做到虚证用补法、实证用泻法，就会使得神气内守，经常保持正气充足而肌肉腠理充实，这才是高明的医生。

【原文】 黄帝曰：胀者焉生？何因而有？岐伯曰：卫气之在身也，常然并脉循分肉，行有逆顺，阴阳相随，乃得天和，五脏更始，四时循序，五谷乃化。然后厥气在下，营卫留止，寒气逆上，真邪相攻，两气相搏，乃合为胀也。黄帝曰：善。何以解惑？岐伯曰：合之于真，三合而得[1]。帝曰：善。

【提要】 本段主要说明了胀病的病因病理。

【注释】 [1] 三合而得：意即血脉、脏、腑三者所反映的症状相互对照，从而可以了解其病变的情况。

【白话解】 黄帝说：胀病是怎样发生的？是什么原因引起的呢？岐伯说：卫气在体内运行，总是依傍着经脉而循行于分肉之间，它的运行有逆顺的不同，营气、卫气在脉内、脉外相互伴随，与自然界阴阳变化的规律相合，五脏之气的交替运行，就像四季变化一样有固定的次序，饮食物也可以正常地化生精微营养周身。如果阴阳失调气逆于下，营气、卫气稽留而不能流行，寒邪侵入人体而上逆，正气与邪气相互斗争而搏结在一起，就形成了胀病。黄帝说：好。能不能再解释清楚一下呢？岐伯说：邪气侵入人体与正气相搏结，分别停留在血脉、五脏、六腑三个地方，根据其反映出的症状就可以知道是否发生了胀病。黄帝说：好。

【原文】 黄帝问于岐伯曰：胀论言无问虚实，工在疾写，近者一下，远者三下，今有其三而不下[1]者，其过焉在？岐伯对曰：此言陷于肉、肓[2]而中气穴者也。不中气穴，则气内闭，针不陷肓，则气不行，上越中肉，则卫气相乱，阴阳相逐。其于胀也，当写不写，气故不下，三而不下，必更其道，气下乃止，不下复始，可以万全，乌有殆者乎？其于胀也，必审其脉，当写则写，当补则补，如鼓应桴，恶有不下者乎？

【提要】 本段综述了胀病虚实的治疗。

【注释】 [1] 三而不下：即经过三次针灸治疗后，胀病仍未消除的意思。

[2] 肓：此处指肌肉间的间隙。

【白话解】 黄帝问岐伯说：前面讲过，在胀病初起时不管虚证实证，关键在于迅速用泻法针刺，病邪近而轻的针刺一次，病邪远而重的刺三次，就可以治愈。但是，现在有针刺三次还不见效的，是什么缘故呢？岐伯说：前面谈到的针刺一次就能治愈，是指针刺时能够深入肌肉的空隙，刺中了气血输注的穴位而言。如果没有刺中穴位，或没有深入肌肉的间隙，则经气依旧不能通畅而邪气仍停留在体内，若邪气上越，妄中肌肉，使得卫气更加逆乱，营气和卫气相互排斥更加不协调，对于胀病而言，当泻而未泻，厥逆之气不能下行，因此病不能愈。针刺三次，厥

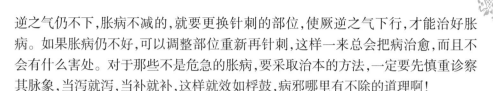

逆之气仍不下,胀病不减的,就要更换针刺的部位,使厥逆之气下行,才能治好胀病。如果胀病仍不好,可以调整部位重新再针刺,这样一来总会把病治愈,而且不会有什么害处。对于那些不是危急的胀病,要采取治本的方法,一定要先慎重诊察其脉象,当泻就泻,当补就补,这样就效如桴鼓,病邪哪里有不除的道理啊!

五癃津液别第三十六

【题解】 本篇主要阐述津液同源于水谷,输布全身,分别发挥着不同的功能作用。并将津液分为五类即汗、溺、唾、泪、髓。指出五液代谢发生障碍后可出现闭阻不通的为癃证。由于本篇专论津液分而为五及其生理作用与病理变化,故以"五癃津液别"名篇。

【原文】 黄帝问于岐伯曰:水谷入于口,输于肠胃,其液别为五,天寒衣薄,则为溺与气,天热衣厚则为汗,悲哀气并则为泣,中热胃缓则为唾。邪气内逆,则气为之闭塞而不行,不行则为水胀,余知其然也,不知其何由生?愿闻其道。岐伯曰:水谷皆入于口,其味有五,各注其海[1]。津液各走其道,故三焦出气,以温肌肉,充皮肤,为其津,其流而不行者,为液。天暑衣厚则腠理开,故汗出,寒留于分肉之间,聚沫则为痛。天寒则腠理闭,气湿不行,水下留于膀胱,则为溺与气。五脏六腑,心为之主,耳为之听,目为之候[2],肺为之相[3],肝为之将[4],脾为之卫[5],肾为之主外[6]。故五脏六腑之津液,尽上渗于目,心悲气并则心系急,心系急则肺举,肺举则液上溢。夫心系与肺,不能常举,乍上乍下,故咳而泣出矣。中热则胃中消谷,消谷则虫上下作。肠胃充郭,故胃缓,胃缓则气逆,故唾出。

【提要】 本段指出了津、液的划分及其转化为人体不同代谢产物的过程。

【注释】 [1] 海:指气海、血海、髓海、水谷之海四海,详见本书《海论》。一说指相应的五脏,可参。

[2] 候:测验之意。

[3] 相:《素问·灵兰秘典论》称肺为"相傅之官",肺朝百脉而主治节,故为心之相即有相辅之意。

[4] 将:《素问·灵兰秘典论》称肝为"将军之官",意指有谋虑。

[5] 卫:脾主肌肉,可以护卫内在脏腑。

[6] 主外:肾主骨而成立其形体,故主外。

【白话解】 黄帝问岐伯说:饮食物进入口以后,又被输送到胃和肠,其化生的津液分为五种,如果在天气寒冷和衣服单薄时,津液就会化为尿和气;天气炎热和衣服过厚时,津液就化为汗;情绪悲哀,气并于上,津液出于目就化为泪;中焦有热,胃体弛缓,津液出于口就化为唾液;邪气侵入体内,阻滞津液输布,阳气闭塞而津液不化,水气不能宣散就形成水胀病。我知道这些情况,但是不知道其化生的机理,想请你讲一下。岐伯说:饮食物都是由口进入人体,饮食物中有酸、苦、甘、辛、咸五味,分别注入相应的脏器及人体四海。饮食物所化生的津液分别沿着一定的道路输布。由三焦布散的饮食物中的精微物质,能够温润肌肉、充养皮肤,就是津;那些流注于脏腑、官窍,补益脑髓而不布散的,就是液。天气炎热和穿衣太厚,腠理开泄而出汗。如果又感受寒邪,寒邪就会留滞在分肉里面,使得津液凝聚成沫,挤压分肉,阻碍阳气流行就会产生疼痛。天气寒冷,汗孔闭塞不能出汗,阳气不化,水液不得蒸化宣行则向下输注到膀胱,就形成尿液和气。在五脏六腑中,心主宰其他脏器的活动。耳听声音,眼看物体,都是为心服务。肺主气而朝百脉,起相辅的作用,犹如宰相。肝主谋虑,就像将军一样。脾主肌肉而护卫内在脏腑,就像卫士一样。肾主骨而支撑身体,所以可以主人体的外部。人体五脏六腑的津液都上达于目,人悲哀的时候气并于心,使心系拘急,心系拘急会使肺叶上举,肺叶上举就使得津液向上流溢。但是,心系不总是拘急,肺叶不总是上举,而是时发时止,所以发生咳嗽而流泪。中焦有热,胃中的饮食物就容易消化,食物消化以后,寄生虫追寻食物就会在胃肠中上下串行,导致肠胃扩张胃体迟缓,气因之上逆,津液随着上升,于是就出现了唾液从口外流的情况。

【按语】 本段讲述了津液来源于水谷,由脾胃化生,在生理上分成汗、溺、唾、泪、髓五种(髓的生成在下文将述及),并随着外界的环境及情绪等因素的影响而发生适应性的变化,如天寒则为溺与气,天热则为汗等。这些天气寒暑因素对水液在体内的变化有重要的影响,也反映出了人与天地相应的道理。"五脏六腑,心为之主,耳为之听,目为之候,肺为之相,肝为之将,脾为之卫,肾为之主外"的论述,反映了《内经》的整体观念,即人与自然相统一,人身各部相统一。本段所讨论的汗、溺、气的关系对临床用行气利水法治疗水肿提供了理论基础。此外,有关津、液的概念《灵枢·决气》篇也有论及,可互参。

【原文】 五谷之津液和合而为膏者,内渗入于骨空[1],补益脑髓,而下流于阴股[2]。阴阳不和,则使液溢而下流于阴,髓液皆减而下,下过度则虚,虚故腰背痛而胫酸。阴阳气道不通,四海闭塞,三焦不泻,津液不化,水谷并行肠胃之中,别于回肠,留于下焦,不得渗膀胱,则下焦胀,水溢则为水胀,此津液五别之逆顺也。

【提要】 本段讲述了髓液的生成及津液不化为病。

【注释】 [1]骨空:此处指骨髓藏精髓之处。

[2]阴股:阴,指阴器。股,即指下肢。

【白话解】 饮食物所化生的津液,混合成脂膏样的部分,向内渗灌到骨腔中,并可以向上补益脑髓,向下流注到阴器。精属阴,气属阳,如阴阳不和,则阳气不能固摄,精液向下流溢,从阴窍外泄。从而使滋养骨髓的津液也随着向下溢出而减少,如果下溢过度,真阴虚损,就会出现腰背疼痛和足胫酸楚。阴阳气道阻滞不畅,四海闭塞不通,三焦不能疏泄,津液不能正常的布化到全身,饮食物相互混杂在肠胃中运行,积于回肠,水液停留在下焦,不能渗灌于膀胱,这样就会使下焦胀满,水流向外泛溢,就会发生水胀病。这些就是津液分为五条通路运行的正常和异常的情况。

五阅五使第三十七

【题解】 "阅",《说文》云:"察也"。五阅,指五脏的外候。五使,指面部五气为五脏所使。本篇主要讲述了人之脏腑疾病可以从五官五色的变化测知,故以"五阅五使"名篇。

【原文】 黄帝问于岐伯曰:余闻刺有五官五阅,以观五气。五气者,五脏之使也,五时之副也。愿闻其五使当安出?岐伯曰:五官者,五脏之阅也。

黄帝曰:愿闻其所出,令可为常。岐伯曰:脉出于气口,色见于明堂[1],五色更出,以应五时,各如其常,经气[2]入脏,必当治里。帝曰:善。五色独决于明堂乎?岐伯曰:五官已辨,阙庭[3]必张,乃立明堂,明堂广大,蕃蔽[4]见外,方壁高基,引垂居外,五色乃治,平博广大,寿中百岁,见此者,刺之必已,如是之人者,血气有余,肌肉坚致,故可苦以针。

黄帝曰:愿闻五官。岐伯曰:鼻者,肺之官也;目者,肝之官也;口唇者,脾之官也;舌者,心之官也;耳者,肾之官也。

黄帝曰:以官何候?岐伯曰:以候五脏。故肺病者,喘息鼻张;肝病者,眦青;脾病者,唇黄;心病者,舌卷短,颧赤;肾病者,颧与颜黑。

黄帝曰:五脉安出,五色安见,其常色殆者如何?岐伯曰:五官不辨,阙庭不张,小其明堂,蕃蔽不见,又埤[5]其墙,墙下无基,垂角[6]去外。如是者,虽平常殆,况加疾哉。

黄帝曰:五色之见于明堂,以观五脏之气,左右高下,各有形乎?岐伯曰:腑脏之在中也,各以次舍,左右上下,各如其度也。

【提要】 本段主要叙述了五脏与五官之间的联系规律。

【注释】 [1]明堂:指鼻部,《灵枢·五色》云:"明堂者,鼻也"。

[2]经气:在此是指经脉中的邪气。

[3]阙庭:阙,指眉间。庭,指颜面额部。详见本书《五色》篇。

[4]蕃蔽:蕃,指颊侧。蔽,指耳门。详见本书《五色》篇。

[5]埤:同卑,低小的意思。

[6]垂角:垂,指耳垂珠。角,指耳上角。

【白话解】 黄帝问岐伯说:我听说在针刺治疗疾病时,对内在五脏所反映于五官的五种气色变化的观察,可有助于病情的诊断。所谓五气,是指五脏的内在的变化反映于体表的现象。五脏之气是由五脏产生和支配的,它的盛衰是与春、夏、长夏、秋、冬五季相配合的。请问五脏之气是怎样表现在面部的? 岐伯说:五官的变化就是五脏在身体外部的反映。

黄帝说:我想听一听五官的表现与五脏之间是如何反映的,以便把它作为诊断的常规。岐伯说:五脏的变化可以通过脉象的形式表现于寸口,也可以通过五色的形式表现在鼻部。五色交替出现,与春、夏、长夏、秋、冬五季气候的变化相应,每一时令都有其正常现象即五季分别出现青、赤、黄、白、黑五色,这是有一定规律的。如果经脉的邪气循经络深入内脏,必然出现五色的异常,则一定要从内在脏腑治疗。

黄帝说:好。但诊察五色只是单独取决于鼻吗? 岐伯说:正常人的五官能辨别颜色、气味、味道、声音等,眉间、额部开阔饱满,就可以观察鼻部的情况。如果鼻部宽阔高大,颊侧至耳门部肌肉丰满凸起,下颚高厚,耳周肌肉方正,耳垂凸露于外,面部五色表现正常,五官宽阔高起,端正匀称,这样的人就能够活到一百岁。观察到以上的表现,即使发生疾病,施用针刺也一定能够治愈。因为像这样的人,气血充足,肌肉坚实致密,所以能适应针刺疗法。

黄帝说:我想了解一下什么是五官。岐伯说:鼻是肺的官窍。眼睛是肝的官窍,口是脾的官窍,舌是心的官窍,耳是肾的官窍。

黄帝说:从五官的表现,如何推断疾病呢? 岐伯说:通过五官的表现,可以推断五脏的病变。肺的病变,出现呼吸喘急,鼻翼扇动;肝的病变,出现目眦发青;脾的病变,出现口唇发黄;心的病变,出现舌体卷曲短缩,两颧发红。肾的病变,出现两颧和额部发黑。

黄帝说:有的人平时脉象和五色都很正常,但一发生疾病就很危重,这是为什么呢? 岐伯说:五官的功能失常不能辨别颜色、气味、味道、声音等,眉间颜额的部位不开朗,鼻子也小,颊部和耳门瘦小而不饱满,面部无丰满的肌肉,下颚平陷,耳垂和耳上角尖窄而向外突出,像这样的人即使平时色和脉都正常,但禀赋薄弱也会发生危重的疾病。

黄帝说:五色表现于鼻部,据此可以推断五脏之气的内在变化,那么在鼻的左右上下,有一定的反映部位吗? 岐伯说;脏腑深居于胸腹之中,各有一定的位置,所以反映五脏之气盛衰的五色,在面部的左右上下也有一定的位置。

【按语】 本篇说明了五脏之气与五官在生理上是密切联系的,因此通过五官的形态可了解人体的健康情况,如五脏发生病变时,外在五官可相应的发生病态,并可作为诊断的依据之一。既是后世医家提出的"有诸内者,必形诸外"理论依据的一个方面,也是中医望诊的一个重要内容。望诊在四诊中居于首位,而望诊中又以望头面部五官的形态气色为主要内容,因此本篇对临床望诊有很重要的意义。另外,本篇有关内容可与本书的脉度篇相参。

逆顺肥瘦第三十八

【题解】 逆顺,指经脉循行走向及气血的上下运行。肥瘦,指形体的肥壮与瘦小。由于本篇重点讨论了经脉的走向规律、气血滑涩以及形体的肥瘦壮幼,并以此作为施治的依据,故以"逆顺肥瘦"名篇。

【原文】 黄帝问于岐伯曰:余闻针道于夫子,众多毕悉矣。夫子之道,应若失,而据未有坚然[1]者也。夫子之问学熟乎,将审察于物而心生之乎? 岐伯曰:圣人之为道者,上合于天,下合于地,中合于人事,必有明法,以起度数,法式检押[2],乃后可传焉。故匠人不能释尺寸而意短长,废绳墨而起平木也,工人不能置规而为圆,去矩而为方。知用此者,固自然之物,易用之教,逆顺之常也。

黄帝曰:愿闻自然奈何? 岐伯曰:临深决水,不用功力,而水可竭也。循掘决冲,而经可通也。此言气之滑涩,血直清浊,行之逆顺也。

【提要】 本段强调针刺治疗应遵循自身的法则。

【注释】 [1] 坚然:此处形容病证顽固的样子。

[2] 法式检押:法式,方法方式;押,通"柙",xiá,音"侠"。检押,指规则、规矩而言。

【白话解】 黄帝问岐伯说:我从您那里已经了解到很多针刺规律。按照您所谈的这些道理运用时,经常手到病除,从来没有祛除不了的顽固病证。那您的知识是勤学好问得来的,还是通过仔细观察事物后而思考得来的呢? 岐伯说:圣人认识事物的规律,要符合天地自然与社会人事的变化规律,而且一定要有明确的法则,这就形成人们应该遵循的方式、方法和规则,这样才可以流传于后世。所以犹如匠人不能脱离尺寸而随意猜测物体的长短,放弃绳墨去寻求物体的平直,工人不能搁置圆规去制成圆形,放弃矩尺而制成方形。懂得了运用这些法则,就能了解事物本身固有的自然特性;灵活地运用这些法则,就能掌握事物正常和反常的变化规律。

黄帝说:我想听听如何适应事物的自然特性。岐伯说:从深处决堤放水,不用很大的气力就能把水放尽。只要循着地下的通道开决水道,水就很容易通行无阻。同样对于人体来说,气有滑涩的不同,血有清浊的区别,经脉运行有逆顺的变化,所以应当掌握其特点,因势利导地治疗。

【原文】 黄帝曰:愿闻人之白黑肥瘦小长,各有数乎? 岐伯曰:年质壮大,血气充盈,肤革坚固,因加以邪,刺此者,深而留之,此肥人也。广肩腋项,肉薄厚皮而黑色,唇临临然[1],其血黑以浊,其气涩以迟,其为人也,贪于取与,刺此者,深而留之,多益其数也。

黄帝曰:刺瘦人奈何? 岐伯曰:瘦人者,皮薄色少,肉廉廉然,薄唇轻言,其血清气滑,易脱于气,易损于血,刺此者,浅而疾之。

黄帝曰:刺常人奈何? 岐伯曰:视其白黑,各为调之,其端正敦厚者,其血气和调,刺此者,无失常数也。

黄帝曰:刺壮士真骨者,奈何? 岐伯曰:刺壮士真骨[2],坚肉缓节监监然,此人重[3]则气涩血浊,刺此者,深而留之,多益其数;劲[3]则气滑血清,刺此者,浅而疾之。

黄帝曰:刺婴儿奈何? 岐伯曰:婴儿者,其肉脆,血少气弱,刺此者,以豪刺,浅刺而疾拔针,日再可也。

黄帝曰:临深决水,奈何? 岐伯曰:血清气浊,疾写之,则气竭焉。黄帝曰:循掘决冲,奈何? 岐伯曰:血浊气濇,疾写之,则经可通也。

黄帝曰:脉行之逆顺,奈何? 岐伯曰:手之三阴,从脏走手;手之三阳,从手走头;足之三阳,从头走足;足之三阴,从足走腹。

【提要】 本段讨论了由于人的年纪大小,形体强弱以及性情的不同,气血的滑涩清浊各异,因此要采取不同的针刺方法。并讲述了十二经脉的走向规律。

【注释】 [1]临临然:此处用来形容口唇肥大的样子。

[2]真骨:指坚硬的骨骼。

[3]重、劲:重,指喜静而不好动;劲,指轻劲好动而不喜静。均言人的性格。

【白话解】 黄帝说:人有皮肤黑白、形体胖瘦、年龄长幼的不同,那在针刺的深浅和次数方面有一定的标准吗? 岐伯说:身体强壮的壮年人,气血充盛,皮肤坚固,感受外邪时,应采取深刺的方法,而且留针时间要长,这个方法适宜于肥壮的人。肩腋部宽阔,项部肌肉瘦薄,皮肤粗厚而色黑,口唇肥大的人,血液发黑而稠浊,气行滞涩缓慢,性格好胜而勇于进取,慷慨乐施,针刺的方法应是刺得深而留针时间长,并增加针刺的次数。

黄帝说:针刺瘦人的方法又是怎样的呢? 岐伯说:瘦人的皮肤薄而颜色浅淡,肌肉消瘦,口唇薄,说话声音小,这种人血液清稀而气行滑利,气容易散失,血容易消耗,针刺的方法应是浅刺而出针快。

黄帝说:针刺一般人的方法是怎样的呢? 岐伯说:这要辨别他肤色的黑白,并据此分别进行调治。对于端正敦厚的人,因血气调和,针刺时的方法不要违背一般常规的刺法。

黄帝说:针刺身体强壮、骨骼坚硬的人的方法是怎样的呢? 岐伯说:身体强壮的人、骨骼坚硬,肌肉结实,关节舒缓,骨节突出显露。这样的人如果是稳重不好动的,多属气行滞涩而血液稠浊,针刺的方法应当深刺而留针时间长,并增加针刺的次数;如果是轻劲好动的,气行滑利而血液清稀,针刺的方法应当浅刺而迅速出针。

黄帝说:针刺婴儿的方法是怎样的呢? 岐伯说:婴儿的肌肉脆薄而血少气

弱,针刺的方法,应当选用毫针浅刺而快出,一天可以针刺两次。

黄帝说:运用针刺时如遇前面所说的"临深决水"相类似的情况应当怎么办?岐伯说:血液清稀而气行滑利的人,如果采用疾泻法,就会使其真气耗竭。黄帝说:那如遇前面所说的"循掘决冲"的那种情况,又应当怎么办?岐伯说:血液稠浊而气行滞涩的人,采用疾泻的方法,才能使经脉中气血通畅。

黄帝说:经脉循行的逆顺是怎样的呢?岐伯说:手三阴经都是从胸部经上肢走向手指;手三阳经都是从手指向上经肩部走向头部;足三阳经都是从头部经躯干和下肢走向足部;足三阴经都是从足部经下肢走向腹部。

【按语】 本部分就以人的肥瘦壮幼以及性情为例,阐明了根据气血强弱和清浊滑涩等不同生理特点而施治的方法,并以"临深决水"、"循掘决冲"作为比喻来说明在治疗疾病时必须顺乎天地自然、社会人事的变化规律,才能有好的疗效。临床治疗上,对于血清气滑者,不宜疾泻,否则必致气损血竭;对于血浊气涩者,则宜疾泻,否则难使其恢复阴阳协调,不仅指出了具体治病方法,还体现了《内经》中的"因人施治"的理论意义。

【原文】 黄帝曰:少阴之脉独下行,何也?岐伯曰:不然,夫冲脉者,五脏六腑之海也,五脏六腑皆禀焉。其上者,出于颃颡,渗诸阳,灌诸精;其下者,注少阴之大络,出于气街,循阴股内廉入腘中,伏行骭骨内,下至内踝之后属而别。其下者,并于少阴之经,渗三阴;其前者,伏行出跗属,下循跗,入大指间,渗诸络而温肌肉[1]。故别络结则跗上不动,不动则厥,厥则寒矣。黄帝曰:何以明之?岐伯曰:以言导之,切而验之,其非必动,然后仍可明逆顺之行也。

黄帝曰:窘乎哉!圣人之为道也。明于日月,微于毫厘,其非夫子,孰能道之也。

【提要】 本段讲述了冲脉的循行及其功能特点。

【注释】 [1]渗诸络而温肌肉:本书《动输》篇作"注诸络以温足胫",两说皆可。

【白话解】 黄帝说:足三阴经既然都是上行到腹的,而唯独足少阴经向下行,这是什么缘故呢?岐伯说:不像您说的那样,那不是足少阴经而是冲脉。冲脉是五脏六腑经脉所汇聚的地方,五脏六腑都禀受冲脉气血的濡养。冲脉上行的部分,在咽上部上面的后鼻道附近出于体表,然后渗入阳经,向其灌注精气。冲脉下行的部分,注入足少阴肾经的大络,在气街出于体表,沿着大腿内侧下行,进入膝腘窝中,伏行于胫骨之内,再向下行到内踝后的跟骨上缘而分为两支。向下行的分支,与足少阴经相并行,同时将精气灌注于三阴经;其向前行的一支,从内踝后的深部出于跟骨结节上缘,向下沿着足背进入足大趾间,将精气渗注到络脉中而温养肌肉。所以当与冲脉相连的络脉瘀结不通时,足背上的脉搏跳动就会消失,这是由于经气厥逆,从而发生局部的足胫寒冷。黄帝说:怎样查明经脉气血的顺逆呢?岐伯说:在检查病人的时候,首先要用言语开导问清症状,然后切足背部脉搏来验其是否跳动。如果不是经气厥逆。足背的动脉就一定会搏动,这样就可以明确经脉气血循行逆顺的情况了。

黄帝说:这些问题真是难解答啊!圣人所归纳的这些规律,比日月的光辉还明亮,比毫厘之物还细微,若不是先生您,谁还能阐明这样的道理呢。

【按语】　本段对于冲脉循行部位的论述在《内经》诸篇当中是最完善的一篇,也是经络学说的重要组成部分之一。冲脉为奇经八脉之一,其经脉分布广泛,对人体的生命活动至关重要。《内经》有关冲脉分布走行的记载,除本篇外,还散见于《素问·骨空论》、《素问·痿论》、《灵枢·五音五味》、《灵枢·动输》。综合诸篇可知冲脉上行至头部,下行至足趾,前者散于胸,后者循背里,即可渗诸阳,又可灌诸阴,故称为"五脏六腑之海"、"十二经之海"、"血海"。此外,本书《海论》等篇中称胃、足阳明为"五脏六腑之海",与本篇不同,可以认为这些命名是根据冲脉与胃的生理功能,从不同的角度而确定的,并不矛盾。

血络论第三十九

【题解】　"血络"指瘀血的络脉。本篇主要论述了针刺瘀血的脉络时所出现的各种情况,并对这些情况产生的原因作了分析,故以"血络论"名篇。

【原文】　黄帝曰:愿闻其奇邪[1]而不在经者。岐伯曰:血络[2]是也。

黄帝曰:刺血络而仆者,何也?血出而射者,何也?血少黑而浊者,何也?血出清而半为汁者,何也?发针而肿者,何也?血出若多若少而面色苍苍者,何也?发针而面色不变而烦悗者,何也?多出血而不动摇者,何也?愿闻其故。岐伯曰:脉气盛而血虚者,刺之则脱气,脱气则仆。血气俱盛而阴气多者,其血滑,刺之则射;阳气畜积,久留而不写者,其血黑以浊,故不能射。新饮而液渗于络,而未合和于血也,故血出而汁别焉;其不新饮者,身中有水,久则为肿。阴气积于阳,其气因于络,故刺之血未出而气先行,故肿。阴阳之气,其新相得而未和合,因而写之,则阴阳俱脱,表里相离,故脱色而苍苍然。刺之血出多,色不变而烦悗者,刺络而虚经,虚经之属于阴者阴脱,故烦悗。阴阳相得而合为痹者,此为内溢于经,外注于络。如是者,阴阳俱有余,虽多出血而弗能虚也。

黄帝曰:相[3]之奈何?岐伯曰:血脉者,盛坚横以赤,上下无常处,小者如针,大者如筋,则[4]而写之万全也,故无失数矣。失数而反,各如其度。

黄帝曰:针入而肉著者,何也?岐伯曰:热气因于针则针热,热则肉着于针,故坚焉。

【提要】　本篇主要阐述了奇邪在络及针刺瘀血脉络时所出现的各种情况及其原因。

【注释】 ［1］奇邪:此处指因络脉闭塞不通,外邪壅滞,不能深入经脉,而发生异常的病变,因此称引起此种奇病的外邪成为奇邪。

［2］血络:此处泛指皮肤表面的络脉和孙脉而言。

［3］相:观察的意思。

［4］则:《甲乙经》作"刺"。

【白话解】 黄帝说:我想听你讲一下那种未侵入经脉的奇邪的情况。岐伯说:没有侵入经脉的奇邪,留滞在络脉,而引起的络脉瘀血。

黄帝说:有时刺血络放血会使病人昏倒其原因是什么? 有时针刺放血其出血呈喷射状是为什么? 有时针刺放出的血量少,且色黑质浊是为什么? 有时血质清稀且其中一半像水液一样是为什么? 有的拔针后局部肿起是为什么? 有的无论出血量或多或少都出现面色苍白是为什么? 有的拔针后面色不变但感觉心胸烦闷是为什么? 有的虽然出血很多但病人没有任何不适是为什么? 以上种种情况我想听听其中的道理。岐伯说:经脉中气偏盛而血偏虚的,刺络脉放血则脱气,气脱失会出现昏倒;经脉中气血俱盛而阴气较多的,血也流行滑疾,刺络放血时血液就会喷射而出;阳气蓄积于络脉之内,停留已久而不能外泻,可导致血色黑暗而稠浊,所以血也就不会远射;刚刚饮过水而水渗入到血络中,尚未与血液完全混合,所以针刺放出的血中有水液夹杂;那些不是由于刚饮过水的,由于体内原本有水液,因为水液停留日久,则蓄积形成水肿病;阴气积聚在阳分,已经渗入到络脉,所以在刺络脉时血还没有流出而气先流出,所以使局部肿起;阴气和阳气刚刚相遇而尚未彼此协调,就刺络脉放血使阴气、阳气同时外泻,使阴气、阳气都虚,且表里失去联系,所以使面色无华而呈现苍白色;刺络脉出血过多,虽面色不变而心胸烦闷,这是因为刺络脉放血使经脉空虚,若属于阴经空虚,而引起五脏的阴精亏损,产生心胸烦闷;表里的邪气内外相合滞留在体内,就会形成痹证,在内泛滥于经脉,在外渗注到络脉,使得经脉和络脉中都充满邪气,刺络放血时即使出血很多但泻出的大多是邪气,也不会引起虚弱的现象。

黄帝说:怎样来观察血络呢? 岐伯说:血脉中邪气亢盛的,血络大而坚硬、充盈于皮下而色红,上下没有固定部位,小的像针,大的像筷子一样粗细,遇到这种情况,施用泻法刺络放血是安全的。但要注意在施治时,切不可违背治疗的常规,如果不按常规要求,非但没有疗效,还会出现各种不良反应。

黄帝说:进针以后,往往有肌肉紧紧地裹住针身的情况,这是为什么呢? 岐伯说:这是由于体内热气作用于针体,使针体随之而热,针体热则导致肌肉与针黏附在一起,所以出现针在肌肉中坚固而不能转动。

【按语】 本篇讲述了络脉由于奇邪的侵袭而产生了充血、瘀血显现于皮下,治疗时一般可以采用针刺的方法放其血,但在针刺过程中,有时可以出现各种情况,例如晕针、血肿、血箭、血少色黑、血薄色淡、面青胸闷以及滞针等,这些都是临床上经常碰到的现象,其原因也不尽相同,文中虽做了一一说明,但仍不

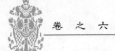

很全面,所以在临床上还需要仔细观察诊断,辨清原因,对症处理。

阴阳清浊第四十

【题解】 本篇主要论述了人体清气、浊气的生成、性质、分布等内容,并据此讨论了相应部位发病时的针刺方法。篇中以清浊之气与其内注于脏腑阴阳诸经的关系为主要讨论对象,故以"阴阳清浊"名篇。

【原文】 黄帝曰:余闻十二经脉,以应十二经水者,其五色各异,清浊不同,人之血气若一,应之奈何?岐伯曰:人之血气,苟能若一,则天下为一矣,恶有乱者乎?黄帝曰:余问一人,非问天下之众。岐伯曰:夫一人者,亦有乱气,天下之众,亦有乱人,其合为一耳。

黄帝曰:愿闻人气之清浊。岐伯曰:受谷者浊,受气者清[1]。清者注阴,浊者注阳。浊而清者,上出于咽,清而浊者,则下行[2]。清浊相干,命曰乱气。

黄帝曰:夫阴清而阳浊,浊者有清,清者有浊,清浊别之奈何?岐伯曰:气之大别,清者上注于肺,浊者下走于胃。胃之清气,上出于口;肺之浊气,下注于经,内积于海[3]。

黄帝曰:诸阳皆浊,何阳浊甚乎?岐伯曰:手太阳独受阳之浊,手太阴独受阴之清;其清者上走空窍,其浊者下行诸经。诸阴皆清,足太阴独受其浊。

黄帝曰:治之奈何?岐伯曰:清者其气滑,浊者其气濇,此气之常也。故刺阴者,深而留之;刺阳者,浅而疾之;清浊相干者,以数调之也。

【提要】 本篇论述人体的精气由于来源的不同而分清浊两部分,并阐述了清浊之气混乱而致的病变与相应的针刺法。

【注释】 [1] 受谷者浊,受气者清:指饮食物所化生的稠厚精气为"浊",稀薄精气为"清"。另外,张介宾云:"人身之气有二:曰清气,曰浊气。浊气者谷气也,故曰受谷者浊;清气者,天气也,故曰受气者清。"认为浊气指谷气,清气指天气,其意也通,可参。

[2] 则下行:《甲乙经》作"下行于胃"可参。

[3] 海:此处指的是胸中气海。

【白话解】 黄帝说:我听说人体的十二经脉与自然界十二条大河流相对应,自然界十二条大河流的颜色青赤黄白黑各不一样,还有清浊的区别,而人体经脉中的气血都是一样的,怎样把它们与之相对应呢?岐伯说:假若人体经脉中的气血都是一样的,那么推及整个社会的人们就都一致了,那怎么还会发生紊乱呢?黄帝说:我问的是表现在一个人身上的情况,并不是询问整个社会所有的人啊!岐伯说:一个人体内有逆乱之气,就跟整个社会上众多人之内也总有作乱之人一样,总体的看来都是一个道理。

黄帝说:请你讲一讲人身之气的清浊情况。岐伯说:人体受纳的饮食物所化

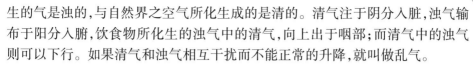

生的气是浊的,与自然界之空气所化生成的是清的。清气注于阴分入脏,浊气输布于阳分入腑,饮食物所化生的浊气中的清气,向上出于咽部;而清气中的浊气则可以下行。如果清气和浊气相互干扰而不能正常的升降,就叫做乱气。

黄帝说:清气注于阴,浊气输布于阳,浊中有清,清中有浊,这些情况是怎样辨别呢? 岐伯说:辨别以上情况大致是这样:清气先向上输注到肺脏,浊气向下行先入于胃腑。而胃内水谷浊气中的清气部分,可向上出于口;肺中清气的重浊部分,也可向下输注到经脉之中,并且在内积聚于胸中而成为气海。

黄帝说:所有的阳经都接受浊气的渗注,其中哪一经接受浊气最多呢? 岐伯说:在诸阳经中,小肠接受胃下输的饮食物,并分离清浊,所以唯独它所属的手太阳经浊气最多。在诸阴经中,肺主气而司呼吸运动,所以它所属的手太阴经接受的清气最多。大凡清气都向上到达头面部的孔窍,浊气都向下注入经脉之中。虽然说五脏都接受清气,但是由于脾主运化水谷精微所以唯独脾所属的足太阴经能够接受浊气。

黄帝说:人体的清气、浊气异常应当怎样治疗呢? 岐伯说:清气运行滑利,浊气运行滞涩,这是清气、浊气的正常表现。所以如果是由于浊气异常引起的病变,针刺时应当深刺而留针时间长;由于清气异常引起的病变,针刺时应当浅刺而快速出针。如果是由于清气与浊气相互干扰而导致升降失常的病变,就应当察明病情,了解清气、浊气相互干扰的程度和部位,再结合清气、浊气的特性,根据具体情况采取适当的方法调治。

【按语】 本篇将人体内的精气分为清浊两部分,并指出清浊之气与经脉的阴阳属性有一定的关系。阴经中的精气多清,阳经中的精气多浊,且清者气滑,浊者气涩,治疗其发生混乱后产生的病变时,在针刺上也有深浅疾徐的不同,这也反映了中医理论的辨证论治思想,对后世的针灸治疗有一定的参考意义。

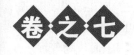

阴阳系日月第四十一

【题解】 阴阳,指自然界的阴阳,人身上下所分的阴阳和经脉的阴阳。篇中将自然界的阴阳、人身的阴阳与日月相联系,以说明人体同自然界的关系,并据此提出针刺方面的注意事项,所以称为"阴阳系日月"。

【原文】 黄帝曰:余闻天为阳,地为阴,日为阳,月为阴,其合之于人,奈何?岐伯曰:腰以上为天,腰以下为地,故天为阳,地为阴,故足之十二经脉,以应十二月,月生于水[1],故在下者为阴;手之十指,以应十日,日主火,故在上者为阳。

黄帝曰:合之于脉,奈何?岐伯曰:寅者,正月之生阳也,主左足之少阳;未者,六月,主右足之少阳。卯者,二月,主左足之太阳;午者,五月,主右足之太阳。辰者,三月,主左足之阳明;巳者,四月,主右足之阳明。此两阳合于前,故曰阳明。申者,七月之生阴也,主右足之少阴;丑者,十二月,主左足之少阴;酉者,八月,主右足之太阴;子者,十一月,主左足之太阴;戌者,九月,主右足之厥阴;亥者,十月,主左足之厥阴;此两阴交尽,故曰厥阴。

甲主左手之少阳;己主右手之少阳;乙主左手之太阳,戊主右手之太阳;丙主左手之阳明,丁主右手之阳明,此两火并合,故为阳明。庚主右手之少阴,癸主左手之少阴,辛主右手之太阴,壬主左手之太阴。

故足之阳者,阴中之少阳也;足之阴者,阴中之太阴也。手之阳者,阳中之太阳也;手之阴者,阳中之少阴也。腰以上者为阳,腰以下者为阴。其于五脏也,心为阳中之太阳,肺为阴中之少阴,肝为阴中少阳,脾为阴中之至阴,肾为阴中之太阴。

【提要】 以天人相应的观点,论述了人体的上部和下部,左右手足之经与日、月、天干、地支相对应的阴阳属性及相互关系。

【注释】 [1] 月生于水:张介宾:"月为阴精,故月生于水。"故此句是说明月为阴的属性。

【白话解】 黄帝问:我听说天为阳,地为阴,日为阳,月为阴,它们与人体是怎样配合的呢？岐伯答道：在人体，腰以上像天一样属阳，腰以下像地一样属阴。下肢的十二条经脉，同一年中的十二个月相对应，月是禀受水性而产生的，所以与十二个月相对应的下肢经脉属阴。在上肢，手有十指，同一旬中的十日相对应，日是禀受火性而产生的，所以与十日相对应的上肢经脉属阳。

黄帝问：十二个月和十日怎样同经脉相配合呢？岐伯答道：以十二地支纪十二月，与下肢十二条经脉的关系是：十二地支的寅纪正月，此时阳气初生，主身体左侧下肢的足少阳胆经；未纪六月，主身体右侧下肢的足少阳胆经。卯纪二月，主身体左侧下肢的足太阳膀胱经；午纪五月，主身体右侧下肢的足太阳膀胱经。辰纪三月，主身体左侧下肢的足阳明胃经；巳纪四月，主身体右侧下肢的足阳明胃经。正如前面所讲的那样，阳明处于太阳与少阳之间，两阳合明，所以称为阳明。申纪七月，此时阴气初生，主身体右侧下肢的足少阴肾经。丑纪十二月，主身体左侧下肢的足少阴肾经。酉纪八月，主身体右侧下肢的足太阴脾经；子纪十一月，主身体左侧下肢的足太阴脾经。戌纪九月，主身体右侧下肢的足厥阴肝经。亥纪十月，主身体左侧下肢的足厥阴肝经，厥阴处于少阴与太阴之间，足少阴经同足太阴经的经气交会，必须经过足厥阴经，所以称为厥阴。

以十天干纪一旬的十日，同上肢十条经脉的关系是：甲日主身体左侧上肢的手少阳三焦经。己日主身体右侧上肢的手少阳三焦经。乙日主身体左侧上肢的手太阳小肠经。戊日主身体右侧上肢的手太阳小肠经。丙日主身体左侧上肢的手阳明大肠经。丁日主身体右侧上肢的手阳明大肠经。在五行归类中丙、丁都属火，两火合并，所以称为阳明。庚日主身体右侧上肢的手少阴心经。癸日主身体左侧上肢的手少阴心经。辛日主身体右侧上肢的手太阴肺经。壬日主身体左侧上肢的手太阴肺经。

因为腰以上为阳，腰以下为阴，所以位于下肢的足三阳经，为阴中的少阳，阳气微弱。位于下肢的足三阴经，是阴中的太阴，阴气最盛。位于上肢的阳经，是阳中的太阳，阳气最盛。位于上肢的阴经，是阳中的少阴，阴气微弱。

运用这个规律来说明五脏的阴阳属性：心位于膈上属火，为阳中之太阳，肺居于膈上而属金，为阳中之少阴，肝位于膈下属木，为阴中之少阳，脾位于膈下属土，阴中之至阴，肾位于膈下而属水，为阴中之太阴。

【按语】 本段所述十二月与足之十二经相合的关系，是有一定规律可遵循的。这种以季节时令和逐月按日来阐述人体气血盛衰变化的内容，提醒医者在针刺时，要注意这一生理活动特点。

【原文】 黄帝曰：以治之奈何？岐伯曰：正月二月三月，人气在左，无刺左足之阳；四月五月六月，人气在右，无刺右足之阳，七月八月九月，人气在右，无刺右足之阴，十月十一月十二月，人气在左，无刺左足之阴。

黄帝曰：五行以东方为甲乙木王[1]春。春者，苍色，主肝，肝者，足厥阴也。

今乃以甲为左手之少阳,不合于数,何也? 岐伯曰:此天地之阴阳也,非四时五行之以次行也。且夫阴阳者,有名而无形,故数之可十,离之可百,散之可千,推之可万,此之谓也。

【提要】 指出针刺的禁忌,即在十二个月中,都不宜针刺与它相配合的经脉。

【注释】 [1] 王:wàng,音义皆同旺。

【白话解】 黄帝问:怎样把经脉与十二个月的阴阳相配规律运用到治疗之中呢? 岐伯答道:在一年十二个月中,正月、二月和三月,人体的阳气分别偏重于身体左侧下肢的足少阳胆经、足太阳膀胱经和足阳明胃经,所以不宜针刺这些经脉。四月、五月和六月,人体的阳气分别偏重于身体右侧下肢的足阳明胃经,足太阳膀胱经,足少阳胆经,所以不宜针刺这些经脉。七月、八月和九月,人体的阴气分别偏重于身体右侧下肢的足少阴肾经、足太阴脾经和足厥阴肝经,所以不宜针刺这些经脉。十月、十一月和十二月,人体的阴气分别偏重于身体左侧下肢的足厥阴肝经、足太阴脾经和足少阴肾经,所以不宜针刺这些经脉。

黄帝问:在五行归类中,方位的东方和天干中的甲、乙都属木,木气旺于春季,在五色中主青色,在五脏中主肝脏,隶属肝的经脉是足厥阴肝经,现在却把甲配属身体左侧上肢的手少阳三焦经,不符合天干配属五行的规律,这是为什么呢? 岐伯答道:这里所讲的,是根据自然界阴阳变化的规律来配合天干地支的,用来说明十二经脉的阴阳属性,不是按照四季的次序和五行属性来配合天干地支的。此外,阴阳是一个抽象概念,而不是一种具体事物,所以它的运用非常广泛,同一个阴阳可以指一种事物,也可以扩展到十种、百种、千种、万种乃至无数的事物。出现上述情况,就是因为这个道理。

【按语】 本段提醒人们在针刺治疗时,既要考虑具体的病证,又要因时制宜,注意在不同的时间内人体经脉气血衰旺的情况。后世的子午流注针法即反映了这一观点。

病传第四十二

【题解】 本篇阐述了邪气由外入内逐步侵袭到脏腑的过程,揭示了在五脏之病皆死于所不胜之时这一规律,并指出了不同传变方式对疾病预后的影响,以及各种治疗方法的正确运用等问题。由于主要是说明病邪在脏腑间的传乘规律,所以篇名为"病传"。

【原文】 黄帝曰:余受九针于夫子,而私览于诸方,或有导引行气,乔摩、灸、熨、刺、焫[1]、饮药之一者,可独守耶,将尽行之乎? 岐伯曰:诸方者,众人之方也,非一人之所尽行也。

黄帝曰:此乃所谓守一勿失,万物毕者也。今余已闻阴阳之要,虚实之理,倾移之过,可治之属,愿闻病之变化,淫传绝败而不可治者,可得闻乎? 岐伯曰:要乎哉问道,昭乎其如日醒,窘乎其如夜瞑,能被而服之,神与俱成,毕将服之,神自得之,生神之理,可著于竹帛,不可传于子孙。

黄帝曰:何谓日醒? 岐伯曰:明于阴阳,如惑之解,如醉之醒。黄帝曰:何谓夜瞑? 岐伯曰:喑乎其无声,漠乎其无形,折毛发理,正气横倾,淫邪泮衍,血脉传溜,大气入脏,腹痛下淫,可以致死,不可以致生。

黄帝曰:大气入脏奈何? 岐伯曰:病先发于心,一日而之肺,三日而之肝,五日而之脾,三日不已,死。冬夜半,夏日中。病先发于肺,三日而之肝,一日而之脾,五日而之胃,十日不已,死。冬日入,夏日出。病先发于肝,三日而之脾,五日而之胃,三日而之肾,三日不已,死。冬日入,夏早食。病先发于脾,一日而之胃,二日而之肾,三日而之膂、膀胱,十日不已,死。冬人定,夏晏食[2]。病先发于胃,五日而之肾,三日而之膂、膀胱,五日而上之心,二日不已,死。冬夜半,夏日昳[3]。病先发于肾,三日而之膂、膀胱,三日而上之心,三日而之小肠,三日不已,死。冬大晨,夏早晡。病先发于膀胱,五日而之肾,一日而之小肠,一日而之心,二日不已,死。冬鸡鸣,夏下晡。诸病以次相传,如是者皆有死期,不可刺也,间一脏,及二、三、四脏者,乃可刺也。

【提要】 说明邪气入脏的传乘次序及各自的发病时日。

【注释】 [1] 焫:ruò,音若,烧煨,此处指火针。

[2] 冬人定,夏晏食:人定,戌时,即 19 点到 21 点。晏食,晚餐,酉时,即 17 点到 19 点。

[3] 日昳:昳,dié,音跌,午后未时,即 13 点到 15 点。

【白话解】 黄帝说:我从您那里学到了九针的知识,而自己在阅读医书时看到治疗疾病的方法,有的运用导引行气,有的运用按摩、灸法、温熨、针刺、火针和汤药等某一种方法。在运用这些方法的时候,是只采用一种方法呢,还是把所有的方法都使用上呢? 岐伯说:以上那些方法,是根据众多人所患多种疾病采用的不同方法,不是一个人患一种疾病就施用所有的方法。

黄帝说:这就是通常所说的,掌握了一个总的原则而不违背它,就能够处理各种复杂而具体的事物。现在我已经懂得了阴阳的要点,虚实的道理,由阴阳气血盛衰导致疾病的病理及能够治愈的疾病,我还想了解一下疾病的变化,以及其演变导致脏气衰竭而成为不能治疗的疾病的情况,能讲给我听听吗? 岐伯回答说:您所问的问题很重要啊! 对于医学道理,如果明白了,就好像白天醒着一样清楚,如果不明白,就好像夜间睡觉一样昏昧。能够全面掌握医学知识,并正确地应用于实际,在学习和实践中,认真研究体验,就能全部理解,医术自然会达到极高的水平,而达到极高水平的方法和道理,应该写在竹帛上广泛流传,不应该

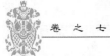

只传给自己的后代据为己有。

黄帝问:什么是像白天醒着一样清楚呢？岐伯答道:明白了阴阳的道理,就好像从迷惑中解脱出来,从酒醉中清醒过来一样。黄帝又问:什么是像夜间睡觉一样昏昧呢？岐伯回答说:不明医理,就好像安静得毫无声响,散漫得没有一丝形迹。其人人体毛发折断,腠理疏松开泄,正气外散而出现偏颇,亢盛的邪气蔓延扩散,通过血脉而内传到五脏,就会出现腹痛,精气下溢等病证。此时已到了邪盛正虚的严重阶段,即使施用正确方法也会死亡而不能救治了。

黄帝问:亢盛的邪气侵入五脏的情况是怎样呢？岐伯答道:邪气首先侵入心而发病的,经过一天就会传到肺,再经过三天传到肝,再经过五天传到脾,如果再经过三天还不能治愈,就会死亡。发生在冬季的,半夜死亡。发生在夏季的,中午死亡。

邪气首先侵入肺而发病的,经过三天就会传到肝,再经过一天传到脾,再经过五天传到胃,如果再经过十天还未能治愈,就会死亡。发生在冬季的,日没时死亡,发生在夏季,日出时死亡。

邪气首先侵入肝而发病的,经过三天就能传到脾,再经过五天传到胃,再经过三天传到肾,如果再经过三天还不能治愈,就会死亡。发生在冬季的,日落时死亡。发生在夏季的,早饭时死亡。

邪气首先侵入脾而发病的,经过一天就能传到胃,再经过二天传到肾,再经过三天传到脊背和膀胱,如果再经过十天还不能治愈,就会死亡。发生在冬季的,黄昏人们刚入睡时死亡。发生在夏季的,晚饭时死亡。

邪气首先侵入胃而发病的,经过五天就能传到肾,再经过三天传到脊背和膀胱,再经过五天向上传到心,如果再经过二天还不能治愈,就会死亡。发生于冬季的,半夜死亡。发生在夏季的,午后死亡。

邪气首先侵入肾而发病的,经过三天就会传到脊背和膀胱,再经过三天向上传到心,再经过三天传到小肠,如果再经过三天还不能治愈,就会死亡。发生在冬季的,天大亮时死亡。发生在夏季时,黄昏时死亡。

邪气首先侵入膀胱而发病的,经过五天就会传到肾,再经过一天传到小肠,再经过一天传到心,如果再经过二天还不能治愈,就会死亡。发生在冬季的,早晨鸡鸣时死亡。发生在夏季的,午后死亡。

以上各脏腑发生的疾病,都按照一定的次序传变,按照这个规律推算,各脏腑的病变都有特定的死亡时间,不能运用针刺方法治疗。如果间隔一脏,或者间隔二脏、三脏、四脏传变的,才能够运用针刺方法治疗。

【按语】 本篇所述疾病传变的次序、日数以及死期均是按五行相克规律推断的,在治疗过程中,由于药物的作用、个体体质的差异、邪正双方的复杂变化等,文中的结论不可过分拘泥。

淫邪发梦第四十三

【题解】 淫邪,系指亢盛的邪气。因文中主要论述了淫邪扰乱脏腑而形成梦的机理和表现,故称为"淫邪发梦"。

【原文】 黄帝曰:愿闻淫邪泮衍,奈何? 岐伯曰:正邪从外袭内,而未有定舍,反淫于脏,不得定处,与营卫俱行,而与魂魄飞扬,使人卧不得安而喜梦;气淫于腑,则有余于外,不足于内;气淫于脏,则有余于内,不足于外。

黄帝曰:有余不足,有形乎? 岐伯曰:阴气盛,则梦涉大水而恐惧;阳气盛,则梦大火而燔灼;阴阳俱盛,则梦相杀。上盛则梦飞,下盛则梦堕;甚饥则梦取,甚饱则梦予;肝气盛,则梦怒,肺气盛,则梦恐惧、哭泣、飞扬;心气盛,则梦善笑恐畏;脾气盛,则梦歌乐、身体重不举;肾气盛,则梦腰脊两解不属。凡此十二盛者,至而泻之,立已。

厥气客于心,则梦见丘山烟火;客于肺,则梦飞扬,见金铁之奇物;客于肝,则梦山林树木;客于脾,则梦见丘陵大泽,坏屋风雨;客于肾,则梦临渊,没居水中;客于膀胱,则梦游行;客于胃,则梦饮食;客于大肠,则梦田野;客于小肠,则梦聚邑冲衢;客于胆,则梦斗讼自刳[1];客于阴器,则梦接内;客于项,则梦斩首;客于胫,则梦行走而不能前,及居深地窌[2]苑中;客于股肱,则梦礼节拜起;客于胞䐈[3],则梦溲便。凡此十五不足者,至而补之立已也。

【提要】 本段主要阐述了邪气乘人体脏腑的虚弱而侵入脏腑,使魂魄不安而成梦的机理,列举了因各脏腑的盛衰,邪气的不同,出现不同的梦境,提示释梦诊断疾病的具体方法。

【注释】 [1] 刳:kū,音枯,刨割。自刳,自杀或自残。

[2] 窌:jiào,音叫,地窖。

[3] 䐈:chēn,音琛,直肠。

【白话解】 黄帝说:我想了解邪气在人体内流散的情况是怎样的。岐伯回答说:邪从外侵入人体,有时没有固定的侵犯部位,却向内侵犯脏腑,而且与营气、卫气一起在体内流行,致使魂魄不能安定,使人睡卧不宁而多梦。如果邪气侵犯六腑,就会使在外的阳气过盛而在里的阴气不足。如果邪气侵犯五脏,就会使在里的阴气过盛而在外的阳气不足。

黄帝问:人体阴气和阳气的过盛、不足,有具体表现吗? 岐伯答道:如果阴气亢盛,梦见渡涉大水而感到恐惧。阳气亢盛,就会梦见大火烧灼的景象。阴气和阳气都亢盛,会梦见相互厮杀。人体上部邪气亢盛,梦见身体在天空飞腾。人体下部邪气亢盛,梦见身体向下坠堕。过度饥饿的时候,会梦见向人索取东西。过饱的时候,会梦见给予别人东西。肝气亢盛,做忿怒的梦。肺气亢盛,做恐惧、哭泣和飞扬腾越的梦。心气亢盛,梦见好喜笑或恐惧畏怯。脾气亢盛,梦见歌唱奏乐或身体沉重不能举动。肾气亢盛,会梦见腰脊分离而不相连接。以上所谈的这十二种气盛所形成的梦境,分别使用针刺泻法,很快就能痊愈。

由于正气虚弱而邪气侵入于心,就会梦见山丘烟火弥漫。侵入肺的,梦见飞扬腾越或金石类奇形怪状的东西。侵入肝的,梦见山林树木。侵入脾的,梦见丘陵和大的湖泊,或者风雨中毁坏的房屋。侵入肾的,会梦见站在深渊的边沿或浸泡在水中。侵入膀胱的,梦见漂荡流行。侵入胃的,梦见食物。侵入大肠的,梦见田野;侵入小肠的,梦见许多人聚集在广场或要塞。侵入胆的,梦见同人争斗、诉讼或自杀。侵袭到生殖器的,梦见性交。侵袭到项部的,梦见被杀头。侵袭到小腿的,梦见想走路而不能前进,或被困在地下深处的窖园中。侵袭到大腿的,梦见行礼跪拜;侵袭到尿道和直肠的,梦见解大便、小便。以上所谈这十五种正气不足而邪气侵袭的梦境,分别运用针刺补法,很快就能痊愈。

【按语】 本篇所论述的各种梦境,虽与实际病理变化不完全相符,但梦多是一种病态应该引起临床医师注意,或可作为临床诊断某一脏腑病变的一种思路,如经常梦中恼怒,可视为肝气郁结等。

顺气一日分为四时
第四十四

【题解】 顺气,系指治疗疾病要顺应一日中的阴阳变化。一日分为四时,即把一日的阴阳变化按照春、夏、秋、冬四季的阴阳变化来分析。因本篇主要论述了怎样把一日按照四季划分,并且顺应一日的阴阳变化来诊断治疗疾病,故称为"顺气一日分为四时"。

【原文】 黄帝曰:夫百病之所始生者,必起于燥温寒暑风雨,阴阳喜怒,饮食居处,气合而有形,得脏而有名,余知其然也。夫百病者,多以旦慧、昼安、夕加、夜甚,何也? 岐伯曰:四时之气使然。黄帝曰:愿闻四时之气。岐伯曰:春生,夏长,秋收,冬藏,是气之常也,人亦应之,以一日分为四时,朝则为春,日中为夏,日入为秋,夜半为冬。朝则人气始生,病气衰,故旦慧;日中人气长,长则胜邪,故安;夕则人气始衰,邪气始生,故加;夜半人气入脏,邪气独居于身,故甚也。

黄帝曰:其时有反者[1]何也? 岐伯曰:是不应四时之气,脏独主其病者,是必以脏气之所不胜时者甚,以其所胜时者起也。黄帝曰:治之奈何? 岐伯曰:顺天之时,而病可与期。顺者为工,逆者为粗。

【提要】 本段主要阐述人体阳气活动的情况,能影响邪正斗争的势力,病情在一天之中,有旦慧、昼安、夕加、夜甚的不同表现。还说明有些疾病,不应四时之气,与脏气应时及脏气的相胜有关。

【注释】 [1] 时有反者:即指经常有与"旦慧、昼安、夕加、夜甚"的变化规律不相符的情况。

【白话解】 黄帝说:各种疾病的发生,都是由于风雨寒暑燥湿等外邪侵袭,或者由于性生活没有节制、喜怒过度等情志刺激,以及饮食和生活起居失常等原因引起。邪气侵入人体产生相应的病理表现,各种致病因素影响内脏会形成相应的疾病。这些内容我已经知道了。许多疾病,经常在早晨病情轻而病人精神清爽,中午病情安定,傍晚病情加重,夜间病情最重,这是为什么呢?岐伯道:这是因为四季变化使人体阳气出现盛衰所造成的。黄帝说:我想了解四季变化对人体影响的具体情况。岐伯道:春季阳气生发,夏季阳气旺盛,秋季阳气收敛,冬季阳气闭藏,这是四季中自然界阳气变化的一般规律,人体的阳气变化也与它相对应。把一天按照四季划分,早晨相当于春季,中午相当于夏季,傍晚相当于秋季,半夜相当于冬季。早晨阳气生发,能够抵御邪气,邪气衰减,所以早晨病情轻而病人精神清爽。中午阳气旺盛,能够制伏邪气,所以中午病情安定。傍晚阳气开始衰减,邪气逐渐亢盛,所以傍晚病情加重。半夜人体的阳气都深藏内脏,形体只有亢盛的邪气,所以夜半病情最重。

黄帝又问:疾病在一天中的轻重变化,有时和上述情况不同,这是为什么呢?岐伯答道:这类疾病的病情轻重不与时间决定的阳气变化相对应,只由内脏的盛衰主宰病情的轻重。而这类疾病也和时间有一定关系,当某一内脏发病,其五行属性被时日的五行属性相克的时候病情最重,在发病内脏的五行属性克制时日的五行属性的时候,病情就减轻。

黄帝说:怎样进行治疗呢?岐伯答道:掌握并且顺应时间因素对疾病的影响进行正确的治疗,疾病就有治愈的希望。正确运用这个规律的,是高明的医生;违背这个规律的,是低劣的医生。

【原文】 黄帝曰:善,余闻刺有五变,以主五输。愿闻其数。岐伯曰:人有五脏,五脏有五变。五变有五输,故五五二十五输,以应五时。

黄帝曰:愿闻五变。岐伯曰:肝为牡脏[1],其色青,其时春,其音角,其味酸,其日甲乙;心为牡脏,其色赤,其时夏,其日丙丁,其音徵,其味苦;脾为牝脏[2],其色黄,其时长夏,其日戊己,其音宫,其味甘;肺为牝脏,其色白,其音商[3],其时秋,其日庚辛,其味辛;肾为牝脏,其色黑,其时冬,其日壬癸,其音羽,其味咸。是为五变。

黄帝曰:以主五输奈何?岐伯曰:脏主冬,冬刺井;色主春,春刺荥;时主夏,夏刺输;音主长夏,长夏刺经;味主秋,秋刺合。是谓五变,以主五输。

黄帝曰:诸原安和,以致六输。岐伯曰:原独不应五时,以经合之,以应其数,

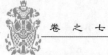

故六六三十六输。

黄帝曰:何谓脏主冬,时主夏,音主长夏,味主秋,色主春。愿闻其故。岐伯曰:病在脏者,取之井;病变于色者,取之荥;病时间时甚者,取之输;病变于音者,取之经;经满而血者,病在胃;及以饮食不节得病者,取之于合,故命曰味主合。是谓五变也。

【提要】 治疗上必须适应时令,不可违逆。并且具体阐述了五脏、五变、五输的内容及五脏同色、时、音、味的配合关系和针刺方法。

【注释】 [1]牡脏:雄性称牡,牡脏即阳脏。马莳云:"肝为阴中之阳,心为阳中之阳,故皆称曰牡脏。"

[2]牝脏:雌性称牝,牝脏即阴脏。马莳云:"脾为阴中之至阴,肺为阳中之阴,肾为阴中之阴,故皆称曰牝脏。"

[3]其音商:据《甲乙经》,此句经文移至"其色白"后,以与心、肝、脾、肾脏的内容顺序相合。

【白话解】 黄帝说:讲得好。我听说在针刺中有根据五种不同的病变情况,来针刺井、荥、输、经、合五输穴的情况,想了解一下其中的规律。岐伯答道:人体有五脏,五脏各有相应的色、时、日、音、味的五种变化。五脏的各种变化分别选用井、荥、输、经、合五输穴,五脏各有五输穴所以共计二十五个腧穴,分别与春、夏、长夏、秋、冬五季相应。

黄帝说:我想了解五脏的五种变化是什么。岐伯答道:肝是属阳的内脏,在五色中主青,在季节中主春,在五音中主角,在五味中主酸,在日主甲乙日。心是属阳的内脏,在五色中主赤,在季节中主夏,在日主丙丁日,在五音中主徵,在五味中主苦。脾是属阴的内脏,在五色中主黄,在季节中主长夏,在日主戊己日,在五音中主宫,在五味中主甘。肺是属阴的内脏,在五色中主白,在五音中主商,在季节中主秋,在日主庚辛日,在五味中主辛。肾是属阴的内脏,在五色中主黑,在季节中主冬,在日中主壬癸日,在五音中主羽,在五味中主咸。这就是五脏的五种变化。黄帝说:怎样根据五脏及其五种变化选用五输穴呢?岐伯答道:五脏与冬相应,所以冬季应针刺井穴。五色与春季相应,所以春季应针刺荥穴。五时与夏季相应,所以夏季应针刺输穴。五音与长夏相应,所以长夏应针刺经穴。五味与秋季相应,所以秋季应针刺合穴。这就是五脏及其变化所选用的五输穴。

黄帝说:以上所讲的五输穴分别与五时相应。在井、荥、输、经、合五输穴之外,六腑还有原穴,它是如何配合五时而形成六输穴呢?岐伯答道:原穴不单独与五时相配合,是与经穴规律相同而配合五时,这样六腑各有井、荥、输、原、经、合六输穴,共计有六六三十六个腧穴。

黄帝说:我想了解什么叫做脏主冬,时主夏,音主长夏,味主秋,色主春呢?岐伯答道:疾病发生在内脏,邪气深,治疗时应取井穴;疾病出现面色变化,治疗时应取荥穴。疾病时轻时重,治疗时应取输穴。疾病出现声音变化,治疗时应取经穴。经脉壅满有瘀血,疾病发生在胃,以及由于饮食不节所引起的病变,治疗时应取合穴,所以称为味主合穴。这就是五变所表现的不同特征及五输穴相应的针刺法则。

【按语】　本篇从春、夏、长夏、秋、冬五时同五脏之气的相应角度,阐述了按不同季节分刺五输的问题。关于脏主冬、色主春、时主夏、音主长夏、味主秋,则是把五季分别同脏、色、时、音、味联系起来,是否符合临床有待深入研究。

外揣第四十五

【题解】　揣,揣摩或推测。本篇主要是探讨用针之道和疾病诊断治疗的理论。人体是一个内外相应的统一整体,故能从外表五音五色等的变化中,推测出内在五脏的病变,即"司外揣内",故名"外揣"。

【原文】　黄帝曰:余闻九针九篇,余亲授其调,颇得其意。夫九针者,始于一而终于九,然未得其要道也。夫九针者,小之则无内,大之则无外,深不可为下,高不可为盖,恍惚无穷,流溢无极,余知其合于天道人事四时之变也,然余愿杂之毫毛,浑束为一,可乎?岐伯曰:明乎哉问也,非独针道焉,夫治国亦然。

黄帝曰:余愿闻针道,非国事也。岐伯曰:夫治国者,夫惟道焉,非道,何可小大深浅,杂合而为一乎。

黄帝曰:愿卒闻之。岐伯曰:日与月焉,水与镜焉,鼓与响焉。夫日月之明,不失其影,水镜之察,不失其形,鼓响之应,不后其声,动摇则应和,尽得其情。

黄帝曰:窘乎哉!昭昭之明不可蔽,其不可蔽,不失阴阳也。合而察之,切而验之,见而得之,若清水明镜之不失其形也。五音不彰,五色不明,五脏波荡,若是则内外相袭,若鼓之应桴,响之应声,影之似形。故远者,司外揣内,近者,司内揣外,是谓阴阳之极,天地之盖,请藏之灵兰之室[1],弗敢使泄也。

【提要】　通过论述阴阳内外的相互联系和相互影响,阐明了察外以知内,知内而测外的道理。

【注释】　[1]灵兰之室:系指黄帝藏书的地方。

【白话解】　黄帝说:我学习了关于九针的九篇文章,亲身领会了这一充满智慧的理论,比较深地理解了其中的含义,可是九针的内容如此丰富,从一到九,层次繁复,道理深刻,准确地说,我还没有真正掌握其中的主要精神。九针的理论,可以说是精得不能再精,多得不能再多,深得不能再深,高得不能再高了。它的理论玄妙、庞杂而散漫,与自然、社会和四时变化等都有关联,我想把这些多如毫毛的论述,归纳成一个系统的体系,你看可以做到吗?岐伯答道:您对这个问题认识得很清楚了,不但九针的道理应该集中归纳成统一的体系,就连治理国家

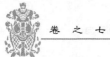

这样的大事,也应该这样做。

黄帝说:我想听的是用针的道理,而不是治国的方略。岐伯道:治理国家也罢,用针也罢,都必须有统一的原则和法度。就治国的道理而言,没有统一的法度,怎么能够使小的、大的、浅的、深的等各种复杂的事物统一到一起呢? 用针的道理也是如此。

黄帝说:那就请你把有关的问题都讲给我听吧! 岐伯道:事物之间,都有着密切的联系,比如日与月,水与镜,鼓和声等,日月照耀物体,马上就会有影的出现。水和镜都可以清楚地反映物体的形象,击鼓时会立刻发出响声。这些都说明,当一种变化出现时,马上就会引起一定的反应,就像影、形和声的出现一样。了解了这个道理,用针的理论也就明白了。

黄帝说:这真是个深奥难解的问题呀! 然而,其中蕴含的道理却像日月的光辉一样明显可见,无从遮蔽,为什么这样说呢? 这是因为它的理论没有离开阴阳这一天地间的规律。把临床的各种发现综合起来观察,用切诊来查验脉象的变化,用望诊来获知外部的征象,然后用阴阳进行分析归纳,得出结论,就像清水明镜反映物体形象一样的真切。比如,如果一个人声音沉滞而不响亮,面色晦暗无华,就说明了他的内脏发生了病变。内部病变能够反映到外部,是人体阴阳内外相互影响的结果。这种情况就如同以槌击鼓立刻发出声响,以及人的身影和形体相随而又相似一样。从外部说,掌握了外部变化就可以测知内脏的疾病,从内部说,察知内脏的疾病,就可以推测外部的证候。这些道理是阴阳理论的精髓,是天地自然的规律。请让我把它珍藏在精雅的灵兰之室,永不外泄!

五变第四十六

【题解】 五变,原指五种变化。因文中是以五种不同质的树木遇到五种气候异常变化时的表现为例,说明人体质不同而发生不同疾病的道理,故称为"五变"。

【原文】 黄帝问于少俞曰:余闻百疾之始期也,必生于风雨寒暑,循毫毛而入腠理,或复还,或留止,或为风肿汗出,或为消瘅,或为寒热,或为留痹,或为积聚。奇邪淫溢,不可胜数,愿闻其故。夫同时得病,或病此,或病彼,意者天之为人生风乎,何其异也? 少俞曰:夫天之生风者,非以私百姓也,其行公平正直,犯者得之,避者得殆,非求人而人自犯之。

黄帝曰:一时遇风,同时得病,其病各异,愿闻其故。少俞曰:善乎哉问! 请论以比匠人。匠人磨斧斤,砺刀削斫[1]材木。木之阴阳,尚有坚脆,坚者不入,脆者皮弛,至其交节,而缺斤斧焉。夫一木之中,坚脆不同,坚者则刚,脆者易伤,况其材木之不同,皮之厚薄,汁之多少,而各异耶。夫木之蚤花先生叶者,遇春霜烈风,则花落而叶萎;久曝大旱,则脆木薄皮者,枝条汁少而叶萎;久阴淫雨,则薄皮多汁者,皮溃而漉;卒风暴起,则刚脆之木,枝折而杌[2]伤;秋霜疾风则刚脆之木根摇而叶落。凡此五者,各有所伤,况于人乎!

黄帝曰:以人应木,奈何?少俞答曰:木之所伤也,皆伤其枝。枝之刚脆而坚,未成伤也。人之有常病也,亦因其骨节皮肤腠理之不坚固者,邪之所舍也,故常为病也。

【提要】 本段通过剖析刀斧砍伐及自然界风、霜、旱、雨等气候变化作用于不同质地树木的表现,说明了疾病的形成不仅同外在因素有关,而且同人的体质关系更为密切。

【注释】 [1]斫:zhuó,音浊,砍伐。

[2]杌:wù,音勿,张介宾注"木之无枝者也",此指树干。

【白话解】 黄帝问少俞道:我听说各种疾病在开始发生的时候,都是由于风雨寒暑等邪气,沿着皮肤、毛孔侵入腠理。有的发生传变,有的邪气停留在体内某一部位,有的形成以水肿、汗出为主症的风水病,有的成为消渴病,有的引起发冷发热类的疾病,有的导致长期不愈的痹证,有的发生积聚病。邪气侵入人体后,进一步发展演变,会造成无以数计的各种各样的疾病,我想了解其中的道理。另外,同时患病的,有的发生这种疾病,有的发生那种疾病,出现这种情况的原由是自然界为人体产生了不同的邪气吗?究竟为什么会发生不同的疾病呢?少俞回答说:自然界产生的邪气,不是专对某一个人的,邪气的影响对任何人都是不偏不倚的,只有被邪气侵犯的人才会发生疾病,能够躲避邪气的人就不会发生危险。疾病的发生,不是自然界的邪气有意侵袭人体,而是人不能躲避而感受了它。

黄帝说:同是感受邪气而同时患病,他们所患的疾病却不相同,我想了解是什么缘故。少俞答道:问得好啊!请让我以工匠砍伐树木为例来说明这个问题。工匠磨快了刀斧去砍伐木材,树木本身的阴面和阳面,有坚硬与松脆的不同。坚硬的不易砍入,松脆的容易被砍伐劈裂,砍在树木枝杈交结的地方,坚硬得连刀斧的刃都会崩损而出现缺口。同一棵树木的不同部位也有坚硬、松脆的区别,坚硬的地方不易被刀斧砍伐,松脆的地方就容易被砍伤,何况那些不同的树木,树皮的厚薄、所含汁液的多少也都不相同。在树木中,开花长叶较早的,遇早春的寒霜和大风,就会花凋叶枯。木质松脆、树皮薄的,遭长久曝晒或大旱,就会枝条汁液减少、树叶枯萎。树皮薄而汁液多的,逢长期阴雨连绵,树皮就会溃烂,水湿漉漉。本质刚脆的,如果遇到狂风骤起就会枝条折断而树干受伤,如果遭受秋霜和疾风就会根摇叶落。这五种情况,便是在五种不同气候条件下树木受到的不同伤害和表现,何况不同的人呢!

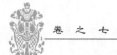

黄帝问:把人和上面论述树木的情况相对应,又是怎样的呢?少俞回答说:树木的损伤,主要表现为伤及树枝,如果树枝坚硬刚强就不会被伤害。人体也是因为骨节、皮肤、腠理等部位不够坚固,邪气侵入而停留在这些地方,才会经常发生疾病。

【按语】 本段阐述了人的体质强弱是诸邪侵袭人体后发病与否的关键,这与《素问·评热病论》"邪之所凑,其气必虚"的观点一样,都是强调了正气在发病中的主导作用。

【原文】 黄帝曰:人之善病风厥漉汗者,何以候之?少俞答曰:肉不坚,腠理疏,则善病风。黄帝曰:何以候肉之不坚也?少俞答曰:腘[1]肉不坚,而无分理。理者,粗理,粗理而皮不致者,腠理疏。此言其浑然者。

【提要】 本段论述了风厥漉汗的机理。

【注释】 [1]腘:《甲乙经》作䐃,系指隆起的肌肉。

【白话解】 黄帝问:人体易于患汗出不止的风厥病,怎样诊察呢?少俞答道:肌肉不坚实,腠理疏松,就容易患风病。黄帝说:怎样测知肌肉不坚实呢?少俞回答说:肌肉结集隆起的部位不坚实,皮肤的纹理不明显,即使皮肤纹理清楚却很粗糙,皮肤粗糙而不致密,腠理也就疏松,这些说的是观察肌肉是否坚实的大致情况。

【原文】 黄帝曰:人之善病消瘅者,何以候之?少俞答曰:五脏皆柔弱者,善病消瘅。黄帝曰:何以知五脏之柔弱也?少俞答曰:夫柔弱者,必有刚强,刚强多怒,柔者易伤也。黄帝曰:何以候柔弱之与刚强?少俞答曰:此人薄皮肤,而目坚固以深者,长冲直扬,其心刚,刚则多怒,怒则气上逆,胸中蓄积,血气逆留,髋皮充肌,血脉不行,转而为热,热则消肌肤,故为消瘅。此言其人暴刚而肌肉弱者也。

【提要】 本段论述了消瘅发生的机理。

【白话解】 黄帝说:人体易于患消渴病,怎样诊察呢?少俞答道:五脏都很柔弱的人,就容易患消渴病。黄帝说:怎样了解五脏是否柔弱呢?少俞回答道:五脏柔弱的人,必定有刚强的性情,性情刚强就容易发怒,柔弱的五脏就容易被情志变化所伤。黄帝说:怎样诊察五脏柔弱和性情刚强呢?少俞答道:这类人皮肤薄,两眼直视锐利,眼睛深陷目眶中,两眉长而且竖直。这样的人,性情刚强,就容易发怒,发怒会使气上逆而蓄积在胸中,气血运行失常而留滞,使皮肤、肌肉充胀,血脉运行不畅,郁积而生热,热能伤耗津液而使肌肤消瘦,所以形成消渴病。以上所讲的,就是性情刚暴而肌肉瘦弱一类人的情况。

【原文】 黄帝曰:人之善病寒热者,何以候之?少俞答曰:小骨弱肉者,善病寒热。黄帝曰:何以候骨之小大,肉之坚脆,色之不一也?少俞答曰:颧骨者,骨之本也。颧大则骨大,颧小则骨小。皮肤薄而其肉无腘,其臂懦懦然,其地色殆然,不与其天同色,污然独异,此其候也。然后臂薄者,其髓不满,故善病寒热也。

【提要】 本段论述了寒热病的发病机理。

【白话解】 黄帝说:人体容易患发冷发热病,怎样诊察呢?少俞答道:骨骼细小、肌肉瘦弱的人,容易患发冷发热的疾病。黄帝说:怎样诊察骨骼的大小、肌肉的坚实、脆弱,以及气色的不一致呢?少俞答道:颧骨是人体骨骼表现的基本标志,颧骨大的,全身骨骼就大,颧骨小的,全身骨骼就小。皮肤薄而肌肉瘦弱没有隆起肌肉的,两臂软弱无力,地阁部位的色泽黑暗没有光泽,与天庭部位的色泽不一致,地阁的黑暗与其他部位的色泽都不同,这就是肌肉强弱,色泽不一致的外部表现。此外,臂部肌肉消瘦的,阴精不足而骨髓空虚,所以容易患发冷发热的疾病。

【原文】 黄帝曰:何以候人之善病痹者?少俞答曰:粗理而肉不坚者,善病痹。黄帝曰:痹之高下有处乎?少俞答曰:欲知其高下者,各视其部。

【提要】 本段论述了痹证的发病机理。

【白话解】 黄帝说:怎样诊察人体易于患痹证呢?少俞答道:皮肤纹理粗糙而肌肉不坚实的,容易患痹证。黄帝说:痹证发生的上下,有一定的部位吗?少俞答道:要想知道痹证发生的上下部位,要看各个部位的情况,虚的地方就容易患痹证。

【原文】 黄帝曰:人之善病肠中积聚者,何以候之?少俞答曰:皮肤薄而不泽,肉不坚而淖泽。如此,则肠胃恶,恶则邪气留止,积聚乃伤脾胃之间,寒温不次,邪气稍至。稽积留止,大聚乃起。

黄帝曰:余闻病形,已知之矣!愿闻其时。少俞答曰:先立其年,以知其时。时高则起,时下则殆,虽不陷下,当年有冲通,其病必起,是谓因形而生病,五变之纪也。

【提要】 本段论述了积聚证的机理以及时令与疾病的关系。

【白话解】 黄帝说:人体易于患肠中积聚病,怎样诊察呢?少俞答道:皮肤薄而不润泽,肌肉不坚实却有滑润感,出现这种现象说明肠胃功能差,邪气便留滞在身体之中,形成积聚病。因为饮食冷热失常,邪气逐渐侵袭脾胃,进一步形成蓄积停留,发生严重的积聚病。

黄帝说:我听了以上疾病的外部表现,已经知道从外部表现诊察疾病的常识,还想听一听时令与疾病的关系。少俞答道:首先要确定代表某一年的天干、地支,从干支来推算每年的客气加临于主气时的顺逆情况,如果客气胜主气疾病就减轻,主气胜客气疾病就危重。虽然也有不属主气胜客气的情况,由于年运的影响也会发生疾病,这是由于各人不同的形体、气质类型与年运五行属性的生克乘侮关系所导致的。这些就是五变的一般规律。

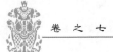

【按语】 举例并详细论述了许多人在同一客观条件下,受邪侵袭发病,由于每个人的体质有差异,所以各人的病证也不同,因此在临床诊治中,一定要注意体质状况。这些认识为中医体质学说的建立,奠定了理论基础。

本脏第四十七

【题解】 本,即根本。本脏,以脏腑为根本的意思。因文中论述精、神、血、气、魂、魄都藏于五脏,水谷津液则在六腑中传化,脏腑功能正常人体才正常,疾病的发生也是以脏腑功能失常为其根本,故称为"本脏"。

【原文】 黄帝问于岐伯曰:人之血气精神者,所以奉生而周于性命者也;经脉者,所以行血气而营阴阳、濡筋骨、利关节者也;卫气者,所以温分肉,充皮肤,肥腠理,司关阖者也;志意者,所以御精神,收魂魄,适寒温,和喜怒者也。是故血和则经脉流行,营覆阴阳,筋骨劲强,关节清利矣;卫气和则分肉解利,皮肤调柔,腠理致密矣;志意和则精神专直,魂魄不散,悔怒不起,五脏不受邪矣;寒温和则六腑化谷,风痹不作,经脉通利,肢节得安矣,此人之常平也。五脏者,所以藏精神血气魂魄者也;六腑者,所以化水谷而行津液者也。此人之所以具受于天也,无愚智贤不肖,无以相倚也。然有其独尽天寿,而无邪僻之病,百年不衰,虽犯风雨卒寒大暑,犹有弗能害也;有其不离屏蔽室内,无怵惕[1]之恐,然犹不免于病,何也? 愿闻其故。

【提要】 阐述了经脉、血液、卫气、志意的生理功能。

【注释】 [1] 怵惕:张介宾:"怵,恐也;惕,惊也。"

【白话解】 黄帝问岐伯说:人体的血、气、精、神,是奉养身体而维持生命的物质。经脉可以通行气血而营养人体内外的脏腑、组织和器官,濡润筋骨,保持关节活动滑利。卫气可以温养肌肉,充养皮肤,滋养腠理,掌管汗孔的正常开合。人的志意,可以统御精神,收摄魂魄,使人体能够适应四时气候的寒温变化,正常调节自身的情志变化。所以血液调和,就能够在经脉中正常运行,遍布周身而营养身体的内外,从而保持筋骨强劲有力,关节滑利自如。卫气的功能正常,就会使肌肉舒展滑润,皮肤和调柔润,腠理致密。意志调和,就会精神集中、思维敏捷、魂魄正常活动而不散乱,没有懊悔、愤怒等过度的情志刺激,五脏的功能正常而免受邪气的侵袭。若人能对气候、饮食的寒温很好地调摄、适应,六腑传化水谷的功能就正常,气血来源充足,经脉运行通利,就不会感受邪气而发生风痹病,肢体关节保持正常活动。这就是人体的健康状态。五脏是贮藏精、神、血、气、魂、魄的,六腑是传化水谷而运行津液的。五脏和六腑的功能,都是人体禀受于先天的,不论是愚笨或聪明的,好人或坏人,都不会有不同。但是,有的人能够享尽自然所赋予的寿命,不会因邪气侵袭而发生疾病,年纪虽然很大了却少有衰老的表现,即使遇到风雨、骤冷、酷暑等气候异常变化,也不能伤害他的形体。有的人不离开掩蔽严密的居室,也没有惊恐的情志刺激,却不能避免发生疾病,我想知道这是什么道理呢?

【原文】 岐伯对曰:窘乎哉问也。五脏者,所以参天地,副阴阳,而连四时,化五节者也;五脏者,固有小大、高下、坚脆、端正、偏倾者,六腑亦有小大、长短、厚薄、结直、缓急。凡此二十五者,各不同,或善或恶,或吉或凶,请言其方。

心小则安,邪弗能伤,易伤以忧;心大则忧不能伤,易伤于邪。心高则满于肺中,悗而善忘,难开以言;心下则脏外,易伤于寒,易恐以言。心坚则脏安守固;心脆则善病消瘅热中。心端正,则和利难伤;心偏倾则操持不一,无守司也。

肺小则少饮,不病喘喝;肺大则多饮,善病胸痹、喉痹、逆气。肺高则上气,肩息,咳;肺下则居贲迫肺,善胁下痛。肺坚则不病,咳上气;肺脆则苦病消瘅易伤。肺端正则和利难伤;肺偏倾则胸偏痛也。

肝小则脏安,无胁下之病;肝大则逼胃迫咽,迫咽则苦膈中,且胁下痛。肝高则上支贲,切胁悗为息贲;肝下则逼胃,胁下空,胁下空则易受邪。肝坚则脏安难伤;肝脆则善病消瘅易伤。肝端正则和利难伤;肝偏倾则胁下痛也。

脾小则脏安,难伤于邪也;脾大则苦凑䏚[1]而痛,不能疾行。脾高,则䏚引季胁而痛;脾下则下加于大肠,下加于大肠,则脏苦受邪。脾坚则脏安难伤;脾脆则善病消瘅易伤。脾端正则和利难伤;脾偏倾则善满善胀也。

肾小则脏安难伤;肾大则善病腰痛,不可以俯仰,易伤以邪。肾高则苦背膂痛,不可以俯仰;肾下则腰尻痛,不可以俯仰,为狐疝。肾坚则不病腰背痛;肾脆则善病消瘅,易伤。肾端正则和利难伤;肾偏倾则苦腰尻痛也。凡此二十五变者,人之所苦常病。

【提要】 本段详尽地论述了五脏的小、大、高、下、坚、脆、正、偏等八种生理差异及各自的多发病证。

【注释】 [1]䏚:miǎo,音秒,胁下空软处。

【白话解】 岐伯答道:您提的这个问题真难啊!五脏与自然界相应,与阴阳相合,与四时相通,从而与五个季节的五行变化相适应。五脏本来就有形体大小、位置高低、质地坚脆和形态端正偏斜的区别。六腑也有大小、长短、厚薄、曲直、松紧和缓急的不同。这二十五种情况各不相同,有的善、有的恶,有的吉、有的凶,请允许我阐述它们的规律:

心脏小的,神气安定收敛,外邪不易伤害,但容易受到忧愁等情志变化的伤害。心脏大的,忧愁等情志变化不易伤害,却容易被外邪伤害。心脏位置偏高的,易使肺气壅满,胸中烦闷不舒而健忘,难以用语言来开导。心脏位置偏低的,心阳外散而易于被寒邪伤害,容易被言语恫吓。心脏坚实的,功能活动正常,神气固守心中。心脏脆弱的,容易患消瘅等内热病。心脏端正的,脏气调和通利,邪气难以伤害。心脏偏斜的,功能活动失常,神气外散,遇事缺乏主见。

肺脏小的,饮邪很少停留,不易患喘息病。肺脏大的,饮邪易于停留,而常患胸痹、喉痹和气逆等病。肺脏位置偏高的,气易上逆而抬肩喘息、咳嗽。肺脏位置偏低的,肺体靠近胃上口,致肺的气血不通,所以常发生胁下疼痛。肺脏坚实的,不易患咳嗽、气逆等病证。肺脏脆弱的,气机不宣而化热,容易患消瘅病。肺脏端正的,肺气调和通利,邪气难以伤害。肺脏偏斜的,易出现一侧胸痛。

肝脏小的,功能活动正常,不易发生胁下的病痛。肝脏大的,逼迫胃脘和食管,若压迫食管便会形成饮食不入的膈中证,并且胁下疼痛。肝脏位置偏高的,向上支撑膈膜,紧贴着胁部,常形成息贲病。肝脏位置偏低的,逼迫胃脘,使胁下空虚,容易感受邪气。肝脏坚实的,功能活动正常而邪气难以伤害。肝脏脆弱的,容易患消瘅病。肝脏端正的,肝气调和通利,邪气难以伤害。肝脏偏斜的,常胁下疼痛。

脾脏小的,功能活动正常,不容易被邪气损伤。脾脏大的,胁下空软处常充塞而疼痛,不能快步行走。脾脏位置偏高的,胁下空软处牵引季胁痛疼痛。脾脏位置偏低的,向下加临大肠的上面,便容易感受邪气。脾脏坚实的,功能活动正常而邪气难以伤害。脾脏脆弱的,容易患消瘅病。脾脏端正的,脾气调和通利,邪气难以伤害。脾脏偏斜的,常见胀满病变。

肾脏小的,功能活动正常,不易被邪气伤害。肾脏大的,易于患腰痛病而不能前俯后仰,容易被邪气伤害。肾脏位置偏高,常脊背疼痛而不能前俯后仰。肾脏位置偏低的,腰尻部疼痛而不能俯仰,易形成狐疝病。肾脏坚实的,不会发生腰背疼痛之类的疾病。肾脏脆弱的,容易患消瘅病。肾脏端正的,肾气调和通利,邪气难以伤害。肾脏偏斜的,会发生腰尻疼痛。以上所谈的二十五种病变,是由于五脏的大小、坚脆、高低、斜正等因素造成的,所以是人体经常发生的病变。

【原文】 黄帝曰:何以知其然也? 岐伯曰:赤色小理者,心小;粗理者,心大。无髑骬者,心高;髑骬小、短、举者,心下。髑骬长者,心下坚;髑骬弱小以薄者,心脆。髑骬直下不举者,心端正;髑骬倚一方者,心偏倾也。

白色小理者,肺小;粗理者,肺大。巨肩反膺陷喉者,肺高;合腋张胁者,肺下。好肩背厚者,肺坚;肩背薄者,肺脆。背膺厚者,肺端正;胁偏疏者,肺偏倾也。

青色小理者,肝小;粗理者,肝大。广胸反骹[1]者,肝高;合胁兔骹者,肝下。胸胁好者,肝坚;胁骨弱者,肝脆。膺腹好相得者,肝端正;胁骨偏举者,肝偏倾也。

黄色小理者,脾小;粗理者,脾大。揭唇者,脾高;唇下纵者,脾下。唇坚者,脾坚;唇大而不坚者,脾脆。唇上下好者,脾端正;唇偏举者,脾偏倾也。

黑色小理者,肾小;粗理者,肾大。高耳者,肾高;耳后陷者,肾下。耳坚者,肾坚;耳薄不坚者,肾脆。耳好前居牙车者,肾端正;耳偏高者,肾偏倾也。凡此诸变者,持则安,减则病也。

帝曰:善。然非余之所问也,愿闻人之有不可病者,至尽天寿,虽有深忧大恐,怵惕之志,犹不能减也,甚寒大热,不能伤也;其有不离屏蔽室内,又无怵惕之恐,然不免于病者,何也? 愿闻其故。岐伯曰:五脏六腑,邪之舍也,请言其故。五脏皆小者,少病,苦燋心,大愁忧;五脏皆大者,缓于事,难使以忧。五脏皆高者,好高举措;五脏皆下者,好出人下。五脏皆坚者,无病;五脏皆脆者,不离于病。五脏皆端正者,和利得人心;五脏皆偏倾者,邪心而善盗,不可以为人平,反复言语也。

【注释】 [1] 骹:qiāo,音敲,偏下的肋骨。

【提要】 本段论述了诊断五脏八种生理差异的方法。

【白话解】 黄帝问:怎样了解五脏的大小、坚脆等情况呢? 岐伯回答说:皮肤色红、纹理致密,心脏小。纹理粗糙者,心脏大。胸骨剑突不明显者,心脏的位置偏高。胸骨剑突短小高起者,心脏位置偏低。胸骨剑突长者,心脏多坚实。胸骨剑突瘦小而薄者,心脏脆弱。胸骨剑突挺直向下而不突起,心脏端正。胸骨剑突歪斜者,心脏偏斜。

皮肤色白,纹理致密,肺脏小。纹理粗糙的,肺脏大。两肩宽厚高大,胸膺突出而咽喉下陷者,肺脏位置偏高。两腋窄紧,胁部张开者,肺脏位置偏低。肩部匀称,背部厚实者,肺脏坚实。肩背瘦薄者,肺脏脆弱。胸背宽厚者,肺脏端正。胁部肋骨两侧疏密不匀称者,肺脏偏斜。

皮肤色青,纹理致密者,肝脏小。纹理粗糙者肝脏大。胸部宽阔,肋骨向外突起者,肝脏位置偏高。肋骨紧缩内收者,肝脏位置偏低。胸胁匀称者,肝脏坚实。胁部肋骨软弱者,肝脏脆弱。胸部和腹部匀称而彼此协调者,肝脏端正。胁部肋骨一侧突起,肝脏偏斜。

皮肤色黄,纹理致密者,脾脏小。纹理粗糙的,脾脏大。口唇翘起而外翻者,脾脏位置偏高。口唇低垂而纵缓者,脾脏位置偏低。口唇坚实者,脾脏坚实。口唇大而松弛者,脾脏脆弱。口唇上下端正、匀称者,脾脏端正。口唇不端正而一侧偏高者,脾脏偏斜。

皮肤色黑,纹理致密者,肾脏小。纹理粗糙者,肾脏大。耳的位置偏高者,肾脏的位置也同样偏高。耳向后下陷者,肾脏的位置偏低。耳坚挺厚实者,肾脏坚实。耳瘦薄而不坚实者,肾脏脆弱。耳端正匀称,向前贴近牙床者,肾脏端正。一侧耳偏高者,肾脏偏斜。上述变化,能够注意调摄,保持功能正常,人体就会安然无恙。如果不注意调摄,致使五脏受损,人体就会发生疾病。

黄帝说:讲得好!但是你讲的不是我所问的,我想了解的是:有的人从来不生病,而且可以享尽自然寿命,即便有忧愁、恐惧、惊吓等强烈的情志刺激,也不能使五脏虚弱,严寒酷热的外邪,也不会损伤五脏;有的人不离开掩蔽严密的居室,也没有惊恐等情志刺激,却不能避免发生疾病,我想知道这是为什么呢?岐伯回答说:人的五脏六腑是邪气侵袭的地方,请允许我就这个问题谈谈其中的道理。五脏都小的,较少因为外邪侵袭而发生疾病,但是容易心情焦虑,多愁善感。五脏都大的,做事从容和缓,难得使他忧愁。五脏位置都偏高的,举止行动好高骛远。五脏位置都偏低的,意志软弱,甘居人下。五脏都坚实的,不会发生疾病;五脏都脆弱的,总是发生疾病。五脏位置都端正的,性情柔顺,为人公正,办事深得人心。五脏都偏斜的,心怀邪念而善于偷盗,不能与人们公平办事,前言后语不一致且不讲信用。

【原文】 黄帝曰:愿闻六腑之应。岐伯答曰:肺合大肠,大肠者,皮其应;心合小肠,小肠者,脉其应;肝合胆,胆者,筋其应;脾合胃,胃者,肉其应;肾合三焦膀胱,三焦膀胱者,腠理毫毛其应。

黄帝曰:应之奈何?岐伯曰:肺应皮。皮厚者,大肠厚,皮薄者,大肠薄;皮缓,腹里大者,大肠大而长;皮急者,大肠急而短;皮滑者,大肠直;皮肉不相离者,大肠结。

心应脉,皮厚者,脉厚,脉厚者,小肠厚;皮薄者,脉薄,脉薄者,小肠薄;皮缓者,脉缓,脉缓者,小肠大而长;皮薄而脉冲小者,小肠小而短。诸阳经脉皆多纡屈者,小肠结。

脾应肉,肉䐃坚大者,胃厚;肉䐃么者,胃薄。肉䐃小而幺者,胃不坚;肉䐃不称身者,胃下,胃下者,下管约不利。肉䐃不坚者,胃缓;肉䐃无小里累[1]者,胃急。肉䐃多少里累者,胃结,胃结者,上管约不利也。

肝应爪,爪厚色黄者,胆厚;爪薄色红者,胆薄;爪坚色青者,胆急;爪濡色赤者,胆缓;爪直色白无约者,胆直;爪恶色黑多纹者,胆结也。

肾应骨,密理厚皮者,三焦膀胱厚;粗理薄皮者,三焦膀胱薄。疏腠理者,三焦膀胱缓;皮急而无毫毛者,三焦膀胱急。毫毛美而粗者,三焦膀胱直,稀毫毛者,三焦膀胱结也。

黄帝曰:厚薄美恶,皆有形,愿闻其所病。岐伯答曰:视其外应,以知其内脏,则知所病矣。

【提要】 具体阐述了五脏、六腑与外在皮肉筋骨等组织器官之间的生理病理联系。

【注释】 [1] 小里累:小颗粒累累无数。

【白话解】 黄帝说:我想听听六腑与在外组织的相应关系。岐伯答道:肺与大肠相合,大肠与皮相应。心与小肠相合,小肠与脉相应。肝与胆相合,胆与

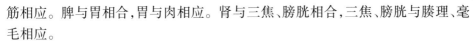

筋相应。脾与胃相合,胃与肉相应。肾与三焦、膀胱相合,三焦、膀胱与腠理、毫毛相应。

黄帝说:五脏六腑与各组织的相应关系如何体现呢? 岐伯答道:肺与皮肤相应,又与大肠相合。皮肤厚者,大肠就厚。皮肤薄者,大肠也薄。皮肤纵缓,腹围大者,大肠松弛而长,皮肤绷急者,大肠紧缩而短。皮肤滑润者,大肠就通顺。皮肤焦枯干燥者,大肠就干结滞涩。

心与脉相应,又与小肠相合。皮肤厚的,脉也厚,脉厚的,小肠也就厚。皮肤薄的,脉也薄,脉薄,小肠就薄。皮肤纵缓的,脉就纵缓,脉纵缓的,小肠就粗大而长。皮肤薄而脉弱小,小肠就短小。所有阳经经脉多弯曲的,小肠就干结滞涩。

脾与肉相应,与胃相合,隆起的肌肉坚实而大者,胃就厚。隆起的肌肉瘦薄,胃就薄。隆起的肌肉瘦小而弱者,胃就不坚实。隆起的肌肉与身体其他部位不协调,胃的位置便偏低,胃体偏低则胃下口不能正常约束。隆起的肌肉不坚实,胃体就纵缓。隆起的肌肉周围没有小颗粒累累相连者,胃体就紧缩。隆起的肌肉周围有颗粒累累相连的,胃便干结滞涩,胃干结滞涩则胃上口不能正常约束。

肝与爪相应,与胆相合。爪甲厚而色黄,胆厚。爪甲薄而色淡红,胆薄。爪甲坚硬而色青,胆紧缩。爪甲濡软、色红,胆纵缓。爪甲直正、色白无纹,胆气调畅。爪甲畸形、色黑多纹,胆干结滞涩。

肾与骨相应,与膀胱、三焦相合。纹理致密、皮肤厚的,三焦、膀胱就厚;纹理粗糙、皮肤薄的,三焦、膀胱就薄。腠理疏松的,三焦、膀胱就弛缓。皮肤紧急而无毫毛的,三焦、膀胱就紧缩。毫毛润泽而粗的,三焦、膀胱调畅。毫毛稀疏的,三焦、膀胱就干结滞涩。

黄帝说:脏腑的厚薄、好坏等都有外在表现,我想听听它们所发生的病变。岐伯答道:观察各脏腑外应的皮肉筋骨脉等组织的表现,来了解内在脏腑的状况,就能够推断各脏腑所发生的病变了。

【按语】 本文强调人体发病与否关键取决于体质的强弱,与“邪之所凑,其气必虚”和“正气存内,邪不可干”相呼应。在对身体强弱的认识上,强调五脏为本,特别指出人体外在组织的强弱,也是渊源于内在的脏腑,这为中医诊断学“有诸内,必形诸外”、“从外知内”的观点奠定了基础。

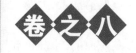

禁服第四十八

【题解】 禁,禁诫;服,服从。因文中主要阐述针灸治疗疾病的高深原理,以及在具体运用中遵循和禁忌的内容,故称为"禁服"。

【原文】 雷公问于黄帝曰:细子得受业,通于九针六十篇,旦暮勤服之,近者编绝,久者简垢,然尚讽诵弗置,未尽解于意矣。"外揣"言浑束为一,未知所谓也。夫大则无外,小则无内,大小无极,高下无度,束之奈何? 士之才力,或有厚薄,智虑褊浅,不能博大深奥,自强于学若细子。细子恐其散于后世,绝于子孙,敢问约之奈何? 黄帝曰:善乎哉问也。此先师之所禁,坐私传之也,割臂歃血之盟也,子若欲得之,何不斋乎。

雷公再拜而起曰:请闻命于是也,乃斋宿三日而请曰:敢问今日正阳,细子愿以受盟。黄帝乃与俱入斋室,割臂歃血[1],黄帝亲祝曰:今日正阳,歃血传方,有敢背此言者,反受其殃。雷公再拜曰:细子受之。黄帝乃左握其手,右授之书曰:慎之慎之,吾为子言之,凡刺之理,经脉为始,营其所行,知其度量,内刺五脏,外刺六腑,审察卫气,为百病母,调其虚实,虚实乃止,写其血络,血尽不殆矣。

雷公曰:此皆细子之所以通,未知其所约也。黄帝曰:夫约方[2]者,犹约囊也,囊满而弗约,则输泄,方成弗约,则神与弗俱。雷公曰:愿为下材者,勿满而约之。黄帝曰:未满而知约之以为工,不可以为天下师。

【提要】 本段阐述了只有掌握经脉的循行规律及其与卫气的关系,方可实施针刺。

【注释】 [1] 歃血:歃,shà,音煞。歃血,即盟者以血涂口旁。

[2] 约方:系指将诊断与治疗方法,提纲挈领地加以归纳。

【白话解】 雷公向黄帝问道:我接受了您所传授的九针六十篇以后,每天从早到晚孜孜不倦地学习,现在阅读的部分,竹简的皮条都断了,从前看过的竹简也已经有了尘垢,仍然不断地阅读和背诵。尽管如此,还是不能完全明白其中的含义。在《外揣》篇中读到,把复杂零散的问题归纳统一为一体,不知这句话指什么讲的。既然说九针的道理,大到不能再大,细到不可再细,它的巨细、高深已经到了无法度量的境地,如此博大精深的内容,如何归纳总结起来呢?况且人的聪明才智有高低的不同,有的智慧过人、思虑周密,有的见识浅薄,不能领会它的高深道理,又不能像我一样刻苦努力地学习。我担心长此以往,九针这一学术内容就会流散,子孙后代就不能继承下来,因此我想向您请教如何把它概括起来呢?黄帝道:你问的很好。这正是先师再三告诫的,不能随便轻易地传授给别人,必须经过割臂歃血的盟誓才能传授。你要想得到它,何不至诚地斋戒呢?雷公拜了两拜起来说:请让我按照您教导的去做。

于是雷公很虔诚地斋宿三日后才来请求说:在今天中午的时候,我想盟誓。黄帝和雷公一起进入斋室,举行割臂歃血仪式,黄帝亲自祝告说:今天中午,我们歃血盟誓,传授医学要道,如果谁违背了今天的誓言,必定遭受祸殃。雷公说:我接受盟戒。黄帝用左手握着雷公的手,右手将书交给雷公,并且说:一定要谨慎再谨慎呀,我给你讲其中的道理:一般针刺的道理,首先要掌握经脉,运用经脉的循行规律,了解经脉的长度及其中气血的数量。针刺时要内知五脏的次序,外别六腑的功能,同时要审察卫气的情况,作为治疗各种疾病的根本,调理疾病的虚实,病变也就停止了。病在血络,运用刺络放血法,使恶血、邪气排尽,疾病就会消除。雷公说:您说的这些我明白,可是不知道如何把这些归纳起来掌握其要领。黄帝道:归纳医学理论的方法,就像捆扎袋子一样,袋子满了如不捆扎住袋口,袋子里的东西就会向外泄漏。医学理论学习后而不会归纳,就不能掌握它的精神而运用自如。雷公问:甘愿作下等人才的人,没有全部掌握就加以归纳,又会怎样呢?黄帝道:没有全部掌握医学理论和方法就进行归纳的人,只能成为一般的医生,不能成为天下的师表。

【原文】 雷公曰:愿闻为工。黄帝曰:寸口主中,人迎主外,两者相应,俱往俱来,若引绳大小齐等。春夏人迎微大,秋冬寸口微大,如是者,名曰平人。

人迎大一倍于寸口,病在足少阳,一倍而躁,在手少阳。人迎二倍,病在足太阳,二倍而躁,病在手太阳。人迎三倍,病在足阳明,三倍而躁,病在手阳明。盛则为热,虚则为寒,紧则为痛痹,代则乍甚乍间。盛则泻之,虚则补之,紧痛则取之分肉,代则取血络,且饮药,陷下则灸之,不盛不虚,以经取之,名曰经刺。人迎四倍者,且大且数,名曰溢阳,溢阳为外格,死不治。必审按其本末,察其寒热,以验其脏腑之病。

寸口大于人迎一倍,病在足厥阴,一倍而躁,在手心主。寸口二倍,病在足少阴,二倍而躁,在手少阴。寸口三倍,病在足太阴,三倍而躁,病在手太阴。盛则胀满、寒中,食不化,虚则热中、出麋、少气、溺色变,紧则痛痹,代则乍痛乍止。盛则泻之,虚则补之,紧则先刺而后灸之,代则取血络,而后调之,陷下则徒灸之,陷下者,脉血结于中,中有着血,血寒,故宜灸之,不盛不虚,以经取之。寸口四倍者,

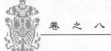

名曰内关,内关者,且大且数,死不治。必审察其本末之寒温,以验其脏腑之病。通其营输,乃可传于大数。

大数[1]曰:盛则徒泻之,虚则徒补之,紧则灸刺,且饮药,陷下则徒灸之,不盛不虚,以经取之。所谓经治者,饮药,亦曰灸刺,脉急则引,脉大以弱,则欲安静,用力无劳也。

【提要】 指出了通过人迎、寸口的脉象变化来推测人体经脉、脏腑的病变,并且根据疾病虚实、寒热性质的不同,确定补泻原则,然后再施用灸、刺、药物等不同的治疗方法。

【注释】 [1]大数:治疗大法。

【白话解】 雷公说:我想学习做一般医生应知道的道理。黄帝道:寸口脉主诊察在内的五脏,颈部的人迎脉主诊察在外的六腑,寸口脉和人迎脉彼此呼应、共同往来不息,它们的搏动就像牵引一根绳索那样一致。春季和夏季人迎脉稍微盛大一些,秋季与冬季寸口脉稍微盛大一些,出现以上的脉像,就是健康无病的人。

人迎比寸口脉的脉象盛大一倍,是病在足少阳经。盛大一倍且躁动不匀的,是病在手少阳经。人迎比寸口脉的脉象盛大二倍,是病在足太阳经。盛大二倍且躁动不匀静,是病在手太阳经。人迎比寸口脉的脉象盛大三倍,是病在足阳明经。盛大三倍而躁动不匀静,是病在手阳明经。人迎脉盛大为热,脉虚为寒,脉紧为痛痹,脉代则病时轻时重。人迎脉盛大用泻法,脉虚用补法,脉紧痛痹针刺分肉间的输穴,脉代病在血络放血,并配合服汤药。脉陷下不起的,用灸法治疗。脉不盛大不空虚的,根据发病的经脉,采用相应治疗,此法称为经刺。人迎比寸口脉的脉象盛大四倍,盛大的同时而且疾速,为阳气外溢,溢阳是阳气被阴气格拒于外的现象,属于死证而不能救治。除以上情况,还必须审察疾病的整个过程,辨明疾病寒热属性,以辨别五脏六腑的具体病变。

寸口脉比人迎脉的脉象盛大一倍,病在足厥阴经。盛大一倍且躁动不匀静,病在手厥阴经。寸口脉比人迎脉的脉象盛大二倍,病在足少阴经。盛大二倍且躁动不匀静,是病在手少阴经。寸口脉比人迎脉的脉象盛大三倍,病在足太阴经。盛大三倍而且躁动不匀静,病在手太阴经。寸口脉主阴,盛大为阴气过盛,可出现胀满、寒盛中焦和饮食不化等症。寸口脉虚弱,是阴气不足而化生内热,可出现热盛中焦、大便稀烂、少气和尿色变黄等症。脉紧为痛痹,脉代则病时轻时重。寸口脉盛大用泻法,脉虚用补法,脉紧者先施针刺后用灸法,脉代者在血络放血,然后用药物调治。脉陷下不起的只采用灸法。寸口脉下陷,为血凝于脉,脉中有瘀血留着,这是因为血脉中有寒邪,所以应当施用灸法。脉既不盛大也不空虚的,根据发病的经脉,采用相应治疗。寸口脉比人迎脉盛大四倍,称为阴气被阳气关闭在内,脉象在盛大的同时而且疾速,属于死证而不能救治。除上述情况外,还必须审察疾病整个过程中寒热的变化,来辨别脏腑的具体病变。同时,必须通晓经脉的运行和输注,才能进一步传授针灸治病的大法。

针灸治病的大法是:脉盛的只采用泻法,脉虚的只采用补法,脉紧的采用灸法、刺法和汤药。脉陷下不起的只采用灸法。脉不盛大不空虚的,根据发病的经脉,采用相应治疗。所谓根据经脉治疗,既可采用汤药,也可以采用灸法、针刺。脉急促的采用导引法。脉粗大而无力的,要安静调养,即使用力也不要导致疲劳。

【按语】 本篇所述针刺治疗五脏六腑之病不仅要寻经取穴,还要结合卫气虚实情况进行调治,再次强调了固护正气在针灸临证中的重要意义。此外,切诊上以人迎、气口的脉象为主的观点,成为与"三部九候"和"独取寸口"相异的一家之言,对研究脉诊的变迁有一定的参考价值。

五色第四十九

【题解】 五色,系指面部青、赤、黄、白、黑五种色泽。因文中主要阐述了通过观察面部五色的变化来诊断疾病,故称为"五色"。

【原文】 雷公问于黄帝曰:五色独决于明堂乎?小子未知其所谓也。黄帝曰:明堂者,鼻也;阙者,眉间也;庭者,颜也;蕃者,颊侧也;蔽者,耳门也。其间欲方大,去之十步,皆见于外,如是者寿,必中百岁。雷公曰:五官之辨,奈何?黄帝曰:明堂骨高以起,平以直,五脏次于中央,六腑挟其两侧,首面上于阙庭,王宫在于下极[1],五脏安于胸中,真色以致,病色不见,明堂润泽以清,五官恶得无辨乎?雷公曰:其不辨者,可得闻乎?黄帝曰:五色之见也,各出其色部。部骨陷者,必不免于病矣。其色部乘袭者,虽病甚,不死矣。雷公曰:官五色奈何?黄帝曰:青黑为痛,黄赤为热,白为寒,是谓五官。

【提要】 本段说明了颜面各部的名称,提出了五色主病的重要学术观点。

【注释】 [1] 王宫在于下极:张介宾注:"下极居两目之中,心之部也,心为君主,故曰王宫。"

【白话解】 雷公向黄帝问道:青、赤、黄、白、黑五色变化,能单独从明堂来进行辨别吗?我不知道这究竟是怎么回事。黄帝回答说:明堂就是鼻,阙就是两眉之间的部位,庭就是前额部,蕃就是两颊的外侧,蔽是耳前方的部位。以上所谈到的明堂、阙、庭、蕃、蔽这些部位的正常现象应该是:端正、宽大、丰满,远离十步以后还能看得清楚。如果观察到某个人有以上的表现,他的寿命一定会达到一百岁。雷公问:怎样辨别面部五官的表象呢?黄帝回答说:鼻的正常表现应是:鼻骨高起,端正而平直。五脏在面部的相应部位,按照一定的次序排列在面部的中央。六腑在面部的相应部位,列于五脏部位的两旁。头面的情况反映在两眉之间和前额,心的情况反映在两目之间的下极。胸腹中的五脏安定平和,五脏真气所化生的五色,正常地反映到面部,不出现异常的色泽,鼻部的色泽也明润。所以辨别脏腑的情况,怎么能不辨别面部五官的表现呢?雷公问:您能给我讲讲不从观察五官诊察疾病的情况吗?黄帝回答说:五色在面部的表现,有其固定的位置。如果在某个部位出现色泽隐晦如陷骨中的,就必定是发生了疾病。如果五色出现在相乘的部位上,即子色出现在母位,即使病情很重也不会死亡。雷公问:怎样通过观察五色来诊察疾病呢?黄帝回答说:青色和黑色主痛,黄色和赤色主热,白色主寒,这就是通过观察五色变化来推断疾病的大概情况。

【原文】 雷公曰:病之益甚,与其方衰,如何?黄帝曰:外内皆在焉。切其脉口,滑小紧以沉者,病益甚,在中;人迎气大紧以浮者,其病益甚,在外。其脉口浮滑者,病日进;人迎沉而滑者,病日损。其脉口滑以沉者,病日进,在内;其人迎脉滑盛以浮者,其病日进,在外。脉之浮沉及人迎与寸口气小大等者,病难已;病之在脏,沉而大者,易已,小为逆;病在腑,浮而大者,其病易已。人迎盛坚者,伤于寒,气口盛坚者,伤于食。

【提要】 本段提出了色脉结合诊病的观点。

【白话解】 雷公问:怎样判断疾病是在逐渐加重,或是在减轻呢?黄帝回答说:疾病在人体的表里内外都可以发生,对疾病进退的推断,不但要运用色诊,还要结合脉诊。切按病人的寸口脉,脉象滑、小、紧而沉,为阴邪侵入五脏,疾病逐渐加重。人迎脉大,紧而浮,为阳邪侵入六腑,疾病逐渐加重。寸口脉浮滑,五脏的阴邪逐渐消退,疾病一天一天减轻。人迎脉沉滑,六腑的阳邪逐渐消退,病情也一天一天好转。寸口脉沉滑,五脏的阴邪逐渐亢盛,疾病一天一天加重。人迎脉浮滑而盛大,六腑的阳邪逐渐亢盛,疾病也一天一天加重。如果人迎脉和寸口脉的脉象浮沉、大小都一样,说明脏腑阳邪亢盛,疾病便难于治愈。疾病发生在五脏,如果脉象沉而大,为正气充足,疾病就容易治愈。如果脉象细小,是正气不足,疾病就难以治愈。疾病发生在六腑,若脉象浮大,为正气充足,疾病就容易治愈。若见小脉,为正气虚不能抗邪,病难治。人迎脉盛大坚实,主感受寒邪的外感病。寸口脉盛大坚实,主饮食不节的内伤病。

【原文】 雷公曰:以色言病之间甚,奈何?黄帝曰:其色粗以明,沉夭者为甚,其色上行者,病益甚;其色下行,如云彻散者,病方已。五色各有藏部[1],有外部有内部也。色从外部走内部者,其病从外走内;其色从内走外者,其病从内走外。病生于内者,先治其阴,后治其阳,反者益甚。其病生于阳者,先治其外,后治其内,反者益甚。其脉滑大,以代而长者,病从外来,目有所见,志有所恶,此阳气之并也,可变而已。

雷公曰:小子闻风者,百病之始也;厥逆者,寒湿之起也,别之奈何?黄帝曰:

常候阙中,薄泽为风,冲浊为痹。在地为厥,此其常也。各以其色言其病。

【提要】 本段主要论述了根据五色部位的移转来判断病证性质与病邪的传变。

【注释】 [1]藏部:即脏部,指五色所主的脏腑部位。

【白话解】 雷公问:如何根据面部的色泽变化来判断疾病的轻重呢? 黄帝说:面部色泽明润而含蓄,病轻。色泽沉滞而枯槁,病重。五色从下向上蔓延,病情就逐渐加重。五色从上向下,像云雾消散一样逐渐消退的,疾病将要痊愈。五色在面部的表现,均与脏腑所主相应部位有关,整个面部分为内、外,内部归属五脏,外部归属六腑。如果五色的变化是从外部开始,逐渐发展到内部,则疾病的发生,是从六腑开始,而逐渐影响到五脏。五色的变化从内部开始,逐渐发展到外部,疾病则是从五脏开始,逐渐影响到六腑。疾病由五脏影响到六腑,应当首先治疗五脏,然后治疗六腑,违背这个原则疾病就会加重。疾病是由六腑而影响到五脏,就应当首先治疗六腑,然后治疗五脏,违背这个原则,疾病也会加重。若脉象滑大或是长脉,为邪气从外侵袭人体。表现为目有所见的幻视和有厌恶感的精神异常,则是由于阳邪侵入阳分而阳气过盛引起的,治疗时应根据前面所述的原则灵活变通,疾病才能痊愈。

雷公问:我听说很多种疾病都是由风邪引起的,气血逆乱的痹证、厥证是由寒邪、湿邪引起的,应当怎样进行鉴别呢? 黄帝回答说:一般通过观察两眉间的色泽来鉴别,色泽浮露润泽是风邪引起的变化,沉滞晦浊主痹证,若色泽沉滞晦浊出现在地阁,则主厥证。这是一般规律,都是根据色泽的不同变化来诊断疾病的。

【原文】 雷公曰:人不病卒死,何以知之? 黄帝曰:大气[1]入于脏腑者,不病而卒死矣。雷公曰:病小愈而卒死者,何以知之? 黄帝曰:赤色出两颧,大如母指者,病虽小愈,必卒死。黑色出于庭,大如母指,必不病而卒死。

【提要】 本段论述了黑色出于庭、赤色出两颧且大如拇指等两种病象,以及在疾病预后诊断上的价值。

【注释】 [1]大气:即大邪之气,指非常厉害的病邪。

【白话解】 雷公问:人未患疾病却突然死亡,是什么原因呢? 黄帝回答说:这是由于剧烈的邪气乘人体正气虚弱之时侵入脏腑,所以没有明显的疾病征象就突然死亡。雷公又问:疾病稍微好转却又突然死亡,怎样才能解释这种情况呢? 黄帝回答说:两颧出现拇指大小的赤色,即使疾病稍微好转,仍然会突然死亡。天庭出现拇指大小的黑色,虽然没有明显疾病征象,也会突然死亡。

【原文】 雷公再拜曰:善哉! 其死有期乎? 黄帝曰:察色以言其时。雷公曰:善乎! 愿卒闻之。黄帝曰:庭者,首面也;阙上者,咽喉也;阙中者,肺也;下极者,心也;直下者,肝也;肝左者,胆也;下者,脾也;方上者,胃也;中央者,大肠也;

挟大肠者,肾也;当肾者,脐也;面王以上者,小肠也;面王以下者,膀胱子处也;颧者,肩也;颧后者,臂也;臂下者,手也;目内眦上者,膺乳也;挟绳而上者,背也;循牙车以下者,股也;中央者,膝也;膝以下者,胫也;当胫以下者,足也;巨分[1]者,股里也;巨屈者,膝膑也。此五脏六腑肢节之部也,各有部分。有部分,用阴和阳,用阳和阴,当明部分,万举万当。能别左右,是谓大道;男女异位,故曰阴阳,审察泽夭,谓之良工。

【提要】 本段阐述了脏腑、肢体等发生病变时,在面部各自分布位置的反映。

【注释】 [1]巨分:为上下牙床大分处。

【白话解】 雷公拜了两拜说:讲得好啊!上述所言突然死亡的时间有规律吗?黄帝回答说:通过观察五色出现在面部的位置,按照五行生克乘侮的原则,就可以推测死亡的时间。雷公说:好啊!我想听您详细地谈一谈。黄帝道:脏腑肢体与面部各位置的关系是:天庭反映头面的状况;眉心的上部反映咽喉的状况;两眉之间反映肺的状况;两目之间反映心的状况;两目之间正下方的鼻柱部位,则反映肝的状况;肝所主部位的左面,反映胆的状况;鼻头反映脾的状况;鼻翼反映胃的状况;面颊的中央部位,反映大肠的状况;挟大肠所主部位的外侧,反映肾的状况;在身体上肾与脐正相对,所以肾所主部位的下方,反映脐的状况;鼻头的外侧上方,反映小肠的状况;鼻头下方的人中沟,反映膀胱和子宫的状况;两颧反映肩部的状况;两颧的外侧反映臂的状况;臂所主部位的下方,反映手的状况;内眼角的上方,反映胸部和乳房的状况;面颊外侧耳边的上方,反映背的状况;沿着颊车向下,反映大腿的状况;上下牙床中间的部位,反映膝的状况;膝所主部位的下方,反映小腿的状况;小腿所主部位的下方,反映足的状况;口角的大纹处,反映大腿内侧的状况;面颊下方曲骨的部位,反映膝部膑骨的状况。以上就是五脏、六腑和肢体在面部的对应部位。五脏六腑和肢体发生病变,在相应的部位便会出现色泽异常。全身在面部所主的位置确定后,就能够正确地诊断疾病了。在治疗时,阴衰而导致阳盛的,应当补阴以配阳。阳衰而导致阴盛者,则应当助阳以和阴。明确了人体各部与面部位置的关系和阴阳盛衰状况,辨证治疗就一定会恰当。左右是阴阳升降的道路,所以辨别色泽在面部左右上下的移动,是辨别阴阳盛衰的重要规律。男子和女子面部色泽上下移动的诊断意义是不同的,男子左为逆右为顺,女子右为逆左为顺,这是因为男女阴阳属性不同。

【按语】 面部的脏腑肢节分部理论即面部全息理论,能有效指导临床诊治。现代有些针灸家创立的"面针",也是应用这一理论的结果。可见这一理论的科学价值,并有进一步研究的必要。

【原文】 沉浊为内,浮泽为外。黄赤为风,青黑为痛,白为寒,黄而膏润为脓,赤甚者为血痛,甚为挛,寒甚为皮不仁。五色各见其部,察其浮沉,以知浅深;

察其泽天,以观成败;察其散抟,以知远近;视色上下,以知病处;积神于心,以知往今。故相气不微,不知是非,属意勿去,乃知新故。色明不粗,沉天为甚,不明不泽,其病不甚。其色散,驹驹然,未有聚;其病散而气痛,聚未成也。肾乘心,心先病,肾为应,色皆如是。男子色在于面王,为小腹痛;下为卵痛;其圜直为茎痛,高为本,下为首,狐疝㿉阴之属也。女子在于面王,为膀胱子处之病,散为痛,抟为聚,方员左右,各如其色形。其随而下至胝,为淫,有润如膏状,为暴食不洁。

左为左,右为右。其色有邪,聚散而不端,面色所指者也。色者,青黑赤白黄,皆端满有别乡。别乡赤者,其色赤,大如榆荚,在面王为不日。其色上锐,首空上向,下锐下向,在左右如法。以五色命脏,青为肝,赤为心,白为肺,黄为脾,黑为肾。肝合筋,心合脉,肺合皮,脾合肉,肾合骨也。

【提要】 本段论述了根据面部色泽变化来判断疾病,辨别病位的深浅、病程的长短和疾病的防治的内容。

【白话解】 在色诊的运用上,除了明确人体各部与面部相应位置的关系外,还要审察面部色泽的荣润与晦暗,才能称其为高明的医生。面色沉滞晦暗的,主在里、在脏的病变。浮露而鲜明的,主在表、在腑的病变。黄色和赤色主风病,青色和黑色主痛证,白色主寒证。在疮疡等外科疾病中,局部色泽黄润,软如脂膏者,是成脓的表现;局部颜色深红,是血瘀未成脓的表现。疼痛剧烈的,可以形成肢体拘挛。若寒邪甚,可出现皮肤麻痹不仁。人体发生病变,面部就会出现相应位置的色泽变化。通过观察五色的浮露和沉滞,能够了解病位的浅深,观察面色的润泽与晦暗,就能推测疾病预后的好坏。观察五色的散漫和聚结,则能了解病程的长短。观察五色出现在面部的位置,便能判断疾病发生的部位。医生聚精会神地分析色泽的变化,就可以了解疾病以往的情况和当前的发展变化。如果不细致入微地观察色泽的变化,连正常和异常都不能分辨清楚。只有专心致志地分析研究,才能知道新病、旧病、及其发展变化的规律。面色不呈现应有的明润,却见沉滞枯槁,病情严重。面色虽然不明润光泽,但是没有沉滞枯槁现象的,病情不重。

色散漫不聚的,病邪也会逐渐消散,即使气滞不通而引起疼痛,也不会形成积聚一类的病变。肾脏的邪气侵犯心脏,是因为心先患虚证,肾脏的邪气才乘虚侵入心脏,此时肾所主的黑色会出现在面部心所主两目间的部位上。一般发生疾病后,如果病色不出现在本脏所主的部位,均可以依次类推。男子病色出现在鼻头上,主小腹疼痛,向下牵引睾丸也会发生疼痛。如果病色出现在人中沟上,主阴茎疼痛,出现在人中沟上部则表现为阴茎根部疼痛,出现在人中沟下部的则阴茎头部疼痛。这些都属于狐疝、阴囊肿大等疾病。女子病色出现在鼻头上,主膀胱和子宫的病变。病色散漫不收者,为气滞引起的疼痛。病色抟聚不散,为血液凝结而形成积聚。积聚的表现,有的是方,有的是圆,有的在左边,有的在右边,都和病色的表象相一致,病色若随之下移到唇部,则表明患有白淫、带下污浊等病变。若兼见唇色润泽如脂膏样者,为暴饮暴食、饮食不洁之物所引起的疾病。面部色泽的异常变化与体内疾病发生的部位是一致的,病色出现在左侧,就表明左侧有病。病色出现在右侧,说明是右侧有病。面部色泽异常,例如聚结不散或散漫不收等不正常的现象,出现在面部的某一部位,就能判断出疾病的位置。所谓五色,就是青色、黑色、赤色、白色、黄色。在正常情况下,深浅适中而充满,分别表现在各自的部位上。异常情况下,色泽会发生变化,如赤色出现在心所主的部位,像榆荚一样大小,主心发生病变。如果出现在鼻头,是女子经闭的征象。病色的形状,上部呈尖锐状的,表明头面部正气虚弱,邪气有向上发展的趋势。下部呈尖锐状的,则身体下部正气虚弱,邪气有向下发展的趋势。左侧或右侧呈尖锐状,与上部和下部的诊断意义一致。把面部五色同五脏相互联系,青色属肝,赤色属心,白色属肺,黄色属脾,黑色属肾,五脏又同外在组织相合,肝同筋相合,心同脉相合,肺同皮相合,脾同肉相合,肾同骨相合,所以各组织也分别同五色相联系。

论勇第五十

【题解】 因文中主要论述了勇敢与怯懦的表现、脏腑的相应变化,及其在诊断和治疗上的意义,故称为"论勇"。

【原文】 黄帝问于少俞曰:有人于此,并行并立,其年之长少等也,衣之厚薄均也,卒然遇烈风暴雨,或病或不病,或皆病,或皆不病,其故何也? 少俞曰:帝问何急? 黄帝曰:愿尽闻之。少俞曰:春青风,夏阳风,秋凉风,冬寒风。凡此四时之风者,其所病各不同形。

黄帝曰:四时之风,病人如何? 少俞曰:黄色薄皮弱肉者,不胜春之虚风;白色薄皮弱肉者,不胜夏之虚风;青色薄皮弱肉,不胜秋之虚风;赤色薄皮弱肉,不胜冬之虚风也。黄帝曰:黑色不病乎? 少俞曰:黑色而皮厚肉坚,固不伤于四时之风;其皮薄而肉不坚,色不一者[1],长夏至而有虚风者,病矣。其皮厚而肌肉坚者,长夏至而有虚风,不病矣。其皮厚而肌肉坚者,必重感于寒,外内皆然,乃病。黄帝曰:善。

【提要】 人在同一环境中受病与否,其关键决定于体质的强弱。

【注释】 [1] 色不一者:肤色经常变化而没有一定的人。

【白话解】 黄帝问少俞道:假如有这样一些人,他们的行为举止一样,共同行走或是站立,年龄大小一致,穿着衣服的厚薄也相同。可是,突然遇到狂风暴雨等异常气候变化,有人生病,有人不生病,有时都发病,有时都不发病,这是为什么呢?少俞回答说:您想先了解哪方面的情况呢?黄帝说:所有的问题我都想知道。少俞说:春季吹的是温风,夏季是热风,秋季是凉风,冬季是寒风。因为在四季分别感受不同风邪,所以发生疾病时就会有不同的证候。黄帝问:四季不同的风邪分别侵袭人体,病人感受风邪会有什么区别呢?少俞回答说:面色黄、皮肤薄、肌肉柔弱的人,脾气不足,经受不住春季风邪的侵袭;面色白、皮肤薄、肌肉柔弱的人,肺气不足,经受不住夏季风邪的侵袭;面色青、皮肤薄,肌肉柔弱的人,肝气不足,经受不住秋季风邪的侵袭。面色赤、皮肤薄、肌肉柔弱的人,心气不足,经受不住冬季风邪的侵袭。黄帝问:面色黑的人,就不会感受风邪而发生疾病吗?少俞答:面色黑而皮肤厚、肌肉坚实的人,肾气充盛,当然不会遭受风邪的侵袭。如果皮肤薄、肌肉不坚实、面色又不是始终保持黑色的人,到了长夏而感受风邪就会发生疾病。如果面色黑、皮肤厚、肌肉坚实者,即使在长夏遇到风邪,也不会发生疾病。面色黑、皮肤厚、肌肉坚实的人一定是寒邪已侵入体内,又感受风邪,外邪与内邪相结合才会生病。黄帝说:讲得很好。

【原文】 黄帝曰:夫人之忍痛与不忍痛,非勇怯之分也。夫勇士之不忍痛者,见难则前,见痛则止;夫怯士之忍痛者,闻难则恐,遇痛不动。夫勇士之忍痛者,见难不恐,遇痛不动;夫怯士之不忍痛者,见难与痛,目转面盻[1],恐不能言,失气,惊,颜色变化,乍死乍生。余见其然也,不知其何由,愿闻其故。少俞曰:夫忍痛与不忍痛者,皮肤之薄厚,肌肉之坚脆,缓急之分也,非勇怯之谓也。

黄帝曰:愿闻勇怯之所由然。少俞曰:勇士者,目深以固,长衡直扬,三焦理横,其心端直,其肝大以坚,其胆满以傍,怒则气盛而胸张,肝举而胆横,眦裂而目扬,毛起而面苍,此勇士之由然者也。

黄帝曰:愿闻怯士之所由然。少俞曰:怯士者,目大而不减,阴阳相失,其焦理纵,髑骬短而小,肝系缓,其胆不满而纵,肠胃挺,胁下空,虽方大怒,气不能满其胸,肝肺虽举,气衰复下,故不能久怒,此怯士之所由然者也。

【提要】 忍痛与否不是勇怯的本质区别,勇怯的根本是在于内脏生理功能强弱的不同,其中又主要决定于肝胆的坚或脆。

【注释】 [1]目转面盻:目转,系指因惊恐而头晕眼花。面盻,系指面部斜侧,惊恐不敢正视。

【白话解】 黄帝问道:人体能否忍受疼痛,不是根据性格勇敢与怯懦来区分的。性格勇敢而不能忍耐疼痛者,遇到危难时可以挺身向前,可是感到疼痛时就会退缩不前;性格怯懦而能忍耐疼痛者,听到危难的事情就惊恐不安,遇到疼痛却能忍受而不动摇。勇敢而又能忍耐疼痛者,遇到危难不恐惧,碰到疼痛也能忍受。怯懦又不能耐受疼痛者,遇到危难和疼痛,就吓得头晕眼花,颜色变更,侧头而不敢正视,话也不敢说等表现出心神散乱,痛得死去活来。我看到这些情况,不知是什么原因,想了解一下其中的道理。少俞回答说:能否忍耐疼痛,是根据皮肤的厚与薄,肌肉的坚实与脆弱,以及纵缓与紧密的不同,不是根据性格的勇敢和怯懦来区分。黄帝问:我想了解人体性格的勇敢和怯懦,是从哪些形式表现出来的。少俞回答说:勇敢的人,两目凹陷而目光坚定,眉毛竖起而长直,皮肤肌肉的纹理是横向的,心脏端正而向下垂直,肝脏大而坚实,胆囊充盈而增大。发怒时,怒气充满胸中而胸廓张大,肝气上升而胆气横溢,眼睛瞪得很大,目光逼人,毛发竖起,面色铁青等,这就是勇敢人的表现。黄帝又问:性格怯懦的人有什么样的表现呢? 少俞回答说:怯懦的人,眼睛虽然很大却不凹陷,阴阳气血不协调,皮肤肌肉的纹理是竖向的,胸骨剑突短小,肝系松弛,胆囊不充盈,肠胃挺直,胁下空软,即使发怒时,怒气也不能充满胸中,肝肺虽然因怒气而暂时上举,但是随着怒气的衰减,肝肺又重新下降,所以不能长时间地发怒,这就是怯懦人的表现。

【原文】 黄帝曰:怯士之得酒,怒不避勇士者,何脏使然? 少俞曰:酒者,水谷之精,熟谷之液也,其气慓悍,其入于胃中,则胃胀,气上逆,满于胸中,肝浮胆横,当是之时,固比于勇士,气衰则悔。与勇士同类,不知避之,名曰酒悖[1]也。

【提要】 举例讲述了酒对人的性格与行为的影响。

【注释】 [1]酒悖:由于酒而出现的反常表现。

【白话解】 黄帝问:怯懦的人喝了酒以后发怒时与勇敢的人相似,是哪些脏腑发挥作用使他这样呢? 少俞回答说:酒是水谷的精华,由谷类酿造而成的液体,性质迅猛滑利。酒入胃后使胃胀大,气机上逆,壅滞胸中,使肝气上升,胆汁横逆。饮酒后,他的行为当然与勇敢的人相同,但是等到酒醒气衰以后,自己就会感到懊悔。这种人的表现虽然与勇敢的人非常相似,但并不是有意识地按照勇敢人的行为去做,而是酒在体内起的作用,所以称为酒悖。

【按语】 文中所述说明,人的勇怯虽与内脏器官及气机强弱有内在联系,但是性格上的差异,也不能看做是绝对的,社会实践的锻炼,精神意志的修养,同样对性格的改变有相当大的作用。

背腧第五十一

【题解】 背腧,系指五脏所主的背部腧穴。因文中主要记述了五脏所主背部腧穴的位置和取穴方法,故称为"背腧"。

【原文】 黄帝问于岐伯曰:愿闻五脏之腧,出于背者。岐伯曰:胸中大腧,在杼骨之端,肺腧在三焦[1]之间,心腧在五焦之间,膈腧在七焦之间,肝腧在九焦之间,脾腧在十一焦之间,肾腧在十四焦之间。皆挟脊相去[2]三寸所,则欲得而验之,按其处,应在中而痛解,乃其腧也。灸之则可,刺之则不可。气盛则泻之,虚则补之。以火补者,毋吹其火,须自灭也;以火泻之,疾吹其火,传其艾,须其火灭也。

【提要】 在论述五脏背腧穴的位置和取穴方法的基础上,本篇指出治疗时应运用灸法而不宜深刺的道理,并要根据病证的虚与实分别采用补法和泻法。

【注释】 [1]三焦:本文特指第三脊椎。余此类推。

[2]相去:本文指平行两个同名穴位之间的距离。

【白话解】 黄帝问岐伯道:我想了解五脏的腧穴,都出于背部的什么位置。岐伯说:胸中的大杼穴在项后第一椎骨下的两侧,肺俞在第三椎下的两侧,心俞在第五椎下的两侧,膈俞在第七椎下的两侧,肝俞在第九椎下的两侧,脾俞在十一椎的两侧,肾俞在十四椎的两侧。这些腧穴都在脊椎的两旁,左右穴位相距三寸,距离背正中线约一寸五分。确定这些腧穴的位置,检验的方法是,用手指按在穴位上,病人感到局部酸麻胀痛,体内的病痛得到缓解,便是取中了腧穴。对于背俞穴,治疗上应当采用灸法,不能采用针刺方法。在运用灸法时,邪气盛则施以泻法,正气虚则施以补法。在运用灸法来补益正气时,艾火燃着后不要吹灭,要等待火自然熄灭。用灸法泻除邪气时,艾火燃着后要迅速将它吹旺,然后用手搏捻艾炷,一定要把艾火熄灭。

【按语】 本文所述位于背脊两侧的大杼、膈俞以及五脏的背俞穴,一直为针灸医家所采用。文中对于五脏背俞穴特别指出"灸之则可,刺之则不可",这主要说明背部不可深刺,深刺会刺伤内脏,发生危险,但并不是说背部绝对禁刺。对针灸两法而言,一般认为补用灸,泻用针,本文则指出灸法中也有补泻之别。本文"按其处,应在中而痛解",是后世"以痛为腧"的先导,这不仅用于针刺治疗的取穴,也发展为对某些疾病的诊断方法,称之为"穴位压痛辨病诊断法"。

卫气第五十二

【题解】 本篇主要论述了十二经所在,人身四个气街的部位、主治病证、调治方法。篇首简要阐述了营气和卫气的生成、运行部位。因十二经及其标本、六腑气街皆与卫气有关,所以篇名为"卫气"。

【原文】 黄帝曰:五脏者,所以藏精神魂魄者也;六腑者,所以受水谷而行化物者也。其气内于五脏,而外络肢节。其浮气之不循经者,为卫气;其精气之行于经者,为营气。阴阳相随,外内相贯,如环之无端。亭亭淳淳乎,孰能穷之。然其分别阴阳,皆有标本虚实所离之处。能别阴阳十二经者,知病之所生;候虚实之所在者,能得病之高下;知六腑之气街者,能知解结契绍[1]于门户;能知虚石[2]之坚软者,知补泻之所在;能知六经标本者,可以无惑于天下。

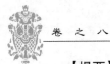

【提要】 本段主要论述了脏腑的功能特点,营气和卫气的生成、运行部位。

【注释】 [1] 契绍:契,开之义。绍,达之义。

[2] 石:通实。

【白话解】 黄帝说;五脏是贮藏精、神、魂、魄等的器官,六腑是接受和传化饮食物的器官。由饮食物所化生的精微物质,内入五脏,外布肢体关节。其中浮漂在外而不在经脉中运行的是卫气,在经脉中运行的是营气。属阳的卫气和属阴的营气相互依随,内外贯通,在体内的运行像圆环一样循环往复永无休止。营气和卫气运行的情况,谁能彻底弄明白呢?然而经脉又分为阴经与阳经,经脉都有各自的起点和终点,都有气血充盛和空虚的不同,经脉之间还有会合、分离的部位。所以分清属阴属阳的十二经脉,就能判断哪条经脉发生了病变,诊察经脉气血虚实的所在位置,便能了解患病部位是在上还是在下。了解六腑气机通行的道路,即能找到疾病治疗过程中解决关键问题的途径。了解疾病虚实的程度和对治疗的反应,就可以掌握补泻方法的具体运用。明白六经的标本,对各种疾病的认识和治疗,才不会产生疑惑。

【原文】 岐伯曰:博哉! 圣帝之论。臣请尽意悉言之。足太阳之本,在跟以上五寸中,标在两络命门。命门者,目也。足少阳之本,在窍阴之间,标在窗笼之前。窗笼者,耳也。足少阴之本,在内踝下上三寸中,标在背腧与舌下两脉也。足厥阴之本,在行间上五寸所,标在背腧也。足阳明之本,在厉兑,标在人迎,颊挟颃颡也。足太阴之本,在中封前上四寸之中,标在背腧与舌本也。手太阳之本,在外踝之后,标在命门之上一寸也。手少阳之本,在小指次指之间上二寸,标在耳后上角下外眦也。手阳明之本,在肘骨中,上至别阳,标在颜下合钳上也。手太阴之本,在寸口之中,标在腋内动也。手少阴之本,在锐骨之端,标在背腧也。手心主之本,在掌后两筋之间二寸中,标在腋下下三寸也。凡候此者,下虚则厥,下盛则热;上虚则眩,上盛则热痛。故石者,绝而止之,虚者,引而起之。

请言气街,胸气有街,腹气有街,头气有街,胫气有街。故气在头者,止之于脑;气在胸者,止之膺[1]与背腧;气在腹者,止之背腧,与冲脉于脐左右之动脉者;气在胫者,止之于气街,与承山踝上以下。取此者,用毫针,必先按而在,久应于手,乃刺而予之。所治者,头痛眩仆,腹痛中满暴胀,及有新积。痛可移者,易已也;积不痛,难已也。

【提要】 本段主要论述了十二经脉的起点和终点;胸部、腹部、头部和腿部经气流行的部位,及其异常时的治疗方法。

【注释】 [1] 膺:指胸部两侧肌肉隆起处。

【白话解】 岐伯道:您所谈论的问题是很高深博大的,请让我尽量详细地谈谈。足太阳膀胱经之本,在足跟以上五寸的附阳穴,标在双眼内眼角的睛明穴。足少阳经之本,在第四足趾外侧的窍阴穴,标在耳前方的听宫穴。足少阴肾经之本,在足内踝下缘向上三寸的复溜、交信穴,标在背部十四椎下两旁的肾俞穴和舌下两条静脉上的金津、玉液穴。足厥阴肝经之本,在行间穴向上五寸的中封穴,标在背部第九椎下两旁的肝俞穴。足阳明胃经之本,在第二足趾上的历兑穴,标在颈部结喉旁的人迎穴和上颚鼻后孔至面颊之间的部位。足太阴脾经之本,在中封穴前方向上四寸的三阴交穴,标在背部第十一椎下两旁的脾俞和舌根部。手太阳小肠经之本,在手外踝后侧的养老穴,标在睛明穴向上一寸的地方。手少阳三焦经之本,在第四与第五手指之间的液门穴,标在耳上角的角孙穴和外眼角的丝竹空穴。手阳明大肠经之本,在肘部靠近骨的曲池穴,在手臂上部还有臂臑穴,标在额角与耳前交会点的头维穴。手太阴肺经之本,在位于寸口的太渊穴,标在腋窝内侧动脉搏动处的天府穴。手少阴心经之本,在掌后锐骨边上的神门穴,标在背部第五椎下两旁的心俞穴。手厥阴心包经之本,在掌后二寸两筋间的内关穴,标在腋下三寸的天池穴。一般诊察十二经标本的发病规律是:位于下部的本,阳气虚弱则发生厥逆,阳气亢盛则发生热证。位于上部的标,阳气不足则出现眩晕,阳气亢盛则出现发热、疼痛。标本病变属实的,应当用泻法,彻底驱除邪气而制止疾病的发展。标本病变属虚的,应当用补法来振奋阳气。

请让我再谈谈各部气机所通行的道路。人体的胸部、腹部、头部和腿部的气,都有各自通行的道路和输注的部位。头部运行之气,输注于脑。胸部运行之气,输注到胸膺和背部十一椎以上的背俞穴。腹部运行之气,输注到背部十一椎以下的背俞穴和脐部左侧右侧动脉附近冲脉的腧穴肓俞与天枢等。腿部运行之气,输注到气冲穴、承山穴和足踝的上下部位。针刺这些部位,要使用毫针。操作时,须首先用手在穴位上长时间地按压,使气到达手所压的部位,然后用毫针刺入施行补泻手法。运用这种方法所治疗的病证有,头痛、头晕、突然昏倒、腹痛、腹部突然胀满及病程较短的积聚。积聚病中,疼痛而切按能够移动的就容易治愈,切按时不能移动而不疼痛的就很难治愈。

【按语】　本文在阐述十二经脉的标本及与某些穴位关系的基础上,论述了上下虚实的治法,并说明四街的部位,以及治疗上取其穴位时应用毫针的手法,对临证治疗有实际指导意义。

论痛第五十三

【题解】　本篇主要论述了不同体质的人,对于针刺、艾灸和药物的耐受力也不同,治疗疾病,要根据不同的体质,因人制宜。因本篇主要是阐述人体对针刺灸火的耐痛问题,所以名为"论痛"。

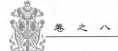

【原文】　黄帝问于少俞曰:筋骨之强弱,肌肉之坚脆,皮肤之厚薄,腠理之疏密,各不同,其于针石火焫之痛何如? 肠胃之厚薄坚脆亦不等,其于毒药何如? 愿尽闻之。少俞曰:人之骨强、筋弱、肉缓、皮肤厚者,耐痛,其于针石之痛火焫亦然。

黄帝曰:其耐火焫者,何以知之? 少俞答曰:加以黑色而美骨[1]者,耐火焫。黄帝曰:其不耐针石之痛者,何以知之? 少俞曰:坚肉薄皮者,不耐针石之痛,于火焫亦然。

黄帝曰:人之病,或同时而伤,或易已,或难已,其故何如? 少俞曰:同时而伤,其身多热者,易已;多寒者,难已。

黄帝曰:人之胜毒,何以知之? 少俞曰:胃厚、色黑、大骨及肥骨者,皆胜毒;故其瘦而薄胃者,皆不胜毒也。

【提要】　本篇主要阐述了人体肌肉、筋骨、皮肤、腠理和肠胃的坚实与脆弱、厚与薄、粗疏与致密等不同,对于针刺、艾灸、药物的耐受力也不同,指出治疗疾病要因人制宜,施用个体化的治疗方法。

【注释】　[1] 美骨:骨骼发育完善、健美。

【白话解】　黄帝问少俞道:人体的筋骨有强壮与软弱的不同,肌肉有坚实与脆弱的区分,皮肤有厚薄之别,腠理有粗疏与致密之异,他们对于针刺和艾火灸灼所引起疼痛的忍耐能力如何呢,人体肠胃厚薄、坚实和脆弱也不相同,他们对于药物的耐受能力又怎样呢? 希望你详尽地讲给我听听。少俞回答说:骨骼强壮、筋脉软弱、肌肉舒缓、皮肤较厚的人,能够忍耐疼痛,无论是对针刺或艾火烧灼的疼痛,其耐受程度都是同样的。

黄帝问:怎么知道有些人能够耐受艾火烧灼的疼痛呢? 少俞答道:不但骨骼强壮、筋脉软弱、肌肉舒缓、皮肤较厚,而且皮肤色黑、骨骼发育完善而匀称,就能够耐受艾火烧灼的疼痛。黄帝道:怎么知道有些人不能耐受针刺的疼痛呢? 少俞说:肌肉坚实、皮肤薄的人,不能耐受针刺的疼痛。

黄帝问:在同一时间内患同样的病变,有的人容易治愈,有的人不容易治愈,这是什么原因呢? 少俞答道:同时患同样的疾病,如果以热证为主的,就容易治愈,以寒证为主的就难以治愈。

黄帝问:如何了解人体对药物的耐受力呢? 少俞说:胃厚实、色黑、骨骼粗壮、身体肥胖的人,都对药物有较强的耐受力。身体消瘦、胃薄弱者,对药物的耐受力就差。

【按语】　本文讨论了人体的素质不同,在治疗上有能否耐受针石、火焫之痛和耐受毒药的区别,提出了因人制宜的重要观点,是中医学辨证论治的基础。文中还提出疾病痊愈的难易,与病证属性的寒热有密切的关系,从邪气角度考虑病程的进展,是十分有意义的。

天年第五十四

【题解】 天年,系指天赋之年寿。本文主要论述了人体生长衰老过程中各个阶段的生理特点,以及气血盛衰、脏腑强弱同寿命长短的关系。因文中主要围绕寿夭问题进行论述,故名为"天年"。

【原文】 黄帝问于岐伯曰:愿闻人之始生,何气筑为基,何立而为楯,何失而死,何得而生?岐伯曰:以母为基,以父为楯[1];失神者死,得神者生也。

黄帝曰:何者为神?岐伯曰:血气已和,荣卫已通,五脏已成,神气舍心,魂魄毕具,乃成为人。

黄帝曰:人之寿夭各不同,或夭寿,或卒死,或病久,愿闻其道。岐伯曰:五脏坚固,血脉和调,肌肉解利,皮肤致密,营卫之行,不失其常,呼吸微徐,气以度行,六腑化谷,津液布扬,各如其常,故能长久。

黄帝曰:人之寿百岁而死,何以致之?岐伯曰:使道隧以长,基墙高以方,通调营卫,三部三里起,骨高肉满,百岁乃得终。

【提要】 本段主要阐述了寿夭的根本因素取决于五脏的坚与不坚,而在五脏中,尤其强调先天之本肾气的作用。

【注释】 [1] 楯:shǔn,音吮,栏杆,文中指阳气在外为卫外。

【白话解】 黄帝问岐伯道:我想知道在人体生命开始的时候,以什么作为基础,又以什么作为保障,丧失了什么便会死亡,保持了什么才能生存呢?岐伯回答说:人体生命的开始,以母亲的阴血作为基础,以父亲的阳精作为保障,两者结合而产生神才有生命活动。丧失了神气人就会死亡。保持了神气人才能生存。

黄帝问:什么是神气呢?岐伯答道:在母体中,随着胎儿的逐渐发育,达到气血调和、营卫通畅,五脏成形时,便产生了神气。神气产生后,藏于心中,魂魄也由此生成,这才构成一个健全的人。

黄帝说:人的寿命有长短的差别,有的人长寿,有的短命,有的人患病时间很短就突然死亡了,有的人患病时间很久而能迁延时日,我想听听其中的道理。岐伯道:五脏强健而功能正常,血脉调和匀畅,肌肉间隙通利,皮肤致密,营气和卫气的运行正常,呼吸调畅,气按一定规律流行,六腑正常传化饮食物,并将所化生的津液布散全身,身体各部的功能活动都正常进行,就能够长寿。

黄帝说:如何知道人活到百岁才会死亡呢?岐伯说:长寿的人,鼻道深邃而长,面部的颊侧和下颌等部位的骨高肉厚而且端正,营气和卫气的运行调和通畅,颜面上部的额角、中部的鼻和下部的下颌都隆起,骨骼高大、肌肉丰满。有这些征象的人,活到一百岁才会死亡。

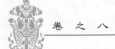

【原文】 黄帝曰:其气之盛衰,以至其死,可得闻乎? 岐伯曰:人生十岁,五脏始定,血气已通,其气在下,故好走;二十岁,血气始盛,肌肉方长,故好趋;三十岁,五脏大定,肌肉坚固,血脉盛满,故好步;四十岁,五脏六腑十二经脉,皆大盛以平定,腠理始疏,荣华颓落,发颇斑白,平盛不摇,故好坐;五十岁,肝气始衰,肝叶始薄,胆汁始灭[1],目始不明;六十岁,心气始衰,苦忧悲,血气懈惰,故好卧;七十岁,脾气虚,皮肤枯;八十岁,肺气衰,魄离,故言善误;九十岁,肾气焦,四脏经脉空虚;百岁,五脏皆虚,神气皆去,形骸独居而终矣。

【提要】 本段阐述了人体不同年龄阶段的生理特点。

【注释】 [1] 灭:《黄帝内经太素》与《甲乙经》均为"减"。

【白话解】 黄帝说:气在人一生中的盛衰情况,以及从出生到死亡整个生命过程中的表现,能讲给我听一听吗? 岐伯道:人生长到十岁的时候,五脏发育到一定的健全程度,血气的运行完全畅通均匀,人体生长发育的根源是肾脏的精气,精气从下部而上行,所以喜爱跑动。二十岁时,血气开始充盛,肌肉也趋于发达,所以行动敏捷,走路很快。三十岁,五脏已经发育完善,肌肉发达而坚实,血脉充盈旺盛,步履稳健而喜欢从容不迫地行走。四十岁的时候,人体的五脏、六腑、十二经脉,发育都非常健全,到了最旺盛阶段而逐渐衰退,腠理开始粗疏,颜面的色泽逐渐消退,发鬓开始斑白,因为精气已发展到最高阶段而开始衰减的缘故,所以愿意坐着而不想活动。到五十岁的时候,肝气开始衰减,肝叶开始瘦薄,胆汁开始减少,两眼开始昏花。到六十岁时,心气开始衰减,主神志的功能失常,以致经常出现忧愁悲伤的情志改变,又因为血气不足而运行缓慢,所以只想躺卧。到七十岁,脾气虚弱,皮肤干枯而不润泽。到了八十岁,肺气衰减,不能涵养魄而魄离散,所以言语容易发生错误。九十岁,肾气枯竭,其余四脏的经脉气血也都空虚了。到了一百岁,五脏及其经脉都空虚了,所藏的神气消散了,只有形体躯壳存在,也就死亡了。

【原文】 黄帝曰:其不能终寿而死者,何如? 岐伯曰:其五脏皆不坚,使道不长,空外以张,喘息暴疾;又卑基墙,薄脉少血,其肉不石,数中风寒,血气虚,脉不通,真邪相攻,乱而相引,故中寿而尽也。

【提要】 本段说明人不能终寿的因素是因为五脏不坚。

【白话解】 黄帝问:有的人没活到一百岁就死亡了,这是为什么呢? 岐伯答道:这种人的五脏都不坚固而功能失常,鼻道不深,鼻孔向外张开,呼吸急促。另外面部的颊侧和下颌塌陷,脉体薄弱而脉中血少,肌肉不坚实,又屡次被风寒等外邪侵袭,使血气更虚,血脉不通畅。总之,人体正气虚弱,邪气就容易侵入人体而又进一步伤害正气,所以没有活到一百岁就死亡了。

【按语】 本文从内脏的强弱、血气的盛衰等方面探讨了人寿夭的因素。需要指出的是,先天条件并不是绝对的,如果先天秉气薄弱,后天尚可资培,若更能无犯虚邪贼风,重视体育锻炼,也可同享长寿。

逆顺第五十五

【题解】 逆顺,系指反常与正常,既指气行的逆顺,又含针刺的逆与顺。因文中主要论述了人体出现气血逆乱后,针刺方法运用的逆与顺,故称为"逆顺"。

【原文】 黄帝问于伯高曰:余闻气有逆顺,脉有盛衰,刺有大约[1],可得闻乎? 伯高曰:气之逆顺者,所以应天地阴阳四时五行也;脉之盛衰者,所以候血气之虚实有余不足;刺之大约者,必明知病之可刺,与其未可刺,与其已不可刺也。

黄帝曰:候之奈何? 伯高曰:兵法曰无迎逢逢之气,无击堂堂之阵。刺法曰:无刺熇熇[2]之热,无刺漉漉之汗,无刺浑浑之脉,无刺病与脉相逆者。

黄帝曰:候其可刺奈何? 伯高曰:上工,刺其未生者也;其次,刺其未盛者也;其次,刺其已衰者也。下工,刺其方袭者也;与其形之盛者也;与其病之与脉相逆者也。故曰:方其盛也,勿敢毁伤,刺其已衰,事必大昌。故曰:上工治未病,不治已病,此之谓也。

【提要】 本篇主要阐述了人体气血发生逆乱时的三种针刺原则,并且说明了不能运用刺法的具体表现,以及运用刺法的时机。揭示了早期诊断、早期治疗的精神。

【注释】 [1] 大约:主要的法则。

[2] 熇熇:熇,hè,音贺,熇熇,义为高热炽盛。

【白话解】 黄帝问伯高说:我听说气的运行有逆顺,脉象有盛衰,针刺方法有总的原则,能讲给我听听吗? 伯高答道:气行的逆顺与自然界的阴阳变化、四季的五行规律相对应。脉象的盛衰表现,可以诊察气血的虚实变化。针刺方法总的运用原则,必须明了哪些疾病可以运用刺法,哪些不能运用,哪些疾病已经不能通过针刺来救治了。

黄帝问:如何判断疾病是否适宜运用刺法呢? 伯高回答说:《兵法》上曾经说过,作战时当敌人攻势迅猛的时候,不要抵挡其攻击。对敌人盛大整齐的阵势,也不能贸然进攻。《刺法》也记载有,热势炽盛的不能用刺法,大汗淋漓的不能用刺法,脉象盛大燥疾的急病不能用刺法,脉象和病情相反的也不能用刺法。

黄帝问:怎样确定哪些疾病适宜运用刺法呢? 伯高回答说:首先,高明的医生在没有发生疾病的时候施用针刺来预防。其次,在疾病初期,邪气尚未亢盛的时候,施用刺法。再次,在邪气已经衰减而正气逐渐恢复,因势利导地施用刺法。技术低劣的医生,在邪气亢盛、或表现的病证很重、或病情与脉象不相符的情况下进行针刺。所以说,在邪气亢盛时不要施用刺法而损伤元气,在邪气衰减的时候进行针刺,就一定能把疾病治愈。所以,高明的医生,在没有发生疾病的时候

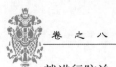

就进行防治,而不是在疾病发生以后,才进行治疗,就是这个意思。

五味第五十六

【题解】 五味,系指酸、苦、甘、辛、咸五种味道。因文中主要论述了五味与五脏的配属关系及五脏病的五味宜禁,故称为"五味"。

【原文】 黄帝曰:愿闻谷气有五味,其入五脏,分别奈何? 伯高曰:胃者,五脏六腑之海也,水谷皆入于胃,五脏六腑,皆禀气于胃。五味各走其所喜,谷味酸,先走肝;谷味苦,先走心;谷味甘,先走脾;谷味辛,先走肺;谷味咸,先走肾。谷气津液已行,营卫大通,乃化糟粕,以次传下。

黄帝曰:营卫之行奈何? 伯高曰:谷始入于胃,其精微者,先出于胃之两焦,以溉五脏,别出两行,营卫之道。其大气[1]之抟而不行者,积于胸中,命曰气海,出于肺,循喉咽,故呼则出,吸则入。天地之精气,其大数常出三入一,故谷不入,半日则气衰,一日则气少矣。

【提要】 本段主要论述了饮食五味及进入人体后与五脏的对应关系及营气、卫气的运行。

【注释】 [1] 大气:本文指宗气。

【白话解】 黄帝道:五谷有酸、苦、甘、辛、咸五种味道,食物进入人体后,五味如何分别进入五脏呢? 我想了解这些情况。伯高答:食物进入人体,首先到胃,五脏六腑要从胃接受食物所化生的精微物质,所以胃是五脏六腑所需水谷精微汇聚的地方。食物的五味同五脏的关系,是按五味、五脏的五行属性相联系,五味分别进入各自所亲合的脏。酸味的食物首先进入肝,苦味的首先进入心,甘味的首先进入脾,辛味的首先进入肺,咸味的首先进入肾。食物所化生的精微、津液,正常地流行而布散全身。营气和卫气旺盛、通畅而周流全身。余下的部分化成糟粕,自上而下依次传化而排出体外。

黄帝问:营气和卫气是如何运行的呢? 伯高回答说:食物进入胃后,精微部分从胃出来而分别到达上焦和下焦,以营养五脏。水谷精微化生的精纯部分是营气,在脉中运行。水谷精微所化生的运行迅猛、滑利的部分是卫气,在脉外运行。这就是营气和卫气的运行道路。水谷精微的另一部分与吸入的清气结合而形成宗气。宗气不像营气、卫气一样周流全身,而主要是积聚在胸中,所以把胸中称为气海。宗气出自于肺,沿着咽喉上行,呼则出,吸则入,保证人体正常的呼吸运动。自然界为人类提供的营养物质,只有食物和空气进入人体后分别形成宗气、营气和卫气、糟粕三个方面,才能维持生命活动。所以,半天不进饮食,人的气就要衰减,一天不进饮食,人的气就会缺少。

【原文】 黄帝曰:谷之五味,可得闻乎? 伯高曰:请尽言之。五谷:杭米甘,麻酸,大豆咸,麦苦,黄黍辛。五果:枣甘,李酸,栗咸,杏苦,桃辛。五畜:牛甘,犬酸,猪咸,羊苦,鸡辛。五菜:葵甘,韭酸,藿咸,薤苦,葱辛。五色:黄色宜甘,青色宜酸,黑色宜咸,赤色宜苦,白色宜辛。凡此五者,各有所宜。五宜所言五色者,脾病者,宜食杭米饭、牛肉枣葵;心病者,宜食麦羊肉杏薤;肾病者,宜食大豆黄卷猪肉栗藿;肝病者,宜食麻犬肉李韭;肺病者,宜食黄黍鸡肉桃葱。

五禁:肝病禁辛,心病禁咸,脾病禁酸,肾病禁甘,肺病禁苦。

肝色青,宜食甘,杭米[1]饭、牛肉、枣、葵皆甘。心色赤,宜食酸,犬肉、麻、李、韭皆酸。脾黄色,宜食咸,大豆、豕肉、栗、藿皆咸。肺白色,宜食苦,麦、羊肉、杏、薤皆苦。肾色黑,宜食辛,黄黍、鸡肉、桃、葱皆辛。

【提要】 本段主要指出食物中的五谷、五果、五畜、五菜也分别具有五种味道,并且对于五脏疾病有宜忌的不同。

【注释】 [1] 杭米:杭,粳的异体字,杭米即粳米。

【白话解】 黄帝问:你能给我讲讲食物的五味吗? 伯高说:请让我详细地讲述这些情况:五谷中,粳米味甘、芝麻味酸、大豆味咸、麦味苦、黄米味辛。五果中,枣子味甘、李子味酸、栗子味咸、杏子味苦、桃子味辛。在五畜中,牛肉味甘、狗肉味酸、猪肉味咸、羊肉味苦、鸡肉味辛。五菜中,葵菜味甘、韭菜味酸、豆叶味咸、野蒜味苦、葱的味辛。由五色来决定五味的适应情况:黄色适应甘味、青色适应酸味、黑色适应咸味,赤色适宜应苦味,白色适应辛味。这就是五色分别适应五味的情况,上述五色所适应的五味,就是分别代表五脏病变所选用的适宜食物。脾脏病变,宜食粳米饭、牛肉、枣、葵菜等。心脏病变,宜食麦、羊肉、杏、野蒜等。肾脏病变,宜食大豆黄卷、猪肉、栗子、豆叶等。肝脏病变,宜食芝麻、狗肉、李子、韭等。肺脏病变,宜食黄米、鸡肉、桃子、葱。五脏病变的禁忌:肝脏病变禁忌辛味,心脏病变禁忌咸味,脾脏病变禁忌酸味,肾脏病变禁忌甘味,肺脏病变禁忌苦味。肝脏病变面色青,肝病苦急,宜食甘味食物以缓急,如粳米饭、牛肉、枣、葵菜都是甘味食物。心脏病变面色赤,心病苦缓,宜食酸味食物以收敛之,如狗肉、芝麻、李子、韭都是酸味食物。脾脏病变面色黄,宜食咸味食物,如大豆、猪肉、栗子、豆叶都是咸味食物。肺脏病变面色白,苦气上逆,宜食苦味食物以泄之,如麦、羊肉、杏、野蒜都是苦味食物。肾脏病变而面色黑,肾病苦燥,宜食辛味食物以润泽之,如黄米、鸡肉、桃子、葱都是辛味食物。

【按语】 本文不仅论述了五谷、五畜、五果、五菜具有不同的五味,对五脏各有其相应的作用,同时论述了五味在病理方面也各有宜忌,开创了后世食疗法的先河。也为后世对药物的认识奠定了基础。有关知识在《五音五味》和《素问》的《脏气法时论》、《五运行大论》、《宣明五气》、《至真要大论》等篇中都有说明,可以相互参照。

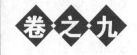

水胀第五十七

【题解】 水,水肿。胀,胸腹胀满。篇中对水肿、肤胀、臌胀、肠覃、石瘕等病证的临床诊断做了鉴别,并且分别论述了这些病证的病因、病机和治疗方法。因文中主要阐述的是以水液运行障碍导致腹部胀满、眼睑和肢体浮肿为主证的水胀病证的诊断与治疗,故称为"水胀"。

【原文】 黄帝问于岐伯曰:水与肤胀、鼓胀、肠覃、石瘕、石水,何以别之?岐伯答曰:水始起也,目窠上微肿,如新卧起之状,其颈脉动,时咳,阴股间寒,足胫瘇,腹乃大,其水已成矣。以手按其腹,随手而起,如裹水之状,此其候也。

黄帝曰:肤胀何以候之? 岐伯曰:肤胀者,寒气客于皮肤之间,鼜鼜[1]然不坚,腹大,身尽肿,皮厚,按其腹,窅[2]而不起,腹色不变,此其候也。

鼓胀何如? 岐伯曰:腹胀身皆大,大与肤胀等也,色苍黄,腹筋起,此其候也。

肠覃何如? 岐伯曰:寒气客于肠外,与卫气相搏,气不得荣,因有所系,癖而内著,恶气乃起,瘜肉乃生。其始生也,大如鸡卵,稍以益大,至其成如怀子之状,久者离岁,按之则坚,推之则移,月事以时下,此其候也。

石瘕何如? 岐伯曰:石瘕生于胞中,寒气客于子门,子门闭塞,气不得通,恶血当泻不泻,衃以留止,日以益大,状如怀子,月事不以时下。皆生于女子,可导而下。

黄帝曰:肤胀鼓胀可刺邪? 岐伯曰:先泻其胀之血络,后调其经,刺去其血络也。

【提要】 本篇对水胀、肤胀、臌胀、肠覃、石瘕等病证做了鉴别。并且分别论述了这些病证的病因、病机和治疗方法。

【注释】 [1] 鼜:kōng,音空,鼓声。

[2] 窅:yǎo,音咬,深陷。

【白话解】 黄帝问岐伯道:水胀、肤胀、臌胀、肠覃与石水,如何进行鉴别呢?岐伯回答说:水胀发病之初,病人的下眼睑微肿,好像刚睡醒时的样子,人迎脉搏动明显,经常咳嗽,大腿内侧寒冷,脚和小腿浮肿,腹部也胀大,出现上述症状,说明水胀病已经形成。用手按压病人腹部,放开手时,被按压的凹陷随手而起,就好像按在盛水的袋子上一样,这就是水胀病的特征。

黄帝问:肤胀病怎样诊断呢? 岐伯答道:肤胀病是因为寒邪侵入皮肤之间引起的,病人表现腹部胀大,用手叩击腹部就好像鼓一样中空而不坚实,全身浮肿,皮肤厚,用手按压腹部,放开手时凹陷不能随手而起,腹部皮肤颜色没有变化,这就是肤胀病的特征。

黄帝问:臌胀病的表现是什么样呢? 岐伯答道:臌胀病的腹部胀大和全身肿胀的表现与肤胀病相同。只是臌胀病的肤色青黄,腹部的青筋暴露,这就是臌胀病的特征。

黄帝问:肠覃的表现怎样呢? 岐伯答道:寒邪侵袭肠体外面,与卫气相互搏结在一起,卫气不能正常运行,寒邪与卫气滞留在身体深处,附着于肠外,病邪逐渐增长,便生成了息肉。肠覃病初期,腹部的肿块像鸡蛋那样大,随着疾病的发展,肿块也逐渐增大,完全形成时,腹隆起好像怀孕一样。病程长的,可以历经数年。用手按压,肿块很坚硬,推之能够移动。月经仍旧按时来潮。这就是肠覃的特征。

黄帝问:石瘕的表现又是怎样的呢? 岐伯答道:石瘕病灶在子宫中,由于寒邪侵犯子宫口,使子宫口闭塞,气血不能流通,本应按时排泄的恶血不能排泄,以致凝结成块而滞留在子宫中,随时间而逐渐增大,腹部隆起也像怀孕一样,但是月经不能按时来潮。患这种病的都是女性,可以用通导攻下以祛除瘀血的方法治疗。

黄帝问:肤胀和臌胀病,可以运用针刺的方法治疗吗? 岐伯答道:治疗这两种疾病,应首先用针刺泻除胀大的血络,然后再根据疾病的具体情况调理相应的经脉。但是,无论采取什么方法治疗,都必须首先用针刺祛除血络中的瘀血。

【按语】 肠覃和石瘕以月经之有无为鉴别的标志。对石瘕的治疗提出了"可导而下"的原则,在今天的临床诊治中,仍具有指导意义。

贼风第五十八

【题解】 贼风,系指四季气候异常所形成的邪气,俗称外邪。因文中主要讨论外邪侵袭人体所发生的疾病,故称为"贼风"。

【原文】 黄帝曰:夫子言贼风邪气之伤人也,令人病焉,今有其不离屏蔽,不出空穴[1]之中,卒然病者,非不离贼风邪气,其故何也? 岐伯曰:此皆尝有所伤,于湿气藏于血脉之中,分肉之间,久留而不去;若有所堕坠,恶血在内而不去。

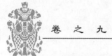

卒然喜怒不节,饮食不适,寒温不时,腠理闭而不通。其开而遇风寒,则血气凝结,与故邪相袭,则为寒痹。其有热则汗出,汗出则受风,虽不遇贼风邪气,必有因加而发焉。

【提要】 本段主要论述了"因加而发"的发病方式,即因于故邪,加以新邪而发病。

【注释】 [1] 空穴:因上古之人穴居野处,故称之。

【白话解】 黄帝问道:你经常讲到,人体发生疾病都是因为贼风邪气侵袭人体引起的。但是有些人并没有离开居处的房屋或遮蔽得很严密的地方,没有遭受贼风邪气的侵袭,却突然发生疾病,这是什么原因呢?岐伯回答说:这种情况的形成,都是因为平素就受到邪气的伤害而没有察觉所造成的。或曾经被湿邪伤害,湿邪侵袭人体后,藏伏在血脉和分肉中,长期不能消散;或从高处跌落,使瘀血留滞在体内;或暴喜大怒而情志活动不能节制;或饮食不适当。或不能根据气候的寒热变化而改变自己的生活习惯,导致腠理闭塞而不通畅。若腠理开时感受风寒,使血脉凝滞不通,新感受的风寒与体内原有的邪气相互搏结,便会形成寒痹。由上述原因使体内有热,则会形成身体出汗,在出汗时就容易感受风邪。即便不是遇到贼风邪气的侵袭,也一定是外邪与体内原有邪气相互结合,才会使人发生疾病。

【按语】 本文指出卒然发病的原因,除贼风邪气外,还有其他种种因素,均可引发疾病。这对后世温病学家"伏气"观点的提出,提供了理论依据。

【原文】 黄帝曰:今夫子之所言者,皆病人之所自知也,其毋所遇邪气,又毋怵惕[1]之所志,卒然而病者,其故何也?唯有因鬼神之事乎?岐伯曰:此亦有故邪留而未发,因而志有所恶,及有所慕,血气内乱,两气相搏。其所从来者微,视之不见,听而不闻,故似鬼神。

黄帝曰:其祝而已者,其故何也?岐伯曰:先巫者,因知百病之胜,先知其病之所从生者,可祝而已也。

【提要】 本段主要强调虽然有时邪气侵袭人体不易被察觉,但是疾病的发生绝不是鬼神等因素所导致,并扼要介绍了祝由方法治疗疾病的机理。

【注释】 [1] 怵惕:恐惧之义。

【白话解】 黄帝问道:上述疾病发生的原因,都是病人自己能感觉到的。那些既感觉不到有邪气侵袭,又没有惊恐等情志的过度刺激,却突然发病,这是什么原因呢?是因为有鬼神作祟吗?岐伯回答说:这种情况,也是有宿邪藏伏在体内而尚未发作。由于性情有所厌恶,思想有所羡慕,而引起气血逆乱,逆乱的气血与藏伏在体内的宿邪相互作用便发生疾病。因为这些疾病发生的原因不明显,既看不见,又听不到,所以就好像鬼神作祟一样。

黄帝问道:这类疾病既然不是鬼神作祟,为什么用祝由的方法能够治愈呢?

岐伯回答说:古代的巫医,掌握一定的治疗疾病的方法,又首先了解了疾病发生的原因,所以再用祝由方法就能把疾病治愈。

【按语】 祝,就是祝由,是古代治疗疾病所使用的一种精神疗法,《素问·移精变气》亦提及,其临床价值有待于进一步探讨。

卫气失常第五十九

【题解】 因篇中主要阐述了卫气失常留滞胸腹的症状和治疗方法,故称"卫气失常"。

【原文】 黄帝曰:卫气之留于腹中,搐积不行,苑蕴不得常所,使人支胁胃中满,喘呼逆息者,何以去之? 伯高曰:其气积于胸中者,上取之;积于腹中者,下取之;上下皆满者,傍取之。黄帝曰:取之奈何? 伯高对曰:积于上,泻人迎、天突、喉中;积于下者,泻三里与气街;上下皆满者,上下取之,与季胁之下一寸;重者,鸡足取之[1]。诊视其脉大而弦急,及绝不至者,及腹皮急甚者,不可刺也。黄帝曰:善。

【提要】 论述了卫气留滞胸腹的症状和治疗方法。

【注释】 [1] 鸡足取之:针刺手法的一种,详见本书"官能"篇。

【白话解】 黄帝问道:卫气留滞在腹中,蓄积而运行失常,一般卫气郁结没有固定的部位,人常发生胁部和胃脘胀满、喘息气逆等病证,应如何治疗呢? 伯高回答说:卫气积聚在胸中的,应当选用上部的腧穴治疗。积聚在腹中的,应当选用下部的腧穴治疗。胸部和腹部都有卫气积聚的,应当选用上部、下部和胸腹附近的腧穴治疗。黄帝问:具体选用哪些腧穴治疗呢? 伯高回答说:卫气积聚在胸中,泻足阳明胃经的人迎穴、任脉的天突和廉泉穴。积聚在腹中,泻足阳明胃经的足三里穴和气冲穴。胸腹部都有卫气积聚,应选用上部、下部的腧穴和季胁下面一寸足厥阴肝经的章门穴。病情重的,取穴应当采用鸡足针法。切诊时,出现脉大而弦急,或脉搏动消失,以及腹部皮肤非常绷急的,都不宜针刺治疗。黄帝说:讲得好。

【原文】 黄帝问于伯高曰:何以知皮、肉、气、血、筋、骨之病也? 伯高曰:色起两眉薄泽者,病在皮。唇色青、黄、赤、白、黑者,病在肌肉。营气濡然者,病在血气。目色青、黄、赤、白、黑者,病在筋。耳焦枯受尘垢,病在骨。黄帝曰:病形何如? 取之奈何? 伯高曰:夫百病变化,不可胜数,然皮有部[1],肉有柱[2],血气有输,骨有属[3]。黄帝曰:愿闻其故。伯高曰:皮之部,输于四末。肉之柱,在臂胫诸阳分肉之间与足少阴分间。血气之输,输于诸络,气血留居,则盛而起。筋部无阴无阳,无左无右,候病所在。骨之属者,骨空之所以受益而益脑髓者也。

221

黄帝曰:取之奈何? 伯高曰:夫病变化,浮沉深浅,不可胜穷,各在其处,病间者浅之,甚者深之;间者小之,甚者众之。随变而调气,故曰上工。

【提要】 本段论述了皮、肉、气、血、筋、骨疾病的诊断和治疗。

【注释】 [1] 皮有部:即皮有一定的部属。

[2] 肉有柱:上下肢肌肉坚厚隆起,有支柱的作用,所以称为肉有柱。

[3] 骨有属:属,指关节部位。因每两骨相接均为关节,故称之为"骨有属"。

【白话解】 黄帝问伯高道:如何能知道皮、肉、气、血、筋、骨发生病变呢? 伯高回答说:病色出现在两眉之间、光泽较少,是疾病发生在皮肤。口唇出现青、黄、赤、白和黑色等色泽变化,是疾病发生在肌肉。营气外泄,皮肤汗多而湿润的,是气血发生病变。眼出现青、黄、赤、白和黑色等色泽变化的,是疾病发生在筋。耳廓干枯而容易附着灰尘污垢的,疾病发生在骨。黄帝问:疾病表现怎样,应如何治疗呢? 伯高答道:疾病的变化是多种多样,没有办法具体说明。但是,皮肤有所表现的部位,肌肉有隆起的部分,气血有输注之处,骨骼有相互连接的地方,发病后相应部位分别出现不同的证候。黄帝说:我想听听其中的道理。伯高道:皮肤所表现的部位主要在四肢。肌肉的主干主要在上肢和下肢所有阳经经过的肌肉隆起处,以及足少阴肾经经过的肌肉隆起处。气血输注之处,主要在体表的血络。若气血滞留其中,就会出现血络充盈胀起。筋所主的部位没有阴、阳的区别,也没有左侧与右侧的不同,所有的地方都可以诊察筋的病变。骨骼相联的地方,是关节腔,接受精气的滋养,并向上输注精气来补益脑髓。黄帝问:如何进行治疗呢? 伯高回答说:疾病的发展变化、病位的深浅、病情的轻重,无法数尽,应根据不同疾病的具体情况来进行治疗。病情轻的,用浅刺的方法、少取些穴位,病情重的,用深刺的方法、多取些穴位。随着疾病的发展变化而施以不同的治疗,这才是高明的医生。

【原文】 黄帝问于伯高曰:人之肥瘦大小寒温,有老壮少小,别之奈何? 伯高对曰:人年五十已上为老,三十已上为壮,十八已上为少,六岁已上为小。黄帝曰:何以度知其肥瘦? 伯高曰:人有脂[1]、有膏、有肉。黄帝曰:别此奈何? 伯高曰:腘肉坚,皮满者,肥。腘肉不坚,皮缓者,膏。皮肉不相离者,肉。黄帝曰:身之寒温何如? 伯高曰:膏者其肉淖[2],而粗理者身寒,细理者身热。脂者其肉坚,细理者热,粗理者寒。黄帝曰:其肥瘦大小奈何? 伯高曰:膏者,多气而皮纵缓,故能纵腹垂腴。肉者,身体容大。脂者,其身收小。黄帝曰:三者之气血多少何如? 伯高曰:膏者多气,多气者热,热者耐寒。肉者多血则充形,充形则平。脂者,其血清,气滑少,故不能大。此别于众人者也。黄帝曰:众人奈何? 伯高曰:众人皮肉脂膏不能相加也,血与气不能相多,故其形不小不大,各自称其身,命曰众人。黄帝曰:善。治之奈何? 伯高曰:必先别其三形,血之多少,气之清浊,而后调之,治无失常经。是故膏人,纵腹垂腴;肉人者,上下容大;脂人者,虽脂不能大者。

【提要】 本段从治疗学的角度对人进行了分类,并强调诊治疾病要因人制宜。

【注释】 [1]脂:原作"肥"。据《甲乙经》改,以与后文合。

[2]淖:nào,音闹,柔润。

【白话解】 黄帝问伯高道:人体型的肥瘦、大小,身体的寒温,年龄的老、壮、少、小,如何区别呢?伯高回答说:人的年龄,五十岁以上为老,三十岁以上为壮,十八岁以上为少,六岁以上为小。黄帝问:用什么标准来衡量人的肥瘦呢?伯高答道:人有多脂、多膏、多肉的不同。黄帝问:这三种类型又如何区别呢?伯高说:隆起的肌肉坚实、皮肤丰满润泽是多脂的人。隆起的肌肉不坚实,皮肤松弛是多膏的人。皮与肉紧紧粘连在一起是多肉的人。黄帝问:人体的寒温怎样区别呢?伯高答道:多膏的人,肌肉柔润、纹理粗疏的身寒;纹理致密的身热。多脂的人,肌肉坚实、纹埋致密的身热;纹埋粗疏的身寒。黄帝问:如何区别人体的肥瘦、大小呢?伯高答道:多膏的人,阳气充盛,皮肤松弛,所以腹部肥大而下垂。多肉的人,身体宽大。多脂的人,身体较小。黄帝问:这三种人气血的情况如何呢?伯高说:多膏的人多气,气多则阳气旺盛而耐寒。多肉的人多血,血液充养形体,不偏寒也不偏热。多脂的人,血液清稀、气少而流动滑利,所以身形不大。这些与一般人是有区别的。黄帝问:一般人又是怎样的呢?伯高答道:一般的人,皮、肉、脂、膏、血、气都没有偏多与偏少的情况,所以形体不大不小,各部分都很匀称,这就是一般人的表现。黄帝说:好!那么上述的异常情况如何治疗呢?伯高道:必须首先辨别多膏、多肉、多脂三种不同的体型,血的多少和气的清浊,然后进行适当的调治。具体治疗的时候,不要违背一般的治疗原则。

【按语】 本文提出了人体体质的三型分类法,即脂型、膏型和肉型,以及年龄大小对治疗上的参考价值。朱丹溪对此体会颇深,他在《格致余论》中有"治病先观形色,然后察脉问证论"一文,论述了诊断时望形的重要性。

玉版第六十

【题解】 玉,《说文》曰"石之美者"。因文中所阐发的内容非常重要,值得珍视而刻于玉版之上,故称为"玉版"。

【原文】 黄帝曰:余以小针为细物也,夫子乃言上合之于天,下合之于地,中合之于人,余以为过针之意矣,愿闻其故。岐伯曰:何物大于天乎? 夫大于针者,唯五兵[1]者焉。五兵者,死之备也,非生之具。且夫人者,天地之镇也,其不可不参乎! 夫治民者,亦唯针焉。夫针之与五兵,其孰小乎?

黄帝曰:病之生时,有喜怒不测,饮食不节,阴气不足,阳气有余,营气不行,乃发为痈疽。阴阳不通,两热相搏,乃化为脓,小针能取之乎? 岐伯曰:圣人不能使化者,为之邪不可留也。故两军相当,旗帜相望,白刃陈于中野者,此非一日之谋也,能使其民,令行禁止,士卒无白刃之难者,非一日之教也,须臾之得也。夫至使身被痈疽之病,脓血之聚者,不亦离道远乎。夫痈疽之生,脓血之成也,不从天下,不从地出,积微之所生也。故圣人自治于未有形也,愚者遭其已成也。黄帝曰:其已形,不予遭,脓已成,不予见,为之奈何? 岐伯曰:脓已成,十死一生,故圣人弗使已成,而明为良方,著之竹帛,使能者踵而传之后世,无有终时者,为其不予遭也。黄帝曰:其已有脓血而后遭乎? 不导之以小针治乎? 岐伯曰:以小治小者其功小,以大治大者多害,故其已成脓血者,其唯砭石铍锋之所取也。

【提要】 本段以痈疽为例,说明疾病的形成是由小到大逐渐发展的结果,阐述了早期诊断和早期治疗的重要性。

【注释】 [1] 五兵:指古代的五种兵器。

【白话解】 黄帝说:小小的针具是一种微不足道的东西,你却说它上合于天,下合于地,中合于人,我认为这是过分夸大了它的作用,希望你阐述其中的道理。岐伯道:天能包罗万物,还有什么能够比天更大呢? 对于人体的作用而言,大于针的,只有五种兵器,但五种兵器都是在战争中用来杀人的,而不是治病救人的。自然界中最宝贵的就是人,针刺能够治病活人,小小针具难道就不能与天、地相参合吗? 在治疗人们疾病的过程中,是时时刻刻都离不开这小小针具的。从这种意义上讲,针和五种兵器的作用,谁大谁小不是很清楚了吗!

黄帝问道:疾病发生之初,或情志过度刺激,或饮食没有节制,造成人体阴气不足,阳气有余,使营气的运行阻滞,便会形成痈疽病。营卫气血阻滞不通,体内有余的阳热与营卫气血郁滞产生的热邪互相搏结,熏蒸肌肤而化为脓。运用针刺能够治疗这类疾病吗? 岐伯回答说:高明的医生发现这种病的迹象而进行早期治疗,使病邪不要久留在体内,以免久留生变。例如两军作战,旌旗相望,刀光剑影遍于旷野,绝不是一天的谋划。能够使百姓服从政令,令行禁止,将士勇于冲锋陷阵,不怕牺牲,也不是一天教育的结果,不是顷刻间就能办得到的。等到身体已经患了痈疽之病,大脓恶血已经形成,这时再用微针治疗,大大违背了治疗规律。从痈疽的产生直到脓血的生成,既不是从天而降,也并非从地而生,而是病邪侵犯机体后,没有得到及时的治疗而逐渐积累形成的。所以高明的医生能够防微杜渐,早期治疗,不使疾病发展。愚笨的医生,不懂得早期防治,治疗的都是已经形成的痈疽病。黄帝问:如果痈疽已经形成,没有及时进行治疗,脓已经生成又没有察觉,又该怎么办呢? 岐伯答道:脓已经形成的,绝大部分会死亡。所以高明的医生能早期诊断,不等疾病形成就消灭在萌芽状态,并将一些好的疗法,记载书上,使有才能的人能够继承下来,世代相传,使医生不再犯上述类似的错误。黄帝问:已经形成脓血的不能用小针治疗吗？岐伯说:用小针治疗功效不大,用大针治疗,又可能会产生不良后果。所以对已经形成脓血的,只能用砭石,或用铍针、锋针及时排脓来进行治疗。

【原文】 黄帝曰:多害者其不可全乎? 岐伯曰:其在逆顺焉。黄帝曰:愿闻逆顺。岐伯曰:以为伤者,其白眼青黑,眼小,是一逆也;内药[1]而呕者,是二逆也;腹痛、渴甚,是三逆也;肩项中不便,是四逆也;音嘶色脱,是五逆也。除此五者为顺矣。

黄帝曰:诸病皆有逆顺,可得闻乎? 岐伯曰:腹胀,身热,脉大[2],是一逆也;腹鸣而满,四肢清,泄,其脉大,是二逆也;衄而不止,脉大,是三逆也;咳且溲血脱形,其脉小劲,是四逆也;咳,脱形身热,脉小以疾,是谓五逆也,如是者,不过十五日而死矣。其腹大胀,四末清,脱形,泄甚,是一逆也;腹胀便血,其脉大,时绝,是二逆也;咳,溲血,形肉脱,脉搏,是三逆也;呕血,胸满引背,脉小而疾,是四逆也;咳呕腹胀,且飧泄,其脉绝,是五逆也。如是者,不及一时而死矣。工不察此者而刺之,是谓逆治。

【提要】 本段论述了五逆的具体表现和逆治的危害性。

【注释】 [1]内药:内,通纳,即服药。

[2]大:似应作“小”。

【白话解】 黄帝问:有些痈疽病已经向恶化方面发展,还能治愈吗? 岐伯答道:这主要根据病证的逆顺来决定。黄帝说:我想听你谈谈病证的逆顺。岐伯道:白眼球部显青黑色,眼睛缩小是逆证之一。服药后即呕吐是逆证之二。腹痛并且口渴剧烈是逆证之三。肩背颈项转动受限是逆证之四。声音嘶哑,面无血色是逆证之五。除此五种逆证外,其他便是顺证了。

黄帝问道:各种病都有逆顺,能讲给我听听吗? 岐伯回答说:腹胀满、身发热、脉细小,为邪盛正虚,是一逆。腹满而肠鸣、四肢厥冷、脉大,为阴证得阳脉,是二逆。衄血不止、脉大,为阴虚而邪实,是三逆。咳嗽、小便尿血、肌肉消瘦、脉小而强劲,是四逆。咳嗽、肌肉消瘦而脱陷、身热、脉小而急疾为正气衰而出现真脏脉,是五逆。如果出现上述五逆证,十五、六天之内就会死亡。至于五逆的急证:腹大而胀、四肢厥冷、形体非常消瘦、泄泻不止,为脾阳已败,是一逆。腹胀满、大便下血、脉大而有间歇,为孤阳将脱,是二逆。咳嗽、小便溺血、形体极度消瘦、脉坚搏指,为胃气已绝,是三逆。呕血、胸部满闷连及背部、脉小而疾速,为真元大亏而邪气仍盛,是四逆。上有咳嗽、呕吐,中有腹胀,下有完谷不化的泄泻而脉绝不至,为邪气独盛、真元已脱,是五逆。若出现这五种逆证的,一天之内就会死亡。医生对这些危象,若不详加审察而妄加针刺治疗,就称为逆治。

【按语】 本文所述逆证有人谓是急证、慢证两种情况,细辨其症状,是指证之轻重,言“不过十五日而死”者,是指急证中之较轻者,“不及一时而死”者,是指急证中之较重者。考历来医籍中记述的"逆证"以及一些不治之症,结合当今临证实际,并非完全不能治疗者,但对危重症的出现,要制定完整周密的治疗方案,采取积极有效的措施,放弃治疗和盲目治疗的态度都是错误的。本文指出十种逆证不能用针刺治疗是颇有道理的。

【原文】 黄帝曰:夫子之言针甚骏,以配天地,上数天文,下度地纪,内别五脏,外次六腑,经脉二十八会,尽有周纪,能杀生人,不能起死者,子能反之乎? 岐伯曰:能杀生人,不能起死者也。黄帝曰:余闻之则为不仁,然愿闻其道,弗行于人。岐伯曰:是明道也,其必然也,其如刀剑之可以杀人,如饮酒使人醉也,虽勿诊,犹可知矣。黄帝曰:愿卒闻之。岐伯曰:人之所受气者,谷也。谷之所注者,胃也。胃者,水谷气血之海也。海之所行云气者,天下也。胃之所出气血者,经隧也。经隧者,五脏六腑之大络也,迎而夺之而已矣。

黄帝曰:上下有数乎? 岐伯曰:迎之五里[1],中道而止,五至而已,五往而脏之气尽矣,故五五二十五而竭其输矣。此所谓夺其天气者也,非能绝其命而倾其寿者也。黄帝曰:愿卒闻之。岐伯曰:窥门而刺之者,死于家中,入门而刺之者,死于堂上。黄帝曰:善乎方,明哉道,请著之玉版,以为重宝,传之后世,以为刺禁,令民勿敢犯也。

【提要】 通过列举误刺五里说明,针刺既可活人也会伤人的两重性。

【注释】 [1]五里:手阳明大肠经穴位,古今针灸学家公认的禁刺穴位。

【白话解】 黄帝问道:你说针刺的作用很大,能与天地相配,合乎自然规律的变化,内联五脏,外通六腑,并能疏通经脉而宣导气血,使二十八脉的循行畅通。但是,若误用针刺,就会伤害人的生命而不能救治生命垂危的人。你能告诉我运用针刺,救治生命而不伤害人的性命的方法吗? 岐伯回答说:错误的针刺会伤害人的性命,正确的针刺也不会救活死人。黄帝说:我听到这些,感到太缺乏仁爱了,我想听你具体地讲讲其中的规律,以免再错施于人。岐伯道:这是非常明显的道理,也是必然的结果。好像刀剑可以杀人,饮酒可以醉人一样,这个道理不用诊察也可以知道。黄帝说:我想详尽地了解其中的道理。岐伯道:人所禀受的精气,来源于食物,食物都进入胃,所以胃是食物化生气血的源泉。在自然界,大海所蒸腾的云气,在广阔的天空浮游。在人体,胃所化生的气血,则随着十二经脉流动。经脉是联络五脏六腑的通道,如果在这些通道的要害部位,运用逆着经气运行的方向进行针刺,就会泻真气而导致死亡。

黄帝问:经脉的要害部位在人体上下有一定的数目和部位吗? 岐伯答道:如针刺手阳明大肠经的五里穴,就会使脏气运行到中途而停止。某一脏的真气,大概误刺五次便会竭尽。所以如果连续误治五次就会使某一脏的真气泻尽;连续泻二十五次,五脏的真气都会竭绝,此所谓劫夺了人的天真之气。所以,不是针刺本身能够损伤人的性命,而是不知针刺治疗禁忌的人,误刺而劫夺天真之气的结果。黄帝说:愿听你再详尽地说明一下。岐伯道:在气血出入的要害部位妄行针刺,如果误刺较轻,病人能回到家中而死亡,如果误刺较重,病人会当即死在医生的诊疗室。黄帝说:你讲的这些针刺方法很好,道理也很明确,请把它刻录在玉版上,作为最珍贵的文献,留传后世,作为针刺治疗的戒律,使医生们不敢再违犯针刺规律。

五禁第六十一

【题解】 本篇主要以阐述针刺的宜忌为中心,包括五禁、五夺、五过、五逆等法,其内容以五禁为首,故篇名"五禁"。

【原文】 黄帝问于岐伯曰:余闻刺有五禁,何谓五禁? 岐伯曰:禁其不可刺也。

黄帝曰:余闻刺有五夺。岐伯曰:无泻其不可夺者也。

黄帝曰:余闻刺有五过。岐伯曰:补泻无过其度。

黄帝曰:余闻刺有五逆。岐伯曰:病与脉相逆,命曰五逆。

黄帝曰:余闻刺有九宜。岐伯曰:明知九针之论,是谓九宜。

黄帝曰:何谓五禁? 愿闻其不可刺之时。岐伯曰:甲乙日自乘[1],无刺头,无发蒙[2]于耳内。丙丁日自乘,无振埃[3]于肩喉廉泉。戊己日自乘四季,无刺腹去爪[4]泻水。庚辛日自乘,无刺关节于股膝。壬癸日自乘,无刺足胫。是谓五禁。

黄帝曰:何谓五夺? 岐伯曰:形肉已夺,是一夺也;大夺血之后,是二夺也;大汗出之后,是三夺也;大泄之后,是四夺也;新产及大血之后,是五夺也。此皆不可泻。

黄帝曰:何谓五逆? 岐伯曰:热病脉静,汗已出,脉盛躁,是一逆也;病泄,脉洪大,是二逆也;著痹不移,䐃肉破,身热,脉偏绝,是三逆也;淫而夺形身热,色夭然白,及后下血衃,血衃笃重,是谓四逆也;寒热夺形,脉坚搏,是谓五逆也。

【提要】 本段主要阐述了五禁、五夺、五过、五逆等针刺宜禁的内容。

【注释】 [1]自乘:义为天干值日。人身某一部位每天都能逢到一个值日的天干。

[2]发蒙:治疗头面耳目疾病的一种刺法,详见本书"刺节真邪"篇。

[3]振埃:治疗喘咳胸满等病的一种刺法,详见本书"刺节真邪"篇。

[4]去爪:治疗关节等四肢疾病,以及阴囊水肿的一种刺法,详见本书"刺节真邪"篇。

【白话解】 黄帝问岐伯道:我听说针刺治疗时有五禁,什么叫五禁呢? 岐伯回答说:五禁就是禁止针刺,凡遇到禁日,对某些部位应避免针刺。

黄帝说:我听说针刺有五夺。岐伯道:五夺,是指在气血衰弱,元气大伤时不能用泻法针刺,以免更伤元气。

227

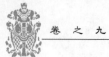

黄帝说:我听说针刺有五过。岐伯道:五过,是指补泻不要超过常度,超常则为过。

黄帝说:我听说针刺有五逆。岐伯道:疾病与脉象相反,就称为五逆。

黄帝说:我听说针刺有九宜。岐伯道:精通九针的理论,并能恰当运用,称为九宜。

黄帝问道:什么叫五禁?我想知道什么时间不能针刺。岐伯回答说:天干与人体相对应,甲乙应头,所以每逢甲日和乙日,不要针刺头部,也不要用发蒙的方法针刺耳内。丙丁对应肩喉,每逢丙日和丁日,不要用振摇法刺肩、喉和廉泉穴。戊己对应手足四肢,每逢戊日和己日,不能刺腹部和用去爪法泻水。庚辛对应股膝,每逢庚日和辛日,不能刺股部和膝部的穴位。壬癸对应足胫,每逢壬、癸之日不能刺足胫的穴位。此所谓五禁。

黄帝问:什么叫五夺?岐伯答道:五夺,是指五种因正气脱失而形成大虚的病证。形体肌肉极度消瘦为一夺。大失血之后为二夺。大汗出之后为三夺。大泄泻之后为四夺。分娩之后出血过多为五夺。五夺证都是元气大伤,不可再用泻法。

黄帝问:什么叫五逆?岐伯回答说:热性病,脉应洪大而反见沉静;汗出后,脉应沉静而反见躁动,脉症相反,为逆证之一。患泻下病,脉宜沉静而反见洪大之脉,是正虚邪盛,为逆证之二。患痹证缠绵不愈,隆起的肌肉溃破,身体发热,一侧脉搏断绝难以触及,为逆证之三。久病遗精、淋浊、汗出等症导致阴血受损,形体消瘦,出现发热、肤色苍白无华、大便下紫黑血块严重,为逆证之四。长时间发冷发热,身体消瘦,脉象坚硬搏指,是逆证之五。

【按语】 本文论述了五禁的内容,指出在一定的时日,均有相应的禁刺部位,为时间针灸学内容的一部分,其临床意义有待进一步探讨。

动输第六十二

【题解】 本篇主要论述了手太阴、足阳明和足少阴三经气血输注的部位,及搏动不休的道理,以及三经与全身气血输注的关系,故篇名"动输"。

【原文】 黄帝曰:经脉十二,而手太阴、足少阴、阳明独动不休,何也? 岐伯曰:是明胃脉也。胃为五脏六腑之海,其清气上注于肺,肺气从太阴而行之,其行也,以息往来,故人一呼脉再动,一吸脉亦再动,呼吸不已,故动而不止。

黄帝曰:气之过于寸口也,上十焉息? 下八焉伏? 何道从还? 不知其极。岐伯曰:气之离脏也,卒然如弓弩之发,如水之下岸,上于鱼以反衰,其余气衰散以逆上,故其行微。

黄帝曰:足之阳明何因而动?岐伯曰:胃气上注于肺,其悍气上冲头者,循咽,上走空窍,循眼系,入络脑,出顑[1],下客主人,循牙车,合阳明,并下人迎,此胃气别走于阳明者也。故阴阳上下,其动也若一。故阳病而阳脉小者为逆,阴病而阴脉大者为逆。故阴阳俱静俱动若引绳,相倾者病。

黄帝曰:足少阴何因而动?岐伯曰:冲脉者,十二经之海也,与少阴之大络,起于肾下,出于气街,循阴股内廉,邪入腘中,循胫骨内廉,并少阴之经,下入内踝之后,入足下,其别者,邪入踝,出属、跗上,入大指之间,注诸络,以温足胫,此脉之常动者也。

黄帝曰:营卫之行也,上下相贯,如环之无端,今有其卒然遇邪气,及逢大寒,手足懈惰,其脉阴阳之道,相输之会,行相失也,气何由还?岐伯曰:夫四末阴阳之会者,此气之大络也,四街[2]者,气之径路也。故络绝则径通,四末解则气从合,相输如环。黄帝曰:善。此所谓如环无端,莫知其纪,终而复始,此之谓也。

【提要】 本篇主要论述了十二经脉中手太阴、足阳明和足少阴三经气血输注的部位、搏动不休的道理,以及三经与全身气血输注的关系。还说明了营卫运行中遭遇邪气侵扰可自身调节流行的道理。

【注释】 [1]顑:kǎn,音砍,俗称腮。

[2]四街:本文指头、胸、腹、胫四部的气街。

【白话解】 黄帝问:在十二经脉中,为什么手太阴肺经、足少阴肾经、足阳明胃经这三条经脉搏动不止?岐伯答道:足阳明胃脉与经脉搏动有密切关系,因为胃是五脏六腑的营养来源,胃中食物所化生的精微物质,上输于肺,气从手太阴肺经开始,循行于十二经脉。经脉的搏动,是依靠肺气的推动而发生的,所以,人一呼气脉跳动两次,一吸气脉也是跳动两次,呼吸不停止,脉搏的跳动也不停止。

黄帝问:脉气通过寸口时,它的上下搏动和具体运行是怎样的呢?岐伯答道:脉气离开内脏而外行经脉时,像离弦之箭一样疾急,如冲决堤岸之洪水一样迅猛,开始时脉势是强盛的。当脉气上达鱼际后,就呈现由盛而衰的现象,这是因为脉气至此已经衰散,而且是上行的,所以它运行的气势就减弱了。

黄帝问:足阳明胃脉为什么搏动不止呢?岐伯答道:因为胃气上注于肺,其中迅猛而慓悍之气上冲于头部,循咽而上走于孔窍,循眼系向内络循于脑,从脑出于面部,下行会于足少阳胆经的客主人穴,沿颊车合入足阳明经,再循经下行至结喉两旁的人迎穴。这就是胃气别出阳明而又合于阳明,使阳明脉搏动不休的原因。手太阴肺经上的寸口脉和足阳明胃经上的人迎脉,因阳明之气上下贯通,所以它们的跳动也是一致的。阳亢而阳明脉反小是逆象。阴衰而太阴脉大也是逆象。在正常情况下,脉气的阴阳动静,是内外相应的,因此,寸口脉和人迎脉应当相互协调,搏动的至数、力量等都应当一致。就像用一条绳索牵动两物一样,既联系又平衡,有一方偏盛而失去平衡就是病态。

黄帝问:足少阴肾经的动脉为何跳动不休呢? 岐伯说:足少阴脉的搏动,是因为与冲脉并行的原因。冲脉为十二经脉之海,它和足少阴的络脉,共同起于肾下,出于足阳明胃经的气冲穴,沿大腿内侧,向下斜行入于腘中,沿胫骨内侧,与足少阴经并行,下行进入于内踝之后,入于足下。其中又分出一条支脉,斜入内踝,再进入胫骨与跗骨相连的部位,经足背入大趾之间,最后进入络脉,发挥温养胫部和足部的作用,这便是足少阴经脉不停地跳动的原因。

黄帝问道:营气和卫气的运行,上下贯通,循环往返而不停息。若突然遇到邪气的侵袭,或受到严寒的刺激,外邪留滞四肢,使得手足懈惰无力。在正常情况下,营卫在经脉内外有规律地运行。若邪气滞留,营卫运行的通道和转输会合之处,因外邪阻滞而运行失常。如此营卫之气是如何往返循环的呢? 岐伯回答说:四肢末端是阴阳会合的地方,也是营卫之气循行的必经之路。邪气阻塞了小的络脉后,像四街这样的一些路径就能开通,营卫之气仍然能够运行。当四肢末端的邪气祛除后,各络脉又沟通如初,营卫之气又从这里转输会合,周而复始,循环不止。黄帝说:好! 通过上述阐释,对于如环无端,周而复始的道理,我更加明白了。

【按语】 本文特别指出胃为五脏六腑之海,为经脉搏动的根本来源。指出四末是阴阳经脉相合联络之处,四街是营卫之气循行必经之路,同时指出四街具有"络绝则径通"的代偿功能。

五味论第六十三

【题解】 本篇主要论述了五味各有所走,五味偏嗜、太过所出现的病理变化,以及因此引起的各种病证,故篇名"五味"。

【原文】 黄帝问于少俞曰:五味入于口也,各有所走,各有所病。酸走筋,多食之,令人癃;咸走血,多食之,令人渴;辛走气,多食之,令人洞心;苦走骨,多食之,令人变呕;甘走肉,多食之,令人悗心。余知其然也,不知其何由,愿闻其故。少俞答曰:酸入于胃,其气涩以收,上之两焦,弗能出入也。不出即留于胃中,胃中和温,则下注膀胱,膀胱之胞[1]薄以懦,得酸则缩绻,约而不通,水道不行,故癃。阴者,积筋之所终也,故酸入而走筋矣。

黄帝曰:咸走血,多食之,令人渴,何也? 少俞曰:咸入于胃,其气上走中焦,注于脉,则血气走之,血与咸相得则凝,凝则胃中汁注之,注之则胃中竭,竭则咽路焦,故舌本干而善渴。血脉者,中焦之道也,故咸入而走血矣。

黄帝曰:辛走气,多食之,令人洞心,何也? 少俞曰:辛入于胃,其气走于上焦,上焦者,受气而营诸阳者也,姜韭之气熏之,营卫之气不时受之,久留心下,故洞心。辛与气俱行,故辛入而与汗俱出。

黄帝曰:苦走骨,多食之,令人变呕,何也? 少俞曰:苦入于胃,五谷之气,皆不能胜苦,苦入下脘,三焦之道皆闭而不通,故变呕。齿者,骨之所终也,故苦入而走骨,故入而复出,知其走骨也。

黄帝曰:甘走肉,多食之,令人悗心,何也? 少俞曰:甘入于胃,其气弱小,不能上至于上焦,而与谷留于胃中者,令人柔润者也,胃柔则缓,缓则虫动,虫动则令人悗心。其气外通于肉,故甘走肉。

【提要】 本篇主要论述了五味同人体经络、脏腑的关系,以及五味偏嗜、太过所出现的病理变化。

【注释】 [1] 胞:俗称"尿脬",即现代医学的膀胱。

【白话解】 黄帝问少俞道:食物进入人体后,五味分别进入相应的脏腑经络,在其影响下也会发生各自的病变。如酸味进入筋,食酸味偏多,会引起小便不通。咸味进入血液,食咸味过量,能引起口渴。辛味进入气分,食辛味太过,可引起内心有空虚感。苦味进入骨骼,食苦味太多,使人发生呕吐。甘味进入肌肉,过食甘味,使人感到心胸烦闷。我知其然但不知其所以然,想了解其中的道理。少俞回答说:酸味入胃以后,由于酸味涩滞,具有收敛的作用,只能行于上、中二焦,而不能迅速吸收转化,便停滞在胃中。若胃中和调温暖,促使它下注膀胱,膀胱的尿脬薄而柔软,遇到酸味便会收缩卷曲,导致膀胱出口处也紧缩约束,影响水液的排泻,从而形成小便不利的病证。前阴是宗筋汇聚的地方,肝主筋所以说酸走筋。

黄帝问道:咸味善走血分,食咸味过多会使人口渴是什么道理呢? 少俞回答说:咸味入胃后,气味行于中焦,输注于血脉,与血相合,使血液浓稠,需要胃中的津液不断地补充调和。这样胃中的津液就不足,影响咽部的津液输布,使得咽部和舌根部均感到干燥,而出现口渴的现象。血脉是中焦化生的精微输布周身的通道,血液也出于中焦,咸味上行于中焦,所以咸味入胃后,就走入血分。

黄帝问道:辛味善走气分,多食辛味,使人觉得心中空虚是什么道理呢? 少俞回答说:辛味入胃后,它的气味行于上焦。上焦的功能是将来自中焦的水谷精微布散到体表。过食葱、姜、蒜、韭之类的辛味就会熏蒸于上焦,使营卫之气受到影响,如果辛味久留于胃中,就会出现内心空虚的感觉。辛味常与卫阳之气同行,所以辛味入胃以后促使卫阳之气外达而汗出,辛味也随汗而排泄,这就是辛味走气的道理。

黄帝问道:苦味善走骨,多食苦味的东西容易使人呕吐,这又是什么道理呢? 少俞回答说:苦味入胃后,五谷的其他气味都不能胜过它。当苦味进入下脘后,三焦的通路都受其影响而气机阻闭不通利。三焦不通,胃内食物不得通调、输散,胃气因而上逆形成呕吐。牙齿是骨的外露部分,苦味经过牙齿进入体内又随呕吐通过牙齿外出,也说明苦走骨的道理。

黄帝问道:甘味善走肌肉,过食甘味,使人感到心胸烦闷,是什么原因呢? 少俞回答说:甘味入胃后,腻碍胃中气机,使胃气小而柔弱,不能达于上焦,而经常与食物一同停留在胃中,所以胃气也柔润。胃柔则气缓,容易化湿生虫,寄生虫因食甘味而在胃中蠕动,所以使人心中烦闷。甘味可以入脾,脾主肌肉,甘味外通于肌肉,所以,甘味善走肌肉。

【按语】 本文强调五味不能嗜食太过,太过则每易令人发生病变。其所论之病候与病理,虽未必完全符合实际,但其总的原则"五味入于口也,各有所走,各有所病"是正确的,揭示了饮食五味对人体作用的两重性,即有其有利的一面,同时又有其不利的一面。因此提醒我们临证时应该对患者以此论的精神,制订饮食五味的宜忌的医嘱,以提高疗效。

阴阳二十五人第六十四

【题解】 本篇运用阴阳五行学说的理论,按照人体的肤色、体形、禀性、态度和对自然界变化的适应能力等方面的特征,归纳总结出木、火、土、金、水五种不同的体质类型。再根据五音太少、阴阳属性、体态和生理特征等方面,又将每一类型划分为五类,即成为二十五种体质类型。在分型的基础上,进一步阐述了不同类型的个体在生理、病理和治疗上的特异性,故篇名为"阴阳二十五人"。

【原文】 黄帝曰:余闻阴阳之人何如? 伯高曰:天地之间,六合之内[1],不离于五,人亦应之。故五五二十五人之政,而阴阳之人不与焉。其态又不合于众者五,余已知之矣。愿闻二十五人之形,血气之所生,别而以候,从外知内何如? 岐伯曰:悉乎哉问也,此先师之秘也,虽伯高犹不能明之也。黄帝避席遵循而却[2]曰:余闻之,得其人弗教,是谓重失;得而泄之,天将厌之。余愿得而明之,金柜藏之,不敢扬之。岐伯曰:先立五形金木水火土,别其五色,异其五形之人,而二十五人具矣。

黄帝曰:愿卒闻之。岐伯曰:慎之慎之,臣请言之。木形之人,比于上角,似于苍帝。其为人苍色,小头,长面,大肩背,直身,小手足,好有才,劳心,少力,多忧劳于事。能春夏不能秋冬,感而病生,足厥阴佗佗然[3]。大角之人,比于左足少阳,少阳之上遗遗然[4]。左角(一曰少角)之人,比于右足少阳,少阳之下随随然[5]。钛角(一曰右角)之人,比于右足少阳,少阳之上推推然[6]。判角之人,比于左足少阳,少阳之下栝栝然[7]。

【注释】 [1] 六合之内:六合,指东、南、西、北四方和上、下。即宇宙间。

〔2〕遵循而却:遵循,却退貌,即不敢前进而后退,又非常恭敬的样子。

〔3〕佗佗然:佗,tuó,音驼。佗佗然,雍然自得之貌。

〔4〕遗遗然:美长而逶迤不断。

〔5〕随随然:顺从的样子。

〔6〕推推然:积极进取的状态。

〔7〕栝栝然:栝,tiǎn,音添。栝栝然,正直的样子。

【提要】 本段以阴阳五行学说为基础,用"同中求异"的方法,从五音太少、阴阳属性、体态和生理特征等方面论述了木型之人。

【白话解】 黄帝说:我听说人有阴阳类型的不同,他们是如何区别的呢?伯高道:天地宇宙之间的一切事物都禀受五行之气,也离不开五行运动变化的道理,人也如此。根据人的先天禀赋不同,也各自体现着木、火、土、金、水五行性质的特征。每一类型的人又表现出五种个体差异,所以,人群中体现了二十五种类型。然而二十五种人的形体特征、性格特点与阴阳类型的人是不同的。阴阳类型的太阴之人、少阴之人、太阳之人、少阳之人、阴阳和平之人的情况我已经知道了。我想了解一下二十五种人的具体情况,以及由于血气不同而产生的各种特点,如何从外部表现去测知内部的生理、病理情况呢? 岐伯说:问得真详细啊!这是先师秘而不传的,就是伯高也不能彻底明白其中的道理。黄帝离席后退几步,很恭敬地说:我听说,遇到适当的人而不把学术理论传授给他是重大损失,而得到了这种学术不加重视,随便泄漏,将会受到上天的厌弃。我迫切希望获得这种学术知识,并领会透彻,而后秘藏在金柜,不随便传扬。岐伯说:先明确木、火、土、金、水五种类型的人,后按照五色的不同加以区别,就容易知道二十五种人的形态了。

黄帝说:我希望听你详尽地讲讲。岐伯道:一定要慎而又慎啊! 就让我给你讲讲吧。形体与性情禀承木性的人,属于木音中的上角,这类人的形态特征是:皮肤呈青色,像东方的苍帝一样,头小面长,肩背宽大,身躯挺直,手足小,有才智,好施心机,体力不强,经常被事务困扰。对时令季节的适应是,耐受春夏不耐秋冬,秋冬季节容易感受病邪而发生疾病。此类人,类属于足厥阴肝经,性格特征是修美而稳重,是禀受木气最全的人。另外还有四种禀受木气不全的人,分左右上下四种:在木音中属于大角一类的人,在左上方,属于左足少阳经之上,其特征有柔退而畏缩不前的缺欠。在木音中属于左角一类的人,在右下方,属于右足少阳之下,其特征有过于随和顺从、唯唯诺诺的缺点。在木音中属于太角一类的人,在右上方,类属于右足少阳经之上,其特征是急功进利。在木音中属于判角一类的人,在左下方,类属左足少阳经之下,其特征是刚正而缺乏灵活。

【原文】 火形之人,比于上徵,似于赤帝。其为人赤色,广䐃[1],锐面小头,好肩背髀腹,小手足,行安地,疾心,行摇,肩背肉满,有气轻财,少信,多虑,见事明,好颜,急心,不寿暴死。能春夏不能秋冬,秋冬感而病生,手少阴核核然[2]。

质徵之人,比于左手太阳,太阳之上肌肌然[3]。少徵之人,比于右手太阳,太阳之下慆慆然[4]。右徵之人,比于右手太阳,太阳之上鲛鲛然[5]。质判之人,比于左手太阳,太阳之下支支颐颐然[6]。

【提要】 本段以阴阳五行学说为基础,用"同中求异"的方法,从五音太少、阴阳属性、体态和生理特征等方面论述了火型之人的特征。

【注释】 [1]广䏖:䏖,yǐn,音引,脊肉。即背脊部的肌肉宽广。

[2]核核然:核,通窍,空之意。核核然,即由于火气上越而空虚之状。

[3]肌肌然:"肌肌",疑应为"眺眺",形误。"眺眺",引申为月明貌。火性之人,取象于离,离为火、为明故也。肌肌然,即正大光明之状。

[4]慆慆然:慆,tāo,音滔。多疑的样子。

[5]鲛鲛然:鲛,jiāo,音交。鲛鲛然,踊跃之意。

[6]支支颐颐然:形容怡然自得无忧无愁的样子。

【白话解】 形体与性情禀承火性的人,属于火音中的上徵,犹如南方的赤帝,这类人的特征是:皮肤呈红色,齿根宽广,颜面瘦而头小,肩背腰腹及两腿发育匀称,手足小,步履急速,心性急,走路时身体摇摆,肩背肌肉丰满,有气魄而不重钱财,但少信用,多忧虑,观察和分析事物敏锐而又透彻,容颜美好,性情急躁,不长寿而多暴死。这类人对时令的适应是,耐春夏的温暖,不耐秋冬的寒冷,秋冬容易感受外邪而生病。这类人在五音中比为上徵,归于手少阴心经,是禀承火气最全的一类人,其外形特征是:对事物认识深刻,讲求实效,雷厉风行。另有四种禀受火气不全的人,分为左右上下四种:左上方,在火音中类属于质徵,归左太阳之上,火气不足,其性格特征是,光明正大而通晓事理。右下方,在火音中类属于少徵,归于右手太阳经之下,火气不足,其特征是,疑心太重。右上方,在火音中类属于右徵,归于右手太阳经之上,火气不足,其特征是,做事不甘落后,但行事鲁莽。左下方,在火音中类属于判徵,归于左手太阳经之下,火气不足,其特征是,乐观、怡然自得而无忧无虑。

【原文】 土形之人,比于上宫,似于上古黄帝。其为人黄色,圆面,大头,美肩背,大腹,美股胫,小手足,多肉,上下相称,行安地,举足浮,安心,好利人,不喜权势,善附人也。能秋冬不能春夏,春夏感而病生,足太阴敦敦然[1]。太宫之人,比于左足阳明,阳明之上婉婉然[2]。加宫之人,比于左足阳明,阳明之下坎坎然[3]。少宫之人,比于右足阳明,阳明之上枢枢然[4]。左宫之人,比于右足阳明,阳明之下兀兀然[5]。

【提要】 本段以阴阳五行学说为基础,用"同中求异"的方法,从五音太少、阴阳属性、体态和生理特征等方面论述了土型之人的特征。

【注释】 [1]敦敦然:诚恳而忠厚的样子。

[2]婉婉然:和顺的样子。

[3]坎坎然:《尔雅》释训:"坎坎,喜也。"坎坎然,喜悦的样子。

[4] 枢枢然:圆滑的样子。

[5] 兀兀然:兀,wù,音勿。兀兀然,独立不动的样子。

【白话解】 形体与性情禀承土性的人,属于土音中的上宫,宛如上古的黄帝,这类人的形态特征是:黄色皮肤,大头圆脸,肩背丰满而健美,腰腹壮大,两腿健壮,手足小,肌肉丰满,身体各部发育匀称,步态轻盈而又稳健。性情安稳自若,沉着冷静,不骄不躁,助人为乐,不争逐权势,善于团结人。这种类型的人对时令的适应是,能耐秋冬的寒凉,不能耐春夏的温热,春夏容易感受外邪而生病。这一类型的人在土音中称为上宫,属于足太阴脾经,是禀受土气最全的人,性格特征是:诚恳而忠厚。禀承土气不全者也分为左右上下四种:左上方,土音中属于大宫,类属于左足阳明经之上,土气不足,这种人的特征是,过于柔顺。左下方,在土音中属于加宫者,类属左足阳明经之下,土气不足,其特征是神情欣喜快活。右上方,土音中类属于少宫者,属于右足阳明经之上,土气不足,这类人的特征是,为人圆滑,左右逢源。右上方,土音中类属于左宫者,属于右足阳明经之下,土气不足,其特征是神情呆滞。

【原文】 金形之人,比于上商,似于白帝。其为人方面,白色,小头,小肩背,小腹,小手足,如骨发踵外,骨轻,身清廉,急心,静悍,善为吏。能秋冬不能春夏,春夏感而病生。手太阴敦敦然。钛商之人,比于左手阳明,阳明之上廉廉然[1]。右商之人,比于左手阳明,阳明之下脱脱然[2]。大商之人,比于右手阳明,阳明之上监监然[3]。少商之人,比于右手阳明,阳明之下严严然[4]。

【提要】 本段以阴阳五行学说为基础,用"同中求异"的方法,从五音太少、阴阳属性、体态和生理特征等方面论述了金型之人的特征。

【注释】 [1] 廉廉然:形容其人清廉,洁身自好。

[2] 脱脱然:马莳注:"脱脱然者,无累之意也。"脱脱然,即潇洒貌。

[3] 监监然:形容能够明察是非的意思。

[4] 严严然:严肃庄重之意。

【白话解】 形体与性情禀承金性的人,属于金音中的上商,好比西方的白帝,这类人的形态特征是:皮肤白,小头方脸,小肩背,小腹,手足小,足跟部骨骼显露,行走轻快,禀性廉洁,性急,平常沉静,行动迅猛,强悍异常,具有领导才能,善于判断。对时令的适应是,能耐受秋冬的寒凉,不能耐受春夏的温热,春夏易感受邪气而患病,这一类型的人,在金音中称为上商,属手太阴肺经,是禀受金气最全的人,其性格特征是:刻薄而寡恩,严厉而冷酷。此外,禀受金气不全的人分为左右上下四种:左上方,金音中属于钛商一类者,属左手阳明经之上,金气不足,其特征是,廉洁自律。左下方,金音中属于右商一类的人,属左手阳明之下,金气不足,其特征是,清俊洒脱。右上方,金音中类属太商者,归于右手阳明经之上,金气不足,其特征是,善于明察秋毫。右下方,在金音中属于少商一类的人,归于右手阳明经之下,金气不足,其特征是,威严而庄重。

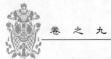

【原文】 水形之人,比于上羽,似于黑帝。其为人黑色,面不平,大头,廉颐,小肩,大腹,动手足,发行摇身,下尻长,背延延然[1],不敬畏,善欺绐人,戮死。能秋冬不能春夏,春夏感而病生。足少阴汗汗然[2]。大羽之人,比于右足太阳,太阳之上颊颊然[3]。少羽之人,比于左足太阳,太阳之下纡纡然[4]。众之为人,比于右足太阳,太阳之下洁洁然[5]。桎之为人,比于左足太阳,太阳之上安安然[6]。是故五形之人二十五变者,众之所以相欺者是也。

【提要】 本段以阴阳五行学说为基础,用"同中求异"的方法,从五音太少、阴阳属性、体态和生理特征等方面论述了水型之人的特征。

【注释】 [1]延延然:《尔雅》释训:"延延,长也。"延延然,修长之意。
[2]汗汗然:《甲乙经》作"汙汙然"。同"污",卑下之意。
[3]颊颊然:快意或得意之意。
[4]纡纡然:纡纡,屈曲的意思。纡纡然,形容心情郁闷不舒。
[5]洁洁然:《广雅》释言:"洁,静也。"洁洁然,安静之意。
[6]安安然:徐缓、安定之意。

【白话解】 形体与性情禀承水性的人,属于水音中的上羽,就像北方的黑帝。这类人的形态特征是:皮肤黑,颜面凹凸不平,大头颅,脸庞宽广,肩小腹大,手足喜动,走路时身体摇摆晃动,腰背及臀尾部较长,对人的态度既不恭敬又不畏惧,善于欺诈,常因作恶而被杀身丧命。在对时令的适应上,耐秋冬的寒冷,不耐春夏的温热,春夏季节容易感受邪气而发病。在水音中称为上羽,属于足少阴肾经,是禀受水气最全的人,其特征是,人格卑下,邪恶奸诈。还有左右上下禀受水气不全的四种人:右上方,水音中属于太羽者,类属右足太阳经之上,水气不足,其性格特征是,心情经常郁闷不舒。右下方,水音中属于众羽者,类属右足太阳经之下,水气不足,其特征是,文静而又清高。左上方,水音中属于桎羽一类者,类属左足太阳经之上,水气不足,其特征是,安定而拘束。

【按语】 本文将人的体质以五行为标志,分为五大类型,又分为二十五种不同的形态和性格。每一行中都有一种类型的人是禀本气最全者,还有四种是得本气之偏者。提示我们在临床辨证和治疗时,要注意人体禀赋不同,因人制宜。

【原文】 黄帝曰:得其形,不得其色,何如?岐伯曰:形胜色,色胜形者,至其胜时年加,感则病行,失则忧矣。形色相得者,富贵大乐。黄帝曰:其形色相胜之时,年加可知乎?岐伯曰:凡年忌上下之人大忌常加,七岁,十六岁,二十五岁,三十四岁,四十三岁,五十二岁,六十一岁,皆人之大忌,不可不自安也,感则病行,失则忧矣。当此之时,无为奸事,是谓年忌。

黄帝曰:夫子之言,脉之上下,血气之候,以知形气奈何?岐伯曰:足阳明之上,血气盛则髯美长;血少气多则髯短;故气少血多则髯少;血气皆少则无髯,两吻多画。足阳明之下,血气盛则下毛美长至胸;血多气少则下毛美短至脐,行则善高举足,足指少肉,足善寒;血少气多则肉而善瘃[1];血气皆少则无毛,有则稀枯悴,善痿厥足痹。

足少阳之上,气血盛则通髯美长;血多气少则通髯美短;血少气多则少髯,血气皆少则无须,感于寒湿则善痹,骨痛爪枯也。足少阳之下,血气盛则胫毛美长,外踝肥;血多气少则胫毛美短,外踝皮坚而厚;血少气多则胻毛[2]少,外踝皮薄而软;血气皆少则无毛,外踝瘦无肉。

足太阳之上,血气盛则美眉,眉有毫毛;血多气少则恶眉,面多少理;血少气多则面多肉;血气和则美色。足太阴[3]之下,血气盛则跟肉满,踵坚;气少血多则瘦,跟空;血气皆少则喜转筋,踵下痛。

手阳明之上,血气盛则髭美;血少气多则髭恶;血气皆少则无髭。手阳明之下,血气盛则腋下毛美,手鱼肉以温;气血皆少则手瘦以寒。

手少阳之上,血气盛则眉美以长,耳色美;血气皆少则耳焦恶色。手少阳之下,血气盛则手卷多肉以温;血气皆少则寒以瘦;气少血多则瘦以多脉。

手太阳之上,血气盛则多须,面多肉以平;血气皆少则面瘦恶色。手太阳之下,血气盛则掌肉充满;血气皆少则掌瘦以寒。

【提要】 本段论述了因气血盛衰出现在不同部位的生理特征,以及从这些特征来测候气血的盛衰和脏腑内在变化的内容。

【注释】 [1]瘃:zhú,音竹,冻疮。

[2]胻毛:胻,héng,音衡,胫。胻毛,即小腿部的毫毛。

[3]足太阴:据马莳注解,改作"足太阳"。

【白话解】 黄帝问道:从五行理论的角度,人体已经具备了相应的体形特征,但并未显示出各型应出现的肤色,又将如何呢?岐伯回答说:按照五行生克的原理,形体的五行属性克制肤色的五行属性,或肤色的五行属性克制形体的五行属性,出现形色相克的现象,适逢年忌相加,再感受了病邪就会生病,若失治、误治,或自己疏忽,不重视保养,难免有性命之忧。若形色相称,为形质气机调和,是平安康泰的表现。黄帝问道:在形色相克制之时,年忌的相加能够知道吗?岐伯回答说:一般人重大的年忌,从七岁这一大忌之年算起,以后在此基数上递加九年,即十六岁、二十五岁、三十四岁、四十三岁、五十二岁、六十一岁,这些年龄,都是大忌之年。要注意精神和身体的调养与保护,在生活起居和行为上,千万不要自我损害,不然容易感受病邪而发生疾病。若发生疾病之后又疏于调治,便会有生命之忧。所以,在上述年龄时,要谨慎保养,预防疾病的发生,更不要做那些奸邪之事,以免损伤精神和身体,以上讲的就是年忌。

黄帝问道:你曾说根据经脉在人体的上下循行和气血的多少变化来体察反映到体表的现象,究竟如何呢?岐伯回答说:循行于人体上部的足阳明经脉,如果气血充盛,两侧面颊的胡须美好而长。血少气多,面颊部的胡须就短。气少血多,面颊部的胡须就稀少。血气均少则两颊部完全无胡须、口角两旁的纹理很多。循行于人体下部的足阳明胃经,如果气血充盛,下部的毫毛美好而长,毛可上至胸部。血多气少则下部的毫毛虽美,但较短少,毛可上至脐部,走路时喜欢高抬脚,足趾的肌肉较少,足部常觉寒冷。血少气多则容易生冻疮。血气均不足,下部毫毛不生,即便有也很稀少且显枯槁,这种人易患痿、厥、痹等病。

循行于人体上部的足少阳经脉,若气血充盛,面颊两侧胡须连鬓而生、美好而长。如果血多气少,两颊胡须连鬓,虽美但较短小。血少气多则少长胡须。血气都不足则胡须不生,感受寒邪湿气容易患痹证、骨痛、爪甲干枯等证。循行于下部的足少阳经脉,若气血充盛,则腿胫部的毛美好而长,外踝附近的肌肉丰满。如果血多气少则腿胫部的汗毛虽美好但较短小,外踝周围皮坚而厚。若血少气多则腿胫部的毛少,外踝周围皮薄而软。血气都少则毛不生,外踝处瘦而没有肌肉。

循行于上部的足太阳经脉,若气血充盛,则眉毛清秀而长,眉毛中并见长的毫毛。如果血多气少,则眉毛枯瘁,脸面部多见细小的皱纹。血少气多,面部的肌肉就丰满,气血调和则颜面秀丽。循行于下部的足太阳经脉,若气血充盛,则足跟部肌肉丰满而坚实。如果气少血多则足跟部肌肉消瘦。气血均少者,容易发生转筋、足跟痛等症。

手阳明经脉的上部气血充盛,则唇上胡须清秀而美。若血少气多,则唇上胡须稀疏无华。血气都少则唇无胡须。手阳明经脉的下部气血充盛,腋毛秀美,手部的肌肉经常是温暖的。若气血都不足,则手部肌肉消瘦而且寒凉。

手少阳经脉的上部气血充盛,则眉毛美好而长,耳部的色泽明润。气血均不足则耳部焦枯无华。手少阳经脉的下部气血充盛,则手部的肌肉丰满,并且常觉温暖。气血均不足,则手部肌肉消瘦并且寒凉。气少血多则手部肌肉消瘦,并且络脉多浮显而易见。

手太阳经脉的上部血气充盛,唇下多胡须,面部丰满。血气少则面部消瘦无光华。手太阳经脉的下部气血充盛,则掌上肌肉充实而丰满。气血少则掌部肌肉消瘦而寒凉。

【原文】 黄帝曰:二十五人者,刺之有约[1]乎? 岐伯曰:美眉者,足太阳之脉气血多;恶眉者,血气少;其肥而泽者,血气有余;肥而不泽者,气有余,血不足;瘦而无泽者,气血俱不足。审察其形气有余不足而调之,可以知逆顺矣。

黄帝曰:刺其诸阴阳奈何? 岐伯曰:按其寸口人迎,以调阴阳,切循其经络之凝涩,结而不通者,此于身皆为痛痹,甚则不行,故凝涩。凝涩者,致气以温之,血和乃止。其结络者,脉结血不和,决[2]之乃行。故曰:气有余于上者,导而下之;气不足于上者,推而休之;其稽留不至者,因而迎之;必明于经隧,乃能持之。寒与热争者,导而行之;其宛陈血不结者,则而予之。必先明知二十五人,则血气之所在,左右上下,刺约毕也。

【提要】 根据二十五种人的不同特点,提出了不同的治疗原则、取穴标准、操作手法等。

【注释】 [1] 有约:约,规则,目标。有约,即(针刺)有根据、规则。

[2] 决:即开泻。

【白话解】 黄帝问道:这二十五种类型的人,在针刺治疗时,有一定的规则吗? 岐伯回答说:眉毛清秀美好,是足太阳经脉气血充盛。眉毛稀疏无华,是该经脉气血均少。人体肌肉丰满而润泽,是气血有余。肥胖而不润泽,是气有余而血不足。消瘦而不润泽的是气血均不足。根据人形体的外在表现和体内气血的有余与不足,便可测知疾病的虚实、病势的顺逆,这样就能做出恰当的治疗,不致贻误病机。

黄帝问:怎样去针刺三阴三阳经脉所患的病变呢? 岐伯答道:切按人迎、寸口脉,以诊察阴阳气血盛衰的变化,再沿着经络循行的部位,审视有无结聚等气血滞涩不通的现象。若气血阻滞不通,一般是患痛痹之病,是阳气严重不足,气行不畅,导致血液凝滞,治当用针刺调补气机,使阳气运行至该部位,以温通其涩滞的气血,待气血通调后,才能停止治疗。若气血结聚在小的络脉而造成浅部瘀血,治当用针刺放血来开决疏通,气血即可运行。所以,凡上部病气有余的,应采取上病下取的取穴方法,引导病气下行。凡上部正气不足的,用推而扬之的针法,促使正气上行,使气血达到新的平衡。若气迟迟不至而没有针感,或是气行迟滞而中途滞留,应在滞留之处用针迅速刺治,以接引其气,使其运达病所。要先明确经脉的循行,才能正确采用各种不同的针刺方法。若出现寒热交争的现象,应根据阴阳盛衰的不同情况,补其不足而泄其有余,调理气血达到平衡。若脉中虽有郁滞而尚未瘀结的,也应区别不同情况,给予不同的治疗。总之,必须首先熟悉二十五种人的不同外部特征、各部经脉上下气血的盛衰、以及内部的病理机制等具体情况,接下来针刺的各种方法和原则,也就能依此而定了。

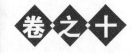

五音五味第六十五

【题解】 五音,代表五音所属的各种类型的人。五味,指饮食五味。本篇主要论述了以五音代表的二十五人应调治的部位和分区,以及五味调养五脏的方法,故篇名为"五音五味"。

【原文】 右徵与少徵,调右手太阳上。左商与左徵,调左手阳明上。少徵与大宫,调左手阳明上。右角与大角,调右足少阳下。大徵与少徵,调左手太阳上。众羽与少羽,调右足太阳下。少商与右商,调右手太阳下。桎羽与众羽,调右足太阳下。少宫与大宫,调右足阳明下。判角与少角,调右足少阳下。钛商与上商,调右足阳明下。钛商与上角,调左足太阳下。

上徵与右徵同,谷麦,畜羊,果杏,手少阴,脏心,色赤,味苦,时夏。上羽与大羽同,谷大豆,畜彘[1],果栗,足少阴,脏肾,色黑,味咸,时冬。上宫与大宫同,谷稷,畜牛,果枣,足太阴,脏脾,色黄,味甘,时季夏。上商与右商同,谷黍,畜鸡,果桃,手太阴,脏肺,色白,味辛,时秋。上角与大角同谷麻,畜犬,果李,足厥阴,脏肝,色青,味酸,时春。

大宫与上角同,右足阳明上。左角与大角同,左足阳明上。少羽与大羽同,右足太阳下。左商与右商同,左手阳明上。加宫与大宫同,左足少阳上。质判与大宫同,左手太阳下。判角与大角同,左足少阳下。大羽与大角同,右足太阳上。大角与大宫同,右足少阳上。

右徵、少徵、质徵、上徵、判徵。左角、钛角、上角、大角、判角。右商、少商、钛商、上商、左商。少宫、上宫、大宫、加宫、左角宫。众羽、桎羽、上羽、大羽、少羽。

【提要】 本篇继上篇二十五类人的分类方法,提出不同类型人的治疗应取的经脉和腧穴,以及与之相通应的五谷、五果、五畜、五时之气。

【注释】 [1]彘:zhì,音至,即猪。

【白话解】 对于火音中的右徵和少徵类型的人,应调治右侧手太阳小肠经的上部。对于金音中的左商和火音中的左徵类型的人,当调治左侧手阳明大肠经的上部。对于火音中的少徵和土音中的大宫类型的人,应当调治左侧手阳明经脉的上部。对于木音中的右角和太角类型的人,调治右侧足少阳胆经的下部。对于火音中的太徵和少徵类型的人,调治左侧手太阳小肠经的上部。对于水音中的众羽和少羽类型的人,调治右侧足太阳膀胱经的下部。对于金音中的少商和右商类型的人,调治右侧手太阳小肠经的下部。对于水音中的桎羽和众羽类型的人,调治右侧足太阳膀胱经的下部。对于土音中的少宫和大宫类型的人,调治右侧足阳明胃经的下部。对于木音中的判角利少角类型的人,调治右侧足少阳胆经的下部。对于金音中的**钛商**和上商类型的人,调治右侧足阳明胃经的下部。对于金音中的**钛商**和木音中的上角类型的人,调治左侧足太阳膀胱经的下部。

上徵与右徵同属于火音类型的人,用五谷中小麦、五畜中的羊肉、五果中的杏子等苦味食物调养,属于手少阴心经,表现为赤色,适宜苦味的食物,适应夏季的气候。上羽与大羽同属于水音类型的人,可以用五谷中的大豆、五畜中的猪肉、五果中的栗子等咸味的食物调养,属于足少阴肾经,表现为黑色,适宜咸味的食物,适应冬季的气候。上宫与大宫同属于土音类型的人,用五谷中的稷米、五畜中的牛肉、五果中的大枣等甜味食物调养,类属足太阴脾经,表现为黄色,适宜甜味的食物,适应长夏的气候。上商与右商同属于金音类型的人,用五谷中的黍米、五畜中的鸡肉、五果中的桃子等辛味的食物调养,类属手太阴肺经,表现为白色,适宜辛味食物,适应秋季。上角与大角同属于木音类型的人,用五谷中的芝麻、五畜中的狗肉、五果中的李子等酸味的食物调养,类属足厥阴肝经,表现为青色,适宜酸味的食物,适应春季的气候。

大宫属土音,上角属木音,这两种类型的人均可调治右侧足阳明胃经的上部,木音的左角与大角类型的人,都可以调治左侧足阳明胃经的上部。水音的少羽和太羽类型的人,调治右侧足太阳膀胱经的下部。金音的左商与右商类型的人,调治左侧手阳明大肠经的上部。土音的加宫与大宫类型的人,调治左侧足少阳胆经的上部。火音中的质判和土音中的太宫类型的人,调治左侧手太阳小肠经的下部。木音中判角与太角类型的人,调治左侧足少阳胆经的下部。水音中的大羽与木音中的大角类型的人,调治右侧足太阳膀胱经的上部。木音的太角与土音的太宫类型的人,调治右侧足少阳胆经的上部。

右徵、少徵、质徵、上徵、判徵等五种属火音的不同类型。右角、**钛角**、上角、太角、判角等五种属于木音的不同类型。右商、少商、**钛商**、上商、左商等五种属于金音的不同类型。少宫、上宫、太宫、加宫、左宫等五种属于土音的不同类型。众羽、桎羽、上羽、太羽、少羽等五种属于水音的不同类型。

【原文】 黄帝曰:妇人无须者,无血气乎? 岐伯曰:冲脉、任脉皆起于胞中,上循背里,为经络之海。其浮而外者,循腹右上行,会于咽喉,别而络唇口。血气盛则充肤热肉,血独盛则澹渗皮肤,生毫毛。今妇人之生,有余于气,不足于血,以其数脱血[1]也。冲任之脉,不荣口唇,故须不生焉。

黄帝曰:士人有伤于阴,阴气绝而不起,阴不用,然其须不去,其故何也?宦者独去何也?愿闻其故。岐伯曰:宦者去其宗筋,伤其冲脉,血泻不复,皮肤内结,唇口不荣,故须不生。

黄帝曰:其有天宦[2]者,未尝被伤,不脱于血,然其须不生,其故何也?岐伯曰:此天之所不足也,其任冲不盛,宗筋不成,有气无血,唇口不荣,故须不生。

黄帝曰:善乎哉!圣人之通万物也,若日月之光影,音声鼓响,闻其声而知其形,非其夫子,孰能明万物之精。是故圣人视其颜色,黄赤者多热气,青白者少热气,黑色者多血少。美眉者太阳多血,通髯极须者少阳多血,美须者阳明多血,此其时然也。夫人之常数,太阳常多血少气,少阳常多气少血,阳明常多血多气,厥阴常多气少血,少阴常多血少气,太阴常多血少气,此天之常数也。

【提要】 本段论述了须眉和面色与经脉气血的关系。重点指出妇人、宦者、天宦无须的原理。指出还可以从观察面色和眉须来了解人的禀赋即气血的盛衰。

【注释】 [1]数脱血:即妇女月月行经。

[2]天宦:即先天生殖器发育不全的人。

【白话解】 黄帝问:女性不长胡须,是没有血气的缘故吗?岐伯答道:冲脉和任脉都起于胞中,沿脊背里侧向上循行,是经脉和络脉气血汇聚的场所。循行外部表浅部位者,循腹部上行,在咽喉部交会,其中的一个分支,别出咽喉、环口、唇循行。血气充盛则肌肤得到气血温煦和濡养而肌肉丰满,皮肤润泽,只有营血亢盛且渗灌到皮肤中,毫毛才会生长。但是,女性的生理特点是气有余而血不足,因为每月都有月经排出体外,冲任之脉的血气,不足以营养口唇周围,所以女性不生胡须。

黄帝又问道:男性中有人损伤了阴器,造成阳痿而不能勃起,丧失了性功能,但他的胡须仍然继续生长是什么原因呢,而宦官的胡须因受阉割便不再生长了,这又是什么原因呢?请你讲讲其中的道理。岐伯回答说:宦官受阉割是将睾丸切除,伤及冲脉而使冲脉之血外泄,伤口愈合后皮肤干结,导致冲任二脉血液不能正常循行。口唇周围得不到血液荣养,所以不再生胡须。黄帝问:有人是天阉,宗筋没受外伤,也不像女性那样定期排出月经,但是也不长胡须,这是什么原因呢?岐伯回答说:这属于先天性生理缺陷,这类人冲脉和任脉都不充盛,阴茎和睾丸发育也不健全、宗筋无势,虽然有气,而血不足,不能上行荣养口唇四周,所以也不能生长胡须。

黄帝说：讲得太好了！具有高度智慧的人能通晓万事万物，就像日月的光芒，立其竿就能见其影，擂鼓作响，听到声音就能知道它的形状，由此可以知彼，除你之外，谁还精通这些事理呢？所以有才智的人，看到他人容颜和气色的变化，便知道体内气血的盛衰。如面色黄赤，便知体内气血有热。出现青白色，就是气血有寒。黑色，是多血少气。眉目清秀是太阳经多血。须髯很长是少阳经多血。胡须美好是阳明经多血。上述是一般规律。人体内各经脉气血的一般情况是：太阳经通常是多血少气，少阳经一般是多气少血，阳明经多血多气，厥阴经多气少血，少阴经多血少气，太阴经也常是多血少气。这是人体生理的正常规律。

【按语】 历代医家对本篇所论有多处争论，如：第一段文中列举五音之中左右上下各型的人，与前篇左右上下的顺序与调治经脉及其上下部位并非完全一致；张介宾认为第二段经文有错简；"气血多少"，以本篇与本书《九针论》、《素问·血气形志》、《黄帝内经太素·任脉》、《黄帝内经太素·知形志所宜》参核，互有异同。历来注家，对此数篇气血的多少不同，都有存疑。上述举例及见解，可谓见仁见智，供读者参考。

百病始生第六十六

【题解】 百病，泛指一切疾病。始生，指引起人体发生疾病的初始原因。因本篇主要论述了疾病的病因分类、外感病发生的机理及传变层次，所以篇名为"百病始生"。

【原文】 黄帝问于岐伯曰：夫百病之始生也，皆生于风雨寒暑，清湿喜怒。喜怒不节则伤脏，风雨则伤上，清湿则伤下。三部之气，所伤异类，愿闻其会。岐伯曰：三部之气各不同，或起于阴，或起于阳，请言其方。喜怒不节则伤脏，脏伤则病起于阴也；清湿袭虚，则病起于下；风雨袭虚，则病起于上，是谓三部。至于其淫泆，不可胜数。

【提要】 本段主要论述了疾病的病因分类。

【白话解】 黄帝问岐伯道：各种疾病的产生，都是由于风、雨、寒、暑、阴冷、潮湿等邪气的侵袭和喜怒哀乐等情志所伤。喜怒不加节制，会使内脏受损伤。风雨寒暑之邪，则伤人体外部。风雨之邪，会损伤人体的上部；阴寒潮湿之邪，会侵害人体的下部。造成人体上部、内部和下部损害的三种邪气不同，我想听听其中的道理。岐伯回答说：喜、怒、哀、乐是人的情感，风、雨、寒、暑属于气候变化，阴冷潮湿则为大地环境，从致病的角度，他们是三种不同性质的邪气，所以有的先发生在阴分,有的先发生在阳分,我就此讲讲其中的道理。凡喜怒不节等情志不调而发病的,则内伤五脏,五脏属阴,所谓病起于阴。阴冷潮湿这种邪气容易乘虚侵害人体下部,所谓病起于下。风雨寒暑之邪容易侵袭人体的上部,所谓病起于上。这是根据邪气的致病特点分为三个方面。至于邪气侵袭人体而引起的各种变化,就更加复杂,难以计数了。

【原文】 黄帝曰:余固不能数,故问先师,愿卒闻其道。岐伯曰:风雨寒热,不得虚,邪不能独伤人。卒然逢疾风暴雨而不病者,盖无虚,故邪不能独伤人。此必因虚邪之风,与其身形,两虚相得,乃客其形,两实相逢,众人肉坚。其中于虚邪也,因于天时,与其身形,参以虚实,大病乃成,气有定舍,因处为名,上下中外,分为三员。是故虚邪之中人也,始于皮肤,皮肤缓则腠理开,开则邪从毛发入,入则抵深,深则毛发立,毛发立则淅然,故皮肤痛。留而不去,则传舍于络脉,在络之时,痛于肌肉,其痛之时息,大经乃代[1]。留而不去,传舍于经,在经之时,洒淅喜惊。留而不去,传舍于输,在输之时,六经不通,四肢则肢节痛,腰脊乃强。留而不去,传舍于伏冲之脉,在伏冲之时,体重身痛。留而不去,传舍于肠胃,在肠胃之时,贲响腹胀,多寒则肠鸣飧泄,食不化,多热则溏出麋[2]。留而不去,传舍于肠胃之外、募原之间,留著于脉,稽留而不去,息而成积。或著孙脉,或著络脉,或著经脉,或著输脉,或著于伏冲之脉,或著于膂筋[3],或著于肠胃之募原,上连于缓筋[4],邪气淫泆,不可胜论。

【提要】 本段主要论述了外感病发生的机理,提出了"两虚相得,乃客其形"的论点;并论述了外感病传变的规律。

【注释】 [1]大经乃代:大经,经脉,与络脉相对而言。大经乃代,指邪气深入,经脉代络脉受邪。

[2]溏出麋:泛指泻痢。

[3]膂筋:指附于脊膂之筋。

[4]缓筋:泛指足阳明筋。

【白话解】 黄帝说:我对千变万化的病情当然不能讲清楚,所以才请教你,希望彻底明白其中的道理。岐伯道:风雨寒热之邪,若不是遇到身体虚弱,一般是不能侵害人体而致病的。突然遇到狂风骤雨而不生病,是因为他的身体健壮而不虚弱,邪气一般不能单独伤人致病。所以疾病的产生,首先是身体虚弱,又感受了贼风邪气的侵袭,两种因素相结合,才会产生疾病。一般人们在实际生活中,若身体强壮,肌肉坚实,四时之气也正常,就不容易发生疾病。凡是疾病的发生,决定于四时气候是否正常,以及身体素质是否强壮,即人体正气不足而邪气盛,就会发生疾病。邪气一般都根据其不同性质侵袭人体的一定部位,再根据不同的发病部位而确定其名称。人体从纵向划分为上、中、下三部;从横向层次划分为表、里和半表半里三部。所以虚邪贼风侵袭人体,先从最表层的皮肤开始,若皮肤不能收固致密,腠理就会开泄,邪气趁机从毛孔而入,若逐渐向深处侵犯,一般会出现恶寒战栗,毫毛悚然竖起,皮肤也会出现束紧疼痛的感觉。若邪气滞留不除,就会渐渐传到络脉,邪气在络脉的时候,肌肉可出现疼痛。疼痛时作时止,是邪气将由络脉传到经脉。若病邪得不到解除而滞留在经脉,不时会出现刹那间的颤抖和惊悸的现象。邪气滞留不散可传入并潜伏在输脉,其在输脉时,足太阳经的六经腧穴受病,六经之气被邪气阻滞而不能通达四肢,四肢关节因而疼痛,腰脊也强痛不适。若邪气滞留不去,则传入脊内的冲脉,冲脉受犯,就会出现体重身痛的症状。若邪气滞留不能祛除,会进一步深入并藏伏在肠胃,邪在肠胃会出现肠鸣腹胀等症状。寒邪亢盛,则泄泻完谷不化;热邪亢盛,则湿热下利或大便如糜而肛门灼热。如果邪气滞留尚不能祛除,传到肠胃之外半表半里的募原,留著于血脉之中,邪气就会与气血相互凝结,久则聚结为积块。总之,邪气侵犯人体后,或留在小的孙络、或留在络脉、或留在经脉、或留在输脉、或留在伏冲之脉,或留在膂筋,或留在肠胃外的募原,上连缓筋,邪气浸淫泛滥人体各个组织而造成各种各样的疾病,难以言尽。

【原文】 黄帝曰:愿尽闻其所由然。岐伯曰:其著孙络之脉而成积者,其积往来上下,臂[1]手孙络之居也,浮而缓,不能句积而止之[2],故往来移行,肠胃之间水,凑渗注灌,濯濯有音,有寒则䐜䐜满雷引[3],故时切痛。其著于阳明之经,则挟脐而居,饱食则益大,饥则益小。其著于缓筋也,似阳明之积,饱食则痛,饥则安。其著于肠胃之募原也,痛而外连于缓筋,饱食则安,饥则痛。其著于伏冲之脉者,揣揣应手而动,发手则热气下于两股,如汤沃[4]之状。其著于膂筋,在肠后者,饥则积见,饱则积不见,按之不得。其著于输之脉者,闭塞不通,津液不下,孔窍干壅,此邪气之从外入内,从上下也。

黄帝曰:积之始生,至其已成奈何?岐伯曰:积之始生,得寒乃生,厥乃成积也。黄帝曰:其成积奈何?岐伯曰:厥气生足悗,悗生胫寒,胫寒则血脉凝涩,血脉凝涩则寒气上入于肠胃,入于肠胃则䐜胀,䐜胀则肠外之汁沫迫聚不得散,日以成积。卒然多食饮,则脉满,起居不节,用力过度,则络脉伤。阳络伤则血外溢,血外溢则衄血;阴络伤则血内溢,血内溢则后血。肠胃之络伤,则血溢于肠外,肠外有寒,汁沫与血相抟,则并合凝聚不得散而积成矣。卒然外中于寒,若内伤于忧怒,则气上逆,气上逆则六输不通,温气不行,凝血蕴裹而不散,津液涩渗,著而不去,而积皆成矣。

【提要】 本段论述了积证位于不同部位的症状表现,以及积证形成的病因病机。

【注释】 [1]臂:据《甲乙经》为"辟",辟,聚集之意。

[2]句积而止之:句,同"拘",约束之意。即约束使之固定不移。

[3]䐜䐜满雷引:䐜,chēn,音琛,胀。䐜䐜满即胸腹胀满。雷引,指肠中雷鸣并牵引疼痛。

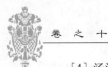

[4] 汤沃:汤,热水;沃,浇灌。汤沃,形容热痛如热水浇灌。

【白话解】 黄帝说:我希望你能将其始末原因,内在机理讲给我听。岐伯道:邪气停留在孙络而形成的积,疼痛点上下游动,因积停著于孙络,而孙络表浅而又松弛,所以不能拘束积于一处而使之固定不移,疼痛表现呈游动性。如果积停留于肠胃间的孙络,则肠胃之间的水液渗透灌注,则会形成水液停聚,吸收代谢失调,有时发出濯濯的水声。寒邪盛则阳不化水,上下不运,气机不通,腹部胀满雷鸣,并出现刀割样疼痛。若邪气留著在足阳明经而形成积滞,积滞位于脐的两旁,饱食后则积块显大,饥饿空腹时积块变小。如果邪气留著在缓筋而成积,其形状表现和阳明经的积块相似,但疼痛的特点是饱食则出现疼痛,饥饿时则不痛。邪气留著在肠胃之膜原而成积,疼痛时牵连到肠外的缓筋,特点是饱食后不痛、饥饿时疼痛。邪气留著在伏冲之脉而成积,用手切按腹部,积搏动应手,并随着搏动而阵阵作痛。举手时则患者自觉有一股热气下行,放射到两股之间,就像用热汤浇灌一样,难以忍受。邪气留著在膂筋而成积,饥饿时肠胃空虚,积形可以触摸得到,饱食后肠胃充实则触摸不到。邪气留著在输脉而成积,脉道闭塞不通,津液不能上下输布,汗孔或其他孔窍干涩,壅塞不通。这些都是邪气从外部侵犯到内部,从上部而转变到下部的临床表现。

黄帝问:积病从发生到形成,其发展过程是怎样的呢? 岐伯答道:积病的起始,是受到寒邪的侵害而发生的,主要是寒邪厥逆上行而生成积病。黄帝又问:寒邪导致积病的病理过程是怎样的呢? 岐伯答道,寒邪造成厥逆之气,先使足部阳气不通,血液凝涩,逐渐又导致胫部寒冷,胫部寒冷进而使血脉凝滞,久之,寒冷之邪上逆进入肠胃,导致气机不通而腹胀,腹胀则肠道外组织间的水液汁沫聚积不得消散,这样日益加重而形成积病。又因突然暴食暴饮,使肠胃经脉过于充盈,或因生活起居不慎,或因用力过度,均可以使细小的络脉损伤。若表浅的阳络受到损伤,血会外溢,表现出各种衄血的症状。若深部的阴络受到损伤,血则内溢,血内溢就出现便血的症状。若肠胃的络脉受到损伤,血就溢散到肠道外的腹腔组织间,适逢肠外有寒邪寄留,肠外的水液汁沫同外溢的血液相搏结,凝聚在一起不能消散而发展成为积病。此外,外感寒邪,内又有忧伤思虑,或是郁怒愤闷等情志损伤,使气机紊乱、上逆,继而影响六经气血运行不畅,阳气不运,不能温煦血液而形成凝血,凝血蕴结裹束不得消散,津液渗透不利,留著而不得布散,积病就形成了。

【原文】 黄帝曰:其生于阴者奈何? 岐伯曰:忧思伤心;重寒伤肺;忿怒伤肝;醉以入房,汗出当风伤脾;用力过度,若入房汗出浴,则伤肾。此内外三部之所生病者也。

黄帝曰:善。治之奈何? 岐伯答曰:察其所痛,以知其应,有余不足,当补则补,当泻则泻,毋逆天时,是谓至治。

【提要】 本段进一步论述了"病起于阴"的致病因素,以及不同的病因伤及五脏的不同情况。

【白话解】 黄帝问:那些"病生于阴"的致病因素又有哪些呢?岐伯答道:忧愁思虑过度则伤心,在寒饮寒食的基础上又感受风寒之邪,双重的寒邪损伤肺脏。忿恨恼怒过度则肝脏受伤。酒醉后行房事,汗出又受风,则脾脏受伤。用力过度,或行房事而大汗淋漓如同刚刚出浴,就容易损伤肾脏。上述就是内外三部发生疾病的一般规律。黄帝说:说得好。怎样治疗呢?岐伯答道,审察疼痛的特点和部位,就可以知道病变之所在,根据其虚实和各种证候表现,当补则补、当泻则泻,同时不要违背四时气候和脏腑的关系,这就是正确的治疗原则。

行针第六十七

【题解】 行针,一是指针刺治疗的全过程,二是指针刺后运针。因为本篇主要论述了由于人的体质不同,针刺后的反应也不同,以及针刺操作正确与否同疗效的关系等针刺有关问题,故篇名为"行针"。

【原文】 黄帝问于岐伯曰:余闻九针于夫子,而行之于百姓,百姓之血气各不同形,或神动而气先针行;或气与针相逢;或针已出气独行;或数刺乃知;或发针而气逆;或数刺病益剧,凡此六者,各不同形,愿闻其方。

岐伯曰:重阳之人,其神易动,其气易往也。黄帝曰:何谓重阳之人? 岐伯曰:重阳之人,熇熇[1]高高,言语善疾,举足善高,心肺之脏气有余,阳气滑盛而扬,故神动而气先行。

黄帝曰:重阳之人而神不先行者,何也? 岐伯曰:此人颇有阴者也。黄帝曰:何以知其颇有阴也? 岐伯曰:多阳者多喜,多阴者多怒,数怒者易解,故曰颇有阴,其阴阳之离合难,故其神不能先行也。

【提要】 本段主要论述不同体质的人对针刺有不同的反应,以及重阳之人针刺反应出现的机理。

【注释】 [1]熇熇:hè,音贺。熇熇,即火热炽盛。

【白话解】 黄帝问岐伯道:我从先生这里了解了有关九针的理论,在施治过程中,发现人们的血气盛衰是不一样的,对针刺的反应也有明显的差异。有的在进针之前神情就有了变化,精神高度紧张,并对针感有强烈的反应。有的进针后马上就有得气的感觉。有的在出针后才有反应。还有的很不敏感,经过数次针刺才有反应。有的甚至下针后就出现气逆、晕针等不良反应。更有甚者,经过几次针刺治疗后病情反而加重。上述六种情况,表现各不相同,我想知道其中的道理。岐伯回答说:重阳类型的人,易于激动,表现为高度敏感,对针感反应很

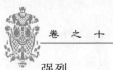

强烈。

黄帝问:重阳类型的人是什么样呢?岐伯答道:重阳类型人的神气禀性如同火一样轰轰烈烈,精力充沛,说话爽朗流利,趾高气扬。因为这种人的心肺脏气有余,功能旺盛,阳气充盛滑利而易发越激扬,所以他的神情易于激动而对针刺反应强烈。

黄帝问:有些重阳类型的人,神情并不易激动,这是什么道理呢?岐伯回答说:这种人虽然阳气炽盛,但阴气也盛,阳中有阴。黄帝又问:怎么知道这种人阳中有阴呢?岐伯答道:多阳的人情绪高涨,精神愉快,常喜形于色。多阴则精神抑郁,心情紧张,经常恼怒不快,好发脾气,但很容易缓解,根据上述特点说明这种人阳中有阴。所以阳为阴滞,阴阳离合困难,神气就不易激动,反应也不那么强烈。

【原文】 黄帝曰:其气与针相逢奈何?岐伯曰:阴阳和调而血气淖泽滑利,故针入而气出,疾而相逢也。

黄帝曰:针已出而气独行者,何气使然?岐伯曰:其阴气多而阳气少,阴气沉而阳气浮者内藏,故针已出,气乃随其后,故独行也。

黄帝曰:数刺乃知,何气使然?岐伯曰:此人之多阴而少阳,其气沉而气往难,故数刺乃知也。

黄帝曰:针入而气逆者,何气使然?岐伯曰:其气逆与其数刺病益甚者,非阴阳之气,浮沉之势也,此皆粗之所败,上之所失[1],其形气无过焉。

【提要】 本段主要论述不同体质的人对针刺有不同反应的机理。

【注释】 [1]上之所失:据《太素》应为"工之所失"。

【白话解】 黄帝问:有的患者对针刺很敏感,下针后很快得气,这是什么道理呢?岐伯答道:这是因为人的阴阳均衡协调,气血濡润和畅,所以进针以后就很快出现得气的反应。

黄帝又问:有的人在起针以后,才出现反应,其内在的机制是什么呢?岐伯回答说:因为这种人多阴而少阳,阴的性质主沉降,阳的性质主升浮,阴偏盛则沉潜敛藏占优势,所以针刺时反应迟缓,当出针以后,阳气随其针而上浮,才出现反应。

黄帝问:经过几次针刺治疗才出现反应,是什么道理呢?岐伯答道:这是因为这种人多阴而少阳,其气机沉潜至深,反应低下而气难至,对针刺极不敏感,所以通过几次针刺后才出现反应。

黄帝问:有的人刚刚进针即出现气逆晕针的不良反应,这是什么道理?岐伯答道:进针后出现气逆晕针的不良反应,还有经过多次针刺治疗后病情反而加重恶化者,并不是患者的体质阴阳偏盛偏衰,以及气机的升浮沉降造成的,都是因为医生本身技术不高明,是治疗上的失误,与患者的形气体质无关。

上膈第六十八

【题解】 上,是逆而上行,膈,为饮食不下。本篇主要论述了膈食证的病因、病理、证候表现和治疗方法,因文章以"气为上膈"名篇,所以名为"上膈"。

【原文】 黄帝曰:气为上膈[1]者,食饮入而还出,余已知之矣;虫为下膈,下膈者,食晬时乃出[2],余未得其意,愿卒闻之。岐伯曰:喜怒不适,食饮不节,寒温不时,则寒汁流于肠中,流于肠中则虫寒,虫寒则积聚,守于下管,则肠胃充廓,卫气不营,邪气居之。人食则虫上食,虫上食则下管虚,下管虚则邪气胜之,积聚以留,留则痈成,痈成则下管约。其痈在管内者,即而痛深;其痈在外者,则痈外而痛浮,痈上皮热。

黄帝曰:刺之奈何?岐伯曰:微按其痈,视气所行[3],先浅刺其傍,稍内益深,还而刺之,毋过三行,察其浮沉,以为浅深,已刺必熨,令热入中,日使热内,邪气益衰,大痈乃溃。伍以参禁,以除其内;恬憺无为,乃能行气。后以咸苦,化谷乃下矣。

【提要】 本段主要从上膈证引申到下膈证,论述了膈食的病因、病理、证候表现和治疗方法。

【注释】 [1]上膈:古代病证名称,是指因气机郁结在上脘所形成的食后即吐的病证。

[2]食晬时乃出:晬,zuì,音醉,一周时。即饮食一昼夜后仍复吐出。

[3]视气所行:即通过按诊观察病气发展的动向。

【白话解】 黄帝问:因为气机郁结在上,形成食后即吐的上膈证,我已经知道了。至于因虫积在下所形成的下膈证,食后经过一天左右才吐出,我还不甚了解其中的道理,希望你详尽地给我讲讲。岐伯答道:因为不能很好地调节情志活动,饮食没有节制,不能适应气候的寒温变化,使脾胃运化失常,寒湿流注肠道之中,肠道中的寄生虫因寒冷而集结在一起,虫聚积在下脘,肠胃扩张,卫气不能正常营运,邪气也稽留在这里。进餐时,寄生虫闻到气味,便上行觅食,使下脘空虚,邪气就乘虚侵入,稽留日久而形成痈肿。内部痈肿使得肠管狭窄而传化不利,所以食后经过一天的时间,仍会吐出。如果痈肿发生在下脘里边,疼痛的部位较深,痈肿发生在下脘外面,疼痛的部位较浅,同时,在发生痈的部位皮肤发热。

黄帝问:怎样用针刺治疗呢?岐伯答道:针刺的方法是,应当用手轻轻地按摩痈肿的部位,以观察痈肿部位的大小和病气发展的动向。先浅刺痈肿周边,再逐渐深刺。如此反复行针但不要超过三次。进针的深浅,要根据病位的深度来决定。针刺后须加用熨法,使热气直达体内。只要使阳气日渐温通,邪气日趋衰退,内痈也就逐渐消溃了。在治疗的同时,还要配合适当的护理,清心寡欲,使元气得以恢复。然后可服用咸苦的药物,以软坚化积,使食物得以消化而向下传输。

忧恚无言第六十九

【题解】 忧恚,就是忧恨忿怒。无言,是指失音证。因为本篇主要论述了由情志内伤所导致的一时性失音证及其治疗,所以篇名为"忧恚无言"。

【原文】 黄帝问于少师曰:人之卒然忧恚,而言无音者,何道之塞? 何气不行,使音不彰? 愿闻其方。少师答曰:咽喉者,水谷之道也。喉咙者,气之所以上下者也。会厌者,音声之户也。口唇者,音声之扇也。舌者,音声之机也。悬雍垂者,音声之关也。颃颡[1]者,分气之所泄也。横骨者,神气所使,主发舌者也。故人之鼻洞涕出不收者,颃颡不开,分气失也。是故厌小而疾薄,则发气疾,其开阖利,其出气易;其厌大而厚,则开阖难,其气出迟,故重言[2]也。人卒然无音者,寒气客于厌,则厌不能发,发不能下,至其开阖不致,故无音。

黄帝曰:刺之奈何? 岐伯曰:足之少阴,上系于舌,络于横骨,终于会厌。两泻其血脉,浊气乃辟,会厌之脉,上络任脉,取之天突,其厌乃发也。

【提要】 主要论述了因情志所致失音证的病因、机理和刺治方法。并具体说明了取天突穴是针刺治疗一时性失音证的有效手段。

【注释】 [1] 颃颡:hángsǎng,音杭嗓,即后鼻道。

[2] 重言:言语不利,俗称口吃之类。

【白话解】 黄帝问少师道:有人由于突然忧郁或愤怒,引起张口说话但不能发音的病证,是人体内哪一条通道阻塞了,又是哪种气机障碍而使气不能通行,才导致不能发声,希望听一听其中的道理。少师回答说:咽部下通于胃,是受纳水谷的必经之路。喉咙下通于肺,是气息呼吸出入的道路。会厌在咽部和喉咙之间,能够开启和闭合,是声音发出的门户。口唇的开张和闭合,犹如开启言语声音的两扇门。舌体上下前后运动,是言语声音的枢机。悬雍垂,是发音成声的关键所在。颃颡又称后鼻道,声音气流一部分由此通过,协助发声。横骨因舌骨横于舌根而得名,受意识支配,是控制舌体运动的组织。所以,鼻腔涕液流而不能收摄,则颃颡闭塞不通,分气失职,多伴有鼻塞声重。会厌薄小的人一般呼吸畅快,开合流利,所以语言流畅;若会厌厚大,开合就不利,气体出入迟缓,所以说话滞涩或者口吃不畅。如果人突然失音,是因为会厌感受了风寒之邪,气道不利,会厌启闭失权,气机不畅,发声器官功能失调,就形成了所谓的失音证。

黄帝问:如何用针刺治疗失音证呢? 岐伯答道:足少阴肾的经脉,从足部上行,一直联结到舌根部,并联络着横骨,终止于喉间的会厌。针刺治疗时,应当取足少阴肾经上联于会厌的血脉,用泻法重复两次,放血泻其邪气,浊邪才能排除。足少阴肾经在会厌的络脉,同任脉相联结,再取任脉的天突穴进行刺治,会厌便能恢复开合,发声即可恢复正常。

【按语】 本文主要阐明暴喑证的刺治法。暴喑多实,取法于“泻”。故要“两泻其血脉”,“取之天突”。为后世针刺治疗音哑、气逆咽喉诸症,给予了很大启发。

寒热第七十

【题解】 寒热,指寒热毒气及由此形成的发冷发热的表现。本篇主要论述瘰疬病的病因、病机和预后等。因瘰疬病的形成主要是由于寒热毒气稽留于经脉之间造成的,所以篇名为“寒热”。

【原文】 黄帝问于岐伯曰:寒热瘰疬在于颈腋者,皆何气使生?岐伯曰:此皆鼠瘘寒热之毒气也,留于脉而不去者也。

黄帝曰:去之奈何?岐伯曰:鼠瘘[1]之本,皆在于脏,其末上出于颈腋之间,其浮于脉中,而末内著于肌肉,而外为脓血者,易去也。

黄帝曰:去之奈何?岐伯曰:请从其本引其末,可使衰去而绝其寒热。审按其道以予之,徐往徐来以去之,其小如麦者,一刺知,三刺而已。

黄帝曰:决其生死奈何?岐伯曰:反其目视之,其中有赤脉,上下贯瞳子,见一脉,一岁死;见一脉半,一岁半死;见二脉,二岁死;见二脉半,二岁半死;见三脉,三岁而死,见赤脉不下贯瞳子,可治也。

【提要】 主要论述了瘰疬的成因、诊断、治疗、预后等内容。

【注释】 [1] 鼠瘘:瘰疬破溃后,流脓稀薄,久不收口即为鼠瘘。

【白话解】 黄帝问岐伯道:发冷、发热的瘰疬病,多发生在颈部和腋下,这是为什么呢?岐伯回答说:这是鼠瘘病的寒热毒气稽留在经脉,不能消除的结果。

黄帝问:这种病能否消除呢?岐伯答道:鼠瘘病本在于内脏,它所反映的症状,仅在颈部和腋部表现出来。如果毒气只在表浅的经脉中浮游,而没有停留在深部的肌肉而腐烂成脓血的,便容易治疗。

黄帝问:如何进行治疗呢?岐伯答道:应从病的根源上着手治疗,以扶助正气,并通过治疗促使外在的瘰疬毒邪消散,以消除发冷发热的症状。同时,要明察发病的脏腑经脉,以便循经取穴,行针治疗。针刺时,慢慢地进针出针,达到扶正祛邪的目的。瘰疬初起,形小如麦粒者,针刺一次便能见效,针刺三次就可

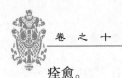

痊愈。

黄帝问:如何推断瘰疬病的预后呢?岐伯答道:推断瘰疬病预后的方法是,翻开患者的眼睑进行观察,若眼中有红色的脉络,上下贯通瞳子,便是病情恶化的征兆。若出现一条红色的脉络,死期当在一年之内;出现一条半,死期为一年半之内;出现两条,死期为两年之内;出现两条半,死期为两年半;出现三条,死期为三年;若只有红色的脉络而没有贯通瞳子,尚能够治疗。

【按语】 针刺治疗瘰疬,历代针灸书籍多有记载。近代报道用针刺或火针直接刺入病灶处,或加其他疗法,可获得良效。此外,《素问·骨空论》有"鼠瘘寒热,还刺寒府"的治法,可与本篇互参。

对本文所论"反眼赤脉贯瞳子"的预后诊断法,据《三因方》记述:"虽有此说,验之病者少有此症,亦难考据。"以后历代医家亦缺乏此类记载,是临床忽视了这一体征,抑或是古人的假设,读者应予深思。

邪客第七十一

【题解】 邪客,是指邪气侵犯人体。本篇以邪气侵犯人体后所形成的失眠证为主,论述了相关内容,所以篇名为"邪客"。

【原文】 黄帝问于伯高曰:夫邪气之客人也,或令人目不瞑不卧出者,何气使然?伯高曰:五谷入于胃也,其糟粕、津液、宗气分为三隧[1],故宗气积于胸中,出于喉咙,以贯心脉,而行呼吸焉。营气者,泌其津液,注之于脉,化以为血,以荣四末,内注五脏六腑,以应刻数[2]焉。卫气者,出其悍气之慓疾,而先行于四末、分肉、皮肤之间,而不休者也。昼日行于阳,夜行于阴,常从足少阴之分间,行于五脏六腑。今厥气客于五脏六腑,则卫气独卫其外,行于阳,不得入于阴。行于阳则阳气盛,阳气盛则阳跷满,不得入于阴,阴虚,故目不瞑。

黄帝曰:善。治之奈何?伯高曰:补其不足,泻其有余,调其虚实,以通其道,而去其邪。饮以半夏汤一剂,阴阳已通,其卧立至。黄帝曰:善。此所谓决渎壅塞,经络大通,阴阳和得者也。愿闻其方。伯高曰:其汤方以流水千里以外者八升,扬之万遍,取其清五升煮之,炊以苇薪,火沸,置秫米一升,治半夏五合,徐炊,令竭为一升半,去其滓,饮汁一小杯,日三,稍益,以知为度。故其病新发者,复杯则卧,汗出则已矣;久者,三饮而已也。

【提要】 主要论述了失眠证的病机和治法。

【注释】 [1] 三隧:张介宾:"隧,道也。糟粕之道,出于下焦;津液之道出于中焦;宗气之道,出于上焦。故分为三隧。"

[2] 以应刻数:古代以一昼夜分为一百刻,用于计算时间。营气循行周身,一昼夜为五

十周次,恰巧与百刻之数相应。

【白话解】 黄帝问伯高道:邪气侵袭人体,有时令人不能闭目安眠,为什么呢?伯高回答说:食物进入胃中,通过消化吸收后,宗气聚于上焦,津液出于中焦,糟粕由下焦排出体外,即进入体内的食物共有三条走向。上焦的宗气积聚在胸中,上出于喉咙,贯通心肺而行呼吸之气。中焦化生营气,分泌津液,渗注于脉中而化为血液。在外可以荣养四肢,向内灌注于五脏六腑,营运周身与昼夜的时间相应。卫气,是食物中慓悍部分所化生,流动迅猛滑利,首先行于四肢、分肉、皮肤之中。白天从足太阳膀胱经开始运行于人体的阳分,夜间常以足少阴肾经为起点运行于阴分,不停地运行于周身,若有厥逆之气滞留五脏六腑,则迫使卫气只能在阳分运行而不得入于阴分。由于卫气仅行于阳分,在表的阳气就偏胜,使阳跷脉气充满。卫气不能入于阴分则阴虚,所以导致失眠。

黄帝说:讲得很好,该怎样治疗呢?伯高回答说:首先用针刺补阴分的不足,泻阳分的有余,使阴阳相互协调,疏通营卫运行的道路,消除引起营卫逆乱的邪气。然后再服用半夏汤一剂,通调阴阳经气,便可立即安卧入睡。黄帝说:讲得好,这种针药并用的治法,真好像决开水道,清除瘀塞一样,使经络通畅,阴阳调和。希望把半夏汤的组成、制法和服用方法告诉我。伯高回答说:半夏汤,是用千里长流水八升,先煮此水,用杓扬之千万遍,然后沉淀澄清,取上面的清水五升,用芦苇做燃料再煮之,水沸后,放入秫米一升,制半夏五合,继续用火慢慢地煎熬,煎至药汤浓缩到一升半时,去掉药渣即成。每次服用一小杯,每日服用三次,逐次稍微加量,以见效为度。若是新病,服药后很快就能入睡,出汗后病就痊愈了。病程较长的,须服三剂才能痊愈。

【按语】 半夏秫米汤,这一历史名方,临床疗效可靠。据文献统计,半夏是治疗失眠选用频率最高的药物。

【原文】 黄帝问于伯高曰:愿闻人之肢节,以应天地奈何?伯高答曰:天圆地方,人头圆足方以应之。天有日月,人有两目;地有九州,人有九窍;天有风雨,人有喜怒;天有雷电,人有音声;天有四时,人有四肢;天有五音,人有五脏;天有六律,人有六腑;天有冬夏,人有寒热;天有十日,人有手十指;辰有十二,人有足十指,茎垂以应之,女子不足二节,以抱人形;天有阴阳,人有夫妻;岁有三百六十五日,人有三百六十五节;地有高山,人有肩膝;地有深谷,人有腋腘;地有十二经水,人有十二经脉;地有泉脉,人有卫气;地有草蓂[1],人有毫毛;天有昼夜,人有卧起;天有列星,人有牙齿;地有小山,人有小节;地有山石,人有高骨;地有林木,人有募筋;地有聚邑,人有䐃肉;岁有十二月,人有十二节;地有四时不生草,人有无子。此人与天地相应者也。

【提要】 用取类比象方法,论述了天人相应的观点。

【注释】 [1] 草蓂:蓂,mì,音密。即遍地丛生的野草。

【白话解】　黄帝问伯高道:人的肢体怎样与自然界的现象相联系呢?我想了解这方面的情况。伯高回答说:天是圆形的,地是方形的,人体头颅呈圆形以应天,足呈方形以应地。天上有日月,人有两只眼睛。大地有九州,人体有九个孔窍。天有风雨阴晴的气候变化,人有喜怒哀乐的情志活动。天有电闪雷鸣,人有声音。天有四季,人有四肢。天有五音,人有五脏。天有六律,人有六腑。天有冬夏相对的变迁,人有寒热不同的表现。天有十干,人有手十指。地有十二支,人有足十趾和阴茎、睾丸,女子不足十二数所以能够孕育人形。天有阴阳相交感,人有夫妻相配偶。一年有三百六十五天,人三百六十五个骨骼。地有高山,人有膝肩。地有深谷,人有腋窝和腿窝。地上有十二条大的河流,人体有十二条主要经脉。地下有泉水流动,人体有卫气运行。地上有杂草丛生,人身有毫毛相应。天有昼夜交替,人有起卧更迭。天有列星,人有牙齿。地上有小山丘,人体有小关节。地有山石,人有高骨。地面上有树木成林,人体内有筋膜密布。地上有城镇,人体有隆起的肌肉。一年有十二个月,人体四肢有十二个关节。大地有四季草木不生的荒地,人有终生不能生育子女,这些都是人体与自然界相应的现象。

【原文】　黄帝问于岐伯曰:余愿闻持针之数,纳针之理,纵舍[1]之意,扞皮[2]开腠理,奈何?脉之屈折、出入之处,焉至而出?焉至而止?焉至而徐?焉至而疾?焉至而入?六腑之输于身者,余愿尽闻。少序[3]别离之处,离而入阴,别而入阳,此何道而从行?愿尽闻其方。岐伯曰:帝之所问,针道毕矣。黄帝曰:愿卒闻之。岐伯曰:手太阴之脉,出于大指之端,内屈,循白肉际,至本节之后太渊。留以澹[4],外屈,上于本节下。内屈,与诸阴络会于鱼际,数脉并注,其气滑利,伏行壅骨之下,外屈出于寸口而行,上至于肘内廉,入于大筋之下,内屈上行臑阴[5],入腋下,内屈走肺。此顺行逆数之屈折也。心主之脉,出于中指之端,内屈,循中指内廉以上,留于掌中,伏行两骨之间,外屈,出两筋之间,骨肉之际,其气滑利,上二寸,外屈出行两筋之间,上至肘内廉,入于小筋之下,留两骨之会,上入于胸中,内络于心脉。

【提要】　本段根据经络的循行,论述了手太阴肺经、手厥阴心包经的经脉循行部位,确定补正泻邪的刺法。

【注释】　[1] 纵舍:针刺补泻法的一种。

[2] 扞皮:扞,hàn,音旱。指用手力伸展肌肤的纹理,随经取穴,浅刺皮层,使腠理开泄而不伤肉的一种针法。

[3] 少序:据《太素》应作"其序"。

[4] 留以澹:澹,dàn,音淡,波浪起伏。即脉气流注到太渊穴而出现波动。

[5] 臑阴:臑,nào,音闹。指肩部以下,肘部以上的部分。

【白话解】　黄帝问岐伯道:我想了解持针的方法和进针的原理,以及用手指拉展皮肤而使腠理开泄的手法,还有经脉的屈折迂回,出入会合的部位,在经气流注的过程中,从哪里出,到哪里止,在哪里缓慢,哪里又疾急,到哪里而入?又是在哪里进入六腑的输穴而通贯于全身?所有这些经脉循序运行的情况,我都希望得到了解。另外,在经脉的经别分出的地方?阳经是怎样以输穴分出而进入阴经,阴经又是怎样由输穴分出而进入阳经的呢?它们之间是通过什么路径沟通的呢?希望你能详尽地说明其中的道理。岐伯回答说:你所提的问题,针法的要理全在其中了。黄帝说:请你具体地讲讲吧。岐伯讲道:手太阴肺的经脉,出于大指的指端,然后向内侧弯曲,沿着大指内侧的赤白肉际到大指本节后的太渊穴,经气汇合于此并形成寸口脉,再屈折向外上行于本节下,向内屈行与各阴脉络合在鱼际部位。由于几条阴经都会合于此,所以其脉气充盈滑利。手太阴肺经伏行于大指本节后的腕骨之下,再屈折向外,浮出于寸口部,循于臂曲侧外缘上行,到肘内侧而进入肘关节的大筋之下,又向内屈折上行,通过上臂臑部的内侧进入腋下,向内屈行进入肺中。这就是手太阴肺经由手至胸逆行屈折出入的顺序。手厥阴心包经,出于中指指尖,内屈沿中指内侧上行,流注于掌中的劳宫穴,然后伏行于尺骨和桡骨之间,再向外屈折出行于两筋之间的骨肉交界处,它的脉气流动滑利,离开腕部上行二寸后,向外屈折出行于两筋之间,上至肘内侧,进入小筋之下,流注于尺骨和桡骨在肘关节的会合处,再沿臂上行入于胸中,内联于心脏。

【原文】 黄帝曰:手少阴之脉独无腧,何也?岐伯曰:少阴,心脉也。心者,五脏六腑之大主也,精神之所舍也,其脏坚固,邪弗能容也,容之则伤心,心伤则神去,神去则死矣。故诸邪之在于心者,皆在于心之包络。包络者,心主之脉也,故独无腧焉。黄帝曰:少阴独无腧者,不病乎?岐伯曰:其外经病而脏不病,故独取其经于掌后锐骨之端。其余脉出入屈折,其行之徐疾,皆如手太阴心主之脉行也。故本腧者,皆因其气之虚实疾徐以取之,是谓因冲而泻,因衰而补,如是者,邪气得去,真气坚固,是谓因天之序。

【提要】 本段指出了心为五脏六腑之大主,不能容邪,容邪则伤人,神伤则死亡的特点。

【白话解】 黄帝问:为什么唯独手少阴心经没有输穴呢?岐伯答道:手少阴心经是心所主的经脉,心是五脏六腑的主宰,是贮藏精气的内脏。心脏坚固就不会被邪气侵犯,若邪气侵入并损伤心脏,就会使神气耗散,人也就死亡了,一般各种邪气凡侵袭心脏的,都侵犯到心包络。心包络所主的经脉是手厥阴心包经,所以唯独手少阴心经没有输穴。黄帝问:唯独手少阴心经没有输穴,难道它不感受病邪吗?岐伯答道:脏腑各有经脉,脏居于内,经脉行于外,心脏坚固不能受邪,外行经脉则会感受邪气而发病。所以,在心经有病时,可以针刺本经在掌后锐骨之端的神门穴。其余经脉的出入屈折、运行的缓急,都与手太阴肺经和手厥阴心包经的循行情况相似,所以各经有病,都可以取本经的输穴。治疗时,要根据各经经气的虚实缓急,分别调治,邪气盛用泻法,正气虚用补法。消除邪气,坚固真气,这种治法符合自然规律。

【原文】 黄帝曰:持针纵舍奈何? 岐伯曰:必先明知十二经脉之本末[1],皮肤之寒热,脉之盛衰滑涩。其脉滑而盛者,病日进;虚而细者,久以持;大以涩者,为痛痹;阴阳如一[2]者,病难治;其本末[3]尚热者,病尚在;其热已衰者,其病亦去矣。持其尺,察其肉之坚脆、大小、滑涩、寒温、燥湿。因视目之五色,以知五脏,而决死生;视其血脉,察其色,以知其寒热痛痹。

黄帝曰:持针纵舍,余末得其意也。岐伯曰:持针之道,欲端以正,安以静,先知虚实,而行疾徐,左手执骨,右手循之,无与肉果[4]。泻欲端以正,补必闭肤,辅针导气,邪得淫泆[5],真气得居。黄帝曰:扦皮开腠理奈何? 岐伯曰:因其分肉,在别其肤,微纳而徐端之,适神不散,邪气得去。

【提要】 本段主要论述了持针纵舍的方法和要求。

【注释】 [1] 本末:指经脉的起止和循行之处。

[2] 阴阳如一:张介宾:"表里俱伤,血气皆败者,是为阴阳如一。刺之必反甚,当舍而勿针也。"

[3] 本末:指胸腹为本,四肢为末。

[4] 无与肉果:指针刺的注意事项。即刺时不要用力过猛,防止肌肤急剧收缩,针被肉裹,发生弯针、滞针等不良后果。

[5] 淫泆:泆,yì,音易,通溢。即水满外溢。本文指邪气溃散。

【白话解】 黄帝问:针刺治疗的具体方法是怎样的呢? 岐伯答道:首先应明确十二经脉的起止和皮肤的寒热,以及脉象的盛衰滑涩,然后决定是否运用针刺的方法。如脉滑而有力,是病势正在发展的征象。脉细无力,是久病气虚。脉大而涩,是气血不通的痛痹。若表里俱伤,气血都已衰竭,寸口脉和人迎脉气势表现大体一致,比较难治,不宜针刺。凡是胸腹和四肢还在发热,是病邪没有消退,不要停止治疗;发热消退,说明邪气消除,病趋痊愈。同时,通过诊察尺肤肌肉的坚实与脆弱,皮肤的滑涩与寒温、燥湿等情况,以及观察两目的五色,可以分辨五脏的病变,判断疾病的预后。观察血络所呈现的不同色泽,便能推断是寒热、痛痹等证。

黄帝说:针刺治疗的操作方法和穴位的取舍,我还不能详细了解其内在的含义。岐伯道:持针的规律,首先要端正态度,心情安静,聚精会神,察明疾病的虚实,然后确定施行缓、急、补、泻的手法。用左手标示骨骼肌肉的位置,右手循穴进针,进针时不要用力过猛,防止针被肌肉裹住而发生弯针、滞针的不良后果。施行泻法时,必须针体垂直下针,施行补法,出针时必须用手按压针孔,以使其闭合,在针刺过程中还应采用提、插、捻、转等辅助行针方法,以导引正气,消散邪气,真气自然就固守体内了。

黄帝问:拉展皮肤使腠理开泄的刺法如何操作呢? 岐伯答道:用手按在分肉

间的穴位上,从穴位的皮肤上进针,轻微地用力,慢慢地垂立进针,这种刺皮而不伤肉的针法,恰好使神气不散乱而又能达到开泄腠理、排除病邪的效果。

【原文】 黄帝问岐伯曰:人有八虚[1],各何以候?岐伯答曰:以候五脏。黄帝曰:候之奈何?岐伯曰:肺心有邪,其气留于两肘;肝有邪,其气流于两腋;脾有邪,其气留于两髀[2];肾有邪,其气留于两腘。凡此八虚者,皆机关之室,真气之所过,血络之所游,邪气恶血,固不得住留,住留则伤筋络骨节,机关不得屈伸,故拘挛也。

【提要】 论述八虚可以诊察五脏疾病,并阐明其原理。

【注释】 [1] 八虚:指两肘、两腋、两髀、两腘八个关节。

[2] 髀:bì,音闭,髋窝,即两侧胯部的腹股沟处。

【白话解】 黄帝问岐伯道:人体的肘窝、腋窝、髋窝、膝窝这八个气血经常流注的地方称为"八虚",由此能分别诊察什么疾病呢?岐伯回答说:能诊察五脏的病变。黄帝问:如何诊察呢?岐伯答道:肺与心感受了病邪,能随着它的经脉流注到两肘窝。肝受了邪,可以随着经脉流注到两腋窝处。脾感病邪,随着经脉流注到髋窝。肾有了邪气,就随着经脉流注到两侧膝窝部。这八虚所在的部位都是四肢关节屈伸的枢纽,也是真气和血络通行、会合的重要处所,因此不能让邪气、恶血停滞在这些部位。若邪气恶血停留,便会损伤经络筋骨,导致肢体关节屈伸不利,从而发生拘挛的症状。

【按语】 八虚,又名八溪,为筋骨之间隙,是气血经常流注的地方。《素问·五脏生成》篇有"四肢八溪"之说。本文所言的八虚部位,分属五脏,是由经脉循行的路径而实现的,因此,八虚部位不适,可以分候五脏的病变,在这些部位上循经取穴,也能刺治五脏的疾病。

通天第七十二

【题解】 天,指先天禀赋。因文中主要论述人体的素质有阴阳气血偏多偏少之分,而这种差异皆出于先天禀赋,所以篇名为"通天"。

【原文】 黄帝问于少师曰:余尝闻人有阴阳,何谓阴人?何谓阳人?少师曰:天地之间,六合之内,不离于五,人亦应之,非徒一阴一阳而已也,而略言耳,口弗能遍明也。黄帝曰:愿略闻其意。有贤人圣人,心能备而行之乎?少师曰:盖有太阴之人,少阴之人,太阳之人,少阳之人,阴阳和平之人,凡五人者,其态不同,其筋骨气血各不等。

黄帝曰:其不等者,可得闻乎?少师曰:太阴之人,贪而不仁,下齐湛湛[1],好纳而恶出,心和[2]而不发,不务于时,动而后之[3],此太阴之人也。

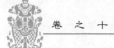

少阴之人,小贪而贼心,见人有亡[4],常若有得,好伤好害,见人有荣,乃反愠怒,心疾而无恩[5],此少阴之人也。

太阳之人,居处于于[6],好言大事,无能而虚说,志发于四野,举措不顾是非,为事如常自用,事虽败,而常无悔,此太阳之人也。

少阳之人,谛谛[7]好自贵,有小小官,则高自宣,好为外交,而不内附,此少阳之人也。

阴阳和平之人,居处安静,无为惧惧,无为欣欣,婉然从物,或与不争,与时变化,尊则谦谦,谭而不治[8],是谓至治。古人善用针艾者,视人五态乃治之,盛者泻之,虚者补之。

【提要】 本段指出人的体质性格可以划分为太阴、少阴、太阳、少阳、阴阳和平五种类型,并分别阐述了五种类型人的性情特点。

【注释】 [1]下齐湛湛:下,谦下。齐,整齐、完备。湛湛,深沉貌。下齐湛湛,形容此类人表面谦和,做事周全,但常深藏险恶之心。

[2]和:《甲乙经》作"抑"。

[3]不务于时,动而后之:不识时务,只知利己,看风使舵,后发制人。

[4]亡:泛指损失、不幸之事。

[5]心疾而无恩:疾,通嫉。即对人心怀嫉妒,忘恩负义。

[6]于于:得意自足的样子。

[7]谛谛:谛,shì,音是,两字均作"审"解。

[8]谭而不治:指用说服的办法以德感人。

【白话解】 黄帝问少师道:我听说人有阴、阳的不同类型,什么样的人称为阴性人,什么样的人称为阳性人?少师回答说:自然界中,一切事物的归属,都离不开五行,人也不例外。人不仅仅分为阴和阳两种类型,这只是概略地谈谈罢了,很难用简单的语言将它叙述清楚。

黄帝说:希望你能把其中的大意简略地讲给我听听,比方说其中的贤人和圣人,才智是超群的,他们的禀赋是否阴阳均衡,行为也不偏不倚呢?少师回答说:人大致分为太阴、少阴、太阳、少阳、阴阳和平五种类型。这五种类型的人,他们的形态不同,筋骨的强弱,气血的盛衰也各不相同。

黄帝问:关于五种类型的人的不同点,能讲给我听听吗?少师答道:太阴类的人,内心贪婪而不仁义,表面谦卑而内心险恶,好得而恶失,喜怒不形于色,不识时务,只知利己,行动上惯用后发制人的手段,这是太阴之人的特征。

少阴型的人喜欢贪图小利,暗藏贼心而生性嫉妒,看到别人有损失,好像自己受益而幸灾乐祸,好伤害别人,看到别人有了荣誉,自己就感到愤怒,心怀忌恨而从不感恩报德,这就是少阴类型人的特征。

太阳类型的人,平时处处好表现自己,洋洋自得,喜欢讲大话,却没有能力去做,好高骛远,做事不顾后果,而自以为是,即使事情失败了也不后悔,这就是太阳类型人的特征。

少阳类型的人,做事精细审慎,自尊虚荣,有点小官职便沾沾自喜,好自我宣扬,善于对外交际,不愿默默无闻地埋头工作,这就是少阳类型人的特征。

阴阳和平的人,心中坦荡而不患得患失,清心寡欲而不过分欣喜,顺从事物发展的规律,从不计较个人的得失,善于适应形势的变化,地位虽高却很谦虚,常以理服人而不采用压制的手段整治别人,具有非常好的组织管理才能,这是阴阳和平类型人的特征。古代善于应用针刺艾灸治病的人,便是根据人的这五种类型特征分别施治的,即阴阳偏盛的用泻法,阴阳偏虚的用补法。

【按语】　本段所论阴阳五种类型的人,其意义如《类经·人有阴阳治五态》所说:"太阴、少阴、太阳,少阳者,非如经络之三阴三阳也。盖以天禀之纯阴者曰太阴,多阴少阳者曰少阴,纯阳者为太阳,多阳少阴者曰少阳,并阴阳和平之人,而分为五态也。此虽以禀赋为言,至于气血疾病之变,则亦有纯阴纯阳,寒热微甚,及阴阳和平之异也。故阳脏者偏宜于寒,阴脏者偏宜于热,或先阳而后变为阴者,或先阴而后变为阳者,皆医家不可不察也。"

【原文】　黄帝曰:治人之五态奈何?少师曰:太阴之人,多阴而无阳,其阴血浊,其卫气涩,阴阳不和,缓筋而厚皮,不之疾泻,不能移之。

少阴之人,多阴而少阳,小胃而大肠,六腑不调,其阳明脉小,而太阳脉大,必审而调之,其血易脱,其气易败也。

太阳之人,多阳而少阴,必谨调之,无脱其阴,而泻其阳,阳重脱者易狂[1],阴阳皆脱者,暴死不知人也。

少阳之人,多阳少阴,经小而络大[2],血在中而气在外,实阴而虚阳,独泻其络脉则强,气脱而疾,中气不足,病不起也。

阴阳和平之人,其阴阳之气和,血脉调。谨诊其阴阳,视其邪正,安容仪,审有余不足,盛则泻之,虚则补之,不盛不虚,以经取之,此所以调阴阳、别五态之人者也。

【提要】　阐述五种类型人患病治疗上应有所不同,若不注意到生理上的特点,可能产生严重的副作用。

【注释】　[1]阳重脱者易狂:指虚阳浮越,易发狂躁,为阳气欲脱的先兆。

[2]多阳而少阴,经小而络大:络脉在表属阳,经脉在里属阴。多阳,指络脉大,少阴,指经脉小。

【白话解】　黄帝问:对于五种不同类型的人怎样治疗呢?少师回答说:太阴类型的人,体质多阴而无阳,他的阴血浓浊,卫气滞涩,阴阳不调和,所以其筋缓而皮厚,治疗这种体质的人,若不迅速泻其阴分,便不能使病情好转。

少阴类型的人,体质为多阴少阳,胃小而肠大,六腑的功能不够协调。胃小,足阳明胃经的脉气就微小;肠大,手太阳小肠经的脉气就盛大。这种类型的人容

259

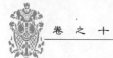

易发生血液脱失和气衰败的病证。须详察阴阳盛衰的情况而进行调治。

太阳类型的人,体质多阳少阴,对于这种类型的人,必须谨慎调治,不能泻其阴,以防止阴气虚脱,只能泻其阳,但要避免泻得太过,若阳气过度损伤,则容易导致阳气外脱,虚阳浮越于外,形成狂证。若阴阳俱脱,便会暴死或突然不省人事。

少阳类型的人,体质为多阳少阴,由于这种类型人的经脉小而络脉大。经脉深而属阴,络脉浅而属阳,所以,治疗应补其阴经而泻其阳络,便能恢复健康。但是,少阳类型的人以气为主,若单独泻其络脉太过,又会迫使阳气快速消耗,而导致中气不足,病就难治了。

阴阳平和类型的人,其体质阴阳之气协调,血脉和顺。应谨慎地察看阴阳的盛衰、邪气和正气的虚实,并且要端详其面容和仪表,以推断脏腑、经脉、气血的有余或不足,然后进行调治:邪气盛用泻法,正气虚用补法,虚实不明显的病证则根据病邪所在的经脉取穴治疗。以上所讲的调治阴阳,须根据五种类型人的特征分别施治。

【按语】 由于体质性格上有差异,也能引发不同的疾病,治疗上也应有所区别,这一点朝鲜的汉医比较重视,《四象新编》一书便强调分型施治,即同一病证,如体型不同,治疗上就有显著的差别,它的理论就是源于本篇阴阳五态之人。

【原文】 黄帝曰:夫五态之人者,相与毋故,卒然新会,未知其行也,何以别之? 少师答曰:众人之属,不如五态之人者,故五五二十五人,而五态之人不与焉。五态之人,尤不合于众者也。

黄帝曰:别五态之人奈何? 少师曰:太阴之人,其状黮黮然黑色,念然下意,临临然长大,腘然未偻,此太阴之人也。

少阴之人,其状清然窃然,固以阴贼,立而躁崄,行而似伏,此少阴之人也。

太阳之人,其状轩轩储储,反身折腘,此太阳之人也。

少阳之人,其状立则好仰,行则好摇,其两臂两肘,则常出于背,此少阳之人也。

阴阳和平之人,其状委委然[1],随随然[2],颙颙然[3],愉愉然[4],暶暶然[5],豆豆然[6],众人皆曰君子,此阴阳和平之人也。

【提要】 本段进一步阐述阴阳五态之人在体态和行动表现上的特征。

【注释】 [1]委委然:雍容自得的样子。

[2]随随然:从容不迫的样子。

[3]颙颙然:颙,yōng,音庸。态度严正而温和。

[4]愉愉然:和颜悦色的样子。

[5]暶暶然:暶,xuàn,音旋。目光慈祥和善的样子。

[6]豆豆然:举止不乱。

【白话解】 黄帝问:上述五种类型的人,若素不相识,初一见面,不了解他的行为，又凭什么进行辨别呢？少师回答说：一般人不具备这五种类型的特征，所以"阴阳二十五人"，不包括在五种类型的人之中。因为五态之人是具有代表性的比较典型的五种类型，他们和一般人是不相同的。

黄帝问：如何辨别五种类型的人呢？少师回答说：太阴之人，面色阴沉黑暗，装做谦虚，身体虽高大，却卑躬屈膝，点头哈腰，故作姿态，这是太阴之人的表现。

少阴之人，外貌状似清高，但行动鬼祟，深藏害人之心，站立时躁动不安，走路时向前俯身，这是少阴之人的形态。

太阳型的人，昂首挺胸，挺膝腆腹，洋洋自得，显得高傲自负，妄自尊大，这是太阳之人的形态。

少阳型的人，在站立时习惯于把头高昂，行走时惯于摇摆身体，常常双手反挽于背后，这是少阳之人的形态。

阴阳和平的人，外貌从容稳重，举止大方，性格温和，善于适应环境，态度严肃，品行端正，待人和蔼，目光慈祥，作风光明磊落，举止适度，处事有条理，大家称之为有德行的人。这是阴阳和平之人的形态。

官能第七十三

【题解】 官,任用的意思;能,指技能。因本篇在篇末指出,根据每一个人的特点,传授不同的知识与技术,给予不同的工作,才能使其发挥特长,故篇名为"官能"。

【原文】 黄帝问于岐伯曰:余闻九针于夫子,众多矣不可胜数,余推而论之,以为一纪[1]。余司诵之,子听其理,非则语余,请其正道,令可久传,后世无患,得其人乃传,非其人勿言。岐伯稽首再拜曰:请听圣王之道。黄帝曰:用针之理,必知形气之所在,左右上下,阴阳表里,血气多少,行之逆顺,出入之合,谋伐有过。知解结[2],知补虚泻实,上下气门[3],明通于四海。审其所在,寒热淋露[4],以[5]输异处,审于调气,明于经隧,左右肢络[6],尽知其会。寒与热争,能合而调之,虚与实邻,知决而通之,左右不调,把而行之,明于逆顺,乃知可治,阴阳不奇,故知起时[7],审于本末,察其寒热,得邪所在,万刺不殆,知官九针[8],刺道毕矣。

【提要】 本段叙述了用针的道理:凡用针者,必须通晓经脉的走行和气血多少,知病之阴阳、表里、寒热、虚实,还要了解掌握九针的不同性能,才能做到据病选针,因证施治,令虚实得调,阴阳得平。

【注释】 [1] 一纪:纪,纲领的意思;一纪,就是总结以取其要的意思。

[2] 解结:结,指阴阳积聚;解结,是一种针法,即调其经气,令其通达的意思。

[3] 上下气门:指周身经脉之穴位。

[4] 淋露:作疲劳困倦的症状解。

[5] 以:《太素》作"荥"。

[6] 左右肢络:肢,即支;左右肢络,即散在左右的支别络脉。

[7] 阴阳不奇,故知起时:奇,通倚;起,病愈的意思;阴阳不奇,故知起时,即阴阳调和则病愈有期的意思。

[8]官九针:官,任或职能的意思;官九针,就是指九针的用途。

【白话解】 黄帝向岐伯问道:我听你讲解有关九针方面的知识已经很多,简直无法计算清楚了,我推究其中的道理,经过归纳整理,成为系统的理论。现在我试着讲述给你听,如果理论上有不对的地方,就请告诉我,以便加以修正,从而使它长久地流传下去,让后世得以正确地理解,以避免受疾患的危害。当然这样高深的理论必须传授给合适的人,那些不适于学习继承的人,也就不能告诉他们。岐伯行礼再拜,恭敬地答道:请让我聆听圣明君王所倡导的理论吧。黄帝说:用针的关键,必须知道脏腑形气所在的上下左右的部位,分别阴阳表里的关系以及十二经脉气血的多少,经气运行的逆顺情况,以及血气出入运行会合流注的腧穴等等,便可以结合各种情况来作为处理疾病的依据。同时,要懂得如何解其结聚,并了解怎样运用补虚泻实的手法,和分清各条经脉中精气上下交通的气穴,明确认识经脉与气海、血海、髓海、水谷之海连接的通路。观察疾病的所在,以及病发寒热、羸弱疲困等虚实症状,即须周密考虑,因病邪所侵袭的气血输注之处,其部位是各不相同的,所以治疗时要根据各经荥穴和输穴不同的部位以选取相应的穴位。并且要严谨地调理气机,明确经脉的分布运行和表里联系,详细掌握经络与左右支络相交合的地方。若有寒热交争等阴阳不和的现象,须能够参合具体症状进行调治。对于虚实证表现疑似的病,也可以根据经脉的盛衰,而采用疏通的疗法。如果外邪侵入大络,左侧邪气盛,影响到右边发病,右侧邪气盛,影响到左边发病,必须把握病邪逗留的处所,采用右病刺左、左病刺右的缪刺法。明确了病情属顺属逆的特征,也就能预知顺者可治,逆者不可治的区别了。如果脏腑经脉的阴阳没有偏差,因外界气候能影响内脏,所以由此可了解某些疾病的起因与时令有关。同时也需要推究疾病的标本,观察其寒热的变化,懂得病邪侵入传变的规律及其盘踞的地方,可以说万刺万当而不会使疾病转趋危殆的。若能了解九针的不同性能并能灵活运用,就是全面掌握了针刺治法。

【原文】 明于五输,徐疾所在,屈伸出入,皆有条理。言阴与阳,合于五行,五脏六腑,亦有所藏,四时八风,尽有阴阳,各得其位,合于明堂,各处色部,五脏六腑,察其所痛,左右上下,知其寒温,何经所在,审皮肤之寒温滑涩,知其所苦,膈有上下,知其气所在。先得其道,稀而疏之[1],稍深以留,故能徐入之。大热在上,推而下之[2],从下上者,引而去之[3],视前痛者,常先取之。大寒在外,留而补之,入于中者,从合泻之。针所不为,灸之所宜,上气不足,推而扬之,下气不足,积而从之,阴阳皆虚,火自当之,厥而寒甚,骨廉陷下,寒过于膝,下陵三里,阴络所过,得之留止,寒入于中,推而行之,经陷下者,火则当之,结络坚紧[4],火所治之。不知所苦,两跻之下,男阴女阳,良工所禁,针论毕矣。

【提要】 本段论述了察明堂五色,可知脏腑虚实;并提出了寒热虚实、气病血病的具体治法。

【注释】 [1] 稀而疏之:即取穴要少而精。

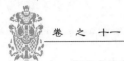
［2］大热在上,推而下之:热盛于上,泻之于下。

［3］从下上者,引而去之:其病邪从下而上发展的,要引而越之。

［4］结络坚紧:即寒凝络结的意思。

【白话解】 要明确手足十二经的井、荥、输、经、合五输穴的功能,便可以根据虚实的病情施以疾徐的针法,经气的往来运行、屈曲伸展,出表入里都有一定的规律。说到人体的阴阳两方面,也是和五行相合的。五脏六腑合于天地阴阳、五行属性,五脏贮藏精气,六腑传化水谷,四季八节之风,都有阴阳之分。人身的面部,也分属阴阳五行,与脏腑相合,并集中反映在称为明堂的鼻部,根据其在各部显现出不同的色泽,可作为测候五脏六腑内在变化的标志。如观察其疼痛的部位,结合在面部左右上下所显现的颜色,就可以知道疾病的属寒属温,以及哪条经脉有病。审察皮肤的寒温、滑涩,可以知道患者的痛苦所在,以及疾病的阴阳虚实。膈上为心肺所居,膈下为肝脾肾所居,审察膈的上下,可以知病气所在的脏器。先明确经脉循行的规律,然后才能进针,依据病情,正确选择穴位。若正气不足的,用针宜少而进针要慢,进到一定深度,久留其针以待正气恢复。若在上部出现大热,当用推热下行的方法,使其下和于阴。若病邪是由下而上发展的,应把上逆的热邪导引驱除。疾病复杂的,治疗时要分先后,一般先病的应当先治。剧烈寒邪在表的应当留针以补阳,助阳以胜寒;如寒邪入里的,宜取合穴使寒邪泻出。凡病有不宜应用针刺的,可用艾灸法。上部气不足的,可以采用"推而扬之"的方法,使其气充盛;下部气不足的,可以"积而从之"的方法留针随气以充实其下;阴阳两虚的,可以用艾灸治疗。若因厥逆而寒象严重的,过于膝部并且骨侧肌肉下陷的,要用艾灸足三里穴。又如阴络所分布的部位,有寒邪侵袭而留滞在里,或寒邪由络脉深入到内脏,就当采用"推而行之"的方法祛寒散邪。如果寒邪凝结、经脉下陷的,当用艾灸治疗,以驱散寒邪;如果络脉因寒邪聚结而坚紧的,同样采用艾灸治疗;如果疼痛不知确切部位,应当取阳跷脉所通过的申脉穴和阴跷脉所通过的照海穴,不过,男子以阳跷为经,女子以阴跷为经,倘若男子误用阴跷,女子误用阳跷,则作用适得其反,这是高明的针灸大夫所禁忌的。能熟练地掌握和运用这些技术,用针的理法就完备了。

【原文】 用针之服[1],必有法则,上视天光,下司八正,以辟奇邪,而观百姓,审于虚实,无犯其邪。是得天之露,遇岁之虚,救而不胜,反受其殃,故曰必知天忌,乃言针意。法于往古,验于来今,观于窈冥[2],通于无穷,粗之所不见,良工之所贵,莫知其形,若神髣髴[3]。

【提要】 本段讲学习针灸,必须通天时、地理,知邪之虚实,同时还要博古通今,精于脏腑营卫之道,尽天地阴阳之理。

【注释】 ［1］服:学习的意思。

［2］窈冥:幽深的意思。

［3］髣髴:即仿佛,似有似无的意思。

【白话解】 运用针刺来治疗疾病,必须有一定的章法原则,首先当了解自然界的各种现象,上须观察日月星辰的运行规律,在下还要结合四时节气的气候正常与否,以避免剧烈邪气的侵袭。更重要的是把这些预防疾病的常识告诉百姓们,让他们了解邪气对人体的影响,及时加以预防,以免受邪气侵袭而发病。假若受到与时令不符的风雨邪气的侵袭,或是在气运不足的年份未加以防范,而医生又不了解这些自然变化,不能及时治疗,病人就会遭受祸殃。所以必须懂得天时的顺逆宜忌,才可以谈针刺的重要意义。要取法古人的经验并验证于临床实践,还要吸取现实的治疗经验,只有细致入微地观察那些玄渺难见的形迹才可以通达变化无穷的疾病。技术低劣的医生注意不到这些方面,而高明的医生却十分珍视它。如果不善于诊察这些微小的形迹变化,那么疾病就显得神秘莫测,难以把握了。

【原文】 邪气之中人也,洒淅动形[1]。正邪[2]之中人也微,先见于色,不知于其身,若有若无,若亡若存,有形无形,莫知其情。是故上工之取气,乃救其萌芽;下工守其已成,因败其形。

【提要】 本段叙述了正邪虚邪的区别,正邪伤人微,虚邪伤人重。

【注释】 [1]洒淅动形:即恶寒战栗的状态。

[2]正邪:指在劳动出汗后,腠理开泄,偶尔遭受的风邪。

【白话解】 虚邪伤害人体,会产生恶寒战栗的症状,正邪侵入到人体,发病时面色有轻微的改变,身体没有明显的异常感觉,邪气似有似无,若亡若存,症状也不明显,一般不易察觉,因而不能知道确切的病情。所以技术高明的医生是根据脉气的微小变化,在疾病处于萌芽状态时就进行治疗;技术低劣的医生不掌握这个方法,到疾病形成之后,才按常规治疗,这样无疑会使病人的形体受到严重损害。

【原文】 是故工之用针也,知气之所在,而守其门户,明于调气,补泻所在,徐疾之意,所取之处。泻必用员,切而转之,其气乃行,疾而徐出,邪气乃出,伸而迎之,遥[1]大其穴,气出乃疾。补必用方,外引其皮,令当其门,左引其枢,右推其肤,微旋而徐推之,必端以正,安以静,坚心无解,欲微以留,气下而疾出之,推其皮,盖其外门,真气乃存。用针之要,无忘其神。

【提要】 本段讲述了针刺的具体补泻方法。

【注释】 [1]遥:同摇。

【白话解】 所以医生在运用针刺治疗疾病时,首先应该知道脉气运行的情况,以及邪气的所在,然后守候其出入的门户,审时度势,掌握调理气机的方法,宜补宜泻,进针快慢,以及选择应取的穴位等。如用泻法,手法必须圆活流利,逼近病所则捻转针,这样,经气就通畅,快速进针、缓慢出针,以引邪气外出,针尖的方向迎着经气的运行方向,出针时摇动针体使针孔扩大,以使邪气随针迅速外散。运用补法时,手法必须沉稳,精神端静从容而和缓,首先按抚皮肤,使肌肉放松而舒缓,然后看准穴位,左手按摩腧穴周围以引动经气,右手推循着皮肤,徐徐进针,轻轻地捻转,必须使针身保持端正,同时术者要平心静气,安神定志,坚持不懈地以候气至,气至后稍微留针,待经气流通就马上出针,揉按皮肤,掩闭针孔,这样使真气留存于内而不外泄。用针的奥妙和关键,在于调养神气,这一点千万不要忽略。

【原文】 雷公问于黄帝曰:《针论》曰:得其人乃传,非其人勿言。何以知其可传? 黄帝曰:各得其人,任之其能,故能明其事。雷公曰:愿闻官能奈何? 黄帝曰:明目者,可使视色。聪耳者,可使听音。捷疾辞语者,可使传论语。徐而安静,手巧而心审谛[1]者,可使行针艾,理血气而调诸逆顺,察阴阳而兼诸方。缓节柔筋而心和调者,可使导引行气。疾毒言语[2]轻人者,可使唾痈呪病[3]。爪苦手毒[4],为事善伤者,可使按积抑痹。各得其能,方乃可行,其名乃彰。不得其人,其功不成,其师无名。故曰:得其人乃言,非其人勿传,此之谓也。手毒者,可使试按龟,置龟于器下,而按其上,五十日而死矣;手甘[5]者,复生如故也。

【提要】 本段叙述官能的意思,就是根据人的不同能力和特点,来分配其可以胜任的工作,这样就可以达到事半功倍,人尽其用的效果。

【注释】 [1]审谛:谛,仔细的意思;审谛,就是周到仔细的意思。

[2]疾毒言语:疾,同嫉;毒言语,言语刻薄的意思。

[3]唾痈呪病:是古代所用的精神疗法。

[4]手毒:手狠的意思。

[5]手甘:甘,缓的意思;手甘,即手势和缓的意思。

【白话解】 雷公向黄帝问道:《针论》上说:针刺理论遇到合适的人才方可以传授,不适合的人则不能传给他。那么怎样挑选可以传授的人才呢? 黄帝说:根据每个人的特点,让他承担一定的技术职能,在实际工作中观察他的技能,就能了解是否可以传授给他。雷公说:希望听一下怎样才能量材取用呢? 黄帝说:眼睛明亮视力好的人,可以让他辨别五色;听觉灵敏的人可以让他辨别声音;口齿伶俐、思维敏捷的人可以让他传讲理论;言语缓慢,行动安静沉稳而手巧心细的人,可以让他从事针灸治疗的实际操作,来调理气血的逆顺,观察阴阳盛衰,并可兼做处方配药的精细工作;肢节和缓、筋骨柔顺,心平气和的人,可以让他承担按摩导引,用运行气血的方法来治病;生性嫉妒,言语刻薄,而看不起人的,可以叫他"唾痈呪病"。手足生硬狠毒,做事经常损坏器物的人,可用他按摩积聚痼疾,治疗顽固的痹痛。按照各人的才能,发挥他的特长,各种治疗方法就能推行。这样,他们工作才能做好,名声就会流传开来。如果用人不当,就不能成功,老师的技能不能发扬光大,名声也会埋没。所以说,遇到合适的人,才能传授给他,不是合适的人选则不能轻易教给他,就是这个道理。至于是否手毒,可以用手按压乌龟来做实验,把龟放在一种器皿下面,人的手按在器皿上,每天按一次,手毒的人按,五十天龟就死了;手不毒而柔顺的人,即使按五十天,龟还仍旧活着。

【按语】 本段提出了一个重要的教育观点,即因材施教。人之天赋不同,性情志趣各异,故传授学术要选择人才,分别传授不同的知识与技术,充分调动其积极性,各取所长,各尽所能,达到预期目的。这种教育思想至今仍有指导意义。

论疾诊尺第七十四

【题解】 论疾,指判断疾病的部位和性质;诊尺,即诊察尺肤。本篇介绍了诊尺肤的方法及其在诊断上的重要意义,并论述了各种疾病的成因、症状。故篇名为"论疾诊尺"。

【原文】 黄帝问岐伯曰:余欲无视色持脉,独调其尺[1],以言其病,从外知内,为之奈何?岐伯曰:审其尺之缓急小大滑涩,肉之坚脆,而病形定矣。

【提要】 本段指出了诊察尺肤的重要性。

【注释】 [1]独调其尺:调,这里当作诊察的意思;尺,就是尺肤,即自腕至肘内侧的皮肤。独调其尺,就是单独诊察尺肤的意思。

【白话解】 黄帝问岐伯说:我想不用通过望色、切脉的方法而单独依靠诊察尺肤,来说明某些疾病的部位和性质,从外在的表现推测内在的变化,临床上应用哪些具体方法才能做出正确的诊断呢?岐伯说:详细审察尺肤的缓急、小大、滑涩,肌肉的坚实与脆弱,就可以确定属于哪一类的病形了。

【原文】 视人之目窠上微痈,如新卧起状,其颈脉动,时咳,按其手足上,窅而不起者,风水肤胀也。尺肤滑其淖泽者,风也。尺肉弱者,解㑊[1],安卧脱肉者,寒热,不治。尺肤滑而泽脂者,风也。尺肤涩者,风痹也。尺肤粗如枯鱼之鳞者,水泆饮[2]也。尺肤热甚,脉盛躁者,病温也,其脉盛而滑者,病且出也。尺肤寒,其脉小者,泄、少气。尺肤炬然先热后寒者,寒热也。尺肤先寒,久大[3]之而热者,亦寒热也。肘所独热者,腰以上热;手所独热者,腰以下热。肘前独热者,膺前热;肘后独热者,肩背热。臂中独热者,腰腹热;肘后粗以下三四寸热者,肠中有虫。掌中热者,腹中热;掌中寒者,腹中寒。鱼上白肉有青血脉者,胃中有寒。尺炬然热,人迎大者,当夺血。尺坚大,脉小甚,少气,悗有加[4],立死。

【提要】 本段论述了诊尺肤的方法,并进一步指出,这一方法还必须结合望诊、脉诊以及肘臂手掌的寒热情况,才能切中病情。

【注释】 [1]解㑊:就是身体困倦,四肢无力,肌肉消瘦的病证。

[2]泆饮:同溢饮。

[3]大:当作"持"为是。

[4]少气,悗有加:少气,就是气虚;悗有加,是形容阴虚至极,再加烦闷的现象。

【白话解】 如果人的眼胞上微微浮肿,好像刚刚睡醒起床的样子,颈部人迎脉搏动明显,并且时时咳嗽,再用手指按压患者的手背和足背部,被按之处凹陷不起,具备了这样几个条件,就可以确诊为风水肤胀。尺部的皮肤表面滑润而光泽,是风病。尺部肌肉瘦弱松软,身体倦怠,嗜睡,卧床不起,肌肉消瘦,是寒热虚劳之病,不容易治愈。尺部肌肤滑润如膏脂的,是风病。尺部肌肤涩滞不润的,是风痹。尺部肌肤粗糙不润,像干枯的鱼鳞,是脾土虚衰、水饮不化的溢饮病。尺部肌肤灼热,脉盛大而躁动,是温病。如果脉虽盛大但不躁动而表现滑利的,是病邪将被驱除,正气渐复,病将痊愈的佳兆。尺部肌肤寒冷不温,脉细小无力,是泄泻或气虚的病证。尺部肌肤高热灼手,先发热后发冷的,属于寒热往来一类的疾病;尺部肌肤先觉寒冷,但久按之后感觉发热的,也是寒热往来一类的疾病。肘部皮肤单独发热,标志着腰以上有热象;手部单独发热,标志着腰以下有热象。因为肘上应腰上,手部应腰下。肘关节前面发热,标志着胸膺部有热象;肘关节后面发热,标志着肩背部有热象;手臂的中部发热,标志着腰腹部有热象;肘部后缘以下三四寸处发热,标志着肠道中有寄生虫存在;掌心发热,是腹中有热象的表现;掌心寒冷,是腹中有寒象的表现。手鱼际白肉处显青紫脉络的,标志着胃中有寒邪。尺部肌肤高热炙手,并且颈部人迎脉盛大,属于热盛伤阴,营血亏耗的失血证。尺部肌肤急紧,人迎脉细小,则见于气虚元阳不足。如果加有烦闷现象,并且日趋严重,是阴阳俱绝的证候,在短时间内就会死亡。

【原文】 目赤色者病在心,白在肺,青在肝,黄在脾,黑在肾。黄色不可名者,病在胸中。诊目痛,赤脉从上下者[1],太阳病;从下上者[1],阳明病;从外走内者[1],少阳病。诊寒热,赤脉上下至瞳子,见一脉一岁死;见一脉半一岁半死;见二脉二岁死;见二脉半二岁半死;见三脉三岁死。诊龋齿痛,按其阳之来[2],有过者独热,在左左热,在右右热,在上上热,在下下热。诊血脉[3]者,多赤多热,多青多痛,多黑为久痹,多赤、多黑、多青皆见者,寒热。身痛而色微黄,齿垢黄,爪甲上黄,黄疸也。安卧小便黄赤,脉小而涩者不嗜食。人病,其寸口之脉,与人迎之脉小大等,及其浮沉等者,病难已也。女子手少阴脉动甚者妊子。婴儿病,其头毛皆逆上者必死。耳间青脉起者掣痛。大便赤瓣飧泄[4],脉小者,手足寒,难已;飧泄,脉小,手足温,泄易也。

【提要】 本段主要讲述了观察眼的颜色及眼中赤脉走行方向来诊病的方法。并对诊龋齿痛、诊络脉颜色、诊黄疸的方法,及孕妇的脉象、婴儿病易愈与难愈或必死的特征,作了阐述。

【注释】 [1]从上下者、从下上者、从外走内者:这是根据眼中所出现的形如红线的赤脉行走方向,来作为测候哪一经有病的诊断方法。

[2]按其阳之来:阳,是指手足阳明经。按其阳之来,就是按其手足阳明经的来路。

[3]血脉:指各部的络脉。

〔4〕大便赤瓣飧泄:赤,作"青"为是。大便赤瓣飧泄,是形容排出物形如瓣状,色青,属于消化不良的泄泻。

【白话解】 眼睛发红,说明病在心;见白色,病在肺;见青色,病在肝;见黄色,病在脾;见黑色,病在肾。见黄色而兼有其他颜色,并且难以名状形容的,说明病在胸中。诊察眼睛的疾病,如果有赤色的脉络从上向下发展的,属于足太阳经的病;从下向上发展的,属于足阳明经的病;从目外眦向内走行的,属于足少阳经的病。有寒热发作的瘰疬病时,如果目中有赤脉上下贯瞳子,见一条赤脉的,一年死;见一条半赤脉的,一年半死;见两条赤脉的,两年死;见两条半赤脉的,两年半死;见三条赤脉的,三年死。诊察龋齿导致的疼痛,要按压通过两侧面颊而交叉环绕于口周围的阳明脉,有经气太过的部位必然单独发热。病在左侧的左边阳明脉热,在右的右热,在上的上热,在下的下热。诊察皮肤上呈现的血脉,赤色愈多,热象愈重。青色愈多,疼痛愈重。黑色愈多,说明是经久不愈的痹证。如果青色、黑色、赤色多处夹杂相见的,为寒热相兼的病证。身体困乏隐痛而肤色微黄,牙垢发黄,指甲也呈现黄色,是黄疸病。如果神疲嗜睡,小便黄赤,脉小而又艰涩不滑利,就会有不欲饮食的症状。人患病以后,在手桡骨部位的寸口脉和颈部的人迎脉搏动力量大小齐等,浮沉现象表现又相一致的,是难以治疗的病证。掌后尺骨侧凹陷的部位为神门穴,是手少阴心经的动脉所在之处。这条动脉平时细小而隐潜,如果妇女的这条动脉搏动明显增强,是怀孕的征象。婴儿有病时,其头发如果蓬乱枯槁,并且向上竖立的,为不治之证。观察耳廓间细小脉络,如果出现脉色青黑紫暗,并且有隆起的现象,说明有筋肉抽搐、腹痛的症状。若大便泄泻呈青绿色而有乳瓣,是脾胃虚寒完谷不化的飧泄病。再加之脉细小无力,手足冰冷,是脾胃阳气欲竭,其病也难以治疗。假如脉细小,然而手足却温暖的,这样的泄泻就容易治疗。

【按语】 文中关于根据目络辨预后内容,说明脉络少则预后凶,脉络多则预后相对佳,似可从邪气力量集聚与分散程度来理解。这一内容临床运用较少,有待进一步研究。

【原文】 四时之变,寒暑之胜,重阴必阳,重阳必阴,故阴主寒,阳主热,故寒甚则热,热甚则寒,故曰寒生热,热生寒,此阴阳之变也。故曰:冬伤于寒,春生瘅热;春伤于风,夏生后泄肠澼;夏伤于暑,秋生痎疟;秋伤于湿,冬生咳嗽。是谓四时之序也。

【提要】 本段论述了四季规律是"重阴必阳,重阳必阴",并指出四季易发的疾病。

【白话解】 一年四季的气候变化,暑往寒来,更替变迁。其规律是,阴盛至极则转变为阳,阳盛至极则转变为阴。阴主寒,阳主热,所以寒冷到一定程度就会变热,热到极点就会变冷,因此说寒极则生热,热极则生寒,这就是天地间阴阳相互消长转化的道理。所以,冬天感受了寒邪,不即刻发病,隐潜于人体内部形成伏邪,到春天就会形成温热病;春天伤于风邪,不即刻发病,到了夏天就会发生飧泄、痢疾之类的疾病;夏天感受了暑邪,不即刻发病,到了秋天就会发生疟疾;秋天感受了湿邪而潜伏体内,冬天就会发生咳嗽病。这是由于四季气候不同,依春、夏、秋、冬的时序特点而发生的各种疾病。

【按语】 本段内容,《内经》多处涉及,《素问·阴阳应象大论》《素问·生气通天论》亦有类似记载,可参考。

刺节真邪第七十五

【题解】 刺节,指刺法理论中的针刺五节,即振埃、发蒙、去爪、彻衣、解惑;真,指真气而言;邪,指邪气,也就是四时不正之气。本篇讨论了刺节、真邪、解结推引和五邪四个问题,作者只取前后两个内容作为篇名。故篇名为"刺节真邪"。

【原文】 黄帝问于岐伯曰:余闻刺有五节,奈何? 岐伯曰:固有五节:一曰振埃[1],二曰发蒙[1],三曰去爪[1],四曰彻衣[1],五曰解惑[1]。黄帝曰:夫子言五节,余未知其意。岐伯曰:振埃者,刺外经,去阳病也;发蒙者,刺腑输,去腑病也;去爪者,刺关节肢络也;彻衣者,尽刺诸阳之奇输[2]也;解惑者,尽知调阴阳,补泻有余不足,相倾移[3]也。

【提要】 本段简述了刺五节针法。

【注释】 [1] 振埃、发蒙、去爪、彻衣、解惑:指刺五节的五种针法。振埃,形容这种针法的疗效就像振落尘埃那样,所以叫做振埃法。发蒙,形容这种针法的疗效就像开发蒙聩那样,所以叫做发蒙法。去爪,形容这种针法的疗效就像去掉多余的爪甲一样,所以叫做去爪法。彻衣,形容这种针法的疗效就像脱掉衣服那样显著迅速,所以叫做彻衣法。解惑,形容这种针法的疗效就像是很快地解除了迷惑那样,所以叫做解惑法。

[2] 奇输:指六腑之别络。

[3] 相倾移:就是相互移易,在这里是指泻其邪实有余,补其正虚不足,使虚实相互移易,改变其不正常的病理现象。

【白话解】 黄帝向岐伯问道:我听说刺法有五节之分,具体内容是怎样的呢? 岐伯说:刺法理论中确有五节的说法,它实质上指针刺的五种方法:第一种叫做振埃,第二种叫做发蒙,第三种叫做去爪,第四种叫做彻衣,第五种叫做解惑。黄帝说:先生所谈到的这五节的方法,我还不知道它的含义是什么,请详尽地告诉我。岐伯说:针刺中振埃的方法是指针刺浅表的经脉,用以治疗阳病。发蒙的方法,是指针刺六腑的腧穴,治疗腑病。去爪的方法,是指刺关节的支络。彻衣的方法,是指遍刺六腑之别络。解惑的方法,是指根据阴阳的变化机理,而补不足、泻有余,使偏颇的阴阳归于平衡,达到治愈疾病的目的。

【原文】 黄帝曰:刺节言振埃,夫子乃言刺外经,去阳病,余不知其所谓也,愿卒闻之。岐伯曰:振埃者,阳气大逆,上满于胸中,愤瞋肩息,大气逆上,喘喝坐伏,病恶埃烟,饲不得息[1],请言振埃,尚疾于振埃。黄帝曰:善。取之何如? 岐伯曰:取之天容。黄帝曰:其欬上气穷诎胸痛者,取之奈何? 岐伯曰:取之廉泉。黄帝曰:取之有数乎? 岐伯曰:取天容者,无过一里,取廉泉者,血变而止。帝曰:善哉。

【提要】 本段叙述了振埃法的针刺部位、选用腧穴、实施方法及所适应的病证。

【注释】 [1]饲不得息:饲,古噎字。饲不得息,是形容咽喉像被噎塞着一样感到呼吸困难。

【白话解】 黄帝说:刺节中的振埃,先生说是针刺浅表的经脉治疗阳病,我仍不明白其中的道理是什么,我愿意详细地听一听。岐伯说:振埃的方法,具体说是治疗阳气暴逆于上,充满胸中,胸部胀满,呼吸时张口抬肩等病证的,或胸中之气上逆,以致发生气喘喝喝有声,或坐或伏而难以仰卧,并且害怕埃尘和烟雾。一遇烟尘则病势加重,使得喉咙噎塞而有窒息感。这种方法之所以称为振埃,是因为治疗这种病收效极快,立竿见影,甚至比振落尘埃还要迅速。黄帝说:讲得好。那取什么穴位呢? 岐伯说:取手太阳小肠经的天容穴。黄帝说:若有咳逆上气,屈曲蜷缩着而胸部疼痛,这种情况取什么穴位呢? 岐伯说:取任脉的廉泉穴。黄帝说:取这两个穴位时,针刺有一定的规定吗? 岐伯说:取天容穴时,针刺不要超过一寸;取廉泉穴时,看到病人面部血色改变时即当止针。黄帝说:讲得好。

【原文】 黄帝曰:刺节言发蒙,余不得其意。夫发蒙者,耳无所闻,目无所见。夫子乃言刺腑输,去腑病,何输使然? 愿闻其故。岐伯曰:妙乎哉问也! 此刺之大约,针之极也,神明之类也,口说书卷,犹不能及也,请言发蒙耳,尚疾于发蒙也。黄帝曰:善。愿卒闻之。岐伯曰:刺此者,必于日中,刺其听宫,中其眸子,声闻于耳,此其输也。黄帝曰:善。何谓声闻于耳? 岐伯曰:刺邪以手坚按其两鼻窍而疾偃,其声必应于针也。黄帝曰:善。此所谓弗见为之,而无目视,见而取之,神明相得者也。

【提要】 本段叙述了发蒙法的针刺部位、选用腧穴、实施方法及所适应的病证。

【白话解】 黄帝说:刺节中所讲的发蒙的方法,我还没弄懂其含义是什么。本来发蒙的针法,是治疗耳朵听不见,眼睛看不清的病变的。先生却说针刺六腑的腧穴,治疗腑病,那到底哪个腧穴能治好这耳目病,我愿听你讲一讲其中的道理。岐伯说:你问得太好了。这是针刺中最绝妙的地方,它简直达到了登峰造极的地步,其中的奥妙必须心领神会,单凭平时口里说的和书本里记载的,还不能道出它出神入化的玄机。我所说的发蒙,其奏效之迅捷,要比启发蒙聩还快得多。黄帝说:太好了。那你快把这方面的内容全部告诉我。岐伯说:针刺这种病,必须在中午的时候,针刺手太阳小肠经的听宫穴,通过手法使针刺感应到瞳子。并使耳内能听到作响的声音,这就是治疗本病的主要腧穴。黄帝说:好。怎样才能使耳内能听到声音呢?岐伯说:针刺听宫的同时,用手紧捏住鼻孔,然后闭住口,怒腹鼓气,使气上走于耳目,这样耳内就会在针刺的同时相应地出现声响。黄帝说:太妙了。这真是在无形之中,使针刺感应加以传导,眼睛没有看到,效果却明显出现,实在是得心应手出神入化了。

【原文】 黄帝曰:刺节言去爪,夫子乃言刺关节肢络,愿卒闻之。岐伯曰:腰脊者,身之大关节也;肢胫者,人之管以趋翔[1]也;茎垂者,身中之机,阴精之候,津液之道也。故饮食不节,喜怒不时,津液内溢,乃下留于睾,血道[2]不通,日大不休,俯仰不便,趋翔不能。此病荥然有水[3],不上不下,铍石所取,形不可匿,常不得蔽,故命曰去爪。帝曰:善。

【提要】 本段叙述了去爪法的针刺部位、选用腧穴、实施方法及所适应的病证。

【注释】 [1] 人之管以趋翔:是指人体的下肢为主持行走的器官,也是站立的支柱。

[2] 血道:《甲乙经》《太素》均作"水道"。

[3] 荥然有水:荥然,小水貌。荥然有水,是形容有水蓄积,像微浅的不能流行的小水一样。

【白话解】 黄帝说:刺节中所说的去爪的方法,先生说是指刺关节支络,我愿意听你详尽地说明其中的道理。岐伯说:腰脊是身体内较大的关节;下肢是人体行走的枢要,也是站立时的支柱;阴茎有生育繁殖的功能,可用来交媾排精,也是津液输出的道路。如果饮食不知节制调配,喜怒不时过度刺激,影响津液的运行和代谢,使得津液内溢,停聚于阴囊,水道不通,阴囊日益胀大,会使人体的俯仰、行动都受到限制。这种病是由于水液蓄积在内。使上下水道不能通调所致。用铍针砭石所治取的,就是这种因水肿而外形显著增大,衣裳也不能遮蔽的病证。因为治疗目的在于消除积水,就像修剪多余的指甲一样,所以叫去爪。黄帝说:你讲得很好。

【原文】 黄帝曰:刺节言彻衣,夫子乃言尽刺诸阳之奇输,未有常处也,愿卒闻之。岐伯曰:是阳气有余而阴气不足,阴气不足则内热,阳气有余则外热,内热相搏,热于怀炭,外畏绵帛近,不可近身,又不可近席,腠理闭塞,则汗不出,舌焦唇槁,腊干[1]嗌燥,饮食不让美恶。黄帝曰:善。取之奈何?岐伯曰:取之于其天府、大杼三痏,又刺中膂以去其热,补足手太阴以去其汗,热去汗稀,疾于彻衣。黄帝曰:善。

【提要】 本段叙述了彻衣法的针刺部位、选用腧穴、实施方法及所适应的病证。

【注释】 [1] 腊干:形容肌肉皮肤干燥的样子。

【白话解】 黄帝说:刺节中所说的彻衣的方法,先生说是遍刺六腑之别络,没有固定的部位,请你详尽地讲给我听。岐伯说:这种方法适用于阳气有余而阴气不足的病。阴气不足会产生内热,阳气有余又会发生外热,内热外热相互搏结,则感到比怀抱炭火还要热。由于热势炽盛,所以只想袒露身体而不愿穿衣盖被,更不敢叫人靠近身体,甚至因怕热而身体不欲沾席。由于腠理闭塞,不得汗出,热邪不能外散,以至于舌干咽燥,口唇干裂,肌肉枯槁,饮食好坏也不辨其味。黄帝说:讲得好。那么怎样治疗呢? 岐伯说:首先刺手太阴肺经的天府穴和足太阳膀胱经的大杼穴各三次,再刺膀胱经的中膂俞用以泻热,然后补手太阴经和足太阴经,使病人出汗,待热退汗液减少时,病就痊愈了,其奏效之捷,比彻掉衣服都快。黄帝说:你讲得很好。

【原文】 黄帝曰:刺节言解惑,夫子乃言尽知调阴阳,补泻有余不足,相倾移也,惑何以解之? 岐伯曰:大风在身,血脉偏虚,虚者不足,实者有余,轻重不得,倾侧宛伏[1],不知东西,不知南北,乍上乍下,乍反乍复,颠倒无常,甚于迷惑。黄帝曰:善。取之奈何? 岐伯曰:泻其有余,补其不足,阴阳平复,用针若此,疾于解惑。黄帝曰:善。请藏之灵兰之室,不敢妄出也。

【提要】 本段叙述了解惑法的针刺部位、选用腧穴、实施方法及所适应的病证。

【注释】 [1]倾侧宛伏:形容患半身不遂后,身体既不能倾斜反侧也不能宛转俯伏。

【白话解】 黄帝说:刺节中所谓解惑的方法,先生说要全部知道调和阴阳和运用补泻的道理,使人体内阴阳虚实相互变化移易,以达到平衡。那么在错综复杂的病情中怎样辨清阴阳虚实而解除迷惑呢? 岐伯说:人得了中风一类的病,血气必有偏虚之处,虚者是指正气不足,实者是指邪气有余,这样身体就感到肢体轻重不相称,身体倾斜反侧,仆伏欲倒。严重时可导致神志昏乱,意识模糊,不能辨别东西南北,症状的出现忽上忽下反复多变,颠倒无常,所以它比单纯神志迷惑的病证还要严重。黄帝说:讲得好。那么怎样治疗呢? 岐伯说:不管证候多么复杂,必须泻其邪气的有余,补其正气的不足,使之达到阴阳平衡。这样用针是治其根本,其奏效迅速,比单纯解除神志迷惑要快捷。黄帝说:讲得好。我一定把这些理论知识著之于书册,秘藏在灵兰之室,很好地保存起来。决不敢轻易泄露出去。

【按语】 本段提出的刺五节属古代针刺治病的方法,每种方法各具不同的适应证,并分别指出了针刺的原则和具体实施方法及针刺部位。这些方法虽目前已较少采用,但仍有一定的借鉴意义。如振埃法治哮喘、发蒙法治耳聋等,有一定的临床指导意义,当进一步深入研究。

【原文】 黄帝曰:余闻刺有五邪,何谓五邪? 岐伯曰:病有持痈者,有容大[1]者,有狭小[1]者,有热者,有寒者,是谓五邪。黄帝曰:刺五邪奈何? 岐伯曰:

凡刺五邪之方,不过五章[2],瘅热消灭,肿聚散亡,寒痹益温,小者益阳,大者必去,请道其方。

凡刺痈邪,无迎陇,易俗移性不得脓,脆道更行[3]去其乡,不安处所乃散亡,诸阴阳过痈者,取之其输泻之。

凡刺大邪曰以小,泄夺其有余,乃益虚,剽其通[4],针其邪肌肉亲,视之毋有反其真。刺诸阳分肉间。

凡刺小邪曰以大,补其不足乃无害,视其所在迎之界,远近尽至,其不得外,侵而行之乃自费。刺分肉间。

凡刺热邪越而苍[5],出游不归乃无病,为开通辟门户,使邪得出病乃已。

凡刺寒邪曰以温,徐往徐来致其神。门户已闭气不分,虚实得调其气存也。

黄帝曰:官针奈何? 岐伯曰:刺痈者用铍针,刺大者用锋针,刺小者用员利针,刺热者用镵针,刺寒者用毫针也。

【提要】 以上分别叙述了痈邪、实邪、虚邪、热邪、寒邪等五邪所致病证、治疗原则、针刺方法和选用针具。

【注释】 [1] 容大、狭小:容大,即大邪(实邪);狭小,即小邪(虚邪)。

[2] 章:条目的意思。

[3] 脆道更行:脆,疑"诡"之误。此句承上句,如不得脓,须易不同之道更刺。

[4] 剽其通:剽,急的意思。剽其通,是指急于疏通病邪。

[5] 越而苍:苍,通沧,寒的意思。越而苍,就是指针刺热邪,应使邪气发越,由热转为寒凉。

【白话解】 黄帝说:我听说有刺五邪的方法,什么叫做五邪? 岐伯说:病有痈肿的,有属实的,有属虚的,有属热的,有属寒的,这就叫做五邪。黄帝说:五邪致病怎样针刺治疗呢? 岐伯说:一般针刺治疗五邪的方法,不过五条。对于瘅热的病证,应当消灭热邪;痈肿和积聚的病证,应当使其消散;寒痹在身,应助阳热以温血气;体虚邪微者,补益阳气而使其强壮;邪气盛大的必须驱除邪气。下面请让我将具体的针刺方法告诉你。

一般治疗痈邪的方法,不可在初期病势隆盛的时候,迎其锐势而妄用铍针刺破排脓。应耐心地加以调治,这样痈毒就会不化脓,此时应改换不同的方法进行针刺,使邪毒不在固定的部位留聚,这样,病邪就会渐行消散。所以不论是阳经还是阴经,只要是经过痈肿所生的部位,就可以取本经的输穴来泻其毒邪。

一般刺治大邪(实邪),应用针刺迫使邪势减小,也就是泻其有余,从而使邪气日趋虚衰,在进行针刺治疗时,要急于疏通病邪,刺中病邪的所在,肌肉自然就亲附致密,观察到邪气泄去,真气就相应恢复了功能。因实邪多在三阳,故宜针刺诸阳经分肉间的穴位。

一般小邪(虚邪)多在分肉间,针刺方法是必须日益壮大其真气,补其正气的不足,邪气就不致为害了。同时审查邪气的所在,当其尚未深入的时候,迎而

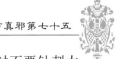

夺之。这样远近的真气尽至,正气充足,外邪则难以内陷。治疗时不要针刺太过,因为这样往往会损伤正气,所以,刺小邪之法,取在分肉间的穴位便可以了。

凡针刺热邪,应当把邪气发越于外,而使之由热转凉,邪被排出后,不再发热,即属无病了。所以在针刺时要用疏泄的手法,为邪气疏通道路,开辟门户,使腠理开泄,邪有出路,病就可以痊愈。

凡刺寒邪,应当用温法,以保养正气,针刺时缓慢进针,待其得气则疾速出针。出针后,针孔已闭合,正气才不会外散。这样可使神气恢复正常,精气渐渐旺盛,从而达到补气行血散寒的目的,虚实即可调和,真气也就固密内存了。

黄帝说:刺五邪,应当各选用什么针具比较合适呢?岐伯说:刺痈邪当用有刃而锋利的铍针;刺实邪当用锋针;刺虚邪当用员利针;刺热邪当用镵针;刺寒邪当用毫针。

【原文】 请言解论,与天地相应,与四时相副,人参天地,故可为解。下有渐洳[1],上生苇蒲[2],此所以知形气之多少也。阴阳者,寒暑也,热则滋雨而在上,根荄[3]少汁。人气在外,皮肤缓,腠理开,血气减,汗大泄,皮淖泽。寒则地冻水冰,人气在中,皮肤致,腠理闭,汗不出,血气强,肉坚涩。当是之时,善行水者,不能往冰;善穿地者,不能凿冻;善用针者,亦不能取四厥;血脉凝结,坚搏不往来者,亦未可即柔。故行水者,必待天温冰释冻解,而水可行,地可穿也。人脉犹是也。治厥者,必先熨调和其经,掌与腋、肘与脚、项与脊以调之,火气已通,血脉乃行,然后视其病,脉淖泽者,刺而平之,坚紧者,破而散之,气下乃止,此所谓以解结者也。

【提要】 本段叙述了解结刺法治疗厥逆证及其施治原则。

【注释】 [1] 渐洳:洳,rù,音入;渐,同慙。渐洳,指低湿的地带。

[2] 苇蒲:苇,即生于水中的芦苇;蒲,指出于池泽中的葛蒲。

[3] 荄:gāi,音该,草根的意思。

【白话解】 我再谈谈所谓解结的理论。人与天地自然是相适应的,与四时季节有着密切的联系。依据人与天地相参的道理,才可以谈论解结。比如下面有水湿的沼泽地,上面才能生长蒲草和芦苇,从它们的是否茂盛,可想到水泽面积的多少。根据这个道理,从人体外形的强弱,就可以测知气血的多少了。阴阳的变化,可以用寒暑的变化来说明。在天气炎热的时候,阳气发越于上,地面的水分被蒸腾而形成云雨,这时草木根茎的水分就减少了。人体受热气的熏蒸,阳气也浮越于外,所以皮肤弛缓,腠理开泄,血气衰减而津液外溢,肌肉也滑利润泽。在寒冷的时候,土地封冻,水寒结冰,人的阳气也收藏在内,所以皮肤致密,腠理闭合,汗不出,血气强,肌肉坚紧而滞涩。严寒之下,善于游水行舟的人,不能在冰中往来;善于掘地的人,也不易凿开冻土。善于用针的人,同样也不能治疗阴寒至盛条件下的四肢厥逆证。如果血脉因寒而凝聚,坚结如冰冻,往来不流畅,不可能使它立即柔软起来。所以行水的人必须等到天气转暖,冰冻融化以后才能在水上运行,大地也必须在解冻以后才能掘凿。人体的血脉也是这样,要待阳气运行,血脉疏通才可以用针。所以治疗厥逆病,必须先用温熨的方法,使经脉调和,在两掌、两腋、两肘、两脚以及项、脊等关节交会之处,施以熨灸,待温热之气通达各处,血脉也就恢复正常的运行,然后观察病情,如果血脉滑润流畅的,是卫气浮于体表,可采用针刺的方法使其平复;血脉坚紧的,是寒邪盛实之象,可用破坚散结的针法,待到厥逆之气衰落,阳气回复就止针。像这样,根据邪气聚结的情况先疏通再治疗的方法,就是所谓解结。

【原文】 用针之类,在于调气,气积于胃,以通营卫,各行其道。宗气留于海,其下者注于气街,其上者走于息道。故厥在于足,宗气不下,脉中之血,凝而留止,弗之火调,弗能取之。用针者,必先察其经络之实虚,切而循之,按而弹之,视其应动者,乃后取之而下之。六经调者,谓之不病,虽病,谓之自已也。一经上实下虚而不通者,此必有横络盛加于大经,令之不通,视而泻之,此所谓解结也。

上寒下热,先刺其项太阳,久留之,已刺则熨项与肩胛,令热下合乃止,此所谓推而上之者也。上热下寒,视其虚脉而陷之于经络者取之,气下乃止,此所谓引而下之者也。大热遍身,狂而妄见、妄闻、妄言,视足阳明及大络取之,虚者补之,血而实者泻之。因其偃卧,居其头前,以两手四指挟按颈动脉,久持之,卷而切推,下至缺盆中,而复止如前,热去乃止,此所谓推而散之者也。

【提要】 本段再次叙述了解结刺法的适应证与施治原则,并指出推引法要根据病情随机应用。

【白话解】 采用针刺治病,主要在于调节气机,人气来源于水谷,水谷之气首先积蓄于胃中,化生的营气和卫气各自在一定的道路运行,宗气留积于胸中而为气之海,其下行的灌注于气街穴处,其上行的走向呼吸之道。所以,当足部发生厥逆时,宗气就不能自上而下行,脉中之血也随之凝滞而运行不畅,因此,如果不先用火灸温熨的方法通调气血,针刺治疗就不可能达到预期的效果。用针治病必须首先诊察经络的虚实,用手循行切按,弹动经脉,感觉到应指而动的部位,然后取针刺入穴内。若手足六经经脉调和的,是无病的征象,就是有些轻微的小病,也可以不经治疗而自行痊愈。如果任何一条经脉出现上实下虚而不通的,这必定是横行的支络有邪气壅盛,并且干扰了正经气血而形成壅滞不通。治疗时应找出疾病的所在,施行泻法,这也是所说的解结的方法。

人体上部有寒象而下部发热的,应当首先取足太阳膀胱经在项部周围的穴位,并作较长时间的留针。针刺以后,还要温熨项部及肩胛部,这样可以驱逐上部的寒邪,使热气上下融合,方可止针。这就是所谓“推而上之”的方法。如人体上部发热,下部发冷,并察看到在下部经络上有陷下不充的虚脉,当用针刺,施以补法,使其阳气下行后止针,这就是所谓“引而下之”的方法。遍身高热,神情狂躁不安，并有幻视，幻听，胡言乱语表现的，要察看足阳明经的正经、络脉的虚实情况，而后取穴针刺。虚的用补法，有血郁而属实的就用泻法，同时在病人仰卧时，医者在病人头前，用两手的拇指和食指，挟持按揉患者两侧颈动脉部，挟持的时间要长一些。并捏起肌肤，由上向下揉卷切按，一直到两锁骨上窝缺盆处。然后重复上述动作，连续进行，等待身热退去方可休止。这就是所谓"推而散之"的方法。

【按语】 本段"下有渐洳，上生苇蒲，此所以知形气之多少也"，对理解中医理论的形成有着重要意义。《内经》认为当事物的真相隐藏在现象的背后难以直观认识时，往往可以通过事物的外部现象去把握，逐渐形成了《内经》提出的"以表知里"（《素问·阴阳应象大论》），"司外揣内"（《灵枢·外揣》）的观察原则，成为中医学重要的思维方法。

【原文】 黄帝曰：有一脉生数十病者，或痛、或痈、或热、或寒、或痒、或痹、或不仁，变化无穷，其故何也？岐伯曰：此皆邪气之所生也。黄帝曰：余闻气者，有真气，有正气，有邪气，何谓真气？岐伯曰：真气者，所受于天，与谷气并而充身也。正气者，正风也，从一方来，非实风，又非虚风也。邪气者，虚风之贼伤人也，其中人也深，不能自去。正风者，其中人也浅，合而自去，其气来柔弱，不能胜真气，故自去。

【提要】 本段着重叙述了真气和邪气的区别。

【白话解】 黄帝说：有一条经脉受邪而发生几十种病证的，有的表现为疼痛，或形成痈肿，有的发热，有的恶寒，有的痒，有的形成痹证，有的表现为麻木不仁，证候表现千变万化，这是什么原因呢？岐伯说：这都是由各种不同的邪气伤害而发生的。黄帝说：我听说有真气，有正气，有邪气等不同的名称。那么什么叫真气呢？岐伯说：所谓真气，就是禀受了先天的精气，和后天的谷食之气结合，充养全身。它是人体生命活动的动力，并能抵御外邪。所说的正气，又称正风，是指与季节相协调的正常气候，它是在不同的季节中，从这个季节中所主的方向而来的风。如春季从东方来的风，夏季从南方来的风，秋季从西方来的风，冬季从北方来的风。这些适时而至的风，一般不会致病。所谓邪气，又称为虚风，它是不知不觉戕害人体的贼风，一旦中伤人体，容易深陷而不能自行消散。而正风即使伤及人体，部位也比较表浅，发病也较轻微，所以能自行恢复，这是因为正风来势柔弱，不能战胜体内的真气，因此不用治疗就自行消散了。

【原文】 虚邪之中人也，洒晰动形，起毫毛而发腠理。其入深，内搏于骨，则为骨痹。搏于筋，则为筋挛。搏于脉中，则为血闭不通，则为痈。搏于肉，与卫气相搏，阳胜者则为热，阴胜者则为寒，寒则真气去，去则虚，虚则寒。搏于皮肤之间，其气外发，腠理开，毫毛摇，气往来行，则为痒。留而不去，则痹。卫气不行，则为不仁。虚邪偏客于身半，其入深，内居荣卫，荣卫稍衰，则真气去，邪气独留,发为偏枯。其邪气浅者,脉偏痛。虚邪之入于身也深,寒与热相搏,久留而内著,寒胜其热,则骨疼肉枯,热胜其寒,则烂肉腐肌为脓,内伤骨,内伤骨为骨蚀。有所疾前筋,筋屈不得伸,邪气居其间而不反,发为筋溜[1]。有所结,气归之,卫气留之,不得反,津液久留,合而为肠溜[2],久者数岁乃成,以手按之柔。已有所结,气归之,津液留之,邪气中之,凝结日以易甚,连以聚居,为昔瘤[3],以手按之坚。有所结,深中骨,气因于骨,骨与气并,日以益大,则为骨疽[4]。有所结,中于肉,宗气归之,邪留而不去,有热则化而为脓,无热则为肉疽[4]。凡此数气者,其发无常处,而有常名也。

【提要】 本段详细地论述了虚邪伤人,由浅入深,传变无穷,发生各种病变的过程,提出如果其不断深入,内侵筋骨,可发生各种肿瘤,病情顽固,不易治疗。

【注释】 [1]筋溜:就是结聚于筋的赘瘤之类。

[2]肠溜:是指邪气传入肠中所发生的病变,指腹中肠道的肿瘤。

[3]昔瘤:昔,同腊,肉干而坚的意思。昔瘤,是指此瘤坚硬的意思。

[4]疽:应作"瘤"。

【白话解】 虚邪贼风中伤人体,使人萧索寒栗,毫毛竖起,肌腠疏缓开泄,因此易于深陷。如果邪气侵害在骨骼,就形成骨痹;侵害在筋,就会导致筋脉拘挛;侵害在脉中,就会导致血脉闭塞而不通,血气郁而化热形成痈肿;如果侵害在肉腠,与卫气搏结交争,阳气偏盛就会出现热象,阴气偏盛就会出现寒象,寒邪偏盛,就会使真气衰微消散,真气衰微就呈现一派虚象,人体正气虚衰,阳气不足,就会表现为形寒肢冷的征象;如果侵害于皮肤之间,与卫气搏结而发越于外,使腠理开泄,毫毛动摇,若邪气在皮腠之间往来为患,皮肤则瘙痒不止;如果邪气羁留不去,营卫不调,就会形成痹证;假若单纯导致卫气涩滞而不畅行,就会形成麻木不仁的证候。虚邪贼风侵害半边身体,入里深犯,稽留于营卫之中,使营卫功能衰竭,导致真气消散,而邪气单独存留于内,就会形成半身不遂的偏瘫证。假使邪气侵害的部位较浅,也会导致半身血脉不和而发生半身偏痛。虚邪贼风侵害人体深部组织,寒热聚结,久留不去而附着于内,如果阴寒至盛,阳热不举,营卫寒凝涩滞,会引起骨节疼痛,肌肉枯痿;如果是热邪亢盛,阴不胜阳,会发生肌肉腐烂而化为脓。如果虚邪进一步内陷而伤及骨骼,便形成骨骼坏死的骨蚀。如果邪气聚于筋,会使筋脉挛缩而不得伸展,邪气久留其间不能消退,就会形成筋瘤;邪气结聚归于内,卫气积留而不能复出,以致阳不化水,津液不能输布,留于肠胃与邪气相搏结,成为肠瘤,但发展较缓慢,迁延数年,用手触按,质地柔软;如果邪气结聚而气归于内,津液停留不行,又连中邪气而凝结不散,日益加重并且发展迅速,邪气接连积聚,便形成昔瘤,用手按摸,质地坚硬;邪气结聚停留在深层的骨部,邪气在骨部为患,逐渐扩大,则形成骨瘤;邪气结聚在肌肉,宗气内走于此,随邪气留结,着而不去,如有内热可化而为脓,如无热可形成肉瘤。上述这几种邪气致病,变化无穷,其发作也无一定部位,但是根据证候表现,都有一定的名称。

【按语】 本段提出如果邪气不断深入,内侵筋骨,日积月累,则可形成"瘤",即肿物、积块。关于其病因病机,《内经》多篇有述,如《素问》的五脏生成篇、平人气象论篇、腹中论篇、奇病论篇、四时刺逆从论篇,《灵枢》的邪气脏腑病形篇、经筋篇、五变篇、卫气篇、本脏篇、水胀篇及本篇等,可参考。究其病因主要有三,其一是外伤寒邪;其二是饮食失节;其三是忧思太过。其病理则主要为寒凝、气滞、血瘀、津停四者。

卫气行第七十六

【题解】 卫气行,指卫气在人体内的运行。文中主要介绍了卫气在人体内的运行情况。故篇名为"卫气行"。

【原文】 黄帝问于岐伯曰:愿闻卫气之行,出入之合,何如?岐伯曰:岁有十二月,日有十二辰,子午为经,卯酉为纬。天周二十八宿,而一面七星,四七二十八星,房昴为纬,虚张为经。是故房至毕为阳,昴至心为阴[1],阳主昼,阴主夜。故卫气之行,一日一夜五十周于身,昼日行于阳二十五周,夜行于阴二十五周,周于五脏。是故平旦阴尽,阳气出于目,目张则气上行于头,循项下足太阳,循背下至小指之端。其散者,别于目锐眦,下手太阳,下至手小指之间[2]外侧。其散者,别于目锐眦,下足少阳,注小指次指之间。以上循手少阳之分,侧下至小指[3]之间。别者以上至耳前,合于颔脉[4],注足阳明,以下行至跗上,入五指之间。其散者,从耳下下手阳明,入大指之间,入掌中。其至于足也,入足心,出内踝下,行阴分,复合于目,故为一周。是故日行一舍,人气行一周与十分身之八[5];日行二舍,人气行三周于身与十分身之六;日行三舍,人气行于身五周与十分身之四;日行四舍,人气行于身七周与十分身之二;日行五舍,人气行于身九周;日行六舍,人气行于身十周与十分身之八;日行七舍,人气行于身十二周在身与十分身之六;日行十四舍,人气二十五周于身有奇分[6]与十分身之二,阳尽于阴,阴受气矣。其始入于阴,常从足少阴注于肾,肾注于心,心注于肺,肺注于肝,肝注于脾,脾复注于肾为周。是故夜行一舍,人气行于阴脏一周与十分脏之八,亦如阳行之二十五周,而复合于目。阴阳一日一夜,合有奇分十分身之四[7],与十分脏之二,是故人之所以卧起之时有早晏者,奇分不尽故也。

【提要】 本段指出了卫气白天行于阳,夜晚行于阴的具体循行途径及其具体循行尺度。

【注释】 [1]房至毕为阳,昴至心为阴:房星到毕星,其中有毕嘴参井鬼柳星张翼轸角亢氐房十四个星,均分布在东南西的方位上,是在纬线以南,故称其为阳。从心星到昴星,其中有心尾箕斗牛女虚危室壁奎娄胃昴十四个星,均分布在东北西的方位上,是在纬线以北,故称为阴。

[2] 间:应改为"端"为是。

[3] 小指:后应补"次指"为妥。

[4] 额脉:指循行于额部的经脉。

[5] 人气行一周与十分身之八:人气,在这里是指卫气。在一昼夜中,周天二十八宿,卫气则在全身运行五十周,用二十八去除五十,等于1.785余2,也就是说日行一宿的时间,卫气在全身运行了一周又千分之七百八十五,因零数以四舍五入的计算方法,变为整数,即成为一周又十分之八,所以说"人气行一周与十分身之八"。余类推。

[6] 奇分:就是指有余或不足的奇零之数。

[7] 四:应改为"二"为是。

【白话解】 黄帝问岐伯说:我想听你谈一谈卫气在人体是如何运行的,什么时候出于体表,什么时候进入体内,又是在什么地方会合的? 岐伯说:一年有十二个月,一天有十二个时辰,子位居正北方,午位居正南方,连接南北的竖线为经,卯位居正东方,酉位居正西方,连接东西的横线为纬。天体的运行环周于星宿,分布在东西南北四方,每一方各有七个星宿,四方共计二十八星宿。东方的房宿与西方的昴宿为纬,北方的虚宿与南方的张宿为经。太阳从东方的房宿沿黄道经过南方到达西方的毕宿,时间是卯、辰、巳、午、未、申六个时辰,这六个时辰是白天,属阳;太阳从西方的昴宿,沿黄道经过北方到达东方的心宿,时间是酉、戌、亥、子、丑、寅六个时辰,这六个时辰是夜晚,属阴。一昼夜中,卫气在体内运行五十个周次,白天行于阳分二十五个周次,夜间行于阴分二十五个周次,并周行于五脏之中。在早晨的时候,卫气在阴分的循行过程结束,卫气从目进入阳分,眼睛也就睁开了,然后,卫气从目内眦上行于头部,沿项后足太阳膀胱经的通路下行,再沿背部向下行,到足小趾外侧端(至阴穴)。其中散行的部分,从目外眦分出来,沿手太阳小肠经下行,至手小指外侧端(少泽穴);另一条散行的部分,也从目外眦分出,沿足少阳胆经下行注入足小趾与第四趾之间(窍阴穴)。卫气又从上部循手少阳三焦经所过的部位向下行,到手小指与无名指之间(关冲穴)。从手少阳别行的部分,行至耳的前方,会合于额部的经脉,注入足阳明胃经,向下行至足背,散入足五趾之间(厉兑穴)。还有另一条散行的分支,从耳部下方,沿手阳明大肠经下行,入于手大指和食指之间(商阳穴),再进入手掌中间。其中运行到足部的卫气,进入足心,出于内踝,再入足少阴肾经,由足少阴经行于阴分,沿着从足少阴经分出的阴脉向上行,又会合到目,交会于足太阳经的睛明穴。这就是卫气运行一周的顺序。因此,卫气依照天体昼夜间的运动时间而同步运行。太阳运行一星宿的时间称为一舍,卫气在人体循行一周又十分之八。日行二舍,卫气循行三周又十分之六。日行三舍,卫气循行五周又十分之四。日行四舍,卫气循行七周又十分之二。日行五舍,卫气循行九周。日行六舍,卫气循行十周又十分之八。日行七舍,卫气循行十二周又十分之六。日行十四舍,卫气循行二十五周及余数的十分之二。这样,太阳运行周天的二分之一,由白天进入夜间,卫气也由阳气进入阴分。刚刚进入阴分时,由足少阴肾经传注于肾脏,由肾脏注入心脏,由心脏注入肺脏,由肺脏注入肝脏,由肝脏注入脾脏,由脾脏再传注到肾脏而成为一周,和白天卫气行于阳分二十五周一样,夜间行于阴分也是二十五周。所以,夜间太阳运行一舍的时间,卫气在阴分也是运行一周又十分之八弱,卫气在阴分循行二十五周以后,出于目内眦而进入阳分。一昼夜卫气在人体运行五十周次,可是按照上述每舍卫气运行一周又十分之八弱计算,太阳运行二十八舍,卫气循行共计为五十周又十分之四,这样就有一个十分之四周的余数,包括阳分的十分之二周和阴分的十分之二周。因此,平时人们晚上入睡与早晨醒来起床有早有晚,就是这十分之四周的余数造成的。

【原文】 黄帝曰:卫气之在于身也,上下往来不以期,候气而刺之奈何? 伯高曰:分有多少[1],日有长短,春秋冬夏,各有分理[2],然后常以平旦为纪,以夜尽为始。是故一日一夜,水下百刻,二十五刻者,半日之度也,常如是毋已,日入而止,随日之长短,各以为纪而刺之。谨候其时,病可与期,失时反候[3]者,百病不治。故曰:刺实者,刺其来也;刺虚者,刺其去也。此言气存亡之时,以候虚实而刺之。是故谨候气之所在而刺之,是谓逢时。在于三阳,必候其气在于阳而刺之;病在于三阴,必候其气在阴分而刺之。

【提要】 本段指出了针刺候气的标准,并指出了候气对针刺治疗的重要意义,同时详细地阐述了具体的针刺方法。

【注释】 [1]分有多少:因为白天和夜晚的长短随着季节的改变而改变,所以白天的阳和夜晚的阴并不是平分的,经常是各有多少不同,故称分有多少。

[2]各有分理:指春夏秋冬四季的昼夜阴阳之分各有一定的规律。

[3]失时反候:失时,指没有掌握住气机运行的时机;反候,指没有候气,与气机运行规律不相合。

【白话解】 黄帝说:卫气在人体的运行,上下循行往返的时间不固定,如何选择时机而进行针刺呢? 伯高说:根据太阳运行的位置不同,昼夜也有长短的差异,春夏秋冬各个不同的节气,昼夜长短都有一定的规律。对此可以根据日出时间为基准,此时标志着夜尽昼始,为卫气行于阳分的开端。以铜壶滴漏来计时,一昼夜水下一百刻。所以二十五刻恰是半个白天的度数。卫气就随着时间的推移而环周不止。到了日没时,标志着白天结束。这样,根据日出日没来确定昼与夜,再根据昼夜长短来判断卫气的运行出入情况,来作为针刺候气的标准。针刺时,要等到气至时再下针,才能得到预期的效果。如果失去时机,违反了候气的原则而胡乱用针,则任何疾病也不能治愈。候气而刺的方法,对于实证,应当在气到来的时候针刺,属于泻法;对于虚证,应当在气运行过去之后针刺,属于补法。这就是说在气行盛衰之时,诊察虚实而进行针刺。所以说,细心谨慎地审察气的运行部位而进行针刺,就叫做把握住了时机。病在三阳经,必候气在阳分时进行针刺;病在三阴经,必候气在阴分时进行针刺。

【按语】 "候气而刺之"是《内经》"因时制宜"思想的具体体现,具有重要的指导意义。

【原文】 水下一刻,人气在太阳;水下二刻,人气在少阳;水下三刻,人气在阳明;水下四刻,人气在阴分。水下五刻,人气在太阳;水下六刻,人气在少阳;水下七刻,人气在阳明;水下八刻,人气在阴分。水下九刻,人气在太阳;水下十刻,人气在少阳;水下十一刻,人气在阳明;水下十二刻,人气在阴分。水下十三刻,人气在太阳;水下十四刻,人气在少阳;水下十五刻,人气在阳明;水下十六刻,人气在阴分。水下十七刻,人气在太阳;水下十八刻,人气在少阳;水下十九刻,人气在阳明;水下二十刻,人气在阴分。水下二十一刻,人气在太阳;水下二十二刻,人气在少阳;水下二十三刻,人气在阳明;水下二十四刻,人气在阴分。水下二十五刻,人气在太阳,此半日之度也。从房至毕一十四舍,水下五十刻,日行半度,回行一舍,水下三刻与七分刻之四[1]。大要日常以日之加于宿上也,人气在太阳。是故日行一舍,人气行三阳行与阴分,常如是无已,天与地同纪,纷纷盼盼[2],终而复始,一日一夜,水下百刻而尽矣。

【提要】 本段指出了卫气白天在阳经的具体循行情况,并说明了时刻和天上二十八星宿部位的换算关系。

【注释】 [1] 回行一舍,水下三刻与七分刻之四:因为从星宿角度上说,一天等于二十八舍。而从刻度上说,一天等于一百刻。若将星宿所表现的时刻与刻度所表现的时刻互相换算,则为:1 舍 =100 刻 ÷28 =3 又 4/7 刻。

[2] 纷纷盼盼:纷,纷繁;盼,bā,音巴,整齐。纷纷盼盼,形容繁多而不杂乱。

【白话解】 从平旦开始,水下一刻的时间,卫气行于手足太阳经;水下二刻,卫气行于手足少阳经;水下三刻,卫气行于手足阳明经;水下四刻,卫气行于足少阴肾经;水下五刻,卫气又出阳分行于手足太阳经;水下六刻,卫气行于手足少阳经;水下七刻,卫气行于手足阳明经;水下八刻,卫气行于足少阴肾经;水下九刻,卫气行于手足太阳经;水下十刻,卫气行于手足少阳经;水下十一刻,卫气行于手足阳明经;水下十二刻,卫气行于足少阳肾经;水下十三刻,卫气行于手足太阳经;水下十四刻,卫气行于手足少阳经;水下十五刻,卫气行于手足阳明经;水下十六刻,卫气行于足少阴肾经;水下十七刻,卫气行于手足太阳经;水下十八刻,卫气行于手足少阳经;水下十九刻,卫气行于手足阳明经;水下二十刻,卫气行于足少阴肾经;水下二十一刻,卫气行于手足太阳经;水下二十二刻,卫气行于手足少阳经;水下二十三刻,卫气行于手足阳明经;水下二十四刻,卫气行于足少阴肾经;水下二十五刻,卫气行于手足太阳经。这是半个白日中卫气运行的度数。从房宿到毕宿运转十四舍,经过整个白天,水下五十刻,太阳运行半个周天;

从昂宿到心宿,也是运转十四舍,经过整个黑夜,水下五十刻,又运转半个周天。一昼夜合计水下一百刻,太阳运转二十八舍,整整一个周天。太阳每运行一星宿,水下三又七分之四刻。大略说来,通常是太阳每运行到上一星宿刚过,下一宿开始的时候,卫气恰恰运行在手足太阳经,而每当转完一星宿的时间,卫气也循行完了三阳与阴分,再值太阳运行到下一星宿之上时,卫气又恰行于手足太阳经,这样周行不已,随着自然天体的运行节律而同步运动。卫气在人体内的运行虽然纷繁,但却是有条不紊,一周接着一周,终而复始。一昼夜水下一百刻的时间,卫气恰好在体内运行完毕五十周次。

九宫八风第七十七

【题解】 九宫,指四方、四隅、中央几个方位;八风,指八方之风。本篇根据九宫的方位,讨论了八方气候变化的情况及对人体的影响,并提出回避风邪预防疾病的重要性,故篇名为"九宫八风"。

【原文】　　　　　　合八风虚实邪正

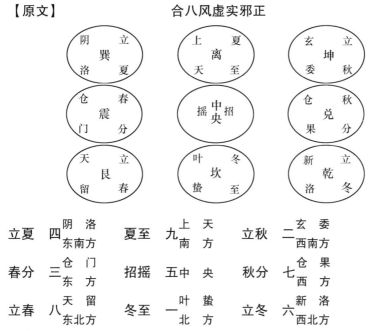

九宫图说明

古人是以天象在大地的投影为基础,绘制面南定位的俯看图。因为它主要在于示意,上南下北、左东右西、并且是天地合一,所以对于现代人来说,不便于理解。

太一游宫,从某种角度讲,是一年之内的部分天象记录。主要是根据观察北极星附近的北斗星处于不同的位置来标定季节。据此,我们根据原文的思想和实际天象情况,按面北定

283

位的方法,把天地分开,绘制了示意图。图示中吸取了现代美术中的景象透视法,以便仰面观天,俯首看地。这样既可以帮助我们理解原文,又便于实际观察。

根据古人天圆地方的思想,上面的大圆是北天之九宫,下面是大地之九野。假使我们站在大地中央,面北而立,上面的天之九宫是上南下北,左西右东;下面的地之九野是上北下南,左西右东。这样天之"四正"、"四隅"与地之"四正"、"四隅"相对应。也就是天之九宫按其东西南北的分位,正好投影在地之九野。

地之九野各方块内所排列的乾、坎、艮、震、巽、离、坤、兑字样,是《周易》八卦的名称,旁侧标其卦形,在此作为八个方位的特征,以标示一年之中阴阳消长、升降。八卦的位置是按照其五行属性,分列于八个方位。坎卦属水,位居北方;离卦属火,位居南方;震卦属木,居于东方;兑卦属金,位居西方;乾卦亦属金,位居西北方;艮卦亦属土,位居东北方;巽卦亦属木,位居东南方;坤卦亦属土,位居西南方;土居中央。

我们看天之九宫。中心圆内是中宫招摇,为太一所居之位。《史记·天官书》中谈到:"中宫,天极星,其一明者,太一常居也。"太一,是我们熟知的北极星。它在天文学中很重要,因为它处于地球北极轴(自转轴)所指向的一点上,所以它不升不没、恒居"天之中",天体以之为枢而自东向西运转。古人受神学思想的影响,把它称为天帝,居于中央至尊之位。它一年四季基本上处于正北方的一个点上,所以北半球的人们很自然把它作为确定方向的标志。

从中宫这个中心圆向外第一轮圆圈,是北斗七星在"二至"、"二分"、"四立"八个节气所处的位置和斗柄所指的方向,这是我们这幅图的关键。它是古人天象计时的重要内容之一。因为在年周期内,人们所看到的北斗星,在围绕北极星旋转一周。所以,北斗星便成了人们标方位、定季节的天然指示器。北斗是由天枢、天璇、天玑、天权、玉衡、开阳、摇光组成、前四星组成斗身,又称为魁;后三星组成斗柄,又称为杓。当春天的黄昏时,遥望北天,我们就会发现,斗柄正指向东方。随着时间的推移,由东而南,再向西,然后向北旋转,从我们这个图上看是呈逆时针旋转(图与实际天象一致)。经过一年之后,又回到原来的位置。所以古有"斗柄指东,天下皆春;斗柄指南,天下皆夏;斗柄指西,天下皆秋;斗柄指北,天下皆冬"的谚语。它实际上是地球沿轨道由西向东公转的反映。所以这些天象背景则由东向西旋转。古人把这一周按正北、正南、正东、正西、东北、东南、西南、西北分为八个区域。再把一年二十四节分为八个时段,每个时段含三个节气,约四十六天左右。这样北斗在不同的时段处于八个不同的区域。在每个区域所在的时间内体现不同的气候特点,然后依据不同的时间内气候的正常与否,来阐述与人体生理、病理的内在联系,这就是太一游宫,以及太一游宫的意义所在。

上面我们谈到,太一恒居中宫,所谓游宫,是通过北斗体现出来的。《史记·天官书》中谈到:"斗为帝车,运于中央,临制四乡,分阴阳,建四时,均五行,移节度,定诸记,皆系于斗。"通过这段话不难看出,它受古老神学思想的影响,把北斗看成天帝(北极星)乘坐的车,而巡视四方(汉代武梁祠石刻受这种思想的影响,石刻上有把北斗想象为车形,天帝端坐其中出巡的景象)。这样,可用以建四时、定方位、分阴阳、均五行。我们知道,《内经》不涉鬼神,基本上摒弃了其中的迷信思想,只吸取了其中的天文科学,而使它服务于医学。由此我们可以知道,太一游宫,是把北极星连为一体而用。北极星是中心坐标,北斗作为指针,从而确立"四正"、"四隅"八个方向,这样外八宫也依此确立,合之中宫,共为九宫。天之九宫确立之后,覆盖在大地之九野之上。中宫与地之中央上下对应,以下依次为:正北的叶蛰宫,与大地的坎位对应;东北的天留宫,与大地的艮位对应;正东的仓门宫,与大地的震位对应;东南的阴洛宫,

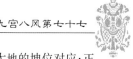

与大地的巽位对应;正南的上天宫,与大地的离位对应;西南的玄委宫,与大地的坤位对应;正西的仓果宫,与大地的兑位对应;西北的新洛宫,与大地的乾位对应。

另外谈一下"月建"。所谓月建,实质上与"八宫"的意义一致,八宫是把围绕北极星周围分为八个区域,一年分八个时段,每个时段含三个节气。而月建是分十二个区域,时间则依一年十二个月计算,每个月含两个节气。在按十二地支依次排列,十一月建子,是指斗柄指向子位,时值冬至,十二月建丑,正月建寅等等。

值得注意的是,我们如果以北斗星天象计时,应面北定位,十二地支所主的方位,依逆时针方向旋转。如果以太阳和二十八宿天象计时,应面南定位,十二地支所主方位则以顺时针方向旋转,这是不难理解的。

【原文】 太一[1]常以冬至之日,居叶蛰之宫四十六日[2],明日居天留四十六日[3],明日居仓门[4]四十六日,明日居阴洛[5]四十五日,明日居天宫[6]四十六日,明日居玄委[7]四十六日,明日居仓果[8]四十六日,明日居新洛[9]四十五日,明日复居叶蛰之宫,曰冬至矣。太一日游,以冬至之日,居叶蛰之宫,数所在,日从一处,至九日,复返于一,常如是无已,终而复始。

【提要】 本段主要讲太一移居九宫的顺序以及相应的日期。

【注释】 [1]太一:又称北辰,即北极星。

[2]居叶蛰之宫四十六日:周岁三百六十六日,分属八宫,每宫四十六日,唯阴洛、新洛两宫只有四十五日。"叶蛰"为北方坎宫,主冬至、小寒、大寒三节气。

[3]明日居天留四十六日:明日,指四十六日之次日;天留,为东北方艮宫,主立春、雨水、惊蛰三节气。

[4]仓门:东方震宫,主春分、清明、谷雨三节气。

[5]阴洛:东南方巽宫,主立夏、小满、芒种三节气。

[6]天宫:即上天宫,也就是南方离宫,主夏至、小暑、大暑三节气。

[7]玄委:即西南坤宫,主立秋、处暑、白露三节气。

[8]仓果:西方兑宫,主秋分、寒露、霜降三节气。

[9]新洛:西北方乾宫,主立冬、小雪、大雪三节气。

【白话解】 北极星位于天极的正中,成为测定方位的中心坐标,北斗星围绕它旋转,是标定方向位置的指针,一年之内由东向西依次移行。在冬至这一天,斗柄指向正北方的叶蛰宫,并在这个区域运行四十六天,历经冬至、小寒、大寒三个节气;期满后的下一天,时交立春节,就开始移居东北方的天留宫,在这区间运行四十六天,历经立春、雨水、惊蛰三个节气;期满后的下一天,时交春分节,开始移居正东方的仓门宫,在这个区间运行四十六天,历经春分、清明、谷雨三个节气;期满后的下一天,时交立夏,移居东南方的阴洛宫,在这个区间运行四十五天,历经立夏、小满、芒种三个节气;期满后的下一天,时交夏至节,开始移居正南方的上天宫,在此区间运行四十六天,历经夏至、小暑、大暑三个节气;期满后的下一天,时交立秋节,开始移居西南方的玄委宫,在此区间运行四十六天,历经立秋、处暑、白露三个节气;期满后的下一天,时交秋分节,开始移居正西方的仓果宫,在此区间运行四十六天,历经秋分、寒露、霜降三个节气;期满后的下一天,时交立冬节,开始移居西北方的新洛宫,在此区间运行四十五天,历经立冬、小雪、大雪三个节气。期满后的下一天,北斗重新游回叶蛰宫,就又到了冬至日,历经三百六十六日(闰)回归年周期,这就是所谓的"太一游宫"。

太一日复一日地游历九宫的规律,是以冬至这一天,斗纲十一月建子,临于正北方的叶蛰宫,在八卦中属于一数的坎位,这时阴气已极,天阳萌生,以此作为起点,来推算其逐日所在之处,其规律是:从开始必属于一数的坎位出发,在各个方位依次游行了九天,最后仍回复到属于一数的坎位。经常像这样循环不休,终而复始地轮转着。

【原文】 太一移日,天必应之以风雨,以其日风雨则吉,岁美民安少病矣,先之则多雨,后之则多汗[1]。太一在冬至之日有变,占在君;太一在春分之日有变,占在相;太一在中宫之日有变,占在吏;太一在秋分之日有变,占在将;太一在夏至之日有变,占在百姓。所谓有变者,太一居五宫之日,病风折树木,扬沙石。各以其所主占贵贱[2]。因视风所从来而占之。风从其所居之乡来为实风[3],主生,长养万物。从其冲后来为虚风[4],伤人者也,主杀主害者。谨候虚风而避之,故圣人日避虚邪之道,如避矢石然,邪弗能害,此之谓也。

【提要】 本段首先论述了太一在交节之时必引起气候的变化,从交节前后风雨出现的迟早,可推算气候的顺逆以及其对社会的危害;其次指出风有虚实,并告诫人们谨防虚风。

【注释】 [1]汗:应当作"旱"为是。

[2]贵贱:指上文君、相、吏、将、百姓而言。

[3]风从其所居之乡来为实风:所居之乡,是指太一所据之所。在每一季节所出现当令的风雨为实风,如春生东风,夏为南风,主生主长。

[4]从其冲后来为虚风:凡是从节气所居方位的对方刮来的风叫做虚风,如冬至刮南风,夏至刮北风,主杀。

【白话解】 太一从一宫转向下一宫的第一天,也就是每逢交节的日子,必有风雨出现,如果当天和风细雨,是吉祥的象征。因为这样风调雨顺的年景,必然谷物丰收,禽畜兴旺,人民安居乐业,很少有疾病的发生。假若风雨出现在交节之前,就预示这一年多风多雨,发生洪涝灾害。反之,如果风雨出现在交节之后,就预示着少雨而干旱。太一临叶蛰宫,时交冬至节的这一天,气候如果有突然变化,它预示着国君的不测。因为太一是天元之主宰,居于宸极,南面而治。冬至这一天又是一岁之首,位在正北,所以与君主相应;在交春分节的这一天,气候有暴变,就预示着国相有灾患,因为相位在左,职司教化布政,而春分东临卯正,春气阳和,所以与国相相应;太一在中宫土旺主令的时间,也就是寄居于四隅立春、立夏、立秋、立冬各自交节的那些天,气候发生突变,预示国中大小官吏有灾变。因为他们分治国中,各司其守,立春、立夏、立秋、立冬分治四隅与普通官吏相应;在交秋分节的这一天,气候有骤然变化,预示将军的灾患,因为将位在右,职司杀伐,而秋分西临酉正,秋气肃杀,所以与将军相应;在交夏至节的这一天,气候有剧烈变化,预示百姓们有祸患,因为夏至南临午正,阳气升发,庶物蕃盛,与操百业而生的亿万百姓相应。所谓气候有突然变化,是指太一临上述五宫的日子,出现折断树木,飞沙走石的狂风。这种气候,根据出现在不同的节气,其伤害性会反映在不同的阶层。因此,也是预测不同身份的人受病的依据。同时还应当察看风向的来路,作为预测气候正常与否的依据。凡是风来自当令的方位,比如说时值冬至,位临子方,气候以阴寒为特点,应当以北风凛冽为顺;时交春分,位临卯方,天气温和,应当以东风拂煦为顺;时交夏至,位临午方,天气炎热,应当以南风烘熁为顺;时交秋分,位临酉方,天气清凉,应当以西风萧肃为顺。这样的正位之风,又叫做实风,主生长,养育万物,反之,如果风从当令相对的方位而来,出现与季节相抵触的气候,叫虚风。它能够伤人致病,主摧残,危害万物。平时应密切注视这种异常气候,谨慎地加以预防。所以那些对养生之道素有高度修养的人,时刻防避四时不正之气,免受它的危害,就像躲避箭矢礌石一样,从而使外邪不能内侵,保证机体健康,就是这个道理。

【原文】 是故太一入徙立于中宫,乃朝八风,以占吉凶也。风从南方来,名曰大弱风[1],其伤人也,内舍于心,外在于脉,气主热。风从西南方来,名曰谋风[2],其伤人也,内舍于脾,外在于肌,其气主为弱。风从西方来,名曰刚风[3],其伤人也,内舍于肺,外在于皮肤,其气主为燥。风从西北方来,名曰折风[4],其伤人也,内舍于小肠,外在于手太阳脉,脉绝则溢,脉闭则结不通,善暴死。风从北方来,名曰大刚风[5],其伤人也,内舍于肾,外在于骨与肩背之膂筋,其气主为寒也。风从东北方来,名曰凶风[6],其伤人也,内舍于大肠,外在于两胁腋骨下及肢节。风从东方来,名曰婴儿风[7],其伤人也,内舍于肝,外在于筋纽,其气主为身湿。风从东南方来,名曰弱风[8],其伤人也,内舍于胃,外在肌肉,其气主体重。此八风皆从其虚之乡来,乃能病人。三虚相搏,则为暴病卒死。两实一虚,病则为淋露寒热。犯其两湿之地,则为痿。故圣人避风,如避矢石焉。其有三虚而偏中于邪风,则为击仆偏枯矣。

【提要】 本段论述了八方之虚风对人体的伤害情况,简述了虚人中虚风病情严重,并教导人们谨防虚风侵袭人体。

【注释】 [1]大弱风:南风离火宫,热盛则风至必微,故称大弱风。其在人以火脏应之,内应心,外在脉。

[2]谋风:西南方坤土宫之风,阴气方生,阳气尤盛,阴阳去就,若有所议,故称谋风,其在人以土脏应之。

[3]刚风:西方兑金宫之风,金气刚劲故称刚风,其在人以金脏应之。

[4]折风:西北方乾金宫之风,金主折伤,故称折风。

[5]大刚风:北方坎水宫之风,气寒则风烈,故称大刚风,其在人以水脏应之。

[6] 凶风:东北方艮土宫之风,阴气未退,阳气未盛,故称凶风。

[7] 婴儿风:东方震木宫之风,东应春,万物始生,故称婴儿风,其在人以木脏应之。

[8] 弱风:东南巽木宫之风,气暖而风柔,故称弱风,东南湿盛,湿气侮土,故其在人内伤于胃腑,外主肌肉身重。

【白话解】 太一位居于天极中央,成为定向的中心坐标,根据斗星旋转的指向,以中宫巡临八宫,从而定八风的方位,来推测气候的正常与异常。从南方来的风,名叫大弱风,它伤害到人体,内可侵入于心,外在于血脉,因属于南方火热之邪,所以其气主热证。从西南方来的风,名叫谋风,它伤害到人体,内可侵入于脾,外则在于肌肉。脾为后天之本,所以其气主虚性病证。从西方来的风,名叫刚风,它伤害到人体,内可侵入于肺,外则留于皮肤之间,由于西方属金,风性刚烈,所以其气主燥性病证。从西北方来的风,名叫折风,它伤害到人体,内可侵入小肠,外在于手太阳经脉。如果脉气竭绝,说明疾病恶化而深陷扩散;如果其脉气闭塞,气机聚结不通,往往会形成猝然死亡。从北方来的风,名叫大刚风,它伤害到人体,内可侵入于肾,外在于骨骼和肩背的膂筋部;因为北风阴寒至盛,遏伤肾阳,所以其气主寒性病证。从东北方来的风,名叫凶风,它伤害到人体,内可侵入大肠,外在于两胁腋骨下及肢体关节。从东方来的风,名叫婴儿风,它伤害到人体,内可侵入于肝,外在于筋的连结之处。因为东方为水乡湿地,东风多雨,所以其气主湿性病证。从东南方来的风,名叫弱风,它伤害到人体,内可侵入于胃,外在于肌肉。因为东南湿盛,其气重浊,所以其气主身体困重不扬之病证。上面所说的八种风,凡是从当令节气相对的方向而来的,都属于虚风贼邪,因为是违背时令的不正之气,所以它能使人发生疾病。人与自然息息相通,如果人体虚弱,时值这一年的气运衰微,恰逢月廓亏空,又失却时宜之和,这样三虚相结合,内外相因,正不胜邪,就会得暴病,猝然死亡。如果三虚之中只犯一虚,也能发生疲劳困倦,寒热相兼的病证。如果冒雨或涉水,或久居潮湿之地,感受湿邪,伤于肌肉,便会发生痿病。所以,深知养生之道的人,预防贼风邪气,如同躲避弓箭和礌石的射击一样。不然的话,如果恰逢三虚相遇,就有可能偏中于邪风,而导致突然昏厥仆倒,或引起半身不遂一类的病证。

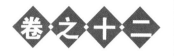

九针论第七十八

【题解】 九针,指九种针具。文中主要论述了九针的起源、命名、形状、用途及禁忌等内容,故篇名为"九针论"。

【原文】 黄帝曰:余闻九针于夫子,众多博大矣,余犹不能寤,敢问九针焉生? 何因而有名? 岐伯曰:九针者,天地之大数也,始于一而终于九[1]。故曰:一以法天,二以法地,三以法人,四以法时,五以法音,六以法律[2],七以法星[3],八以法风,九以法野[4]。

黄帝曰:以针应九之数奈何? 岐伯曰:夫圣人之起天地之数也,一而九之,故以立九野,九而九之,九九八十一,以起黄钟数[5]焉,以针应数也。

【提要】 本段阐述了"九"的含义,进而提出了九针与天地、人体之间的相互关系及其相互配合的问题。

【注释】 [1]始于一而终于九:"一"为数之始,"九"为数之终。在任何算式中,只有从一数至九数,为最基本之数字,因此说"始于一而终于九"。

[2]律:指六律,即黄钟、大蔟、姑洗、蕤宾、夷则、无射。

[3]星:指北斗七星,即天枢、天璇、天玑、天权、玉衡、开阳、摇光。

[4]野:指九州(冀、兖、青、徐、荆、扬、豫、梁、雍)之分野。

[5]黄钟数:黄钟为十二律之一,在宫、商、角、徵、羽五音之中,宫属于中央黄钟,五音十二律由此而分。黄钟数,我国古代作计量用,最早以长的度度来计算。《淮南子》将黍之纵长度来作分,九分为一寸,九寸(八十一个黍)为黄钟数。九是最大数,也是最基本的数。

【白话解】 黄帝说:我听你讲述的九针理论,真是博大精深,丰富多彩呀! 但是我还有些问题不能领悟。请问九针是怎样产生的? 又是根据什么命名的呢? 岐伯说:九针的产生,取法于天地间普遍的数理关系。天地的数理,从一起始,到九而终止。与这种自然数理相对应:第一种针取法于天,第二种针取法于地,第三种针取法于人,第四种针取法于四时,第五种针取法于五音,第六种针取法于六律,第七种针取法于七星,第八种针取法于八风,第九种针取法于九野。

黄帝说:九针是怎样与自然数理相应的呢? 岐伯说:古代的圣人们,创立了自然数理是从一到九,因此把大地定为九个分野。若九与九相乘,从而产生了黄钟数(阴阳六律中从黄钟至应钟的三分损益法,就是建立在这九九八十一数理之上的,事物内部的演变与发展,都有数理在其中),九针之数就是与此相对应的。

【原文】 一者天也,天者阳也,五脏之应天者肺,肺者五脏六腑之盖也,皮者肺之合也,人之阳也。故为之治针,必以大其头而锐其末,令无得深入而阳气出。

二者地也,人之所以应土者肉也。故为之治针,必筩[1]其身而员其末,令无得伤肉分,伤则气得竭。

三者人也,人之所以成生者血脉也。故为之治针,必大其身而员其末,令可以按脉勿陷,以致其气,令邪气独出。

四者时也,时者四时八风之客于经络之中,为瘤[2]病者也。故为之治针,必筩其身而锋其末,令可以泻热出血,而痼病竭。

五者音也,音者冬夏之分,分于子午[3],阴与阳别,寒与热争,两气相搏,合为痈脓者也。故为之治针,必令其末如剑锋,可以取大脓。

六者律也,律者调阴阳四时而合十二经脉[4],虚邪客于经络而为暴痹者也。故为之治针,必令尖如氂[5],且员其锐,中身微大,以取暴气[6]。

七者星也,星者人之七窍[7],邪之所客于经,而为痛痹,合于经络者也。故为之治针,令尖如蚊虻喙,静以徐往,微以久留,正气因之,真邪俱往,出针而养者也。

八者风也,风者人之股肱八节也,八正之虚风,八风伤人,内舍于骨解腰脊节腠理之间,为深痹也。故为之治针,必长其身,锋其末,可以取深邪远痹。

九者野也,野者人之节解皮肤之间也,淫邪流溢于身,如风水之状,而溜不能过于机关大节者也[8]。故为之治针,令尖如挺,其锋微员,以取大气之不能过于关节者也。

【提要】 本段具体地论述了九针与天地、人体之间的相互关系及其互相配合的问题。

【注释】 [1] 筩:同筒。

[2] 瘤:应作"瘤"字。

[3] 音者冬夏之分,分于子午:音,是指五音,从一到九的数字中,五在一二三四与六七八九之间,居于中央。根据九宫数的位置,一为坎宫,位于北方,其时令为冬至,地支为子;九为离宫,位于南方,其时令为夏至,地支为午。但九宫的五数,则位居中央,分居在一与九的坎离二宫的中间,这两宫的时令为冬夏,地支为子午,所以说"音者冬夏之分,分于子午"。

[4] 律者调阴阳四时而合十二经脉:因六律六吕高低有节,阴阳相生而协调,所以可以与十二经脉相配合。

〔5〕氂:máo,音毛,指长毛,牛尾之毛。

〔6〕暴气:指突然来的邪气。

〔7〕星者人之七窍:这里把天空的七星,来比拟人在面部的七窍,以两者都是高高在上的,故相应。这里的七星、七窍,均是举其大者言,实际是概括地比拟人体周身的孔窍就和天空中的星辰一样繁多。而在天空的日月星辰之中,星体最小,在九针之中毫针最细,把星、孔窍和毫针联系起来,所以毫针为最适宜刺入各经的孔穴之用。

〔8〕溜不能过于机关大节者也:溜,同流。不能过于机关大节,是指水气停留,不能通过关节,积水壅滞而发生水肿病。

【白话解】 第一种针,比象于天,天属阳。在人体五脏中,肺主呼吸,外与天气相应;肺的位置最高,称为五脏六腑的华盖,犹如天空覆盖万物一样。肺外合于皮毛,皮毛位于体表,属阳分。根据这种情况制成镵针,其式样,必须针头大,针尖锐利,从而便于浅刺而容易控制针刺深度。这种针用于治疗邪在皮肤的病证,用来开泄阳气,解表退热。

第二种针,比象于地,地属土,人体与土相应的是肌肉。因此制成圆针,针的式样,取其针身又圆又直,针尖呈卵圆形,适用于治疗邪气在肌肉的病证,针刺时不能损伤分肉,如果损伤了分肉就会使脾气衰竭。

第三种针,比象于人,人之所以能够成长和维持生命活动,有赖于血脉的输给和营养,所以为了适应治疗血脉的病证,制成锓针,取其针身大,针尖圆而钝,用它可以按压穴位,疏通血脉,引导正气得以充实,使邪气自然外出,以防因刺入过深而引邪内陷。

第四种针,比象于四时,四时的意思是,如果四时八风的贼风邪气,侵入人体的经络中,能使血脉留滞瘀结,而形成经久不愈的顽固性疾病。为了治疗这种疾病,所以制成锋针,取其针身圆直、针尖锋利,用于刺络放血,开瘀泻热,使得顽固性疾病得以根除。

第五种针,比象于五音,音为五数,位于一、九两数中间。一数,代表冬至一阳初生之时,月建在子;九数,代表夏至阳气极盛之时,月建在午。而五数正当一到九数的中央,暑往寒来,阴阳消长的变迁,由此可分。这比喻人体阴阳也是处于两端,相别离,寒热不调,而相互搏结,使肉腐化脓,则形成痈肿。这种病适用铍针治疗,取其针的末端如同剑刃一样锋利,用以刺破痈肿、排出脓血。

第六种针,比象于六律,因六律六吕,高低有节,协调阴阳四时,可以与四季中的十二月相应,与人体的十二经脉相合。如果贼风邪气侵入人的经络,使阴阳失调、气血壅闭、营卫不行,就会发生急性发作的痹证。因此制成员利针,取其针状如长毛,圆而锐利,针身中段略粗大,适用于刺治急性病。

第七种针,比象于北斗七星,在人体应于七窍。人的通身分布着许多孔窍,类如天空星辰密布,如果外邪从孔窍侵入经络之间而久留不去,使气血凝滞,就会发生痛痹。为了治疗此类疾病,所以制成毫针,取其针尖微细稍长,好像蚊虻的嘴那样。刺治时,手法要轻,慢慢地进针,轻微地提插。有了针感以后,要长时间留针,从而使正气得到充实,邪气一经消散,真气随即恢复。在出针以后,正气就可得到抚养。

第八种针,比象于八方之风,在人应于肱部和股部的肩、肘、髋、膝八处大关节。如果来自八方的贼风邪气侵袭人体,就会深入而留止在骨缝、腰背、关节及腠理之间,而形成邪深在里的痹证。故制成长针,取其针身长而针尖锋利,这样就可以刺治邪深病久的痹证。

第九种针,比象于九野,应于人的周身关节、骨缝和皮肤之间。如果邪气过盛,在体内逐渐蔓延,出现浮肿而状似风水病。这是由于水气流注,不能通过关节,以致肌肤积水而出现水肿。为治疗这种疾患,制成大针,取其针尖如杖而粗大,针锋微圆,用它通利关节,通达气机,以消除积水。

【原文】 黄帝曰:针之长短有数乎? 岐伯曰:一曰镵针者,取法于巾针,去末寸半,卒锐之[1],长一寸六分,主热在头身也。二曰员针,取法于絮针,筩其身而卵其锋,长一寸六分,主治分间气。三曰鍉针,取法于黍粟之锐,长三寸半,主按脉取气,令邪出。四曰锋针,取法于絮针,筩其身,锋其末,长一寸六分,主痈热出血。五曰铍针,取法于剑锋,广二分半,长四寸,主大痈脓,两热[2]争者也。六曰员利针,取法于氂,针微大其末,反小其身,令可深内也,长一寸六分,主取痈痹者也。七曰毫针,取法于毫毛,长一寸六分,主寒热痛痹在络者也。八曰长针,取法于綦针[3],长七寸,主取深邪远痹者也。九曰大针,取法于锋针,其锋微员,长四寸,主取大气不出关节者也。针形毕矣,此九针大小长短法也。

【提要】 本段主要说明九针的不同形状、大小长短、主治病证及其命名。

【注释】 [1] 卒锐之:卒,是突然的意思;卒锐之,是形容针尖像箭头一样,到了尖端就突然地非常锋利。

[2] 热:为“气”之误。

[3] 綦针:綦,qí,音棋。綦针,古代缝纫用的一种针。

【白话解】 黄帝问:针的长短有一定的度数吗? 岐伯说:第一种是镵针,模仿巾针的式样制成。其针头较大,在距离针的末端约半寸许处,针尖部突出,呈箭头状,针的长度为一寸六分。适用于浅刺,以通利疏泄在体表的阳气,主治热在头身的病证。第二种是圆针,模仿絮针的式样制成。针身圆直如竹管状,针尖呈卵圆形,长一寸六分。主治邪气在分肉间的疾病。第三种是鍉针,模仿黍米的形状制成,圆而微尖。长三寸半。用它按摩经脉,行气活血,以驱邪气外出。第四种是锋针,也是模仿絮针的式样制成,针身圆直,针尖锋利,长一寸六分,用它来泻热,刺络放血。第五种是铍针,模仿剑锋制成,宽二分半,长四寸。主治寒热搏结而形成痈肿化脓的病证,可以用它切刺排脓,来清除热毒。第六种是员利针,模仿长毛的形状制成。此种针型针尖长而针身短,可以深刺一寸六分,可治痈肿、痹证。第七种是毫针,是模仿毫毛的形状制成,长一寸六分,主治寒热痛痹在络脉的病证。第八种是长针,模仿锋针的形状制成。但针锋略圆,长四寸。主治阳气不能通过关节而积水成肿的病证。以上所述,就是九针的形状及其大小长短的情况。

【原文】 黄帝曰:愿闻身形应九野奈何?岐伯曰:请言身形之应九野也,左足应立春,其日戊寅己丑。左胁应春分,其日乙卯。左手应立夏,其日戊辰己巳。膺喉首头应夏至,其日丙午。右手应立秋,其中戊申己未。右胁应秋分,其日辛酉。右足应立冬,其日戊戌己亥。腰尻下窍应冬至,其日壬子。六腑膈下三脏应中州,其大禁,大禁太一所在之日及诸戊己[1]。凡此九者,善候八正所在之处[2],所主左右上下身体有痈肿者,欲治之,无以其所直[3]之日溃治之,是谓天忌日也。

【提要】 本段根据九宫八卦的位置,结合阴阳五行的属性,来取类比象地将身形与九野相配合,并提出了针刺的"天忌日"。

【注释】 [1]太一所在之日及诸戊己:太一所在之日,是指四时八节中,太一移居于各宫的那一天。戊己在天干的五行中属土,土为中央,所以与中宫相应。诸戊己,就是指每一个戊日或己日。

[2]八正所在之处:这里的八正,是指八正方位,也就是代表季节时令。八正所在之处,就是指八方风向的来处。

[3]直:同值,遇到的意思。

【白话解】 黄帝说:我想了解一下人体各部与九野是怎样相应的。岐伯说:请让我谈谈身形应九野的情况吧。春夏属阳,阳气从左而升,所以人的左足应于东北方的艮宫,在节气应于立春,其所值的是戊寅日、己丑日;左胁应于正东方的震宫,节气应于春分,其所值的是乙卯日;左手应于东南方的巽宫,在节气应于立夏,其所值的是戊辰日、己巳日;前胸、咽喉、头面应于南方的离宫,在节气应于夏至,正是阳气极盛的时候,其所值的是丙午日;秋冬属阴,阴气从右而降,自上而下,所以右手应于西南方的坤宫,在节气应于立秋,其所值的是戊申日、己未日;右胁应于正西方的兑宫,在节气应于秋分,其所值的是辛酉日;右足应于西北方的乾宫,在节气应于立冬,其所值的是戊戌日、己亥日;腰、尻、下窍应于正北方的坎宫,在节气应于冬至,这是阴气极盛,其所值的是壬子日;六腑和胸膈以下的肝、脾、肾三脏,应于中宫,它的大禁日期是太一移居各宫所在之日以及各戊己日。上述九者,可以测候八正所在之处。按照九宫所主左右上下的方位,凡身体各部患有痈肿的,如果要进行治疗,切不可在它相应的时日里,刺破排脓,这就是所谓的天忌日。

【按语】 天忌日是指太一所值之日和戊己日,也就是四时交换八节之日(指立春、立夏、立秋、立冬、春分、秋分、夏至、冬至)及太一还居中宫之期。此内容可参考《素问·八正神明论》、《灵枢·五禁》及《灵枢·岁露论》等篇。此理论也是因时而刺的表现,虽天忌日目前临床已多不讲求,但其科学价值,应有待于

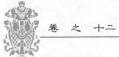

进一步研究。

【原文】 形乐志苦,病生于脉,治之于灸刺。形苦志乐,病生于筋,治之以熨引。形乐志乐,病生于肉,治之以针石。形苦志苦,病生于咽喝[1],治之以甘药。形数惊恐,筋脉不通,病生于不仁,治之以按摩醪药[2]。是谓形。

【提要】 本段主要说明用针的注意事项,强调用针时要观察和了解形志的生理、病理及其变化规律。

【注释】 [1] 喝:《素问·血气形志》作"嗌"。

[2] 醪药:醪,就是浊酒。醪药,就是指药酒。

【白话解】 形体安逸而精神苦闷的人,疾病多发生在经脉,治疗时适宜用针法和灸法;形体过于劳苦,但精神愉快的人,疾病多发生于筋,治疗时适宜温熨导引的方法;形体和精神都很舒适而好逸恶劳的人,疾病多发生在肌肉,宜用针和砭石刺治;形体劳苦、精神也苦闷的人,多发生声嘶咽塞或呼吸不利,宜用各种味甘的药物调治;屡受惊恐而形神不安的人,筋脉气血不通,多发生肢体麻木不仁,治疗时,适宜用药酒和按摩。以上是五种形志生病各自的特点和治法。

【原文】 五脏气:心主噫,肺主欬,肝主语,脾主吞,肾主欠。

六腑气:胆为怒,胃为气逆哕,大肠小肠为泄,膀胱不约为遗溺,下焦溢为水。

五味:酸入肝,辛入肺,苦入心,甘入脾,咸入肾,淡入胃[1],是谓五味。

五并:精气并肝则忧,并心则喜,并肺则悲,并肾则恐,并脾则畏,是谓五精之气并于脏也。

五恶:肝恶风,心恶热,肺恶寒,肾恶燥,脾恶湿,此五脏气所恶也。

五液:心主汗,肝主泣,肺主涕,肾主唾,脾主涎,此五液所出也。

五劳:久视伤血,久卧伤气,久坐伤肉,久立伤骨,久行伤筋,此五久劳所病也。

五走:酸走筋,辛走气,苦走血,咸走骨,甘走肉,是谓五走也。

五裁[2]:病在筋,无食酸;病在气,无食辛;病在骨,无食咸;病在血,无食苦;病在肉,无食甘。口嗜而欲食之,不可多也,必自裁也,命曰五裁。

五发:阴病发于骨,阳病发于血,以味发于气[3],阳病发于冬,阴病发于夏。

五邪:邪入于阳,则为狂;邪入于阴,则为血痹;邪入于阳,转[4]则为癫[5]疾;邪入于阴,转[4]则为喑;阳入之于阴,病静;阴出之于阳,病喜怒。

五藏:心藏神,肺藏魄,肝藏魂,脾藏意,肾藏精志也。

五主:心主脉,肺主皮,肝主筋,脾主肌,肾主骨。

【提要】 本段主要强调用针还应观察和了解五脏的生理、病理及其变化规律,以及五脏的各种病变情况和五味所主。

【注释】 [1] 淡入胃:三字宜去。

[2] 裁:节的意思,可作节制、裁减解释。

[3] 以味发于气:据《素问·宣明五气》宜改为"阴病发于肉"。

[4] 转:作"抟"为是。

[5] 癫:作"巅"为是。

【白话解】 五脏之气失调,各有所主的病证:心气不舒,发生嗳气;肺气不利,则发生咳嗽;肝气郁结,则表现多语;脾气不和,发生吞酸;肾气衰惫,出现呵欠频作。

六腑之气失调,各有所主的病证:胆气郁而不舒,易于发怒;胃气上逆则为呕吐呃逆;小肠不能泌别清浊,大肠传导失常,则形成泄泻;膀胱气虚而不能约束,则出现遗尿;下焦不通,水液泛溢,则积水为肿。

饮食五味入胃后,按其属性各归所合的脏腑:酸味属木入于肝,辛味属金入于肺,苦味属火入于心,甘味属土入于脾,咸味属水入于肾,这就是五味各自所入的脏腑。

五脏精气并入一脏的病证:精气并入于肝,则肝气抑郁,而生忧虑;并入于心,则心气有余而出现喜笑不休;并入于肺,则肺气郁结,而出现悲哀不止;并入于肾,则水盛火衰,而出现心悸善恐;并入于脾,使脾盛而胆虚,则出现胆怯畏惧。这就是五脏精气并于一脏所发生的各种病证。

五脏按其不同的性能,各有所厌恶:肝主筋,风能引起筋的拘急,所以厌恶风;心主血脉,高热能伤血脉,所以厌恶热;肺主气,寒则气滞不宣,所以厌恶寒;肾属水,其性喜润,所以厌恶燥;脾属土,其性喜燥,所以厌恶湿。这就是五脏有所厌恶的具体表现。

五脏各有所化生的水液:心脏主化生汗液,肝脏主化生泪液,肺脏主化生涕液,肾脏主化生唾液,脾脏主化生涎液。这就是五液的出处。

五种疲劳过度所致的损伤:久视则伤血,久卧则伤气,久坐则伤肌肉,久立则伤骨,久行则伤筋,这就是五种长期疲劳对人体损伤的具体情况。

五味归于五脏,按其属性,各有一定的走向:酸味入肝,肝主筋,故酸走筋;辛味入肺,肺主气,故辛走气;苦味入心,心主血,故苦走血;咸味入肾,肾主骨,所以咸走骨;甘味入脾,脾主肌肉,所以甘走肉,这就是五味走向各部的具体情况。

节制饮食的五种情况:酸性收敛,筋喜柔而不喜收敛,所以筋病不宜多食酸味;辛味发散,气宜聚敛不喜发散,所以气病不宜多食辛味;咸能软坚,骨宜坚不喜软,所以骨病不宜多食咸味;苦味主燥,血不喜燥,所以血病不宜多食苦味;甘味壅滞,肌肉不喜壅滞,所以肌肉病变不宜多食甘味。即使是自己最爱吃的东西,也不要吃得过多,必须自己加以节制,适可而止,这就是节制饮食五味的具体情况。

五脏之病的发生,各有其部位与不同的季节:肾为阴脏而主骨,则肾阴的病多发生在骨;心为阳脏而主血,则心阳的病多发生在血;脾为阴脏而主肌肉,则脾阴的病多发生在肌肉;肝为阳脏而主春,则属于肝脏的阳病发源于冬季;肺为阴

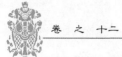

脏而主秋,则属于肺脏的阴病发源于夏季。

邪气侵扰的五种病变:邪气入于阳分而阳盛热极,能使神志受扰而发生狂证;邪气入于阴分而阴寒至极,能使营血凝滞,发生血痹证;邪气入于阳分,阳与邪相搏,则发生头部巅顶的疾患;邪气入于阴分,阴与邪相搏,则导致喑哑。阳分的邪气入于阴分,病人则安静沉默;阴分的邪气出于阳分,病人则躁动易怒。

五脏各有所藏的精神意识活动为:心藏神,肺藏魄,肝藏魂,脾藏意,肾藏精和志。

五脏对躯体各部分分别有其所主:心主脉,肺主皮毛,肝主筋,脾主肌肉,肾主骨。

【原文】　阳明多血多气,太阳多血少气,少阳多气少血,太阴多血少气,厥阴多血少气,少阴多气少血。故曰刺阳明出血气,刺太阳出血恶气,刺少阳出气恶血,刺太阴出血恶气,刺厥阴出血恶气,刺少阴出气恶血也。

足阳明太阴为表里,少阳厥阴为表里,太阳少阴为表里,是谓足之阴阳也。手阳明太阴为表里,少阳心主为表里,太阳少阴为表里,是谓手之阴阳也。

【提要】　本段强调用针还应知晓五脏六腑气血多少和阴阳表里的相互关系,才能在临床治疗时很好地进行辨证论治。

【白话解】　在六经中有气血多少的不同,因此,在针刺治疗疾病时,应根据气血的多少制定治疗法则。气多血多的,可以用泻法;气少血少的,就不能用泻法。阳明经中多血多气,所以针刺时,既可以泻其气,又可以泻其血;太阳经中多血少气,所以针刺时,只宜泻其血,不宜泻其气;少阳经中多气少血,针刺时只宜泻其气,不宜泻其血;太阴经中多血少气,针刺时只宜泻其血,不宜泻其气;厥阴经中多血少气,针刺时只宜泻其血,不宜泻其气;少阴经中多气少血,针刺时只宜泻气,不宜泻血。

足阳明胃经与足太阴脾经为表里,足少阳胆经与足厥阴肝经为表里,足太阳膀胱经与足少阴肾经为表里,这是足三阴经与足三阳经的表里配合关系。手阳明大肠经与手太阴肺经为表里;手少阳三焦经与手厥阴心包经为表里,手太阳小肠经与手少阴心经为表里,这是手三阴经与手三阳经的表里配合关系。

【按语】　本段主要论述了形志苦乐的病治所宜,脏腑生理病理及气味等五行归类,六经气血多少与表里相合关系,这些内容对临床均有一定的指导意义。其中六经气血多少的内容,还见于《素问·血气形志》、《灵枢·五音五味》,可参考。

岁露论第七十九

【题解】　岁露,是指一年之内风雨的情况。本篇主要论述了天文气象变化对人体生理、病理所产生的影响,故篇名为"岁露论"。

【原文】 黄帝问于岐伯曰:经言夏日伤暑,秋病疟,疟之发以时,其故何也?岐伯对曰:邪客于风府,病循膂而下,卫气一日一夜,常大会于风府,其明日日下一节,故其日作晏。此其先客于脊背也,故每至于风府则腠理开,腠理开则邪气入,邪气入则病作,此所以日作尚晏也。卫气之行风府,日下一节,二十一日下至尾底,二十二日入脊内,注于伏冲之脉,其行九日,出于缺盆之中[1],其气上行,故其病稍益至。其内搏于五脏,横连募原[2],其道远,其气深,其行迟,不能日作,故次日乃稸积[3]而作焉。

黄帝曰:卫气每至于风府,腠理乃发,发则邪入焉。其卫气日下一节,则不当风府奈何?岐伯曰:风府无常[4],卫气之所应,必开其腠理,气之所舍节,则其府也。

【提要】 本段讨论了疟疾发作时间有早有迟的机理,指出疟疾的发作是卫气与邪气相搏结的表现。

【注释】 [1]缺盆之中:即天突穴。
[2]募原:同膜原,指胸腹部脏腑之间的系膜。
[3]稸积:稸,与畜、蓄二字通用;稸积,同义复词,聚集的意思。
[4]风府无常:应作"风无常府"。

【白话解】 黄帝问岐伯:医经中曾说,夏天伤于暑邪,到了秋天就会发生疟疾,然而疟疾的发作有一定的时间性,这是什么原因呢?岐伯回答说:暑虐之邪是从督脉的风府穴侵入人体,然后从颈项沿脊椎下行,而人体的卫气,一日一夜之间行于人体五十周次,月初时按常规首先会合于风府穴,与稽留于风府穴的邪气相遇,疾病就会发作,随着时间的推移,卫气的会合,循着脊椎逐日下行一节,这样卫气与邪气相遇,就一天晚于一天。因此,疟疾的发作时间,也就一天一天地向后推迟,因为邪气已先期稽留于人体的脊背。每当卫气运行到风府时,则腠理开泄,邪气便乘虚深入,则疾病发作。邪气日益深陷,卫气逐日下移,所以疟疾发作常常是一天晚于一天。卫气的运行,月初首先出入会合于风府,然后每天沿脊椎下行一节,到第二十一日,下行到尾骶骨。第二十二日,入于脊内,流注于伏冲脉。由此转为上行。这样到月底移行九天,上出于左右两缺盆的中间。由于这段时间卫气上行逐日升高,因此发病的时间,就一天早于一天。至于邪气深陷内迫于五脏,并累及募原的,是邪气已入里,由于距离体表较远,不能及时与外出的卫气相搏,病就不能每日发作,所以发病迟缓,以致于到第二天才会聚集发作一次,而形成间日疟。

黄帝说:卫气每当运行到风府时,就会使腠理开发,邪气便乘虚侵入而发病。但卫气逐日下移一节,这样就不是每天在风府处,为什么疟疾还会发作呢?岐伯说:邪气侵入人体,并没有固定的部位。也就是说,不是一成不变的固定在风府穴。卫气每日下行一节,其相应的部位,腠理必定开放,只要邪气留止在这个地方,必然引起邪正交争的反应。所以凡是卫气运行出入而邪气羁留的地方,就是发病的所在。

【按语】 《内经》认为,疟疾的发作是因疟气与卫气相迫所致,《素问·疟论》云:"卫气之所在,与邪气相合,故病作。"本篇亦云:"疟气随经络沉以内搏,故卫气应乃作。"由于卫气昼行于阳,夜行于阴,出入有时,与疟邪之相搏亦有时,故其发作有迟早、一日或间日发的区别,其关键在于邪气深浅、病情轻重。即感邪浅,病情轻,呈当日发作;感邪深,病情重,则发作推迟或间日发,为疟疾辨别病证轻重、施法用药提供依据。

【原文】 黄帝曰:善。夫风之与疟也,相与同类,而风常在,而疟特[1]以时休何也?岐伯曰:风气留其处,疟气随经络沉以内搏,故卫气应乃作也。帝曰:善。

【提要】 本段讨论了风病与疟疾的症状各不相同的病理原因,从而提示了疟邪是一种独具特点的致病因素。

【注释】 [1] 特:义同却。

【白话解】 黄帝说:讲得好。风邪所引起的疾病和疟疾相似而同属一类型,但外感风邪的病证,常常持续存在,而疟疾的发病却有间歇地定时发作,这是什么原因呢?岐伯说:因为风邪常停留在肌表组织之间,卫阳之气不时地与之交争相搏,所以证候表现呈持续性,而疟疾病邪能随经络深入,搏结于内。所以,只有卫气行至疟邪所在之处,引起抗御病邪的反应时,疾病才会发作。黄帝说:讲得很好。

【原文】 黄帝问于少师曰:余闻四时八风之中人也,故有寒暑,寒则皮肤急而腠理闭,暑则皮肤缓而腠理开。贼风邪气,因得以入乎?将必须八正虚邪,乃能伤人乎?少师答曰:不然。贼风邪气之中人也,不得以时。然必因其开也,其入深,其内极病,其病人也卒暴;因其闭也,其入浅以留,其病也徐以迟。

【提要】 本段强调了人体内因在发病中的决定性作用。

【白话解】 黄帝问少师:我听说四时八风伤害人体,本来有寒暑气候的不同。寒冷时,人的皮肤紧束,腠理闭合;暑热时,人的皮肤弛缓,腠理开泄。在这种情况下,贼风邪气是乘人体皮腠开泄而侵入的呢,还是必须遇到四时八风反常的气候才会伤人呢?少师回答说:不尽是这样。贼风邪气侵害人体,并不按固定的时间,刻板地依据四时八风的规律,但必须是人体皮腠开泄时,才会乘虚而入,这时人体内部往往精亏气虚,卫表不固,邪气容易深陷。在这种情况下,病情就要严重些,发病也较急促。如果在皮腠闭合时,即使邪气侵入,因人体正气不亏,也只能逗留在表浅部位,病势就会较轻,发病也比较迟缓。

【原文】 黄帝曰:有寒温和适,腠理不开,然有卒病者,其故何也?少师答曰:帝弗知邪入乎?虽平居,其腠理开闭缓急,其故常有时也。黄帝曰:可得闻乎? 少师曰:人与天地相参也,与日月相应也。故月满则海水西盛,人血气积[1],肌肉充,皮肤致,毛发坚,腠理郄[2],烟垢著[3]。当是之时,虽遇贼风,其入浅不深。至其月郭空,则海水东盛,人气血虚,其卫气去,形独居,肌肉减,皮肤纵,腠理开,毛发残,膲理[4]薄,烟垢落。当是之时,遇贼风则其入深,其病人也卒暴。

【提要】 本段指出由于人的腠理开闭、气血的内外虚实、皮肤的致密与疏松、肉腠的厚薄等均与"天地相参,与日月相应",故导致发病亦有一定的时间性。

【注释】 [1] 人血气积:积,宜作"精",故此句的意思是血气充盈流利。

[2] 郄:闭的意思。

[3] 烟垢著:形容皮肤脂垢较多,有体肥表固的意思。

[4] 膲理:指皮肤的纹理。

【白话解】 黄帝说:有时气候寒温也适度,人本身也能恰当地调节衣着,人体腠理并没有开泄,然而也有突然发病的,其原因是什么呢? 少师回答说:你不知道邪气侵入的原因吗? 人们虽然处在正常的生活中,但腠理的开闭缓急,也是有内在的原因和一定的时间的。黄帝说:可以听你谈谈吗? 少师说:人与天地自然变化密切相关,日月运行亏满也会对人体产生影响。所以,当月亮满圆的时候,海水向西涌盛形成大潮。此时人体气血也相应地充盛,肌肉坚实,皮肤致密,毛发坚韧,腠理闭合,皮肤润泽固密。在这个时候,即使遇到贼风邪气的侵入,也较表浅不会深陷。如果到了月亮亏缺的时候,海水向东涌盛形成大潮,这时人体气血相应虚弱,体表卫气衰退,外形虽然如常,但肌肉消减,皮肤弛缓,腠理开泄,毛发残脆,肉理疏薄,皮肤纹理粗疏而表虚不固,在这个时候,若遇到贼风邪气的侵袭,就容易深陷入里,发病也急暴。

【原文】 黄帝曰:其有卒然暴死暴病者何也? 少师答曰:三虚者,其死暴疾也;得三实者,邪不能伤人也。黄帝曰:愿闻三虚。少师曰:乘年之衰,逢月之空,失时之和,因为贼风所伤,是谓三虚。故论不知三虚,工反为粗。帝曰:愿闻三实。少师曰:逢年之盛,遇月之满,得时之和,虽有贼风邪气,不能危之也。黄帝曰:善乎哉论! 明乎哉道! 请藏之金匮,命曰三实。然此一夫之论也。

【提要】 本段主要讨论了三虚、三实的问题。

【白话解】 黄帝说:有人得病呈暴发性,或是突然死亡,这是什么原因? 少师回答说:如果人体素质本来虚弱,又遇到三虚的情况,内外相因,所以出现暴病暴死。如果处于三实的环境,就不会为邪气所侵害了。黄帝说:我想听一听什么叫作三虚。少师说:时逢岁气不及的虚年,又时值月晦无光,以及四时气候失和,在这种条件下,最容易感受贼风邪气的侵袭,这种情况称为三虚。所以,如果不了解三虚的理论,即使医学知识达到相当的高度,但往往因这一点而像粗率庸俗的医生一样了。黄帝说:那什么是三实呢? 少师说:时逢岁气有余的盛年,又逢月望满圆,再遇到四时调和的气候,虽有贼风邪气,也不能危害人体,这就叫做三实。黄帝说:这是多么深刻的道理啊!你讲得也很透彻。请把它珍藏在金匮之中,命名叫做三实。不过,这只是指个别人疾病的单发情况而言。

【原文】 黄帝曰:愿闻岁之所以皆同病者,何因而然?少师曰:此八正之候也。黄帝曰:候之奈何?少师曰:候此者,常以冬至之日,太一立于叶蛰之宫,其至也,天必应之以风雨者矣。风雨从南方来者,为虚风,贼伤人者也。其以夜半至也,万民皆卧而弗犯也,故其岁民少病。其以昼至者,万民懈惰而皆中于虚风,故万民多病。虚邪入客于骨而不发于外,至其立春,阳气大发,腠理开,因立春之日,风从西方来,万民又皆中于虚风,此两邪相搏,经气结代[1]者矣。故诸逢其风而遇其雨者,命曰遇岁露[2]焉。因岁之和,而少贼风者,民少病而少死;岁多贼风邪气,寒温不和,则民多病而死矣。

【提要】 本段指出不符合时令季节的反常气候对人体的危害极大,另外,提出人们的劳逸起居状况也是影响发病的重要因素。

【注释】 [1]经气结代:邪气留而不去为结,当其令而非其气为代。即指上文的两邪相合,留结于经脉之中而不去,发生疾病。

[2]岁露:是指一岁当中能摧残万物、侵害人体的非时之风雨。

【白话解】 黄帝说:我还愿意听一听在一年之中,有许多人得相同的病,呈流行性。这是什么原因造成的呢?少师说:这主要靠观察交立八节时,四正、四隅气候的正常与异常对人体的影响。黄帝说:根据什么去观察呢?少师说:这种观察气象的方法,通常是在北斗星指向正北方的子正之位,太阳运行黄道北极,时间交至冬至,到了这一天,如果有风雨天气的出现,并且风雨从南方来的,叫做虚风。这是能够伤害人体的贼风邪气。如果风雨来时正在半夜,人们都居于室内安睡,邪气无从冒犯,这就预示着当年很少人生病。如果风雨出现在白天,人们多在室外活动而防范松懈,就容易被虚风邪气所中伤,因此生病的人就较多。假如在冬季感受了虚邪,由肾深潜入骨而不及时发病,形成伏邪。到了立春,阳气逐渐旺盛,腠理开泄,那么伏邪就会待机发动,倘若再遇到立春这一天刮来的西风,人们又会被这种反常的气候再度中伤。因此,伏邪合并新邪,留结在经脉·之中,两种邪气交结,就会发病。诸如此类,凡是正交八节之时迎面而来的不正之气,都会给人们带来普遍的危害。一年之内出现的这种异常的风雨,称为岁露。总之,一年之中气候调和,或很少有异常气候的出现,人们患病的就少,死亡的也少。反之,一年之中寒温不时,风雨不调,人们患病的就多,死亡的也多。

【原文】 黄帝曰:虚邪之风,其所伤贵贱[1]何如?候之奈何?少师答曰:正月朔日[2],太一居天留之宫,其日西北风,不雨,人多死矣。正月朔日,平旦北风,春,民多死。正月朔日,平旦北风行,民病多者,十有三也。正月朔日,日中北风,夏,民多死。正月朔日,夕时北风,秋,民多死。终日北风,大病死者十有六。正月朔日,风从南方来,命曰旱乡[3],从西方来,命曰白骨[4],将国有殃,人多死亡。正月朔日,风从东方来,发屋,扬沙石,国有大灾也。正月朔日,风从东南方行,春有死亡。正月朔,天和温不风,籴贱[5],民不病;天寒而风,籴贵,民多病。此所谓候岁之风,峩[6]伤人者也。二月丑不风,民多心腹病。三月戌不温,民多寒热。四月巳不暑,民多瘅病。十月申不寒,民多暴死。诸所谓风者,皆发屋,折树木,扬沙石,起毫毛,发腠理者也。

【提要】 本段主要阐述根据正月初一这一天的情况,来预测一年四季中的疾病流行,当年农作物收成好坏的方法,并说明在各个季节中,凡出现不符合时令的反常气候,都能成为各种疾病流行的因素。

【注释】 [1] 贵贱:此处是指虚风伤人危害程度的轻重和患病人数的多少而言。

[2] 朔日:即农历每月初一。

[3] 旱乡:南方为火位,故称旱乡,借以命名来自南方之风。

[4] 白骨:西方为金位,主肃杀,故称白骨,借以命名来自西方之风。

[5] 籴贱:籴,dí,音敌,买进(粮食)的意思。籴贱,即粮价贱。

[6] 峩:同残。

【白话解】 黄帝说:虚风邪气,给人们造成危害的轻重,根据什么去判断呢?少师回答说:在正月初一这一天,月建在寅,太一在东北方的天留宫,这一天如果刮西北风,而且没有雨,人们多有生病而死亡的。正月初一早晨刮起北风,到了春天,人们多因病致死。正月初一早晨如有北风刮起,则患病的人数多达十分之三。正月初一,中午刮北风,到了夏天,就会造成疾病流行,而且多有死亡。正月初一的傍晚刮北风,到了秋天,会有很多人病死。如果这一天整天刮北风,就会大病流行,死亡的人数约占十分之六。正月初一,如果风从南方刮来,这叫做旱乡,从西方刮来,称为白骨,将会有大病流行于全国,人们常有死亡。若这一天,风从东方刮来,就会掀翻房屋,飞沙走石,摧折树木,给人们造成严重的灾害。如果这一天风从东南方刮来,到了春天,就会有很多人病死。如果正月初一的天气晴好,气候暖和,而无风无雨,便预示这一年风调雨顺、五谷丰收、粮价低廉、人民康泰。如果这一天的天气寒冷而有风,这是歉收年景的先兆,将会灾荒四起,粮价昂贵,人们也多灾多病。这就是说,可以在正月初一的时候,来观察天气与风向,以预测当年虚邪贼风伤人的情况。如果到了二月丑日,时近春分多风之际,春风仍不吹拂,人们每每患心腹之病。到了三月戌日,春将尽夏将来时,而气候仍不温暖,人们多患寒热之病。到了四月巳日,天阳始盛,夏天到来,如果气候仍然不热,那么人们容易患黄疸病。到了十月申日,冬天已到,阴气始盛,但气候仍然不冷,人们往往会突然发病或猝然死亡。以上所说的风,都是指那些能损坏房屋、折断树木、飞沙走石的大风。这样的风能使毛骨悚然,腠理开泄,从而伤人致病。

【按语】 以上两段是以"九宫八风"的理论,预测四时风雨的变化,以分析疾病流行的情况。"九宫八风"是古代天文历法之一,称之为"九宫八风历",主要见于《灵枢·九宫八风》篇。它把一回归年定为366日,自冬至开始,将一年366日分配于八宫,规定"太一"每过一宫主45日或46日,以此将一年划分为八节。它认为"太一"过宫交节之际,都有风雨相应,谓之八风,八风之来,如与"太一"所在天区方向一致,则为天地正气,主长养万物;若与所在天区方向相反,则为冲后之虚风贼风,有害于生物人体。故有人认为,九宫八风的要义,在于指导人们在"太一"过宫之际密切观测风向,判断天时虚实逆顺,作为预防时令疾病和辨证论治的参考。本篇还以正月初一当天出现邪风方向及其发生时辰,来预测一年气候变化及疾病流行情况,这是古人的一种说法,《汉书天文志》中亦有元旦占八风的记载,其实际意义如何,有待进一步研究。

大惑论第八十

【题解】 惑,迷乱眩晕的意思;大,形容其严重。文中主要论述了登高时发生精神迷惑、头目眩晕的道理,故篇名为"大惑论"。

【原文】 黄帝问于岐伯曰:余尝上于清冷之台,中阶而顾,匍匐而前则惑。余私异之,窃内怪之,独瞑独视,安心定气,久而不解。独博[1]独眩,披发长跪,俯而视之,后久之不已也。卒然自上,何气使然?岐伯对曰:五脏六腑之精气,皆上注于目而为之精。精之窠为眼,骨之精为瞳子,筋之精为黑眼,血之精为络,其窠气之精为白眼,肌肉之精为约束,裹撷[2]筋骨血气之精而与脉并为系,上属于脑,后出于项中。故邪中于项,因逢其身之虚,其入深,则随眼系以入于脑,入于脑则脑转,脑转则引目系急,目系急则目眩以转矣。邪其精[3],其精所中不相比也则精散,精散则视歧,视歧见两物。目者,五脏六腑之精也,营卫魂魄之所常营也,神气之所生也。故神劳则魂魄散,志意乱。是故瞳子黑眼法于阴,白眼赤脉法于阳也,故阴阳合传[4]而精明也。目者,心使也,心者,神之舍也,故神精乱而不转,卒然见非常处,精神魂魄,散不相得,故曰惑也。

黄帝曰:余疑其然。余每之东苑[5],未曾不惑,去之则复,余唯独为东苑劳神乎?何其异也?岐伯曰:不然也。心有所喜,神有所恶,卒然相惑[6],则精气乱,视误故惑,神移乃复。是故间者为迷,甚者为惑。

【提要】 本段论述了人的眼睛是由五脏之精气所充养,眼睛的各部分分属于五脏,眼睛由目系连属于脑的理论。

【注释】 [1]博:当作"转",即头晕的意思。

[2]撷:包裹的意思。

[3]邪其精:"邪"后当有"中"字。

[4]传:通搏,搏聚的意思。

[5]东苑:养禽兽,植林木之处叫"苑"。东苑,指清冷之台在东苑。

[6]惑:作"感"为是。

【白话解】 黄帝说:我曾经攀登那高高的清冷之台,上到台阶中层时,向四处观望,然后伏身前行,就感到头眩眼花,精神迷乱。这种异常的感觉,我暗自感到奇怪,尽管自己闭目宁神或睁眼再看,平心静气,力图使精神镇定下来,但是这种感觉长久不能消除,仍然感到头晕目眩。即使是披散开头发,赤脚而跪在台阶上,力求形体舒缓,使精神轻松,但当向下俯视时,眩晕仍长久不止,有时这种症状在突然之间却又能自行消失,这是什么原因造成的呢? 岐伯回答说:五脏六腑的精气,都向上输注于人的眼部,从而产生精明视物的作用。脏腑精气汇聚于眼窝,便形成眼睛。其中肾的精气充养瞳子,肝的精气充养黑睛,心的精气充养内外眦的血络,肺的精气充养白睛,脾的精气充养眼胞。脾的精气包裹着肝、肾心、肺的精气,与脉络合并,形成目系,向上连属于脑部,向后与项部中间相联系。如果邪气侵入项部,乘人体虚弱而向深部发展,则沿着目系而侵入于脑部。邪入于脑,便发生头晕脑转,从而引起目系拘急而出现两目眩晕的症状。如果邪气损伤眼部的精气,使精气离散,就会出现视歧的现象,即看一件东西好像有两件一样。人的眼睛,既是脏腑的精气所形成,也是营、卫、气、血、精、神、魂、魄通行和寓藏的所在。其精明视物的功能,是以神气为基础的。所以人在精神过度疲劳的时候,就会出现魂魄失守,意志散乱,眼睛迷离而无神气。眼的瞳子部分属于肾,黑睛属于肝,二者为阴脏的精气所滋养;白睛属肺,眼球的赤脉属于心,二者依赖阳脏的精气所滋养。因此,阴脏的精气和阳脏的精气相互结合而协调,才能使眼睛具有视物清晰的功能。眼睛的视觉功能,主要受心的支配,这是因为心主藏神的缘故。如果精神散乱,阴脏的精气和阳脏的精气不能相互协调,突然看到异常的景物,就会引起心神不安,精失神迷,魂飘魄散,所以发生迷惑眩晕。

黄帝说:我有些怀疑你所说的道理。我每次去东苑登高游览,没有一次不发生眩晕迷惑的,离开那里,就恢复正常,难道说我唯独在东苑那个地方才会劳神吗? 那为什么会出现这种异常的情况呢? 岐伯说:不是这样。就人的心情而言,都有自己喜好的东西和厌恶的东西,爱憎两种情绪突然相感,会使精神出现一时的散乱,所以视觉不正常而发生眩晕迷惑。等到离开了当时的环境,精神也就转移,就会恢复正常状态。总之,出现这种症状,较轻的仅是精神一时迷糊,好像不能辨别方向似的,较重的就会出现精神迷乱而头目眩晕。

【按语】 本段论述了眼睛与五脏在生理上的密切联系。指出了眼睛的所有组成部分都是分属于五脏的。瞳子属肾,黑睛属肝,血络属心,白眼属肺,上下睑属脾。这一理论为后世眼科的"五轮学说"奠定了基础。

【原文】 黄帝曰:人之善忘者,何气使然? 岐伯曰:上气不足,下气有余,肠胃实而心肺虚。虚则营卫留于下,久之不以时上,故善忘也。

黄帝曰:人之善饥而不嗜食者,何气使然? 岐伯曰:精气并于脾,热气留于

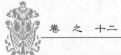

胃,胃热则消谷,谷消故善饥。胃气逆上,则胃脘寒[1],故不嗜食也。

黄帝曰:病而不得卧者,何气使然? 岐伯曰:卫气不得入于阴,常留于阳。留于阳则阳气满,阳气满则阳跷盛,不得入于阴则阴气虚,故目不瞑矣。

黄帝曰:病目而不得视者,何气使然? 岐伯曰:卫气留于阴,不得行于阳。留于阴则阴气盛,阴气盛则阴跷满,不得入于阳则阳气虚,故目闭也。

黄帝曰:人之多卧者,何气使然? 岐伯曰:此人肠胃大而皮肤湿[2],而分肉不解焉。肠胃大则卫气留久,皮肤湿[2]则分肉不解,其行迟。夫卫气者,昼日常行于阳,夜行于阴,故阳气尽则卧,阴气尽则寤。故肠胃大,则卫气行留久;皮肤湿[2],分肉不解,则行迟。留于阴也久,其气不清,则欲瞑,故多卧矣。其肠胃小,皮肤滑以缓,分肉解利,卫气之留于阳也久,故少瞑焉。黄帝曰:其非常经[3]也,卒然多卧者,何气使然? 岐伯曰:邪气留于上膲,上膲闭而不通,已食若饮汤,卫气留久于阴而不行,故卒然多卧焉。

【提要】 本节分别论述了善忘、善饥而不嗜食、不得卧、不得视、多卧、少瞑、卒然多卧七个病证的病机。

【注释】 [1]寒:当作"塞"为是。

[2]湿:当作"涩"为是。

[3]常经:即经常。

【白话解】 黄帝说:人出现健忘,是什么原因引起的呢? 岐伯说:这是由于心肺两脏不足,而使得人体上部气虚,肠胃充实而使得人体下部气盛。心肺气虚就会使得营卫之气不能及时向上宣达敷布,长时间滞留于肠胃之间,导致神气失养,所以发生健忘。

黄帝说:人如果容易饥饿,但没有食欲,是什么原因造成的呢? 岐伯说:饮食入胃后化生的精气,输送于脾。如果邪热之气停留于胃,就会使胃热而消化力增强,所以容易饥饿。热邪使得胃气上逆,导致胃脘滞塞,难以受纳,所以出现不欲饮食的症状。

黄帝说:因病而不能入睡,是什么原因引起的呢? 岐伯说:卫气在白天行于阳分,人处于清醒状态,夜间卫气入于阴分,人就能入睡。如果卫气不能入于阴分,经常停留在阳分,就会使卫气在人体的阳分处于盛满状态,相应的阳跷脉就偏盛,卫气不能入于阴分,就形成阴气虚,阴虚不能敛阳,所以就不能安睡。

黄帝说:因病而两目闭合不能视物,是什么原因引起的? 岐伯说:这是因为卫气滞留于阴分,不能外行于阳分。留滞在阴分使阴气偏盛,阴跷脉随之而盛满,卫气既然不得行于阳分,便形成阳虚,所以愿意闭目而不欲视物。

黄帝说:有的人发生嗜睡,是什么原因引起的呢? 岐伯说:这一类人的特点是肠胃较大而皮肤滞涩,肌肉之间又不滑利。由于肠胃较大,卫气在人体内部滞留的时间就比较长;皮肤滞涩,分肉之间不滑利,卫气在体表的运行因受到阻止而迟缓。卫气在人体循行的常规是白天行在阳分,夜间行于阴分。当卫气随昼夜交替在人体阳分运行已尽,由阳入阴时,人就入睡了;卫气在人体阴分运行已尽,由阴出阳,人便觉醒。既然这类人的肠胃较大,卫气在内滞留的时间比较长,再兼皮肤滞涩,分肉组织不滑利,因此卫气运行于体表就较迟缓,使得精神不能振作,所以困倦而嗜睡。那些肠胃较小、皮肤滑润弛缓,分肉组织之间又通畅滑利的人,卫气行于阳分的时间比较长,所以睡眠较少。黄帝说:有的人不是经常嗜睡,而是突然间出现多卧嗜睡现象,这是什么原因引起的呢?岐伯说:这是因为邪气滞留于上焦,使得上焦气机闭阻不通,又因饱食之后,暴饮热汤,卫气滞留在胃肠中,致使卫气久留于阴分,而不能外行于阳分,所以出现突然多卧嗜睡的症状。

【原文】 黄帝曰:善。治此诸邪奈何?岐伯曰:先其脏腑[1],诛其小过,后调其气,盛者泻之,虚者补之,必先明知其形志之苦乐,定[2]乃取之。

【提要】 本段论述了对以上七种病证,先要察明患者的形志苦乐,然后再根据正确的诊断进行治疗。

【注释】 [1]先其脏腑:"先"后当有"视"字。
[2]定:成熟的意思。

【白话解】 黄帝说:讲得很好。对于上述疾病如何进行治疗呢?岐伯说:首先要观察脏腑的虚实,辨明病变的部位,即使是轻微邪气,也必须先加以消除,然后再调理营卫之气。邪气盛的采用泻法,正气虚的采用补法。还要首先审察患者形体的劳逸、情志的苦乐,做出正确诊断,然后才能进行治疗。

痈疽第八十一

【题解】 痈、疽,是外科疾病中的两类病证。文中专门论述了痈和疽的成因、表现、治疗及预后等,故篇名为"痈疽"。

【原文】 黄帝曰:余闻肠胃受谷,上焦出气,以温分肉,而养骨节,通腠理。中焦出气如露,上注谿谷,而渗孙脉,津液和调,变化而赤为血,血和则孙脉先满溢,乃注于络脉,皆盈,乃注于经脉。阴阳已张,因息乃行[1],行有经纪,周有道理,与天合同,不得休止。切而调之,从虚去实,泻则不足,疾则气减,留则先后。从实去虚,补则有余。血气已调,形气乃持。余已知血气之平与不平,未知痈疽之所从生,成败之时,死生之期,有远近,何以度之,可得闻乎?

岐伯曰:经脉留[2]行不止,与天同度,与地合纪。故天宿失度[3],日月薄蚀[4],地经失纪[5],水道流溢,草萱不成[6],五谷不殖,径路不通,民不往来,巷聚邑居,则别离异处,血气犹然,请言其故。夫血脉营卫,周流不休,上应星宿,下应

305

经数。寒邪客于经络之中则血泣,血泣则不通,不通则卫气归之,不得复反,故痈肿。寒气化为热,热胜则腐肉,肉腐则为脓,脓不泻则烂筋,筋烂则伤骨,骨伤则髓消,不当骨空,不得泄泻,血枯空虚,则筋骨肌肉不相荣,经脉败漏,熏于五脏,脏伤故死矣。

【提要】 本节论述了营卫气血的运行,并阐明了痈肿的病因、病机。

【注释】 [1]阴阳已张,因息乃行:张,充盛的意思;阴阳已张,谓阴阳诸经之气血充盛。息,就是一呼一息;因息乃行,是指人体的经脉之气随着呼吸有规律地运行着。

[2]留:当作"流"。

[3]天宿失度:宿,即星宿;度,即天度。天宿失度,是指天地日月诸星的运行失其常度。

[4]日月薄蚀:薄,侵迫的意思;蚀,通食。日月薄蚀,即指日蚀、月蚀。

[5]地经失纪:经,指经水,也就是指河流;失纪,指泛滥而言。

[6]草萱不成:萱,作"萰"为是;草萱,即众草。草萱不成,即众草枯萎的意思。

【白话解】 黄帝说:我听说肠胃受纳饮食物以后,所化生的精气沿着不同的通道运行于全身。其中出于上焦的卫气,能够温煦全身的肌肉、皮肤,濡养筋骨关节,通达于腠理。出于中焦的营气,像自然界雨露布洒大地一样,流注于人体肌肉的大小空隙之间,同时还渗入孙脉,加上津液和调,通过心肺的气化作用,就化成红色的血液而运行于人体的脉道之中。血液运行和顺而有条不紊,首先充满孙络,再注入络脉,络脉充满了便注入经脉,这样阴经阳经的血气充盛,便随着呼吸而运行于全身。营卫的运行有一定的规律和循环道路,与天体的运行一样,周而复始,无休无止。如果发生病变,要细心地诊察虚实,然后进行调治。用泻法去治疗实证,就能使邪气衰减,但泻得太过,反会损伤正气。泻法宜急速出针,可迫使邪气衰减,若仅用留针法,不能及时泻邪,则病情先后如一,仍不见好转。相反,用扶正的方法,可以消除虚弱的现象,但过于补了,也会助长邪之势。经过调治,气血就会协调,形体和神气也就可以保持正常的生理活动了。关于血气是否平衡的道理,我已经知道了。但还不了解痈疽发生的原因和机理,又怎样把握其形成与恶化的时间及判断死生日期的远近呢? 你可以讲给我听一听吗?

岐伯说:气血运行于经脉,循环不止,它与天地的运动规律相一致。如果天体运转失其常度,就会出现日蚀月蚀;大地上江河淤塞或决溃,就泛滥四溢,水涝成灾,以致草木不长,五谷不生,道路不通而民众不能往来,使得长年居住在城里或乡间的百姓们流离失所。人体的气血也是这样,请让我谈谈其中的道理。人体的血脉营卫周流不息,与天上星宿的运转、地面河水的流行相应。如果寒邪侵入经脉血络之中,就会使得血行滞涩,血行滞涩不通,卫气也就壅积不散,气血不能往复周流而聚结在某一局部,便形成痈肿。寒气郁久化热,热毒盛积熏蒸,使肌肉烂,肌肉腐烂便化成脓液,脓液不得排出,又会使筋膜腐烂,进而伤及骨骼,骨髓也就随之消损了。如果痈肿不在骨节空隙之处,热毒就不能向外排泄,煎熬血液而令其枯竭,使筋骨肌肉都得不到营养,经脉破溃败腐,于是热毒深入灼伤五脏。由于五脏损伤,人就会死亡。

【原文】 黄帝曰:愿尽闻痈疽之形,与忌曰[1]名。岐伯曰:痈发于嗌中,名曰猛疽,猛疽不治,化为脓,脓不泻,塞咽,半日死;其化为脓者,泻则合豕膏,冷食,三日而已。

发于颈,名曰夭疽,其痈大以赤黑,不急治,则热气下入渊腋,前伤任脉,内熏肝肺,熏肝肺十余日而死矣。

阳留[2]大发,消脑留[3]项,名曰脑烁[4],其色不乐,项痛而如刺以针,烦心者死不可治。

发于肩及臑,名曰疵痈,其状赤黑,急治之,此令人汗出至足,不害五脏,痈发四五日逞焫之[5]。

发于腋下赤坚者,名曰米疽,治之以砭石,欲细而长,疎砭之,涂以豕膏,六日已,勿裹之。其痈坚而不溃者,为马刀挟瘿[6],急治之。

发于胸,名曰井[7]疽,其状如大豆,三四日起,不早治,下入腹,不治,七日死矣。

发于膺,名曰甘疽,色青,其状如谷实菰蔬[8],常苦寒热,急治之,去其寒热,十岁死,死后出脓。

发于胁,名曰败疵,败疵者女子之病也,灸之,其病大痈脓,治之,其中乃有生肉,大如赤小豆,剉䔖薓[9]草根各一升,以水一斗六升煮之,竭为取三升,则[10]强饮厚衣,坐于釜上,令汗出至足已。

发于股胫,名曰股胫疽,其状不甚变,而痈脓搏骨,不急治,三十日死矣。

发于尻,名曰锐疽[11],其状赤坚大,急治之,不治,三十日死矣。

发于股阴,名曰赤施,不急治,六十日死,在两股之内,不治,十日而当死。

发于膝,名曰疵痈[12],其状大痈,色不变,寒热,如坚石,勿石,石之者死,须其柔,乃石之者生。

诸痈疽之发于节而相应者,不可治也。发于阳者,百日死;发于阴者,三十日死。

发于胫,名曰兔啮[13],其状赤至骨,急治之,不治害人也。

发于内踝,名曰走缓[14],其状痈也,色不变,数石其输[15],而止其寒热,不死。

发于足上下,名曰四淫[16],其状大痈,急治之,百日死。

发于足傍,名曰厉痈[17],其状不大,初如[18]小指发,急治之,去其黑者,不消辄益,不治,百日死。

发于足指,名脱痈[19],其状赤黑,死不治;不赤黑,不死。不衰,急斩之,不则死矣。

【提要】 本段分别论述了猛疽、夭疽、脑烁等十九中痈疽的病名、症状、部位以及治疗与预后。

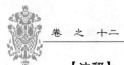

【注释】 [1] 曰:当为"日"为是。

[2] 留:当为"气"为是。

[3] 留:通流,流注的意思。

[4] 脑烁:热毒极盛,消烁脑髓,故名脑烁。

[5] 逞焫之:就是指当速用灸法,使痈毒得以消散。

[6] 马刀挟瘿:生在腋下,类似马刀形的,叫马刀;生在颈部的,叫挟瘿;马刀挟瘿,就是指瘰疬。

[7] 井:形容深而险恶。

[8] 谷实蓏蕌:谷,即楮实;蓏蕌,指瓜蒌;谷实蓏蕌,此言甘疽小者如楮实,大者如瓜蒌。

[9] **葽蕌**:即连翘。

[10] 则:通即。

[11] 锐疽:发于尾骶部,其形尖锐,故名锐疽。

[12] 疵痈:其发于膝,色不变而坚如石,当作"疵疽"为是。

[13] 兔啮:因其初起红肿疼痛,溃后脓水淋漓,状如兔咬,故名。

[14] 走缓:也叫做内踝疽。

[15] 数石其输:数石,是经常用砭石的意思;输,指患部。

[16] 四淫:即指毒邪聚于两足上下。

[17] 厉痈:厉,通疠;痈,作"疽"为是。

[18] 如:作"从"为是。

[19] 脱痈:作"脱疽"为是。

【白话解】 黄帝说:我想详尽地了解痈疽的形状、死生的日限和名称。岐伯说:痈疽发生在喉结的叫做猛疽。这种病如不及时治疗就要化脓,若不将脓液排出,就会使咽喉堵塞,半天就会死亡。已经化脓的,要先刺破排脓,再口含凉的猪油,三天即可痊愈。

发生在颈部的,叫做夭疽。这种痈部位较大,颜色呈赤黑色,如果不迅速治疗,热毒就会向下蔓延,侵入腋下的渊腋穴处,向前面可伤及任脉,向内可熏灼肝肺,使肝肺损伤,十几天就会死亡。

邪热亢盛,滞留于项部,上侵而消烁脑髓的,叫做脑烁。表现为神色抑郁不欢,颈部剧痛如针刺,如热毒内攻而出现心中烦躁,是不治的死证。

发生在肩臂部的痈肿,叫做疵痈,局部呈赤黑色,应当迅速治疗,此证使人遍身汗出,直到足部,由于引起此痈的毒气浮浅而不深陷,不会伤及五脏,即使在发病四五天的时候速用艾灸治疗,也会很快痊愈。

痈肿发生在腋下,局部坚硬而呈深红色的,叫做米疽。应当用细而长的石针稀疏地砭刺患处,然后涂上猪油膏,不必包扎,大约六天就能痊愈。如果痈肿坚硬而没有破溃的,称为马刀挟瘿之类的病变,应当急速采取相应措施进行治疗。

生在胸部的痈肿,叫做井疽。它的形状像大豆一样,在初起的三四天内如果不及早治疗,毒邪就会下陷而深入腹部,成为不治之证,七天就会死亡。

生在胸部两侧的,叫做甘疽。局部呈青色,形状好像楮实和瓜蒌的样子,时常发冷发热,应急速治疗以解除寒热。如果不及时治疗,可迁延十年之久而死亡,死后溃破出脓。

胁肋部生痈,名叫败疵,败疵主要发生于妇女。如果迁延日久,就会发展为大的脓肿,其中还生有赤小豆大小的肉芽。治疗这种病候,可用切割的连翘草根各一升,加水一斗六升,煎取三升,乘热强饮,并多穿衣服,坐在盛有热汤的铁锅上熏蒸,使病人汗出至足部,即可痊愈。

痈疽生在大腿和足胫部的,名叫股胫疽。这种病的外部没有明显的变化,然而痈肿所化的脓紧贴骨上,如果不迅速治疗,约三十日即可死亡。

痈疽生在尾骶骨部的,名叫锐疽。其形状红、大而坚硬,应当迅速治疗,否则,约三十天就会死亡。痈疽发生在大腿内侧的,名叫赤施。如不迅速治疗,至六十天就会死亡。如果两腿内侧同时发病,是毒邪伤阴已极,多属不治之证,十天就要死亡。

发生在膝部的,名叫疵痈。其症状是外形肿大,皮肤颜色没有变化,伴有发冷发热,患处坚硬,这是尚未成脓的表现,切不可用砭石刺破,如果误用砭石刺破排脓,便会导致死亡。须待患处柔软成脓,再用砭石刺破,以排脓泻毒,疾病就会痊愈。

发生在关节的各种痈疽,并且出现内外、上下、左右对称发病的,都不易救治。生于阳经所在部位的,约一百天死;生于阴经所在部位的,约三十天死。

发生于足胫部的,名叫兔啮疽,其外形红肿,毒邪能够深入至骨,应当迅速治疗,如不急治,就会危害生命。

痈毒发于内踝的,名叫走缓。其外形如痈,但皮肤颜色没有变化。治疗时应当用石针屡屡砭刺痈肿所在之处,使寒热的症状消退,就不会死亡。

痈疽发生于足心、足背的,名叫四淫。其形状好像大痈一样,如不迅速治疗,约一百天就会死亡。

痈肿生在足四傍的,名叫厉痈。其外形不大,如果从足小趾开始发病,并呈现黑色,应当迅速治疗以消除黑色,如果黑色不消退,却逐渐加重,就不能治愈了,约一百天就会死亡。

发生在足趾的,名叫脱疽,其症状如果出现赤黑色,是毒气极重,多属不治的死证;如不呈现赤黑色,是毒气较轻,尚能救治。如经过治疗而病势仍不减轻,应当迅速截除其足趾,否则毒气内攻深陷于脏腑,必然导致死亡。

【原文】 黄帝曰:夫子言痈疽,何以别之?岐伯曰:营卫稽留于经脉之中,则血泣而不行,不行则卫气从之而不通,壅遏而不得行,故热。大热不止,热胜则肉腐,肉腐则为脓。然不能陷,骨髓不为燋[1]枯,五脏不为伤,故命曰痈。

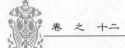

黄帝曰:何谓疽?岐伯曰:热气淳盛,下陷肌肤,筋髓枯,内连五脏,血气竭,当其痈下,筋骨良肉皆无余,故命曰疽。疽者,上之皮夭以坚,上如牛领之皮[2]。痈者,其皮上薄以泽。此其候也。

【提要】　本段主要论述了痈和疽的区别。

【注释】　[1] 燋:同焦。

[2] 如牛领之皮:领,颈项的意思。牛领之皮,形容其厚的意思。

【白话解】　黄帝说:你所谈的痈疽应当如何鉴别呢?岐伯说:如果营气滞留在经脉中,血液就凝聚而不能畅行,从而使卫气受到影响也阻滞不通,使壅积于内而化生毒热。如毒热发展不止,便使肌肉腐烂化脓。但是这种毒热仅仅浮浅在体表,不能深陷到骨髓,所以骨髓不会被灼伤而焦枯,五脏也不会受其伤害,这种疾病就叫做痈。

黄帝说:什么叫做疽呢?岐伯说:如果热毒亢盛,深陷于肌肤的内部,使筋膜溃烂,骨髓焦枯,同时还影响五脏,使血气枯竭。其发病部位比痈的发病部位深,使得筋骨肌肉等都溃烂无遗,所以称之为疽。疽的特征是皮色晦暗而坚硬,如同牛颈部的皮一样,痈的特征,是皮薄而光亮。这些就是痈和疽的区别。

57检